Emergências
Médicas
PASSO A PASSO

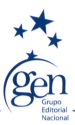

O GEN | Grupo Editorial Nacional – maior plataforma editorial brasileira no segmento científico, técnico e profissional – publica conteúdos nas áreas de ciências da saúde, exatas, humanas, jurídicas e sociais aplicadas, além de prover serviços direcionados à educação continuada e à preparação para concursos.

As editoras que integram o GEN, das mais respeitadas no mercado editorial, construíram catálogos inigualáveis, com obras decisivas para a formação acadêmica e o aperfeiçoamento de várias gerações de profissionais e estudantes, tendo se tornado sinônimo de qualidade e seriedade.

A missão do GEN e dos núcleos de conteúdo que o compõem é prover a melhor informação científica e distribuí-la de maneira flexível e conveniente, a preços justos, gerando benefícios e servindo a autores, docentes, livreiros, funcionários, colaboradores e acionistas.

Nosso comportamento ético incondicional e nossa responsabilidade social e ambiental são reforçados pela natureza educacional de nossa atividade e dão sustentabilidade ao crescimento contínuo e à rentabilidade do grupo.

Emergências Médicas
PASSO A PASSO

Sergio Timerman

Doutor em Cardiologia pela Faculdade de Medicina da Universidade de São Paulo (FMUSP). Diretor do Centro de Treinamento e Simulação em Emergências Cardiovasculares e do Time de Resposta Rápida do Instituto do Coração (InCor) do Hospital das Clínicas da FMUSP. Ex-Presidente da InterAmerican Heart Foundation. Ex-Consultor na área de Urgência e Emergência do Ministério da Saúde. Especialista nas áreas de Clínica Médica, Cardiologia, Terapia Intensiva e Urgências Médicas. No Brasil, foi introdutor dos cursos de Suporte Avançado de Vida em Cardiologia (ACLS), Suporte Básico de Vida (BLS), Suporte Avançado de Vida em Pediatria (PALS) e Heartsaver DEA – TECA A e B (Treinamento em Emergências Cardiovasculares da Sociedade Brasileira de Cardiologia); iniciou, na área de Síndromes Coronarianas Agudas, os projetos EMERGE e PRONECT. Fundador do Comitê Latino-Americano de Ressuscitação (CLAR) e um dos Fundadores do Internacional Liaison Committee on Resuscitation (ILCOR). *Fellow* do American College of Physicians (ACP), do American College of Cardiology (ACC), da American Heart Association (AHA), do European Resuscitation Council (ERC) e da European Society of Cardiology (ESC).

Hélio Penna Guimarães

Professor Titular de Medicina de Emergência no Centro Universitário São Camilo. Professor Afiliado do Departamento de Medicina da Escola Paulista de Medicina da Universidade Federal de São Paulo (EPM/Unifesp). Doutor em Ciências pela Universidade de São Paulo (USP). Mestre em Gestão Clínica pelo Instituto Carlos III, Madri, Espanha. Especialista em Medicina de Emergência pela Associação Brasileira de Medicina de Emergência (Abramede), em Medicina Intensiva pela Associação de Medicina Intensiva Brasileira (AMIB) e em Cardiologia pelo Instituto Dante Pazzanese de Cardiologia (IDPC). Primeiro secretário da Abramede – Gestão 2018-2019. Presidente eleito da Abramede – Gestão 2020-2021. Membro Titular da Academia Brasileira de Medicina Militar (ABMM). *Fellow* do American College of Physicians (ACP) e da American Heart Association (AHA).

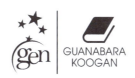

- Os autores deste livro e a EDITORA GUANABARA KOOGAN LTDA. empenharam seus melhores esforços para assegurar que as informações e os procedimentos apresentados no texto estejam em acordo com os padrões aceitos à época da publicação, *e todos os dados foram atualizados pelos autores até a data da entrega dos originais à editora.* Entretanto, tendo em conta a evolução das ciências da saúde, as mudanças regulamentares governamentais e o constante fluxo de novas informações sobre terapêutica medicamentosa e reações adversas a fármacos, recomendamos enfaticamente que os leitores consultem sempre outras fontes fidedignas, de modo a se certificarem de que as informações contidas neste livro estão corretas e de que não houve alterações nas dosagens recomendadas ou na legislação regulamentadora.

- Os autores e a editora se empenharam para citar adequadamente e dar o devido crédito a todos os detentores de direitos autorais de qualquer material utilizado neste livro, dispondo-se a possíveis acertos posteriores caso, inadvertida e involuntariamente, a identificação de algum deles tenha sido omitida.

- Direitos exclusivos para a língua portuguesa
Copyright © 2020 by
EDITORA GUANABARA KOOGAN LTDA.
Uma editora integrante do GEN | Grupo Editorial Nacional
Travessa do Ouvidor, 11 – Rio de Janeiro – RJ – CEP 20040-040
Tels.: (21) 3543-0770/(11) 5080-0770 | Fax: (21) 3543-0896
www.grupogen.com.br | faleconosco@grupogen.com.br

- Reservados todos os direitos. É proibida a duplicação ou reprodução deste volume, no todo ou em parte, em quaisquer formas ou por quaisquer meios (eletrônico, mecânico, gravação, fotocópia, distribuição pela Internet ou outros), sem permissão, por escrito, da EDITORA GUANABARA KOOGAN LTDA.

- Capa: Bruno Sales

- Editoração eletrônica: Anthares

- Ficha catalográfica

T478e

Timerman, Sergio
Emergências médicas : passo a passo / Sergio Timerman, Hélio Penna Guimarães ; colaboração Alberto Starzewski Junior ... [et al.]. - 1. ed. - Rio de Janeiro : Guanabara Koogan, 2020.
430 p. : il. ; 24 cm.
  Inclui índice

ISBN 9788527735957

1. Emergências médicas. I. Guimarães, Helio Penna. II. Starzewski Junior, Alberto. III. Título.

19-59261   CDD: 616.025
                                     CDU: 616-083.98

Leandra Felix da Cruz - Bibliotecária - CRB-7/6135

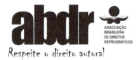

Colaboradores

Alberto Starzewski Junior
Médico. Professor de Otorrinolaringologia na Faculdade de Medicina da Universidade Anhembi Morumbi. Especializado em Otorrinolaringologia e Cirurgia Cervicofacial pela Santa Casa de Misericórdia de São Paulo.

Alexandre de Matos Soeiro
Médico Assistente e Supervisor da Unidade de Emergência do Instituto do Coração (InCor) do Hospital das Clínicas da Faculdade de Medicina da Universidade de São Paulo (FMUSP). Especializado em Cardiologia pelo InCor.

Aline A. Deus
Médica. Nefrologista no Hospital do Servidor Público Estadual (HSPE) de São Paulo.

Aline Rodrigues de Assis
Médica. Especializada em Nefrologia pelo Instituto de Assistência Médica ao Servidor Público Estadual (Iamspe) de São Paulo e em Clínica Médica pela Santa Casa de Misericórdia de Ribeirão Preto.

Aluisio Augusto Cotrim Segurado
Médico. Professor Titular do Departamento de Moléstias Infecciosas e Parasitárias na Faculdade de Medicina da Universidade de São Paulo (FMUSP). Doutor e Mestre em Doenças Infecciosas e Parasitárias pela FMUSP. Especializado em Infectologia pela FMUSP.

Ana Beatriz Pinotti Pedro Miklos
Médica. Professora Auxiliar de Endocrinologia e Metabologia do Departamento de Clínica Médica da Faculdade de Medicina do ABC (FMABC). Preceptora da Residência Médica do Serviço de Endocrinologia e Metabologia do Instituto de Assistência Médica ao Servidor Público Estadual (Iamspe) de São Paulo. Mestre em Ciências da Saúde pelo Iamspe.

Ana Carolina de Andrade Buhatem Medeiros
Cirurgiã-Dentista. Responsável pelo Serviço de Odontologia do Hospital Auxiliar de Cotoxó do Hospital das Clínicas da Faculdade de Medicina da Universidade de São Paulo (FMUSP). Cirurgiã-Dentista da Seção de Odontologia do Instituto Dante Pazzanese de Cardiologia (IDPC). Cirurgiã-Dentista Assistente do Programa de Residência Multiprofissional em Saúde do Idoso em Cuidados Paliativos do Hospital das Clínicas da FMUSP. Cirurgiã-Dentista Assistente do Programa de Residência Multiprofissional em Saúde Cardiovascular do IDPC. Especialista em Pacientes com Necessidades Especiais pelo Conselho Federal de Odontologia (CFO).

Ana Mari David Fernandes
Médica. Residência pelo Hospital do Servidor Público Estadual (HSPE) de São Paulo. Especialista em Endocrinologia e Metabologia pela Sociedade Brasileira de Endocrinologia e Metabologia (SBEM).

André Paggiaro
Médico. Doutor em Ciências pela Faculdade de Medicina da Universidade de São Paulo (FMUSP). Especializado em Cirurgia Plástica pelo Hospital das Clínicas da FMUSP.

André Pedrinelli
Médico. Livre-Docente do Departamento de Ortopedia e Traumatologia da Faculdade de Medicina da Universidade de São Paulo (FMUSP). Pós-Doutorado pelo Departamento de Ortopedia e Traumatologia da FMUSP. Doutor e Mestre em Ortopedia e Traumatologia pela FMUSP. Especializado em Ortopedia e Traumatologia pelo Instituto de Ortopedia e Traumatologia do Hospital das Clínicas da FMUSP. Médico do Esporte pela Escola de Educação Física da Universidade de São Paulo.

Andréia Kist Fernandes

Médica. Mestre em Pneumologia pela Universidade Federal do Rio Grande do Sul (UFRGS). Especializada em Medicina de Emergência pelo Hospital de Pronto Socorro (HPS) de Porto Alegre. Médica Emergencista concursada pelo Hospital de Clínicas de Porto Alegre (HCPA). Especialista em Medicina de Emergência pela Associação Brasileira de Medicina de Emergência (Abramede).

Andres Lau Rodriguez

Médico. Endocrinologista do Hospital do Servidor Público Estadual (HSPE) de São Paulo.

Ari Timerman

Médico. Professor Titular de Síndromes Coronárias Agudas e Emergências Cardiovasculares na Pós-Graduação do Instituto Dante Pazzanese de Cardiologia (IDPC) da Universidade de São Paulo (USP). Vice-Presidente da Comissão de Pós-Graduação do IDPC. Doutor em Cardiologia pelo IDPC. *Fellow* da European Society of Cardiology (ESC). Especializado em Cardiologia pelo IDPC.

Beatriz Santos Bosaipo

Graduanda de Medicina pela Universidade Anhembi Morumbi.

Brendow Ribeiro Alencar

Médico. Especializado em Clínica Médica pela Santa Casa de Montes Claros.

Bruno Baptista do Nascimento

Médico. Cirurgião Geral pelo Hospital das Clínicas da Faculdade de Medicina da Universidade de São Paulo (FMUSP).

Camila Baumann Beteli

Médica. Professora Titular de Cirurgia Geral e Técnica Operatória do Departamento de Cirurgia da Faculdade de Medicina da União das Faculdades dos Grandes Lagos (Unilago). Doutora em Cirurgia pelo Instituto Dante Pazzanese de Cardiologia (IDPC). Especializada em Cirurgia Vascular pelo IDPC.

Camila S. Olmos

Médica. Clínica Médica pelo Hospital São Vicente de Paulo da Faculdade de Medicina de Jundiaí (FMJ). Nefrologista pelo Hospital de Transplantes Euryclides de Jesus Zerbini.

Carlos Alberto Guglielmi Eid

Médico. Coordenador do módulo de Atendimento Pré-Hospitalar e Professor Convidado de Especialização *Lato Sensu* em Medicina de Tráfego na Universidade de São Paulo (USP) e na Santa Casa de Misericórdia de São Paulo. Especialista em Medicina de Urgência, Clínica Médica, Saúde Pública, Medicina Ocupacional, Medicina de Tráfego e Dermatologia.

Carolina Reis Sgarbi Martins

Médica. Especializada em Dermatologia pela Fundação Souza Marques.

Caroline Sancho

Médica. Especializada em Endocrinologia pelo Hospital do Servidor Público Estadual (HSPE) de São Paulo.

Ceila Maria Sant'Ana Malaque

Médica. Doutora em Fisiopatologia Experimental pela Faculdade de Medicina da Universidade de São Paulo (FMUSP). Mestre em Doenças Infecciosas e Parasitárias pela FMUSP. Especializada em Doenças Infecciosas e Parasitárias pelo Hospital das Clínicas da FMUSP.

Claus Robert Zeefried

Médico. Doutorando em Medicina Desportiva pela Universidade Paulista (UNIP). Especializado em Ortopedia e Traumatologia pela Escola Paulista de Medicina da Universidade Federal de São Paulo (EPM/Unifesp) e em Atendimento Pré-Hospitalar pelo Office of U.S. Foreign Disaster Assistance (OFDA) da United States Agency for International Development (USAID). Especialista em Medicina de Emergência pela Associação Brasileira de Medicina de Emergência (Abramede).

Cyla Cipele

Médica. Tutora de Suporte Avançado de Vida pelo Ministério da Saúde e pelo Hospital

Alemão Oswaldo Cruz. Especializada em Anestesiologia pela Santa Casa de Misericórdia de São Paulo. Pós-Graduada em Gestão em Saúde pelo Serviço Nacional de Aprendizagem Comercial (Senac).

Cynthia Ribeiro de Souza Machado Simões
Médica. Especializada em Nefrologia pelo Hospital do Servidor Público Estadual (HSPE) de São Paulo.

Daniel Kanda Abe
Médico. Urologista do Hospital do Servidor Público Municipal (HSPM) de São Paulo. Uro-oncologista do Instituto do Câncer do Estado de São Paulo (Icesp). Doutor em Urologia pela Faculdade de Medicina da Universidade de São Paulo (FMUSP). Especializado em Uro-oncologia pelo Icesp.

David Szpilman
Médico. Diretor Médico da Sociedade Brasileira de Salvamento Aquático (Sobrasa). Tenente-Coronel Médico do Corpo de Bombeiros Militar do Estado do Rio de Janeiro. Membro Fundador da International Drowning Research Alliance (IDRA). Membro da Comissão de Prevenção e Médica da International Lifcsaving Federation (ILS).

Edson Luiz Favero Junior
Médico. Especializado em Clínica Médica pela Faculdade de Medicina de Botucatu da Universidade Estadual Paulista (Unesp).

Eduardo Maidana
Médico. Especialista em Oftalmologia pelo Conselho Brasileiro de Oftalmologia (CBO).

Elisabeth Nogueira Martins
Médica. Pós-Doutorado em Ciências da Saúde pela University of California, EUA. Doutora em Oftalmologia pela Universidade Federal de São Paulo (Unifesp). Especializada em Oftalmologia pela Unifesp.

Elizabete Silva dos Santos
Médica. Professora Assistente de Propedêutica no Departamento de Clínica Médica na Faculdade de Ciências Médicas da Santa Casa de Misericórdia de São Paulo. Doutora em Cardiologia pela Universidade de São Paulo (USP). Residência em Clínica Médica pelo Hospital Universitário Oswaldo Cruz, em Recife, e em Cardiologia pelo Instituto Dante Pazzanese de Cardiologia (IDPC), com especialização em Emergências Cardiovasculares.

Elson Fernandes
Médico. Doutorando em Anestesiologia. Especializado em Anestesiologia pela Faculdade de Medicina da Universidade de São Paulo (FMUSP).

Endric Hasegawa
Médico. Doutor pela Faculdade de Medicina da Universidade de São Paulo (FMUSP). Especializado em Urologia e Cirurgia Urológica pela Universidade Federal de São Paulo (Unifesp).

Evandro Portes
Médico. Diretor do Serviço de Endocrinologia e Metabologia do Hospital do Servidor Público Estadual (HSPE) de São Paulo. Doutor e Mestre em Endocrinologia e Metabologia pela Universidade Federal de São Paulo (Unifesp). Especializado em Endocrinologia e Metabologia pelo HSPE.

Fan Hui Wen
Médica. Doutora em Saúde Coletiva pela Faculdade de Ciências Médicas da Universidade Estadual de Campinas (Unicamp). Mestre em Epidemiologia pela Escola Paulista de Medicina da Universidade Federal de São Paulo (EPM/Unifesp). Residência em Doenças Infecciosas e Parasitárias pelo Hospital das Clínicas da Faculdade de Medicina da Universidade de São Paulo (FMUSP).

Felipe Gallego Lima
Médico. Coordenador dos Simpósios de Síndrome Coronariana Aguda do Hospital Sírio-Libanês. Coordenador do *Hands On* de Síndrome Coronariana Aguda da Sociedade Brasileira de Cardiologia (SBC). Médico Assistente da Unidade de Coronariopatias Agudas

do Instituto do Coração (InCor) do Hospital das Clínicas da Faculdade de Medicina da Universidade de São Paulo (FMUSP). Especializado em Coronariopatias Agudas pelo InCor.

Fernando dos Santos Morales

Enfermeiro. Professor de Anatomia e Fisiologia no Centro Universitário Anhanguera de Santo André. Professor da Pós-Graduação em Urgência e Emergência na Faculdade Anhanguera de Taboão da Serra e na Faculdade do Litoral Sul Paulista (FALS). Doutorando em Engenharia Biomédica pela Universidade de Mogi das Cruzes (UMC). Mestre em Biotecnologia na Área da Saúde pela UMC. Especializado em Enfermagem do Trabalho pela Faculdade Paulista de Serviço Social de São Caetano do Sul (FAPSS), em Docência para Ensinos Médio, Técnico e Superior em Enfermagem pela Faculdade de São Bernardo do Campo e em Urgência e Emergência pela Universidade Nove de Julho (Uninove).

Fernando Gutierrez

Médico. Doutor em Cardiologia pela Universidade Federal do Rio de Janeiro (UFRJ) e pela Tufts University (EUA). Mestre em Cardiologia pela UFRJ. Especialista em Medicina Intensiva pela Associação de Medicina Intensiva Brasileira (AMIB).

Frederico Arnaud

Médico. Professor de Medicina de Emergência na Universidade de Fortaleza (Unifor). Mestrando em Ciências Médicas pela Unifor. Especializado em Anestesiologia pela Universidade Federal do Ceará (UFC). Especialista em Medicina de Emergência pela Associação Brasileira de Medicina de Emergência (Abramede).

Frederico Buhatem Medeiros

Cirurgião-Dentista. Coordenador e Professor do Curso de Cirurgia Oral com Ênfase em Pacientes com Comprometimento Sistêmico na Faculdade de Odontologia da Associação Paulista de Cirurgiões-Dentistas (APCD), Regional Vila Mariana. Diretor Científico do Departamento de Odontologia da Sociedade de Cardiologia do Estado de São Paulo (Socesp).

Segundo-Tenente Bucomaxilofacial da Reserva do Hospital da Força Aérea de São Paulo. Membro da Equipe em Odontologia Hospitalar do Hospital Samaritano de São Paulo. Cirurgião Bucomaxilofacial no Centro de Especialidades Odontológicas de Osasco, Programa Brasil Sorridente. Doutor em Patologia e Estomatologia pela Faculdade de Odontologia da Universidade de São Paulo (Fousp). Mestre em Diagnóstico Bucal e Semiologia pela Universidade Paulista (UNIP). Pós-Graduado em Odontologia ao Cardiopata pelo Instituto Dante Pazzanese de Cardiologia (IDPC). Especializado em Cirurgia e Traumatologia Bucomaxilofacial pela Fousp. Especialista em Implantodontia pela APCD. Habilitado em Odontologia Hospitalar pelo Conselho Federal de Odontologia (CFO). Membro Titular do Colégio Brasileiro de Odontologia Hospitalar e Intensiva (CBROHI). Membro do Comitê de Odontologia da Associação Brasileira de Hematologia, Hemoterapia e Terapia Celular (ABHH). Membro do Grupo Técnico de Odontologia Hospitalar do Ministério da Saúde.

Gabriela Fontanella Biondo

Médica. Mestranda no Programa de Pós-Graduação em Pediatria: Atenção à Saúde da Criança e do Adolescente pela Universidade Federal de Ciências da Saúde de Porto Alegre (UFCSPA). Especializada em Pediatria pela Pontifícia Universidade Católica do Rio Grande do Sul (PUCRS) e em Emergência Pediátrica pelo Hospital de Clínicas de Porto Alegre (HCPA).

Gabriella Avezum Mariano da Costa de Angelis

Cirurgiã-Dentista. Mestre em Ciências da Saúde, Odontologia e Epidemiologia pela Faculdade de Saúde Pública da Universidade de São Paulo (FSP/USP). Especializada em Endodontia pela Universidade Metodista de São Paulo (Umesp). MBA Executivo em Administração: Gestão de Saúde com Ênfase em Clínicas e Hospitais.

Giuseppa Biondo Verdini

Farmacêutica. Membro da Equipe Multiprofissional de Terapia Nutricional do Hospital

Municipal Dr. Cármino Caricchio de São Paulo. Pós-Graduada em Hematologia Laboratorial pela Academia de Ciências e Tecnologia (AC&T), e em Terapia Nutricional pelo Grupo de Apoio em Nutrição Enteral e Parenteral (Ganep).

Guilherme Benfatti Olivato
Médico. Especializado em Clínica Médica pela Escola Paulista de Medicina da Universidade Federal de São Paulo (EPM/Unifesp). Especialista em Medicina Intensiva pelo Hospital Albert Einstein de São Paulo.

Isabelle Vera Vichr Nisida
Médica. Pesquisadora do Ambulatório de Impulso Sexual Excessivo e Prevenção aos Desfechos Negativos Associados ao Comportamento Sexual (AISEP) do Instituto de Psiquiatria do Hospital das Clínicas da Faculdade de Medicina da Universidade de São Paulo (FMUSP). Médica Assistente da Divisão de Moléstias Infecciosas e Parasitárias (DMIP) e do Núcleo de Atendimento a Vítimas de Violência Sexual (NAVIS) do Hospital das Clínicas da FMUSP. Doutora e Mestre em Moléstias Infecciosas e Parasitárias pela FMUSP.

Jaqueline Tonelotto
Médica. Coordenadora do Núcleo de Qualidade e Segurança do Paciente do Hospital Municipal Universitário de São Bernardo do Campo (HMU/SBC). Especializada em Terapia Intensiva Neonatal pela Universidade Federal de São Paulo (Unifesp).

Jessica Aparecida Marcinkevicius
Graduanda de Medicina pela União das Faculdades dos Grandes Lagos (Unilago).

João F. F. M. Ferraz
Médico. Especializado em Medicina Interna pelo Amita Health Saint Joseph Hospital (EUA).

Juang Horng Jyh
Médico. Doutor em Pediatria pela Faculdade de Medicina de Botucatu da Universidade Estadual Paulista (Unesp). Mestre em Farmacologia pelo Instituto de Biociências de Botucatu da Unesp.

Especialista em Medicina Intensiva pela Associação de Medicina Intensiva Brasileira (AMIB), em Nutrição Parenteral e Enteral pela Sociedade Brasileira de Nutrição Parenteral e Enteral (SBNPE/Braspen), e em Toxicologia Médica pela Associação Médica Brasileira (AMB).

Larice Barros
Médica. Residência em Clínica Médica e Nefrologia pelo Hospital do Servidor Público Estadual (HSPE) de São Paulo.

Larissa Bianca P. Cunha de Sá
Médica. Preceptora da Residência de Endocrinologia e Metabologia do Hospital do Servidor Público Estadual (HSPE) de São Paulo. Responsável pelo Ambulatório de Doenças da Adrenal. Mestre em Endocrinologia pela Universidade Federal de São Paulo (Unifesp). Especializada em Endocrinologia e Metabologia pelo HSPE.

Laura Chaparro da Costa Neves
Médica. Especializada em Endocrinologia e Metabologia pelo Instituto de Assistência Médica ao Servidor Público Estadual (Iamspe) de São Paulo.

Leonardo Lucena Borges
Médico. Especializado em Medicina de Emergência pelo Hospital de Pronto Socorro (HPS) de Porto Alegre e em Medicina Interna pelo Hospital Nossa Senhora da Conceição (HNSC) de Porto Alegre. Especialista em Medicina de Emergência pela Associação Brasileira de Medicina de Emergência (Abramede).

Leonardo Weissmann
Médico. Infectologista do Instituto de Infectologia Emílio Ribas. Mestrando do Programa de Doenças Infecciosas e Parasitárias da Faculdade de Medicina da Universidade de São Paulo (FMUSP). Especializado em Infectologia pelo Instituto de Infectologia Emílio Ribas.

Leticia Nascimento Machado
Graduanda de Medicina pela União das Faculdades dos Grandes Lagos (Unilago).

Licia Matieli
Médica. Doutora em Ciências Médicas pela Universidade Federal de São Paulo (Unifesp). Especializada em Oftalmologia pela Unifesp.

Lilia Timerman
Cirurgiã-Dentista. Doutora e Mestre em Ciências da Saúde pela Faculdade de Medicina da Universidade de São Paulo (FMUSP). Especialista em Atendimento a Pacientes com Necessidades Especiais pelo Conselho Federal de Odontologia (CFO).

Lilian Pereira Costa Versuri
Enfermeira do Suporte Intermediário de Vida do SAMU 192 da Zona Leste de São Paulo. Foi Coordenadora de Enfermagem e Responsável pelo Núcleo de Educação em Urgência do SAMU 192 de Santo André. Tutora de Suporte Avançado de Vida no Atendimento Pré-Hospitalar no Instituto Oswaldo Cruz pelo Ministério da Saúde. Especialista em Urgência e Emergência pela Faculdade São Camilo.

Lucas Kloeckner de Andrade
Médico. Especializado em Endocrinologia e Metabologia pelo Instituto de Assistência Médica ao Servidor Público Estadual (Iamspe) de São Paulo.

Luis Felipe de Oliveira Costa
Médico Psiquiatra e Psicoterapeuta. Especialista em Psiquiatria pela Pontifícia Universidade Católica de São Paulo (PUC-SP) e pela Associação Brasileira de Psiquiatria (ABP). Psicoterapeuta (Psicodrama) pela Coordenadoria Geral de Especialização, Aperfeiçoamento e Extensão (Cogeae) da PUC-SP.

Luiz Alexandre Alegretti Borges
Médico. Ex-Presidente da Associação de Medicina Intensiva Brasileira (AMIB). Ex-Presidente e Atual Vice-Presidente da Associação Brasileira de Medicina de Emergência (Abramede). Coordenador do Programa de Atualização em Medicina de Emergência (Promede) da Abramede/Secad/Grupo A. Membro da Câmara Técnica de Emergência do Conselho Federal de Medicina (CFM). Médico Intensivista da Unidade de Terapia Intensiva do Hospital Nossa Senhora da Conceição de Porto Alegre. Especialista em Medicina Intensiva pela AMIB e em Medicina de Emergência pela Abramede.

Luiz Ernâni Meira Júnior
Médico. Professor e Coordenador do Laboratório de Simulações em Medicina de Emergência da Unidade Avançada de Simulações das Faculdades Integradas Pitágoras (Unasfip) do UNIFIPMoc. Plantonista do Centro de Terapia Intensiva Geral da Santa Casa de Montes Claros. Coordenador do Pronto-Socorro e da Residência de Medicina de Emergência da Santa Casa de Montes Claros. Médico Consultor do Hospital Sírio-Libanês, em São Paulo, no Projeto Lean nas Emergências. Mestre em Cuidados Primários em Saúde pela Universidade Estadual de Montes Claros (Unimontes). Especializado em Cirurgia Endovascular pelo Hospital Samaritano de São Paulo. MBA em Gestão em Saúde pela Fundação Getulio Vargas (FGV). *Visiting Fellow* em Ultrassonografia *Point of Care* no Departamento de Emergência do Massachusetts General Hospital em Boston (EUA). Residência em Cirurgia Geral e do Trauma no Hospital João XXIII em Belo Horizonte. Residência em Cirurgia Vascular no Hospital Federal da Lagoa no Rio de Janeiro. Especialista em Cirurgia Geral e em Cirurgia Vascular e Endovascular pela Sociedade Brasileira de Angiologia e de Cirurgia Vascular (SBACV), em Terapia Intensiva pela Associação de Medicina Intensiva Brasileira (AMIB) e em Medicina de Emergência pela Associação Brasileira de Medicina de Emergência (Abramede).

Luiz Minuzzo
Médico. Professor Assistente de Propedêutica e Clínica Médica na Universidade Nove de Julho (Uninove). Médico do Setor de Valvopatias do Instituto Dante Pazzanese de Cardiologia (IDPC). Doutor em Ciências pela Faculdade de Medicina da Universidade de São Paulo (FMUSP). Especializado em Cardiologia e Emergências Cardiovasculares pelo IDPC. Especialista em Terapia Intensiva pela Associação de Medicina Intensiva Brasileira (AMIB).

Marcio F. Vendramini

Médico. Preceptor da Residência em Endocrinologia e Metabologia do Hospital do Servidor Público Estadual (HSPE) de São Paulo. Doutor e Mestre em Endocrinologia Clínica pela Universidade Federal de São Paulo (Unifesp). Especialista em Endocrinologia e Metabologia pela Sociedade Brasileira de Endocrinologia e Metabologia (SBEM).

Marcus Vinicius Melo de Andrade

Médico. Professor Titular de Medicina de Urgência e Emergência no Departamento de Clínica Médica da Faculdade de Medicina da Universidade Federal de Minas Gerais (UFMG). Pós-Doutorado em Imunologia Molecular pelo Laboratory of Molecular Immunology (LMI), National Heart Lung and Blood Institute (NHLBI), National Institutes of Health (NIH). Doutor em Emergências Clínicas pela Faculdade de Medicina da Universidade de São Paulo (FMUSP). Especializado em Clínica Médica pelo Hospital Universitário Ciências Médicas da Faculdade de Ciências Médicas de Minas Gerais. Especializado em Gestão de Hospitais Universitários Federais no SUS pelo Instituto Sírio-Libanês de Ensino e Pesquisa. Especialista em Medicina Intensiva pela Associação Brasileira de Medicina Intensiva (AMIB) e em Medicina de Emergência pela Associação Brasileira de Medicina de Emergência (Abramede).

Maria Helena Sampaio Favarato

Médica. Professora na Universidade Municipal de São Caetano do Sul (USCS). Pós-Doutoranda pela Faculdade de Medicina da Universidade de São Paulo (FMUSP). Especializada em Clínica Médica e Reumatologia pelo Hospital das Clínicas da FMUSP.

Maria Ines Clemente Perestrelo

Médica. Assistente do Setor de Emergência do Hospital do Servidor Público Estadual (HSPE) de São Paulo. Especializada em Clínica Médica pelo Hospital Heliopólis e em Nefrologia pelo HSPE.

Maria Julia Machline Carrion

Médica. Pesquisadora da Academic Research Organization do Hospital Israelita Albert Einstein. Doutora em Medicina Translacional pela Universidade Federal de São Paulo (Unifesp). Mestre em Neurociências pela Pontifícia Universidade Católica do Rio Grande do Sul (PUCRS). Especializada em Neurologia pela PUCRS.

Maria Margarita Castro Gonzalez

Médica. Instrutora de Suportes Básico e Avançado de Vida em Cardiologia. Doutora em Cardiologia pela Faculdade de Medicina da Universidade de São Paulo (FMUSP). Especializada em Cardiologia pelo Instituto do Coração (InCor) do Hospital das Clínicas da FMUSP. Especialista em Cardiologia pela Sociedade Brasileira de Cardiologia (SBC).

Mariana Sousa Teixeira Nunes

Médica. Assistente da Emergência do Hospital do Servidor Público Municipal (HSPM) de São Paulo. Residência em Nefrologia pelo Instituto de Assistência Médica ao Servidor Público Estadual (Iamspe) de São Paulo. Residência em Clínica Médica pelo Hospital do Mandaqui.

Marjorie Valderrama Padilha

Médica. Residência em Endocrinologia e Metabologia pelo Hospital do Servidor Público Estadual (HSPE) de São Paulo.

Mateus Augusto dos Reis

Médico. Doutorando do Programa de Pós-Graduação em Endocrinologia pelo Hospital de Clínicas de Porto Alegre da Universidade Federal do Rio Grande do Sul (HCPA/UFRGS). Residência em Endocrinologia e Metabologia pelo Hospital do Servidor Público Estadual (HSPE) de São Paulo.

Matheus Fachini Vane

Médico. Professor da Faculdade de Ciências Médicas de São José dos Campos (Humanitas). Doutor em Ciências pela Faculdade de Medicina da Universidade de São Paulo (FMUSP). Especializado em Anestesiologia pelo Hospital das Clínicas da FMUSP.

Nádia Rahmeh de Paula

Médica. Coordenadora do Time de Resposta Rápida do Hospital das Clínicas da Faculdade de Medicina de Botucatu da Universidade Estadual Paulista (FMB/Unesp). Assistente do Departamento de Emergência da FMB/Unesp. Doutoranda em Fisiopatologia em Clínica Médica pela FMB/Unesp. Mestre em Medicina pela FMB/Unesp. Residência em Clínica Médica e Medicina de Urgência e Emergência pela FMB/Unesp.

Nataly Sacco

Médica. Coordenadora do Time de Resposta Rápida do Hospital das Clínicas da Faculdade de Medicina de Botucatu da Universidade Estadual Paulista (FMB/Unesp). Assistente do Departamento de Emergência da FMB/Unesp. Mestranda em Fisiopatologia em Clínica Médica pela FMB/Unesp. Residência em Clínica Médica pela FMB/Unesp.

Olivia Meira Dias

Médica. Doutora em Pneumologia pelo Instituto do Coração (InCor) do Hospital das Clínicas da Faculdade de Medicina da Universidade de São Paulo (FMUSP). Especializada em Pneumologia pelo InCor.

Patricia Miranda do Lago

Médica. Professora Adjunta do Departamento de Pediatria da Universidade Federal do Rio Grande do Sul (UFRGS). Chefe da Emergência Pediátrica do Hospital de Clínicas de Porto Alegre (HCPA). Doutora e Mestre em Saúde da Criança pela Pontifícia Universidade Católica do Rio Grande do Sul (PUCRS). Especialista em Pediatria pela Sociedade Brasileira de Pediatria (SBP), em Medicina Intensiva Pediátrica pela Associação de Medicina Intensiva Brasileira (AMIB) e em Emergência Pediátrica pela Associação Brasileira de Medicina de Emergência (Abramede).

Paula Paes Batista da Silva

Médica. Assistente do Serviço de Endocrinologia do Hospital do Servidor Público Estadual (HSPE) de São Paulo. Doutoranda pela Universidade de São Paulo (USP). Especializada em Endocrinologia pelo Hospital da Beneficência Portuguesa. Residência em Clínica Médica pela Faculdade de Medicina do ABC (FMABC).

Paulo Gabriel Melo Brandão

Médico. Professor de Anestesiologia da Universidade Federal do Amazonas (UFAM). Doutorando em Anestesiologia pela Faculdade de Medicina da Universidade de São Paulo (FMUSP). Residência em Anestesiologia e em Medicina Intensiva pelo Hospital de Base de São José do Rio Preto.

Raphael Rebello Santos

Médico. Assistente do Serviço de Nefrologia do Hospital do Servidor Público Municipal (HSPM) de São Paulo. Residência em Nefrologia pelo Instituto de Assistência Médica ao Servidor Público Estadual (Iamspe) de São Paulo. Residência em Clínica Médica pela Irmandade da Santa Casa da Misericórdia de Santos.

Raphael Sanches Veloso

Médico. Residência em Clínica Médica pela Universidade Estadual de Campinas (Unicamp). Residência em Endocrinologia e Metabologia pelo Instituto de Assistência Médica ao Servidor Público Estadual (Iamspe) de São Paulo.

Renata Leal Adam

Médica. Especializada em Endocrinologia e Metabologia pelo Hospital do Servidor Público Estadual (HSPE) de São Paulo.

Renato Moretti Marques

Médico. Pós-Doutorado em Ginecologia Oncológica pela Universidade Federal de São Paulo (Unifesp). Doutor em Ginecologia pela Unifesp. Especializado em Oncologia Ginecológica pela Unifesp. Especialista em Ginecologia e em Endoscopia Ginecológica pela Federação Brasileira das Associações de Ginecologia e Obstetrícia (Febrasgo).

Ricardo A. Guerra

Médico. Preceptor da Residência do Hospital do Servidor Público Municipal (HSPM) de São Paulo e do Hospital do Servidor Público

Estadual (HSPE) de São Paulo. Mestre pela Universidade Federal de São Paulo (Unifesp). Residência pelo HSPE.

Ricardo Teixeira
Médico. Colaborador do Grupo de Coluna do Instituto de Ortopedia e Traumatologia do Hospital das Clínicas da Faculdade de Medicina da Universidade de São Paulo (FMUSP). Especializado em Patologias da Coluna pela FMUSP.

Roberto Kalil Filho
Professor Titular da Disciplina de Cardiologia da Faculdade de Medicina da Universidade de São Paulo (FMUSP). Presidente do Conselho Diretor do Instituto do Coração do Hospital das Clínicas da FMUSP (InCor-HCFMUSP). Diretor-Geral do Centro de Cardiologia do Hospital Sírio-Libanês. Diretor da Divisão da Cardiologia Clínica. Chefe do Departamento de Cardiopneumologia da FMUSP.

Rodrigo Viana Q. Magarão
Médico. Residência em Anestesiologia pelo Hospital das Clínicas da Faculdade de Medicina da Universidade de São Paulo (FMUSP).

Rozan El-Mafarjeh
Graduanda de Medicina pela Universidade Anhembi Morumbi.

Saulo E. F. Sandes Santos
Médico. Professor Substituto de Internato em Clínica Médica na Universidade Federal de Sergipe (UFS). Especializado em Endocrinologia e Metabologia pelo Hospital do Servidor Público Estadual (HSPE) de São Paulo.

Sérgio Martins Pereira
Médico. Pesquisador do Laboratório de Pneumologia Experimental (LIM/09) da FMUSP.

Plantonista da Unidade de Terapia Intensiva Respiratória do Departamento de Cardiopneumologia do Instituto do Coração (InCor) do Hospital das Clínicas da Faculdade de Medicina da Universidade de São Paulo (FMUSP). Plantonista da Unidade de Terapia Intensiva Geral do Hospital Sírio-Libanês. Doutor em Anestesiologia pela FMUSP. Especializado em Anestesiologia pela FMUSP.

Sthefano Atique Gabriel
Médico. Professor Titular de Cirurgia Vascular e Urgências e Emergências do Departamento de Cirurgia da Faculdade de Medicina da União das Faculdades dos Grandes Lagos (Unilago). Doutor em Pesquisa em Cirurgia pela Santa Casa de Misericórdia de São Paulo. Residência em Cirurgia Vascular pela Pontifícia Universidade Católica de Campinas (PUC-Campinas).

Talia Falcão Dalçóquio
Médica. Especializada em Cardiologista pelo Instituto do Coração (InCor) do Hospital das Clínicas da Faculdade de Medicina da Universidade de São Paulo (FMUSP).

Thaís Juliano Garcia Tosta
Médica. Pós-Graduada em Dermatologia pela Fundação Souza Marques.

Thiago Fraga Napoli
Médico. Doutorando pela Santa Casa de Misericórdia de São Paulo. Especializado em Endocrinologia e Metabologia pela Santa Casa de Misericórdia de São Paulo.

Vanessa Alvarenga Bezerra
Médica. Especializada em Ginecologia e Obstetrícia pelo Hospital Israelita Albert Einstein.

Dedicatória

Dedicamos este livro aos nossos amigos e colegas de profissão e aos nossos familiares – principalmente, esposas e filhos –, pois são a força que nos impulsiona e a luz que nos ajuda a tornar mais claros nossos desejos e objetivos.

Sergio Timerman
Hélio Penna Guimarães

Agradecimentos

A todos que dedicam sua capacidade e trajetória profissional para o crescimento e a consolidação da Medicina de Emergência, sem medir esforços para oferecer o melhor cuidado ao paciente grave nos Departamentos de Emergência e Serviços de Emergência Pré-hospitalares do Brasil.

Ao meu amigo e professor Sergio Timerman, que me honrou com a parceria neste trabalho.

Hélio Penna Guimarães
MD, MsC, MBA, PhD

Apresentação

Os conhecimentos em Medicina de Emergência passam por rápidas transformações em função dos avanços alcançados por meio de pesquisas e da experiência acumulada por profissionais da área.

No Brasil, a Medicina de Emergência é uma das mais jovens especialidades médicas, o que abre espaço para novas bibliografias que consolidem fundamentos para a atuação profissional na área.

Esta obra tem por objetivo fazer uma análise atualizada e objetiva das emergências, abordando-as de maneira direta. É, portanto, um livro que valoriza a prática da Medicina de Emergência, complementando-a com conteúdos relevantes que são destacados no decorrer dos capítulos, como: farmacologia, terapêutica, novas técnicas e novos equipamentos.

Essa é a razão desta obra que vem enriquecer o acervo das publicações da especialidade com contribuições valiosas graças ao alto nível profissional de seus autores e que pretende ser de inestimável valor para especialistas iniciantes e clínicos, também merecendo um lugar na biblioteca dos mais experientes profissionais.

Sergio Timerman
Hélio Penna Guimarães

Prefácio

Emergency medicine | Step-by-Step provides comprehensive, yet easy to apply, approaches and algorithms to the most common and most perplexing medical emergencies in Brazil. Written and reviewed by the leading Brazilian experts in Emergency Medicine, these chapters provide authoritative contemporary guidance and support for medical students, doctors in training, practicing physicians, nurses, paramedics, therapists, administrators, managers and disaster specialists. With 51 Chapters divided into 11 digestible segments, this text addresses the full spectrum of emergencies that confronts our society today, and prepares the reader with the tools to handle emergencies tomorrow! As a healthcare professional and resuscitation science leader who has dedicated his career to the development, dissemination and implementation of emergency and critical care training across the world, I am delighted to see an evidence-based text that presents such elegant yet practical guidance to manage our most important medical emergencies. Congratulations to the authors and editors of this novel and "next generation" text!

Vinay Nadkarni MD,MS
Professor and Endowed Chair, Anesthesiology and Critical Care Medicine
University of Pennsylvania Perelman School of Medicine
Philadelphia, Pennsylvania, USA

Emergências Médicas | Passo a Passo apresenta abordagens e fluxogramas/algoritmos abrangentes, mas ainda assim cxequíveis para as emergências médicas mais comuns e mais intrigantes no Brasil. Escritos e revisados pelos principais especialistas brasileiros em Medicina de Emergência, os capítulos deste livro fornecem orientação e suporte contemporâneo para estudantes de medicina, residentes, médicos assistentes, enfermeiros, terapeutas, administradores, gestores e especialistas em desastres. Esta obra, com 51 capítulos, divididos em 11 partes bem segmentadas, aborda todo o espectro de emergências com as quais nossa sociedade se defronta nos dias de hoje e fornece ao leitor as ferramentas para lidar com as emergências no futuro! Como profissional de saúde e líder em ciências da ressuscitação, que dedicou sua carreira ao desenvolvimento, disseminação e implementação de treinamento em emergências e cuidados intensivos em todo o mundo, fico fascinado em ver um conteúdo baseado em evidências que apresenta orientações refinadas e práticas para o manejo das emergências médicas mais importantes. Parabéns aos autores e colaboradores deste livro, cujo texto é voltado não somente para a geração atual, como também para as "futuras gerações"!

Material Suplementar

Este livro conta com o seguinte material suplementar:

- Vídeos explicativos de algoritmos/fluxogramas selecionados, gravados por especialistas nos respectivos assuntos.

O acesso ao material suplementar é gratuito. Basta que o leitor se cadastre e faça seu *login* em nosso site (www.grupogen.com.br), clicando no *menu* superior do lado direito e, após, em GEN-IO. Em seguida, clique no menu retrátil (▤) e insira o PIN de acesso localizado na orelha deste livro.

É rápido e fácil! Caso haja alguma mudança no sistema ou dificuldade de acesso, entre em contato conosco (gendigital@grupogen.com.br).

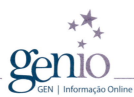

GEN-IO (GEN | Informação Online) é o ambiente virtual de aprendizagem do GEN | Grupo Editorial Nacional, maior conglomerado brasileiro de editoras do ramo científico-técnico-profissional, composto por Guanabara Koogan, Santos, Roca, AC Farmacêutica, Forense, Método, Atlas, LTC, E.P.U. e Forense Universitária. Os materiais suplementares ficam disponíveis para acesso durante a vigência das edições atuais dos livros a que eles correspondem.

Sumário

Parte 1 Medicina de Emergência, 1

1 História da Medicina de Emergência, 3
Luiz Alexandre Alegretti Borges e
Frederico Arnaud

2 Educação em Medicina de
Emergência, 13
Hélio Penna Guimarães, Marcus Vinicius Melo de
Andrade, Sergio Timerman e Roberto Kalil Filho

3 Recomendações Fundamentais no
Atendimento de Emergência, 22
Hélio Penna Guimarães e
Guilherme Benfatti Olivato

4 Emergência Pré-Hospitalar, 29
Carlos Alberto Guglielmi Eid

5 Transporte de Paciente em
Estado Crítico, 44
Cyla Cipele, Fernando dos Santos Morales e
Lilian Pereira Costa Versuri

6 Interpretação Rápida de
Eletrocardiograma, 50
Maria Margarita Castro Gonzalez e
Maria Helena Sampaio Favarato

7 Dcsastres Ambientais, 60
Claus Robert Zeefried

Parte 2 Situações Pré-Parada
Cardiorrespiratória, 67

8 Choque, 69
Fernando Gutierrez

9 Síndrome Coronariana Aguda, 76
Talia Falcão Dalçóquio e Felipe Gallego Lima

10 Edema Agudo dos Pulmões, 81
Alexandre de Matos Soeiro

11 Tromboembolismo Pulmonar, 84
Luiz Minuzzo, Elizabete Silva dos Santos e
Ari Timerman

Parte 3 Atendimento na Ressuscitação
Cardiopulmonar, 103

12 Ressuscitação Cardiopulmonar, 105
Hélio Penna Guimarães e Sergio Timerman

13 Cuidados Pós-Ressuscitação
Cardiopulmonar, 116
Hélio Penna Guimarães e Sergio Timerman

14 Afogamento, 120
David Szpilman

15 Overdose, 127
Juang Horng Jyh, Jaqueline Tonelotto e
Giuseppa Biondo Verdini

Parte 4 Emergências
Cardiovasculares, 139

16 Emergências Hipertensivas, 141
Luiz Ernâni Meira Júnior e Brendow Ribeiro Alencar

17 Síndromes Aórticas, 146
Sthefano Atique Gabriel, Camila Baumann Beteli,
Leticia Nascimento Machado e
Jessica Aparecida Marcinkevicius

18 Emergências Neurológicas, 150
Maria Julia Machline Carrion

Seção 1 Traumatismo
Cranioencefálico, 150
Seção 2 Coma, 151
Seção 3 Estado de Mal
Epiléptico, 154
Seção 4 Acidente Vascular Cerebral
Isquêmico, 157
Seção 5 Cefaleia, 160
Seção 6 Paralisias Flácidas
Agudas, 161
Seção 7 *Delirium*, 165

Parte 5 Emergências Respiratórias, 171

19 Insuficiência Respiratória Aguda, 173
Olivia Meira Dias

20 Manejo Emergencial de Asma, DPOC e
Bronquite Aguda, 177
Andréia Kist Fernandes e
Leonardo Lucena Borges

Parte 6 Traumatismos e Ortopedia, 185

21 Traumatismos, 187
Luiz Ernâni Meira Junior e Brendow Ribeiro Alencar

xxiv Emergências Médicas | Passo a Passo

22 Lesões Musculoesqueléticas e
Vertebrais, 199
Ricardo Teixeira e André Pedrinelli

23 Queimaduras, 208
André Paggiaro e Bruno Baptista
do Nascimento

Parte 7 Emergências Endócrinas e Metabólicas, 213

24 Hiponatremia, 215
Lucas Kloeckner de Andrade, Evandro Portes e
Thiago Fraga Napoli

25 Hipernatremia, 221
Ana Mari David Fernandes, Evandro Portes e
Thiago Fraga Napoli

26 Hipoglicemia, 224
Saulo E. F. Sandes Santos, Mateus Augusto
dos Reis, Marcio F. Vendramini e
Thiago Fraga Napoli

27 Hiperglicemia, 230
Caroline Sancho, Laura Chaparro da Costa
Neves, Marcio F. Vendramini e
Thiago Fraga Napoli

28 Hipocalcemia, 234
Raphael Sanches Veloso, Paula Paes Batista da
Silva, Thiago Fraga Napoli e Ricardo A. Guerra

29 Hipercalcemia, 237
Andres Lau Rodriguez, Paula Paes Batista da Silva,
Thiago Fraga Napoli e Ricardo A. Guerra

30 Hipopotassemia, 242
Camila S. Olmos

31 Hiperpotassemia, 244
Maria Ines Clemente Perestrelo

32 Crise Tireotóxica, 248
Marjorie Valderrama Padilha, Ana Beatriz Pinotti
Pedro Miklos e Thiago Fraga Napoli

33 Insuficiência Adrenal Aguda |
Crise Adrenal, 251
Renata Leal Adam, Larissa Bianca P. Cunha de Sá e
Thiago Fraga Napoli

34 Lesão Renal Aguda, 254
Aline Rodrigues de Assis, Aline A. Deus e
Raphael Rebello Santos

35 Distúrbios do Equilíbrio
Acidobásico, 258
Mariana Sousa Teixeira Nunes, Cynthia Ribeiro de
Souza Machado Simões e Larice Barros

Parte 8 Emergências Gastrintestinais, Urológicas e Ginecológicas, 265

36 Emergências Gastrintestinais, 267
Edson Luiz Favero Junior, Nádia Rahmeh de Paula
e Nataly Sacco

Seção 1 Insuficiência Hepática, 267
Seção 2 Abdome Agudo, 270
Seção 3 Diarreia Aguda, 275
Seção 4 Doença Inflamatória
Intestinal, 275
Seção 5 Hemorragia Digestiva, 277
Seção 6 Disfagia, 278
Seção 7 Dor Torácica de Origem
Esofágica, 280
Seção 8 Náuseas e Vômito, 281
Seção 9 Constipação Intestinal, 284
Seção 10 Gastrite, 285
Seção 11 Colecistite Aguda, 286
Seção 12 Pancreatite, 287

37 Emergências Urológicas, 291
Endric Hasegawa e Daniel Kanda Abe

Seção 1 Trauma Urológico, 291
Seção 2 Cólica Renal, 296
Seção 3 Retenção Urinária, 299
Seção 4 Fratura Peniana, 300
Seção 5 Escroto Agudo, 301

38 Emergências Ginecológicas, 304
Vanessa Alvarenga Bezerra e
Renato Moretti Marques

Parte 9 Emergências em Doenças Infecciosas, 307

39 Sepse, 309
João F. F. M. Ferraz e Sérgio Martins Pereira

40 Infecções Sexualmente
Transmissíveis, 313
Leonardo Weissmann, Isabelle Vera Vichr Nisida e
Aluisio Augusto Cotrim Segurado

Parte 10 Emergências em Anestesia, 323

41 Hipertermia Maligna, 325
Matheus Fachini Vane

42 Cefaleia Pós-Punção Dural, 330
Rodrigo Viana Q. Magarão

43 Intoxicação por Anestésico Local, 334
Paulo Gabriel Melo Brandão

44 Manejo da Via Aérea Difícil, 337
Elson Fernandes

Parte 11 Outras Emergências, 345

45 Acidentes com Animais Peçonhentos, 347
Ceila Maria Sant'Ana Malaque e Fan Hui Wen

Seção 1 Acidentes Ofídicos, 347
Seção 2 Acidente Causado por Escorpião, 353
Seção 3 Acidente Causado por Aranha, 355
Seção 4 Acidente Causado por Lagarta-de-Fogo, 358
Seção 5 Acidente Causado por Abelhas | Múltiplas Picadas, 360

46 Emergências em Otorrinolaringologia, 362
Alberto Starzewski Junior, Beatriz Santos Bosaipo e Rozan El-Mafarjeh

Seção 1 Orelha, 362
Seção 2 Nariz, 368
Seção 3 Faringe e Laringe, 373

47 Emergências Oftalmológicas, 379
Licia Matieli, Eduardo Maidana e Elisabeth Nogueira Martins

Seção 1 Olho Vermelho, 379
Seção 2 Trauma Ocular, 384
Seção 3 Edema de Disco, 388

48 Emergências Odontológicas, 391
Lilia Timerman, Ana Carolina de Andrade Buhatem Medeiros, Gabriella Avezum Mariano da Costa de Angelis e Frederico Buhatem Medeiros

Seção 1 Hemorragia Dentária, 391
Seção 2 Luxação de Articulação Temporomandibular, 397
Seção 3 Angina de Ludwig, 399
Seção 4 Pericoronarite, 401
Seção 5 Alveolite, 402
Seção 6 Osteomielite, 403
Seção 7 Fratura Dentoalveolar, 404

49 Emergências Dermatológicas, 407
Carolina Reis Sgarbi Martins e Thaís Juliano Garcia Tosta

Seção 1 Síndrome de Stevens-Johnson e Necrólise Epidérmica Tóxica, 407
Seção 2 Síndrome de Hipersensibilidade a Fármacos (DRESS), 411

50 Emergências Psiquiátricas, 415
Luis Felipe de Oliveira Costa

51 Emergências Pediátricas, 418
Patricia Miranda do Lago e Gabriela Fontanella Biondo

Índice Alfabético, 423

Parte 1

Medicina de Emergência

Capítulo 1 História da Medicina de Emergência, 3

Capítulo 2 Educação em Medicina de Emergência, 13

Capítulo 3 Recomendações Fundamentais no Atendimento de Emergência, 22

Capítulo 4 Emergência Pré-Hospitalar, 29

Capítulo 5 Transporte de Paciente em Estado Crítico, 44

Capítulo 6 Interpretação Rápida de Eletrocardiograma, 50

Capítulo 7 Desastres Ambientais, 60

História da Medicina de Emergência

CAPÍTULO 1

Luiz Alexandre Alegretti Borges e Frederico Arnaud

IMPORTÂNCIA DA ESPECIALIDADE MEDICINA DE EMERGÊNCIA

A sociedade brasileira contemporânea passa por profundas modificações estruturais, e a área da saúde é uma das que mais necessitam de tais modificações; afinal, são visíveis as dificuldades da população em obter atendimento médico e, consequentemente, alívio de seu sofrimento. O atendimento às urgências e emergências é uma dessas demandas e carece, até o momento, de um projeto nacional organizado que se baseie nos seguintes pilares:

- Conhecimento médico e técnico-científico
- Formação de emergencistas com residência médica específica na área
- Capacitação e aprimoramento dos médicos e demais profissionais que hoje atuam nos diferentes serviços de emergência
- Gestão eficiente que utilize normas e orientações capazes de oferecer recursos humanos, área física, equipamentos e atendimento assistencial que satisfaçam os pacientes e a equipe de trabalho e produzam resultados como os encontrados nos melhores serviços de referência mundial.

Atualmente o sistema de atendimento às urgências e emergências é organizado de maneira fragmentada e não contempla uma visão macroestrutural do problema. Na maioria das emergências no Brasil, não há disponibilidade de especialistas em tempo integral, muito menos de médicos de outras áreas, como anestesiologistas, traumatologistas, otorrinolaringologistas, entre outros. Isso acarreta fragmentação excessiva do atendimento e encaminhamentos inadequados dentro do sistema, além de atrasos em tratamentos muitas vezes determinantes de morbidade e mortalidade. Não há dúvidas de que, para o paciente, o treinamento em Medicina de Emergência (ME) produz impacto positivo, com redução do número de internações, menor quantidade de exames solicitados, maior possibilidade de diagnósticos e tratamentos orientados, além de procedimentos mais seguros.

É necessário preparar o médico nos diferentes níveis de atenção e em diversas especialidades, tanto clínicas quanto cirúrgicas, do atendimento pré-hospitalar ao hospitalar, para que atue alinhado com as leis, portarias e diretrizes do sistema de saúde nacional e compreenda o seu papel além das fronteiras assistenciais. Que esse profissional tenha vocação, sinta-se confortável com a imensa demanda da área médica e motivado a desenvolver pesquisa e treinamento. Ao final de sua formação em ME, após 3 anos, terá experiência técnico-científica e assistencial-generalista para atendimento de alta e baixa complexidades a todas as faixas etárias da população.

O treinamento clínico-cirúrgico capacita esse profissional à manutenção da vida e à prevenção de sequelas em todas as situações de emergência. Por exemplo, a prevenção de desastres e catástrofes e o atendimento a suas vítimas é uma área de responsabilidade da ME e exige treinamento e certificação de médicos habilitados para lidar com epidemias, incêndios, enchentes, quedas de prédios e pontes, colisões de automóveis, ônibus e trens, cujos danos podem ter grandes proporções.

Embora as tentativas de oferecer cuidados de emergência sejam possivelmente tão antigas quanto a medicina, a história da ME como especialidade tem apenas 50 anos. Junto com Inglaterra, Canadá e Austrália, os EUA foram um dos primeiros a adotar essa especialidade.[1]

Os serviços de atendimento modificaram-se ao longo do tempo, adequando-se às novas necessidades e exigências da ME, tais como:

- Maior quantidade de pacientes em condições graves
- Utilização precoce de tratamentos mais agressivos e curativos
- Incorporação de novos métodos diagnósticos, especialmente por imagem
- Adaptação ao trabalho multiprofissional, com o envolvimento de várias equipes assistenciais.

Fica evidente que aquele modelo do "médico que faz plantões na emergência durante um período transitório de sua vida", além de ultrapassado, é ineficaz e desenvolvido em um contexto absolutamente diferente do atual. No Brasil, os atuais serviços de emergência (pediátrico ou para pacientes adultos) necessitam que seus médicos dominem o conhecimento da área de urgência e emergência, tenham experiência, treinamento e habilidades nos procedimentos executados, e atuem nesse contexto de forma a propiciar o desenvolvimento e a produção de conhecimento, incluindo, necessariamente, a pesquisa. Ou seja, o modelo atual exige "médicos especialistas em emergência", que identifiquem e vislumbrem ali o seu local ideal de trabalho.[2]

O fato de a ME ser uma área muito abrangente, que cuida dos acometimentos de quaisquer segmentos, órgãos ou sistemas de um indivíduo, de maneira súbita e em qualquer momento, com gravidade variável de leve a grande intensidade, contribuiu para que não fosse entendida como uma especialidade, sendo ao longo dos anos relegada a segundo plano de importância. Ao longo dos anos, com os avanços da tecnologia diagnóstica e terapêutica e com a necessidade de melhores e mais rápidos resultados, a medicina moderna acabou impondo a presença de um médico especialista em emergência, e muitos países passaram a adotar essa nova especialidade. Atualmente existem mais de 90 países que reconhecem a ME como especialidade médica.

HISTÓRIA DA MEDICINA DE EMERGÊNCIA NO MUNDO

Antes de abordar a história da ME no Brasil, é necessário retroceder no tempo e apresentar sua evolução nos EUA, país de vanguarda que desenvolveu a Medicina de Emergência de maneira mais sistemática. Sua história começou na década de 1960, quando não havia especialidade acadêmica definida nem um padrão de profissionais nas salas de emergência – havia residentes, estagiários, médicos de qualquer especialidade, até psiquiatras e patologistas, e todos revezavam-se em turnos sem uma sistemática lógica ou protocolos. Não havia coordenação de cuidado hospitalar, tampouco de pré-hospitalar. Grande parte das ambulâncias era administrada por diretores de funerárias, que dispunham de veículos capazes de transportar pessoas agudamente enfermas em decúbito; todavia, seus funcionários eram muitas vezes inexperientes.[3]

Em 1961, quatro médicos liderados por James D. Mills deixaram os seus consultórios particulares e foram se dedicar a um departamento de emergência em Alexandria, no estado norte-americano da Virgínia. Outro esforço semelhante e também pontual, de 23 médicos, ocorreu em Pontiac, no Michigan. Esses médicos pioneiros certamente refletiram sobre a necessidade de se ter, para cada serviço de emergência, um especialista em emergência disponível para atender aos pacientes durante o dia e a noite. Surgia, assim, o primeiro lampejo da ME como especialidade médica. Nas emergências estavam os médicos recém-formados e os médicos especialistas mais antigos em final de carreira, os quais, quando falavam do passado, referiam-se àquela época como "os bons velhos tempos". Infelizmente, hoje se sabe que para muitos pacientes aqueles tempos não foram nada bons. Mesmo nos grandes hospitais não se podia oferecer atendimento especializado, principalmente nas madrugadas e nos feriados, pois não havia médicos com formação específica nem disponíveis naqueles horários. Por outro lado, as doenças evidenciavam a necessidade de um especialista em tempo hábil. Por exemplo, um paciente com quadro de vômito, dor abdominal e cefaleia, diante de um médico especialista emergencista, teria em pouco tempo um diagnóstico em meio aos diagnósticos diferenciais de meningite, enxaqueca, infarto agudo do miocárdio e apendicite. Na ausência desse profissional, atuariam especialistas de diversas áreas, o que, além de encarecer o sistema de saúde, desperdiçaria muito tempo, podendo ser altamente nocivo ou fatal ao paciente. O aumento de acidentes automotivos, catástrofes e desastres, além do estresse da vida moderna, que contribui com o elevado número de casos agudos cardiovasculares e morte súbita, propiciou a melhora no padrão das ambulâncias e introduziu as medidas de ressuscitação.[4]

No Michigan, os médicos John Wiegenstein e John Rupke, visionários dedicados à ME, começavam a falar sobre o futuro, sugerindo a necessidade dessa especialidade e de seu treinamento específico. Não demorou muito para que o próprio Dr. Wiegenstein e mais sete médicos fundassem o American College of Emergency Physicians (ACEP), em 16 de agosto de 1968, na cidade de Lansing, sendo o Dr. Wiegenstein seu fundador e presidente. Inicialmente o objetivo era desenvolver conferências educacionais específicas sobre emergência, livros didáticos e materiais para treinamento. Depois desse treinamento qualificado, viria a certificação de especialista em ME. A primeira Assembleia Científica do ACEP ocorreu em novembro de 1969, em Denver, Colorado, com 14 professores e 128 participantes.

A continuidade dos treinamentos e o foco sempre direcionado à ME fizeram com que a American Medical Association (AMA), em 1972 – portanto, 4 anos após a fundação do ACEP – reconhecesse a Medicina de Emergência como especialidade nos EUA. Não foi um movimento fácil, pelo contrário: os líderes enfrentaram muitas resistências de outros colegas das mais diversas especialidades, que usavam argumentos como "não há nenhum núcleo de conhecimento único nessa área", "não há base de pesquisa", "essa nova especialidade roubará nossos pacientes" e "já temos muitas especialidades". Em seguida, no entanto, foi aprovada pelo American Board of Medical Specialties (ABMS). Preocupações com a formação levaram o ACEP a desenvolver padrões de residências médicas em ME. Em 1973, houve incentivo do governo federal por meio da Lei de Sistemas de Serviços Médicos de Emergência de Direito Público, a qual financiava os serviços de ME locais e regionais. No setor privado foram criados o Suporte Avançado de Vida em Cardiologia (ACLS, *Advanced Cardiac Life Support*) e o Suporte Avançado de Vida no Trauma (ATLS, *Advanced Trauma Life Support*), cursos de imersão de curta duração (2 dias), com sistematização de rotinas que, em pouco tempo, ganharam adesão e se espalharam por todos os estados norte-americanos e depois pelo mundo, sendo aplicados e reconhecidos desde a década de 1970 até hoje. Os serviços de transportes aeromédicos se expandiram com o retorno dos pilotos do Vietnã, atualmente totalizando mais de 500 programas nos EUA.[5,6]

A International Federation for Emergency Medicine (IFEM), fundada em 1985, estabelece uma definição moderna para a ME:

> A Medicina de Emergência é um campo de atuação baseado no conhecimento e nas habilidades necessários à prevenção, ao diagnóstico e ao manejo dos aspectos agudos e urgentes de doenças e lesões que afetem pacientes de todas as faixas etárias com um espectro completo de distúrbios físicos e comportamentais indiferenciados episódicos. Também engloba a compreensão do desenvolvimento dos sistemas médios de emergência pré- e intra-hospitalares e as habilidades para esse desenvolvimento.[7]

À medida que avançavam as discussões sobre a especialidade e ela se fortalecia, surgia a necessidade de se criar um sistema de formação acadêmica, com conceitos bem definidos, práticas de atendimento, habilidades de procedimentos, ou seja, treinamento em serviço assistencial monitorado. Assim foi instituída a primeira residência médica em ME, em 1970, na University of Cincinnati, nos EUA, pelo Dr. Bruce Janiak. Dois anos antes, em 1968, foi criado o American College of Emergency Physicians (ACEP). Em 1971, três residentes estavam matriculados na University of Southern California, em Los Angeles, sendo atualmente o mais antigo programa em atividade. Em 1972, a University of Pennsylvania iniciou o seu programa, expandindo essa especialidade para a outra costa dos EUA. Inicialmente os programas duravam 24 meses, e depois foram ampliados para 24 a 36 meses de treinamento total.[7,8]

No final da década de 1980, o programa foi alterado para o mínimo de 36 meses de treinamento em ME, com alguns durando 4 anos, ou seja, 48 meses. Em 1989, foi criada a Society for Academic Emergency Medicine (SAEM), que hoje conta com 6.000 membros, realiza publicações frequentes na área e promove reunião anual com presença de grande número de membros, sempre superando 1.500 participantes.[8,9]

O American Board of Emergency Medicine (ABEM), criado em 1976, consolidou-se em 3 anos e, em 1979, a ME foi reconhecida como a 23ª especialidade médica nos EUA.[10] A existência desse conselho impulsionou a expansão dos programas de residência médica em ME e de outras atividades acadêmico-educacionais. Outra iniciativa do conselho foi permitir que médicos que comprovassem prática acumulada em horas/meses no exercício da ME se submetessem ao exame de certificação sem precisar passar por um programa de residência. Essa iniciativa terminaria em 1988.[10]

Era evidente que as emergências atendidas por médicos com formação específica tinham redução significativa de mortalidade: de 5,8% para 3,4%.[11] Também se constatou que o médico emergencista era economicamente mais efetivo e eficiente,[12] além de contribuir para a redução dos índices de má prática.[13]

Com o objetivo de expandir a ME para fora dos EUA, criou-se em 1985 a já citada IFEM, com a participação ativa não só do ACEP, mas também da British Association for Emergency Medicine (BAEM), no Reino Unido; do Australasian College for Emergency Medicine (ACEM), na Austrália; e da Canadian Association of Emergency Physicians (CAEP), no Canadá. O propósito da IFEM era realizar a Conferência Internacional de Medicina de Emergência semestralmente a partir de 1986. No entanto, a participação de outros países só se iniciou em 1998 com a inclusão de Hong Kong; assim, muitos outros países passaram, ao longo do tempo, a fazer parte da IFEM como membros-afiliados, inclusive o Brasil, com a afiliação da Associação Brasileira de Medicina de Emergência (Abramede) em 2016, após a ME ter sido reconhecida como especialidade no Brasil em 19 de setembro de 2015.

A Tabela 1.1 apresenta algumas sociedades norte-americanas de ME e seu número estimado de membros.

Em 1990, a ME continuou a evoluir cientificamente, assumindo papéis importantes em políticas públicas, além de promover grande melhora no atendimento assistencial dos diversos departamentos de emergência. Esse crescimento foi alimentado pela indústria do entretenimento, que glamorizou a especialidade em filmes e seriados, além de outros fatores, como:

- Avanço geral do sistema médico
- Rápida urbanização com consequente transição de infecções para trauma e doenças cardiovasculares
- Aumento da demanda de pacientes ambulatoriais

Tabela 1.1 Algumas sociedades norte-americanas de Medicina de Emergência.

Sociedade	Quantidade de membros
American College of Emergency Physicians (ACEP)	38.000
American Academy of Emergency Medicine (AAEM)	8.000
Society for Academic Emergency Medicine (SAEM)	6.000
American College of Osteopathic Emergency Physicians (ACOEP)	5.000
National Association of EMS Physicians (NAEMSP)	1.500

- Sucesso da ME em outros países desenvolvidos, aumentando as expectativas em relação ao serviço
- Viagens internacionais mais frequentes
- Vítimas de atentados terroristas e outros eventos de massa
- Expectativas do público/atendimento às necessidades das pessoas.

Os dados do Centers for Disease Control and Prevention (CDC), dos EUA, mostram que o número de atendimentos nos serviços de emergência cresce a cada dia. Isso acontece devido ao aumento da confiança dos pacientes nesses serviços; ao envelhecimento da população e, com isso, se mantendo com doenças crônicas de grande potencial de agudizações; à falta de recursos financeiros e de planos de saúde; entre outros fatores. Em 1996, foram 90,3 milhões de atendimentos e, em 2007, 124 milhões, representando um aumento de 35%. Em uma classificação de risco, somando-se os pacientes de ressuscitação imediata (1%), os emergentes de 15 minutos (10,8%), os urgentes de 15 a 60 minutos (36,6%) e os semiurgentes de 1 a 2 horas (22%), chega-se a um percentual de 70,4% de pacientes que tiveram motivos que justificassem sua admissão aos serviços de emergência.

Em 2007, Richard Lanoix, do New York University Hospital of the Columbia College of Physicians & Surgeons, afirmou que a eficiência do emergencista aumenta a possibilidade de diagnóstico a partir do uso de protocolos atualizados, o que o estimula a dedicar-se completamente à área, garantindo maior habilidade ao profissional e mais segurança aos pacientes.[14]

Não são apenas os pacientes que procuram as emergências, os médicos também: os programas de formação em emergência estão entre os mais procurados e apresentam grande competitividade de vagas. De 1975 a 2009, foi impressionante o crescimento dos programas de residência em ME nos EUA. O mesmo ocorreu no Reino Unido e na Austrália. Nos EUA, foram ampliados não apenas os departamentos de emergência, como também o número de médicos qualificados e certificados – hoje existem 35.000 a 40.000 médicos que praticam ME. As 199 residências em ME existentes formam mais de 2.000 médicos emergencistas por ano. Atualmente existem mais de 25.000 médicos certificados como especialistas. As atividades científicas de capacitação e treinamento acontecem diariamente. A maior reunião de ME nos EUA ainda é a do ACEP – em 2011, a 41ª Assembleia Científica do ACEP, em Las Vegas, Nevada, atraiu 200 professores e 6.200 participantes, dos quais 95% eram médicos.

Nos EUA, as subespecialidades da ME incluem:

- Toxicologia
- Medicina de Emergência Pediátrica
- Emergências e Desastres
- Cuidados Intensivos
- Medicina Hiperbárica
- Gestão de práticas e pesquisa.

Os EUA têm cumprido com a determinação da Assembleia Mundial da Saúde de 2007, da Organização Mundial da Saúde (OMS): "garantir que um conjunto básico de serviços de atendimento de emergência esteja disponível para todas as pessoas que deles necessitem."[15]

Como em qualquer outra especialidade, os emergencistas podem enfrentar problemas que acabam interferindo em sua vida profissional e no bem-estar dos pacientes. Apesar de a responsabilidade profissional ser cobrada sempre, ainda ocorrem má prática e negligência, situações muitas vezes levadas à justiça, sendo tão comuns a ponto de serem conhecidas popularmente como "loteria judicial". Isso afeta o acesso aos cuidados e adiciona bilhões de custos aos seguros de responsabilidade civil. Por outro lado, o receio de processos judiciais faz com que alguns médicos adotem uma "medicina defensiva", solicitando muitos exames desnecessários e realizando tratamentos dispensáveis, o que também é custoso.

Outra questão preocupante é o reembolso em declínio, gerando problemas para todos os prestadores de cuidados de saúde. Muitos pacientes idosos necessitam de internação e, no entanto, há menos disponibilidade de leitos hospitalares e de profissionais de enfermagem; isso leva ao acúmulo de pacientes nas emergências, alterando o papel da ME no mundo todo. Essa grave distorção não será facilmente resolvida; pelo contrário, a tendência é que esteja presente nos próximos 20 anos. As pessoas querem e esperam cuidados de emergência de qualidade, o que certamente tem ajudado a impulsionar o crescimento da ME e fazer dela uma das especialidades mais importantes no contexto médico geral.

DESENVOLVIMENTO DA MEDICINA DE EMERGÊNCIA NO BRASIL

O processo de crescimento e reconhecimento dessa especialidade no Brasil foi muito semelhante ao que ocorreu nos EUA, em todas as suas etapas.

O cenário caótico das emergências, com superlotação, falta de treinamento sistematizado e especializado, demora de atendimento e falta de atenção à gravidade de cada caso, deixou claro que era preciso agir e quebrar paradigmas; o objetivo era que o paciente em situação de emergência fosse atendido por um profissional especializado em ME.

Em diversos estados, como Ceará, São Paulo, Rio de Janeiro, Minas Gerais, Rio Grande do Sul e Bahia, havia grupos de médicos, cardiologistas, cirurgiões, anestesistas, intensivistas, entre outros apaixonados por emergência, autodidatas nessa especialidade, que realizavam jornadas, simpósios, cursos e se dedicavam à arte de ensinar Emergência. Isso tudo em movimentos pontuais, sem orientação e perspectivas de futuro para essa área da medicina.

Em 1996, na cidade de Porto Alegre, um grupo de médicos visionários, entre eles este que aqui escreve este capítulo, assumiu um papel de vanguarda e criou a 1ª Residência Médica de Medicina de Emergência no Hospital Municipal de Pronto-Socorro. A formação teve como base um programa norte-americano, com orientação do principal estrangeiro responsável por essa conquista: o Dr. Ross Tannebaum, do Cook County Hospital, de Chicago. Parecia loucura, porque a ME sequer havia sido reconhecida como especialidade. Outro problema enfrentado na época foi com a Comissão Nacional de Residência Médica (CNRM), que tentava impedir a divulgação da residência por ser este um termo exclusivo de programas credenciados pelo Ministério da Educação (MEC). O projeto continuou, no entanto, a ser chamado de residência. As bolsas foram financiadas pela Secretaria Municipal de Saúde da Prefeitura de Porto Alegre. Os candidatos eram avisados sobre a falta de credenciamento pelo MEC e, mesmo assim, entravam na disputa para participar dessa formação única no Brasil.

A residência foi se desenvolvendo e se firmando, e os residentes foram sendo absorvidos rapidamente no mercado de trabalho, mesmo antes de concluírem o programa, tamanha a diferença que faziam em relação aos médicos que trabalhavam nas emergências sem nenhuma formação específica. No início esse programa oferecia 2 anos de formação, sendo 3 anos atualmente. Esse foi o grande passo determinante para o reconhecimento da especialidade, que ocorreu em setembro de 2015.

Outra importante iniciativa foi a fundação da Sociedade Brasileira de Medicina de Emergência (Sobramede) em 2002, em Brasília, tendo como seu primeiro presidente o Dr. Luiz Henrique Hargreaves, médico emergencista, hoje especialista em Medicina de Desastres, radicado na Flórida, EUA. A Sociedade não progrediu; sem apoio institucional e governamental, acabou encerrando suas atividades. Passou-se assim um longo período sem comando ou grupo diretivo, até que, em 2008, alguns médicos apaixonados por emergência, motivados pelo Congresso Brasileiro de Medicina de Emergência de Gramado, ocorrido em 2007, identificaram a necessidade de melhorar os atendimentos nas emergências brasileiras e resolveram dar um passo à frente. Como produto desse Congresso, foi escrita a Carta de Gramado, documento que apontava os caminhos a serem seguidos para mudar a história da emergência no país, entre eles a necessidade de se refundar uma sociedade brasileira de Emergência. Novamente, Porto Alegre é sede dessa importante conquista: a fundação da Associação Brasileira de Medicina de Emergência (Abramede), ocorrida em 24 de abril de 2008, tendo como presidente o Dr. Luiz Alexandre Alegretti Borges (RS) e, como vice-presidente, o Dr. Frederico Arnaud (CE).

Naquele mesmo ano, motivado pelo sucesso da residência de Porto Alegre e pelo ressurgimento de uma sociedade nacional de ME, o Dr. Frederico Arnaud criou a 2ª Residência de Medicina de Emergência do Brasil, em Fortaleza, no hospital Messejana, nos mesmos moldes da primeira, e também levou para Fortaleza o 2º Congresso Brasileiro de Medicina de Emergência, realizado com grande sucesso em 2009. Na sequência vieram o 3º Congresso em São Paulo (2011), o 4º em Curitiba (2013) e, por fim, o 5º em Porto Alegre (2016), presidido pelo Dr. Luiz Alexandre Alegretti Borges, presidente da Abramede; este 5º Congresso bateu recorde de público, trabalhos científicos e palestrantes nacionais e internacionais, contando com laboratório de simulação e diversos cursos pré-congresso.

A Abramede, preocupada com os rumos da ME no Brasil, com a grande desorganização dessa área de tamanha importância social e com o alto índice de mortalidade dos pacientes que acorriam às emergências sem comando, entendeu que o caminho era o reconhecimento dessa especialidade, como o fizeram outros tantos países; com isso, solicitou seu reconhecimento à Comissão Mista de Especialidades (CME) em 2004 e à Associação Médica Brasileira (AMB) em 2008; ambas negaram seu pedido.

O Ministério da Saúde (MS) desenvolveu ações como ampliação da Unidade Básica de Saúde (UBS), criação dos ambulatórios de especialidades, ampliação do Programa Saúde da Família (PSF) e criação do Serviço de Atendimento Móvel de Urgência (SAMU). Com base no Serviço de Atendimento Médico de Urgência da França (1986), o Brasil criou o seu SAMU em 1996, tendo estabelecido os projetos-piloto pioneiros em Porto Alegre e em Ribeirão Preto. A Portaria Ministerial institui a formação de médico regulador em 1999 e as Centrais de Regulação em 2001.

Outro marco para a ME foi a publicação da Portaria nº 2.048 em 2002, que norteou o surgimento e a organização de novos serviços, estabelecendo as necessidades de área física, equipamentos e recursos humanos de acordo com a demanda de pacientes. Essa Portaria continua vigente e é o grande referencial sobre o tema.

O Conselho Federal de Medicina (CFM), preocupado com o serviço pré-hospitalar, publicou em 1998 a Resolução nº 1.529, que fornece orientações ao atendimento pré-hospitalar em relação a qualificação profissional, material/equipamentos e ambulâncias/veículos.

A Secretaria Municipal de Saúde de Minas Gerais, em 2010, liderada por um estudioso no assunto, o Dr. Welfane Cordeiro Junior, preocupou-se com a superlotação das emergências, com o grande número de pacientes que tinham sua situação de saúde não resolvida ou agravada e com o aumento da morbimortalidade nos serviços, uma vez que os pacientes eram atendidos por ordem de chegada, e não por grau de gravidade. Para resolver esse quadro, a Secretaria adotou uma medida que causou grande impacto na organização do atendimento nas emergências: a introdução da classificação de risco. Tratava-se do Protocolo de Manchester, criado na cidade de mesmo nome, no Reino Unido. O atendimento passou a ser por gravidade, e não mais por ordem de chegada. Os níveis de gravidade eram demarcados por cor e por tempo de atendimento. Essa classificação foi adotada pelo MS e pela maioria das Secretarias Estaduais de Saúde, sendo utilizada em todas as emergências públicas e, por fim, nas emergências particulares.

Outra medida empregada pelo MS foi a Portaria nº 1.601, de 2011: implantação das unidades de pronto atendimento (UPAs) de 24 horas. O objetivo era melhorar o acesso e a assistência ao paciente de emergência, na tentativa de desafogar as emergências dos grandes hospitais. Embora os atendimentos nas UPAs sejam numerosos em todo o Brasil, a superlotação das emergências não diminuiu, porque o problema não é só a porta de entrada das emergências, mas também a porta de saída; e o que é pior: passaram a ficar nas UPAs pacientes em estado grave com indicações de unidade de terapia intensiva (UTI), sem a mínima estrutura de atendimento.

O Conselho Regional de Medicina do Rio Grande do Sul, impulsionado pela sua Câmara

Técnica de Medicina de Emergência, adotou como prioridade o desenvolvimento da ME e, por conseguinte, o reconhecimento dessa Especialidade. Surgiu a partir daí o I Fórum de Medicina de Emergência, em março de 2010, com participação de grande número de médicos que atuavam nas emergências, residentes de ME, diretores dos principais hospitais, diretores das Secretarias Municipal e Estadual de Saúde, além da presença do MS, da Organização dos Advogados do Brasil (OAB) e do Ministério Público. Como produto, foi editada a Carta de Porto Alegre, cujo teor estabelecia:

- Um limite de pacientes sob os cuidados do médico emergencista de acordo com critérios de gravidade e em diversos ambientes, como sala de pacientes graves, consultórios e sala intermediárias
- A capacidade máxima de atendimento de cada emergência (até 20% acima da sua capacidade máxima)
- Limite máximo de 24 horas para a permanência de um paciente no serviço de emergência.

Essa mobilização chegou ao CFM, que também adotou essa bandeira e passou, por meio da sua Câmara Técnica de Emergência, a realizar diversos Fóruns de Medicina de Emergência: o primeiro em 2010, o segundo em 2011 e o terceiro em 2012. Os debates ficaram cada vez mais intensos, e sempre com participação de entidades médicas, escolas médicas, hospitais universitários, lideranças médicas, entre outros, além do MS. Era cada vez mais clara a necessidade urgente de reconhecer a especialidade.

As proposições dos diversos Fóruns (Tabela 1.2) foram compiladas em um único documento e apresentadas para parecer e votação na sessão plenária do CFM em abril de 2013. Por unanimidade, o CFM aprovou o reconhecimento da especialidade Medicina de Emergência. A partir disso, o caminho era convencer a AMB dessa necessidade.

Diversas Resoluções sobre ME foram editadas pelo CFM e pelo Conselho Regional de Medicina do Estado do Rio Grande do Sul

Tabela 1.2 Proposições dos Fóruns do Conselho Federal de Medicina (CFM).

I Fórum
Estimular a formação e a fixação do médico emergencista no serviço de emergência, mediante:
- Criação da especialidade Medicina de Emergência pela Comissão Mista de Especialidades
- Estímulo à criação de residências médicas em Medicina de Emergência
- Qualificação e capacitação de todos os médicos atuantes nas emergências por meio de cursos, habilitando-os a concorrer ao título de especialista em Medicina de Emergência
- Incentivo à criação da disciplina Medicina de Emergência em todas as escolas médicas do país
- Implementação de um plano de cargos e salários com remuneração justa e digna aos médicos emergencistas

II Fórum
- Reconhecimento da Medicina de Emergência como especialidade médica
- Integração da medicina intensiva com as emergências
- Presença de um médico gerente de fluxo para todas as emergências
- Implantação de um sistema de classificação de risco para todas as emergências
- Atuação junto ao MS para destinação de leitos exclusivos aos pacientes das emergências

III Fórum
- Reconhecimento da Medicina de Emergência como pauta prioritária do CFM e da Associação Médica Brasileira junto à Comissão Mista de Especialidades
- Inserção da disciplina Emergência na graduação médica
- Implantação de curso de capacitação para os médicos que atuem nas emergências mediante parceria do Ministério da Saúde e das Secretarias Estaduais de Saúde
- Implantação pelo CFM das resoluções sobre relação médico/paciente, gerente de fluxo e vaga zero
- Obrigatoriedade da classificação de risco em toda emergência
- Criação de uma forma de pagamento diferenciada aos médicos emergencistas
- Garantia de contrarreferência e reestruturação da rede básica pelos gestores públicos

(Cremers), a partir de suas Câmaras Técnicas, tais como:

- Resolução nº 2.077 do CFM sobre a normatização do funcionamento dos prontos-socorros hospitalares, assim como do funcionamento da equipe médica e do sistema de trabalho
- Resolução nº 2.110 do CFM sobre o SAMU
- Resolução nº 2.079 do CFM sobre as UPAs
- Resolução nº 005 do Cremers sobre a vaga zero
- Resolução nº 007 do Cremers sobre a classificação de risco

- Resolução nº 009 do Cremers sobre o médico regulador ou gerente de fluxo.

Depois de 2 anos, por meio de seu Conselho Científico de Especialidades, a AMB aprovou a proposição, tendo sido então votada na CME, composta por AMB, CFM e CNRM; por unanimidade, em setembro de 2015, a especialidade foi reconhecida.

Em dezembro de 2015, a Abramede e a Sociedade Brasileira de Pediatria (SBP) assinaram um convênio de cooperação para juntas trabalharem na formação do médico emergencista pediátrico e na sua titulação. Com isso, em janeiro de 2016, assumiram a responsabilidade, perante a CNRM, de credenciarem centros de formação qualificados no atendimento de adultos e crianças em diferentes estados brasileiros. Assim, foram credenciados e autorizados diversos centros de residência em ME: 12 para adultos e 10 pediátricos.

A luta continuava e ainda havia mais um definitivo embate: definir qual sociedade de ME seria responsável pelos médicos emergencistas do país, uma vez que existiam duas sociedades. A AMB abriu edital e as duas sociedades se inscreveram para concorrer. Novamente o conselho científico composto por todas as especialidades médicas foi chamado para se posicionar e votar em março de 2016. A Abramede foi a associação vencedora e atualmente é ela a única responsável pela formação, pela titulação e pela condução dos médicos emergencistas brasileiros.

A evolução da ME, com a consequente organização dos serviços de emergência, tem proporcionado redução da morbimortalidade, principalmente naquelas patologias em que a precocidade do diagnóstico e do tratamento está bem documentada – as chamadas patologias tempo-dependentes, como traumatismo, sepse, infarto agudo do miocárdio e acidente vascular cerebral (AVC).[16] Um avanço que tem feito toda a diferença e se tornou indispensável nos grandes serviços é a utilização da ultrassonografia à beira do leito. Esse exame fornece importantes informações sobre o coração e suas cavidades, os pulmões e as cavidades pleurais, as veias cava e jugular e a presença de líquidos na cavidade abdominal.[16]

Em 2017, a Abramede e a AMB promoveram a primeira prova de títulos de especialista em ME, ocorrida em dezembro. Outras importantes ações científicas estão sendo programadas, como o VI Congresso Brasileiro da Abramede, o qual acontecerá em Fortaleza, em setembro de 2018. Nesse mesmo período e local acontecerá o concurso por meio de prova para título de especialista em ME.

A Abramede vem trabalhando exaustivamente na produção de material científico para capacitar médicos, estudantes e residentes que atuem nas emergências.

Conclui-se que o emergencista treinado, com formação acadêmica e titulação, oferece vantagens ao sistema de saúde, pois solicita menos exames complementares, diminui as transferências desnecessárias, reduz as internações sem indicação, fornece alta mais rápido para pacientes que não precisam de emergência e melhora os índices de saúde, reduzindo o número de mortes e de complicações.[17]

REFERÊNCIAS BIBLIOGRÁFICAS

1. Suter RE. Emergency medicine in the United States: a systemic review. World J Emerg Med. 2012; 3(1):5-10.
2. Piva JP, Borges LAA. Todo paciente em situação de emergência tem direito a ser atendido por um médico emergencista. Rev AMRIGS Porto Alegre. 2010; 54(2):261-2.
3. Weisz G. Divide and conquer: a comparative history of medical specialization. New York: Oxford University Press; 2005.
4. Bodiwala G. Emergency medicine. A global specialty. Emerg Med Australasia. 2007; 19:287-8.
5. Arnold JL. International emergency medicine and the recent development of emergency medicine worldwide. Ann Emerg Med. 1999; 33(1):97-103.
6. Alagappan K, Holliman CJ. History of the development of international emergency medicine. Emerg Med Clin North Am. 2005; 23:1-10.
7. Rochefort M. Comparative medical systems. Annu Rev Sociol. 1996; 22:239-70.
8. Pitts SR, Niska RW, Xu J et al. National Hospital Ambulatory Medical Care Survey: 2006 emergency department summary. Natl Health Stat Report. 2008; 7:1-38.
9. Christ M, Grossmann F, Winter D et al. Modern triage in the emergency department. Dtsch Arztebl Int. 2010; 107(50):892-8.
10. Task Force on Residency Training Information; Perina DG, Collier RE, Thomas HA et al. Report of the Task Force on Residency Training

Information (2008-2009), American Board of Emergency Medicine. Ann Emerg Med. 2009; 53(5):653-61.

11. Barnes DG Jr, Winslow JE III, Alson RL et al. Cardiac effects of the taser conducted energy weapon: 340. Ann Emerg Med. 2006; 48(4):S102.

12. Willian RM. The costs of visits to emergency departments. N Engl J Med. 1996; 334:642-6.

13. Burgee JL, Kovalchixk DR, Harter L et al. Hazardous materials events: evaluation of transport to health care facility and evacuation decisions. Am J Emerg Med. 2001; 19(2):99-105.

14. Lanoix R. Effective communication. [internet]. New York University Hospital of the Columbia College of Physians & Surgeons, 2003. Disponível em: https://saem.org/docs/default-source/saem-documents/research/effective_communication_lanoix.pdf?sfvrsn=4. Acesso em: 10/07/19.

15. World Health Organization (WHO). Sixtieth World Health Assembly. Geneva: WHO; 2007. Disponível em: http://apps.who.int/gb/ebwha/pdf_files/WHASSA_WHA60-Rec1/E/cover-intro-60-en.pdf. Acesso em: 10/07/19.

16. Laher AE, Watermwyer MJ, Buchanan SK et al. A review of hemodynamic monitoring techniques, methods and devices for the emergency physician. Am J Emerg Med. 2017; 35(9):1335-74.

17. Holliman CJ, Mulligan TM, Suter RE et al. The efficacy and value of emergency medicine: a supportive literature review. Internat J Emerg Med. 2011; 4:44(1-10).

Educação em Medicina de Emergência

CAPÍTULO 2

Hélio Penna Guimarães, Marcus Vinicius Melo de Andrade, Sergio Timerman e Roberto Kalil Filho

INTRODUÇÃO

A despeito de a Medicina de Emergência (ME) já ser uma especialidade consolidada em diversos países, inclusive no Brasil, todos os médicos devem ser capazes de lidar com cenários de emergência inesperados, que podem ocorrer tanto no ambiente hospitalar quanto no extra-hospitalar, até que cuidados definitivos possam ser oferecidos por um especialista emergencista.[1-3]

A ME é uma especialidade que demanda formação ampla e única, em condições nem sempre oferecidas pelo currículo de graduação médica, infelizmente.[2,4-6] A especialização em ME pressupõe não apenas o aprendizado dos conceitos teóricos e funcionais do emergencista, mas também a realização de procedimentos e habilidades em interface com diversas outras especialidades médicas.

A dinâmica da ME pode, por vezes, dificultar o ensino prático de cuidados à beira do leito – às vezes não há tempo para ensinar metodicamente os procedimentos ao médico-residente ou ao aluno de graduação, dada a condição emergencial do quadro clínico do paciente.

MEDICINA DE EMERGÊNCIA NA GRADUAÇÃO

Para cada período da graduação em Medicina, a Society for Academic Emergency Medicine (SAEM) sugere um currículo específico relacionado à emergência; essas orientações são de difícil aplicação no Brasil, dadas as especificidades de cada curso, mas podem ser úteis para que disciplinas de Medicina de Emergência (obrigatórias ou opcionais) sejam incluídas nos currículos. As recomendações da SAEM são as seguintes:[7]

- Primeiro ano: capacitação em primeiros socorros básicos e ressuscitação cardiopulmonar, além de conhecimentos sobre a funcionalidade e a organização dos serviços médicos de emergência na região do estudante
- Segundo a quarto anos: conhecimentos aprofundados de fisiopatologia, avaliação inicial de quadros graves no departamento de emergência e prática de habilidades de diagnóstico (e de anamnese e exame físico, para os do terceiro ano), incorporados em uma disciplina formal (obrigatória ou eletiva) ou em experiência em estágio observacional
- Quinto e sexto anos: acompanhar médico-residente em casos de baixa gravidade; aprender como realizar os principais diagnósticos diferenciais; observar ou executar procedimentos de rotina da ME; e acompanhar manobras de ressuscitação.[8-10]

Cabe ressaltar que é fundamental ensinar ao aluno como realizar a avaliação sistematizada e indiferenciada dos pacientes graves, sejam casos clínicos, pacientes pediátricos ou vítimas de traumatismo. Na graduação médica, o foco do ensino é sempre o diagnóstico e o atendimento de pacientes em consultórios e enfermarias clínicas, e a prioridade é saber o que esses pacientes têm (diagnóstico), e não o que eles precisam (necessidades imediatas, ideia comum da Medicina de Emergência). Nesse contexto, a experiência do estudante no departamento de emergência, sob a supervisão de um médico emergencista, lhe dá oportunidade de reconhecer quadros graves, com risco imediato à vida, e de aprender a desenvolver estratégias de tratamento com base nas necessidades urgentes do paciente, e não em seu diagnóstico específico.

O estágio no departamento de emergência pode ser a última chance para que o aluno cuide de pacientes cujas queixas principais não se enquadrem em sua futura escolha de especialidade, além de ser uma oportunidade substancial de acompanhar e praticar certos procedimentos. Trata-se de uma etapa essencial para discutir e aprender, por exemplo, como avaliar e estabelecer a via aérea, como obter acessos vasculares de diferentes modos, e como realizar ressuscitação cardiopulmonar e reanimação inicial em diversas condições de choque, alguns dos quadros mais comuns em emergências.[3,4,6,8]

Este capítulo propõe-se a expor ferramentas e modelos para o desenvolvimento de programas de educação que atendam às necessidades de instrução em ME para alunos, residentes e médicos.

Há muitas sugestões de currículos disponíveis, mas poucas efetivamente validadas, embora as ideias de cada uma possam ser usadas para criar uma experiência apropriada de aprendizagem.[8,11-15]

A Tabela 2.1 apresenta componentes de um modelo para um estágio adequado em ME. É importante que os objetivos de aprendizagem sejam definidos de acordo com o nível de formação e com a experiência dos estudantes para cada etapa,[16,17] de maneira que possam progredir em direção ao domínio das habilidades necessárias.

Tabela 2.1 Componentes para um estágio adequado em Medicina de Emergência.

Planejamento
- Definir objetivos de aprendizagem e determinar a melhor maneira para se alcançar cada um (p. ex., palestra, módulo a distância, discussão em pequenos grupos, procedimento de laboratório, ensino à beira do leito)
- Planejar as sessões de orientação do corpo docente e do aluno
- Administrativo – registro, documentos, avaliação. Treinamento de suporte administrativo

Orientação docente
- Descrição do curso
- Requisitos de ensino do corpo docente (didática, experiência clínica, avaliação e *feedback*)
- Apoio do chefe do departamento para melhoria da disciplina

Parte didática
- Lista de leitura (p. ex., artigos, livros didáticos, materiais específicos da instituição)
- Eventos de departamento (p. ex, *grand rounds, journal club*)
- Sessões formais de ensino (p. ex., laboratórios, palestras, discussões em pequenos grupos, simulação)

Experiência clínica
- Diretrizes para grupos específicos de pacientes
- Procedimentos que os alunos são obrigados ou autorizados a executar
- Requisitos de supervisão (p. ex., a quem o aluno reporta? Ao médico-residente?)
- Desenvolvimento de habilidades para realização de anamnese e exame físico, e para rápida tomada de decisão
- Avaliação sistemática do paciente
- Dados do registro do paciente (p. ex., como os alunos podem rastrear pacientes e procedimentos, se necessário?)
- Quais são as expectativas para os alunos?

Avaliação e *feedback*
- Como é atribuída a nota do aluno?
- Métodos de *feedback* para o aluno, a fim de promover melhorias
- Avaliação da experiência de estágio
- Avaliação de professores e residentes

Fonte: Coates, 2004.[18]

Em 1998, Burdick et al.[2] propuseram um resumo da progressão do aprendizado por meio de quatro objetivos que podem direcionar cada fase, conforme demonstrado na Tabela 2.2.

COMO AVALIAR O CONHECIMENTO EM MEDICINA DE EMERGÊNCIA

O método para avaliar o conhecimento do aluno em cada objetivo de aprendizado deve ser determinado no momento em que é

Tabela 2.2 Objetivos de aprendizagem para progressão do aprendizado.

Nível de conhecimento	Objetivo	Exemplo clínico
Conhecer	Listar (materiais, indicações, contraindicações etc.)	Uma laceração deve ser suturada em até 12 h com fio de sutura não absorvível
Saber como fazer	Descrever	A agulha entra na pele em um ângulo de 90°
Mostrar como fazer	Explicar	O aluno maneja os instrumentos, mostrando como o procedimento deve ser feito
Fazer	Demonstrar	O aluno realiza uma sutura

Fonte: Coates, 2004.[18]

desenvolvido. Por exemplo, as habilidades relacionadas a procedimentos são mais bem testadas fazendo com que o aluno demonstre sua proficiência. O conhecimento pode ser testado por meios objetivos, incluindo testes de múltipla escolha ou de respostas curtas.[18]

As questões relacionadas ao manejo do paciente e à tomada de decisões são mais bem avaliadas pela observação à beira do leito em pequenos grupos, ou com simulação ou sessões de aprendizagem baseada em problemas (PBL, do inglês *problem-based learning*). Cada uma dessas etapas pode ser abordada na parte didática ou clínica do currículo. Em geral, a aquisição de níveis mais elevados de conhecimento requer maior participação e orientação do docente (p. ex., ensino à beira do leito) do que simples aquisição de conhecimentos básicos (p. ex., assistir a uma palestra ou ler um artigo).[18]

Para que o estágio no departamento de emergência seja bem aproveitado, recomenda-se uma breve orientação inicial para explicar a importância do hospital e de seu departamento de emergência, além da sua missão e do perfil de pacientes que geralmente utilizam o serviço; em seguida, é fundamental descrever como será feita a supervisão, quais são os requisitos de atendimento e quais são as expectativas e responsabilidade no atendimento ao paciente; por fim, deve ser feita uma visita de reconhecimento ao departamento de emergência.[19-23]

A European Society for Emergency Medicine (EUSEM) desenvolveu um modelo de currículo, e a justificativa para sua implementação pode ser adaptável à realidade brasileira.[14,15] Os médicos-residentes de ME podem ganhar experiência em docência dando aulas aos estudantes de medicina nesse programa de estágio, além de supervisioná-los em procedimentos mais básicos. Utilizar como bibliografia básica os livros de referência de ME, além de artigos relevantes e atualizados sobre a prática clínica, também pode motivar o médico-residente a organizar as sessões e mostrar ao aluno a importância de se especializar na área. Pelo menos um docente deve estar apto e disponível para participar de forma crítica e ativa dessas atividades, permitindo aprofundar as discussões com o aluno de graduação e o residente; o pensamento crítico pode ser ensinado e avaliado também durante as sessões de PBL.

A simulação realística, muito utilizada, oferece a sensação prática do atendimento de emergência e recria cenários que demandam gerenciamento adequado de recursos de crise, habilidades imediatas etc., situações comuns na ME.

Cursos de extensão em ME devem ser fortemente incentivados e recomendados. Muitos estão disponíveis na modalidade de ensino a distância, e alguns são inclusive gratuitos em diversas instituições (Associação Brasileira de Medicina de Emergência, American College of Emergency Physicians, Stanford University etc.). Há ainda os cursos práticos, como *Basic Life Support* (BLS), *Advanced Cardiovascular Life Support* (ACLS), *Pediatric Advanced Life Support* (PALS), *Advanced Trauma Life Support* (ATLS), *Trauma Evaluation and Management* (TEAM), entre outros.[17-23]

As sessões de *debriefing* quanto aos atendimentos e às atividades realizadas devem ser sempre executadas e mediadas pelo preceptor/

tutor a fim de identificar e corrigir importantes pontos de aprendizagem.[24] O *feedback* deve ser elaborado para que a autorreflexão seja um meio de avaliar o próprio desempenho, complementado com avaliação objetiva do supervisor.[25] Os comentários podem ser categorizado em várias áreas: conhecimento médico de base, habilidades clínicas, habilidades organizacionais e comportamentos interpessoais ou profissionais.

Por fim, avaliações de desempenho devem ser diárias, permitindo que o aluno possa modificar seu comportamento à medida que seu estágio avança.[17,19-23,26-31] Além de serem avaliados, os alunos também devem avaliar a experiência de estágio, garantindo sua qualidade.[30,31] A crítica construtiva é fundamental tanto para o desenvolvimento docente quanto para o programa de educação.

MODELOS PARA O ENSINO DE HABILIDADES EM MEDICINA DE EMERGÊNCIA

Diversos modelos podem ser usados para o ensino de habilidades em ME, incluindo animais vivos ou mortos, simuladores de baixa ou elevada fidelidade, voluntários, pacientes e cadáveres.[24,25,32]

O uso de animais é um tema controverso; além das questões éticas envolvidas, também há diferenças na anatomia e na fisiologia, o que faz com que essa não seja mais a primeira escolha.[24,25,32] Obviamente, simuladores de baixa ou alta fidelidade, como manequins para ressuscitação cardiopulmonar, intubação e acesso venoso, permitem mais reprodutibilidade e repetições de procedimentos; o grau de sofisticação desses modelos tem permitido relevantes acessórios como sangue artificial, urina, líquido amniótico, suor, pulsos centrais e periféricos, cianose, movimento e até fala, conferindo impressionante realismo a esses dispositivos (Figura 2.1).

As desvantagens para tais dispositivos são: a uniformidade de modelos, que não condiz com as variações encontradas entre seres humanos; a dificuldade de realizar com perfeição algumas manobras, como *chin-lift* ou *jaw-thrust*, quase impossíveis até mesmo nos manequins mais modernos; os custos mais elevados, particularmente no Brasil; e necessidade de manutenção periódica para funcionamento otimizado.

Os voluntários são outra opção para procedimentos não invasivos ou ensino de habilidades comportamentais (atores). O uso de voluntários é comum em cursos, particularmente para o ensino de ultrassonografia e ecografia. Infelizmente, como alguns procedimentos podem ser dolorosos e desconfortáveis, além de exigir anatomia mais adequada, pode ser difícil encontrar voluntários disponíveis.

Os cadáveres,[32] sejam frescos ou preservados, são de pessoas que deram especificamente o consentimento para que seus corpos fossem usados para ensino ou pesquisa. Infelizmente, cadáveres frescos apresentam algumas desvantagens, como o potencial para transmissão de doenças infectocontagiosas, que pode ser reduzido tomando-se as devidas precauções. A disponibilidade de cadáveres é, obviamente, limitada a poucas instituições licenciadas no Brasil, além de demandar elevado custo.

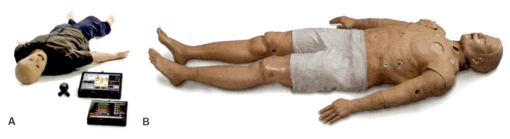

Figura 2.1 A. SimMan 3G®. **B.** STAT Simulator®.

FORMAÇÃO DO MÉDICO EMERGENCISTA NO BRASIL | ABRAMEDE E CNRM

Em 2018, a Associação Brasileira de Medicina de Emergência (Abramede) e a Comissão Nacional de Residência Médica (CNRM), em conjunto, elaboraram e validaram no Brasil a matriz de competências e habilidades a serem ensinadas ao residente de ME, conforme apresentado a seguir.

Matriz de competências e habilidades

Objetivos gerais

Formar e capacitar médicos na área de ME para conhecer e tratar as doenças mais frequentes em um pronto-socorro, descrevendo as principais formas de monitorização, manobras e procedimentos diagnósticos e terapêuticos, para o atendimento em sala de emergência, unidades de observação, unidades de decisão clínica e unidades de pronto atendimento.

Objetivos específicos

O médico-residente de ME deverá saber como realizar um atendimento pré-hospitalar e transportar um paciente no Serviço de Atendimento Móvel de Urgência (SAMU), além de se relacionar com outros profissionais de saúde, aprendendo a trabalhar em equipe multiprofissional, com ênfase na importância do pronto-socorro para o paciente de baixa, média e alta complexidades, reconhecendo a relevância da relação médico/paciente e médico/familiar em situações críticas.

Competências em princípios éticos

Aplicar os princípios éticos e legais na tomada de decisões clínicas.

Competências em atendimento pré-hospitalar

Dominar a organização dos serviços de emergência, compreendendo os princípios de operacionalização da regulação pré-hospitalar.

Dominar a realização dos transportes terrestre e aéreo de pacientes, garantindo os suportes básico e avançado de vida.

Dominar as etapas de atendimento a vítimas de desastres e catástrofes em conformidades com os protocolos em vigor.

Competências em ultrassonografia à beira do leito

Aplicar os princípios básicos da ultrassonografia na realização de exames ultrassonográficos nas situações de emergência.

Competências por ano de treinamento

Primeiro ano | R1

Ao término do primeiro ano, o residente será capaz de avaliar pacientes que se apresentem em situações de emergência, e identificar e classificar os níveis de gravidade para tomada de decisões clínicas.

Competências ao término do R1

- Dominar os protocolos de triagem e classificação de risco
- Dominar a epidemiologia das afecções de urgência e emergência
- Dominar a monitorização de pacientes de urgência e emergência
- Dominar as indicações e complicações e realizar manobras e procedimentos para manipulação de vias aéreas, colocação de prótese traqueal (intubação orotraqueal, intubação nasotraqueal e cricostomia), colocação de sondas enterais, sutura de ferimentos, incisão e drenagem de abscessos
- Dominar os suportes básico e avançado de vida na parada cardiorrespiratória
- Dominar os procedimentos invasivos básicos necessários à prática da ME, tais como punções venosas e arteriais, punção lombar e punção intraóssea
- Descrever os princípios de atendimento e participar do atendimento e do transporte nos serviços móveis
- Descrever os princípios de atendimento e as condutas ao paciente em situação de intoxicação e/ou envenenamento
- Descrever a organização da rede de urgência e emergência
- Dominar a anamnese e o exame físico para manejo clínico dos pacientes em situação de emergência

- Dominar as dosagens, indicações e contraindicações dos fármacos usados em situações de urgência e emergência
- Realizar sedoanalgesia para procedimentos de urgência e emergência
- Dominar o manejo de pacientes após parada cardiorrespiratória
- Realizar a avaliação dos pacientes com dor torácica e dominar os diagnósticos diferenciais para pacientes com sintomatologia cardíaca
- Dominar os seguintes procedimentos de emergência: cateterização venosa central e monitorização da pressão venosa central, desfibrilação e cardioversão
- Dominar o diagnóstico, a estabilização e a administração de trombolíticos em pacientes com infarto agudo do miocárdio
- Aplicar as recomendações da American Heart Association (AHA) para o tratamento de fibrilação ventricular aguda, taquicardia ventricular, assistolia, atividade elétrica sem pulso, *flutter* e fibrilação atrial, ectopia unconal, pré-excitação, taquicardia supraventricular, bradicardia, síndrome do nodo doente, bloqueios fasciculares, bloqueios atrioventriculares (primeiro, segundo e terceiro graus)
- Manejar o choque cardiogênico, diferenciando choque cardiogênico de outros tipos de choque
- Reconhecer a apresentação clínica de doença pericárdica e o seu tratamento
- Manejar a insuficiência cardíaca aguda e as urgências valvares na urgência e emergência
- Manejar urgências e emergências hipertensivas e hipertensão não controlada
- Avaliar isquemia mesentérica, síndromes aórticas agudas, isquemia aguda periférica, trombose venosa superficial ou profunda, infecções de tecidos moles e seu manejo na urgência e emergência
- Dominar recomendações de não ressuscitação e critérios de morte encefálica
- Dominar os cuidados adequados para o paciente vítima de quase afogamento, barotrauma e embolia gasosa
- Dominar o uso racional de hemocomponentes e suas complicações

- Dominar o atendimento do paciente neutropênico
- Dominar o manejo de infecções sexualmente transmissíveis, sepse, doenças virais e infecções respiratórias em situações de urgência e emergência
- Manejar o paciente com insuficiência renal na urgência e emergência
- Manejar os distúrbios metabólicos, hidreletrolíticos e do equilíbrio acidobásico
- Manejar as doenças reativas crônicas e agudas das vias aéreas e o tromboembolismo pulmonar
- Avaliar abdome agudo e seus diagnósticos diferenciais
- Manejar as afecções agudas de reto e ânus
- Dominar a avaliação neurológica em pacientes comatosos e doenças cerebrovasculares agudas, incluindo vítimas de traumatismo
- Manejar inicialmente as doenças cerebrovasculares agudas
- Dominar as indicações e contraindicações para os procedimentos de neuroimagem, como radiografia, tomografia computadorizada e ressonância magnética
- Dominar técnicas de imobilização da coluna
- Dominar o exame ginecológico em afecções agudas e casos de violência à mulher
- Realizar a avaliação de traumatismo musculoesquelético agudo
- Avaliar os pacientes com síndrome compartimental
- Manejar as afecções agudas do sistema digestório
- Manejar corpos estranhos nas vias aéreas
- Reconhecer as urgências do paciente dialítico na emergência
- Manejar a cólica renal, a nefrolitíase e o traumatismo urológico
- Manejar os ferimentos, incluindo limpeza e técnicas de suturas apropriadas
- Manejar técnicas de sutura
- Manejar úlceras de pele, mordidas humanas, mordidas de animais, picadas de cobra, lesões puntiformes plantares, abrasões da pele e lacerações complexas
- Realizar e interpretar resultados de drenagem liquórica.

Segundo ano | R2

Ao término do segundo ano, o residente será capaz de avaliar e gerenciar pacientes com problemas complexos de múltiplos sistemas e com problemas não familiares em situações de emergência.

Competências em gestão e administração

Dominar os princípios básicos de liderança e de administração e gestão, desenvolvendo o entendimento dos padrões de qualidade e manejo de risco, bem como suas aplicações na operação de uma unidade de emergência, principalmente no manejo de indicadores de estrutura, processo e resultado, dentro das instituições e nas suas relações com as outras unidades.

Competências ao término do R2

- Dominar a reanimação perinatal e neonatal
- Desenvolver a cardiorreanimação pediátrica
- Manejar a síndrome febril em crianças
- Manejar convulsões em adultos, crianças, adolescentes e idosos
- Manejar queimaduras em crianças
- Manejar as arritmias pediátricas comuns e seu tratamento
- Manejar pacientes com suspeita de epiglotite
- Manejar crianças com infecções das vias aéreas e vítimas de quase afogamento
- Manejar crianças com suspeita de torção de testículo
- Manejar inicialmente o paciente que requeira cuidados em terapia intensiva em todas as outras situações
- Dominar a técnica de implante de marca-passo transcutâneo e transvenoso provisório
- Manejar inicialmente o paciente em ventilação mecânica
- Manejar uma via aérea obstruída
- Dominar os princípios de monitorização, farmacoterapia, dosagens e fármacos no manejo hemodinâmico do paciente crítico
- Reconhecer as toxinas comumente associadas a incêndios domiciliares
- Manejar critérios para lesão por frio superficial e profunda
- Manejar doenças hematológicas comuns

- Manejar problemas de esôfago, fígado e vesícula, e doenças inflamatórias agudas do sistema digestório
- Manejar as diarreias infecciosas agudas
- Manejar clinicamente pacientes com sangramento digestivo baixo ou alto
- Manejar pacientes com distúrbios da hemostasia
- Manejar inicialmente o paciente com síndromes glomerulares agudas
- Manejar complicações agudas do paciente transplantado
- Realizar drenagem torácica
- Manejar doenças comuns do sistema nervoso na urgência e emergência
- Reconhecer doenças e lesões de cérebro, medula, coluna vertebral e nervos periféricos
- Realizar punções liquóricas sob sedação em situações complexas
- Reconhecer e tratar distúrbios dos nervos cranianos, doenças desmielinizantes, pseudotumor cerebral, hidrocefalia com pressão normal e neuropatia periférica
- Manejar o traumatismo de crânio fechado ou penetrante
- Manejar inicialmente fraturas, subluxações e deslocamentos da coluna vertebral
- Manejar cefaleias agudas quanto a diagnóstico diferencial, tratamento, indicações e contraindicações dos fármacos
- Manejar compressões medulares agudas de causas não traumáticas
- Avaliar gestantes ou não gestantes com sangramento vaginal
- Diagnosticar pacientes com suspeita de gravidez ectópica
- Manejar eclâmpsia e pré-eclâmpsia na urgência e emergência
- Manejar traumatismo na gestante, demonstrando habilidade necessária
- Realizar as técnicas de cesariana *perimortem*
- Realizar parto a termo sem complicações
- Reconhecer e tratar inicialmente pacientes com hiperêmese gravídica
- Reconhecer e encaminhar pacientes com complicações do parto
- Manejar complicações pós-parto
- Reconhecer emergências neurológicas em crianças

- Reconhecer crianças vítimas de abuso
- Realizar e interpretar resultados de artrocentese
- Realizar punção suprapúbica
- Manejar a criança com diarreia aguda e desidratação na emergência
- Manejar a criança com nível de consciência alterado
- Manejar gestantes, crianças e idosos vítimas de traumatismo
- Manejar vítimas de catástrofes e desastres
- Manejar as afecções urogenitais agudas
- Manejar o traumatismo raquimedular na urgência.

Terceiro ano | R3

Ao término do terceiro ano, o residente será capaz de usar seus conhecimentos e habilidades para prestar assistência segura e eficaz a qualquer paciente no ambiente médico de emergência.

Competências em cuidados paliativos

Avaliar pacientes oncológicos e não oncológicos, adultos ou crianças, potencialmente candidatos a cuidado paliativo. Avaliar o prognóstico. Manejar sintomas na emergência: dor, dispneia, náuseas/vômito, agitação psicomotora e sedação paliativa (sintomas refratários). Realizar comunicação de más notícias. Avaliar autonomia e decisão compartilhada. Avaliar a necessidade de limitação de suporte terapêutico.

Competências ao término do R3

- Dominar a realização de pericardiocentese
- Manejar o paciente vítima de queimadura térmica ou química, choque elétrico, raio e lesão por inalação
- Manejar o paciente hipotérmico e com lesão por frio
- Manejar o paciente vítima de acidente com material radioativo
- Manejar distúrbios reumatológicos e autoimunes na urgência e emergência
- Manejar doenças malignas do sistema hematopoético e suas complicações na urgência e emergência
- Manejar afecções agudas das glândulas salivares

- Manejar medicamentos de uso psicofarmacológico na urgência e emergência
- Manejar o paciente agressivo, com agitação psicomotora e risco de suicídio
- Manejar o paciente com alterações do estado mental de causa orgânica ou funcional, incluindo demência e *delirium*
- Manejar intoxicações agudas e síndromes de abstinência alcoólica e substâncias psicoativas
- Manejar o paciente com necessidade de lavagem gástrica, descontaminação da pele e administração de carvão ativado
- Reconhecer animais e plantas venenosas e manejar os pacientes vítimas dessas toxinas na urgência e emergência
- Manejar as afecções oftalmológicas de urgência e emergência
- Reconhecer anormalidades da fundoscopia
- Manejar o paciente com queixa de olho vermelho
- Realizar drenagem de abscesso faríngeo
- Manejar pacientes com afecções otorrinolaringológicas agudas
- Dominar o manejo do paciente com epistaxe na urgência e emergência
- Identificar pacientes com emergências odontológicas
- Realizar a remoção de corpos estranhos no ouvido, no nariz e na faringe
- Manejar as emergências oncológicas
- Participar de treinamentos em ambientes de simulação realística com vistas ao atendimento de urgência e emergência
- Produzir artigo científico com apresentação e/ou publicação em congressos, seminários e revistas especializadas.

REFERÊNCIAS BIBLIOGRÁFICAS

1. American College of Emergency Physicians. Guidelines for undergraduate education in emergency medicine. Ann Emerg Med. 1997; 29:835.
2. Burdick WP, Jouriles NJ, D'Onofrio G et al. Emergency medicine in undergraduate education. SAEM Education Committee, Undergraduate Subcommittee, Society for Academic Emergency Medicine. Acad Emerg Med. 1998; 5:1105-10.

3. Lawrence LL, Counselman FL, Gluckman WA et al. Guidelines for undergraduate education in emergency medicine. Disponível em: http://acep.org/3,581,0.htm. Acesso em: 12/01/03.
4. Ling LJ, Bowles LT, Reynolds R et al. Emergency medicine in the medical school curriculum. Acad Emerg Med. 1997; 4:1070-7.
5. David SS, Selvaranjini S, Thomas M. Incorporation of emergency medicine in the undergraduate curriculum. Natl Med J India. 1997; 10:80-1.
6. Johnson GA, Pipas L, Newman-Palmer NB et al. The emergency medicine rotation: a unique experience for medical students. J Emerg Med. 2002; 22:307-11.
7. DeBehnke DJ, Restifo KM, Mahoney JF et al.; for the SAEM Undergraduate Education Committee. Undergraduate curriculum. Acad Emerg Med. 1998; 5:1110-3.
8. Hobgood CD, Riviello RJ, Jouriles N et al. Assessment of communication and interpersonal skills competencies. Acad Emerg Med. 2002; 9:1257-69.
9. Hockberger RS, Binder LS, Graber MA et al. The model of the clinical practice of emergency medicine. Ann Emerg Med. 2001; 37:745-70.
10. Shepherd S, Zun L, Mitchell J et al. A model preclinical, clinical, and graduate educational curriculum in emergency medicine for medical students and rotating residents. Ann Emerg Med. 1990; 19:1159-66.
11. Celenza A, Jelinek GA, Jacobs I et al. Implementation and evaluation of an undergraduate emergency medicine curriculum. Emerg Med. 2001; 13:98-103.
12. Petrino R, Delooz H. A curriculum for emergency medicine in Europe. Eur J Emerg Med. 2002; 9:307.
13. Petrino R, Bodiwala G, Meulemans A et al.; European Society for Emergency Medicine (EuSEM). EuSEM core curriculum for emergency medicine. Eur J Emerg Med. 2002; 9:308-14.
14. Wyte CD, Pitts F, Cabel JA et al. Effect of learning objectives on the performances of students and interns rotating through an emergency department. Acad Med. 1995; 70:1145-6.
15. Ende J, Pozen JT, Levinsky NG. Enhancing learning during a clinical clerkship: the value of a structured curriculum. J Gen Intern Med. 1986; 1:232-7.
16. Van der Vlugt TM, Harter PM. Teaching procedural skills to medical students: one institution's experience with an emergency procedures course. Ann Emerg Med. 2002; 40:41-9.
17. Kelly AM. A problem-based learning resource in emergency medicine for medical students. J Accid Emerg Med. 2000; 17:320-3.
18. Coates WC. An educator's guide to teaching emergency medicine to medical students. Acad Emerg Med. 2004; 11:300-6.
19. Binder L, Scragg W, Chappell J et al. Augmenting the critical care data base of junior medical students with an emergency medicine lecture curriculum: a controlled study. J Emerg Med. 1990; 8:211-4.
20. Coates WC, Gill AM. The emergency medicine sub-internship – a standard experience for medical students? Acad Emerg Med. 2001; 8:253-8.
21. DeLorenzo RA, Mayer D, Geehr EC. Analyzing clinical case distributions to improve an emergency medicine clerkship. Ann Emerg Med. 1990; 19:746-51.
22. De Lahunta EA, Bazarian J. University and community hospital medical student emergency medicine clerkship experiences. Acad Emerg Med. 1998; 5:343-6.
23. Coates WC, Gendy MS, Gill AM. The emergency medicine subinternship: can we provide a standard clinical experience? Acad Emerg Med. 2003; 10:1138-41.
24. Nelson MS. Models for teaching emergency medicine skills. Ann Emerg Med. 1990; 19:333-5.
25. Society of Teachers of Emergency Medicine. Core content for undergraduate education in emergency medicine. Ann Emerg Med. 1985; 14:474-6.
26. McGraw R, Lord JA. Clinical activities during a clerkship rotation in emergency medicine. J Emerg Med. 1997; 15:557-62.
27. Kelly AM. Getting more out of clinical experience in the emergency department. Emerg Med (Fremantle). 2002; 14:127-30.
28. Branch WT, Paranjape A. Feedback and reflection: teaching methods for clinical settings. Acad Med. 2002; 77:1185-8.
29. Ende J. Feedback in clinical medical education. JAMA. 1983; 250:777-81.
30. Trott AT, Blackwell TH. Academic emergency medicine in United States medical schools. Ann Emerg Med. 1992; 21:952-5.
31. Gallagher EJ. Evolution of academic emergency medicine over a decade (1991–2001). Acad Emerg Med. 2002; 9:995-1000.
32. [No authors listed.] Using a cadaver to practice and teach. Hastings Cent Rep. 1986; 16:28-9.

CAPÍTULO 3

Recomendações Fundamentais no Atendimento de Emergência

Hélio Penna Guimarães e Guilherme Benfatti Olivato

INTRODUÇÃO

Em Medicina de Emergência, a avaliação sistematizada é essencial ao cuidado do paciente gravemente enfermo, pois a rápida identificação de sinais e sintomas favorece a adoção de medidas imediatas que garantam atenção adequada e mais segurança ao paciente.

Os sistemas respiratório, circulatório e nervoso, quando acometidos, são os que mais ameaçam a condição básica de homeostase.[1] Se a condução clínica nesses casos for incorreta, a progressão para insuficiência cardiopulmonar e posterior parada cardiorrespiratória (PCR) pode ser fatal (Figura 3.1).

IMPRESSÃO INICIAL

Impressão inicial corresponde à breve observação do paciente durante sua admissão no departamento de emergência. Nessa etapa, faz-se rapidamente uma avaliação tátil, visual e auditiva de seu nível de consciência, sua respiração e coloração de sua pele (Tabela 3.1).[2]

Após a impressão inicial, são necessárias medidas e intervenções iniciais denominadas MOV:

- M (monitorização): cardioscopia, pressão arterial não invasiva e oximetria de pulso
- O (oxigênio): saturação e, se necessário, oferta
- V (veia): canulação de acesso venoso calibroso.

AVALIAR/IDENTIFICAR/INTERVIR

No manejo do paciente crítico, deve-se usar a sequência avaliar/identificar/intervir (Figura 3.2). Durante a avaliação, é preciso identificar o problema e seu nível de gravidade, e indicar o melhor tratamento para cada situação, reiniciando o ciclo constantemente.[3] Esse processo deve ser retomado:

- Até o paciente evoluir para estabilidade
- Após cada intervenção realizada
- Quando o estado do paciente se alterar ou deteriorar.

Avaliação primária

O primeiro passo da etapa "avaliar" corresponde ao mnemônico ABCDE:

- A (*airway*): vias aéreas
- B (*breathing*): respiração
- C (*circulation*): circulação
- D (*disability*): disfunção
- E (*exposure*): exposição.

Essa avaliação primária enfatiza o exame dos sistemas potencialmente fatais: respiratório (A e B), circulatório (C) e nervoso (D).

ABCDE

A | Vias aéreas

Se as vias aéreas superiores estiverem obstruídas, deve-se tentar desobstruí-las e preservá-las

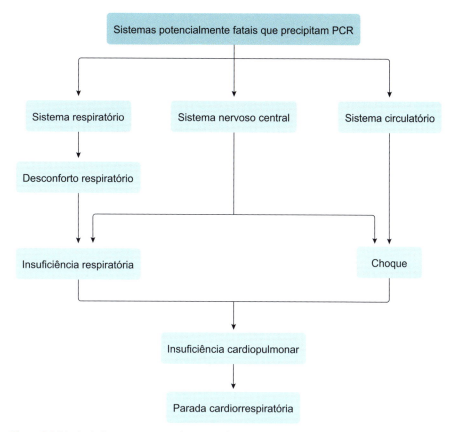

Figura 3.1 Principais sistemas que, quando acometidos, podem provocar parada cardiorrespiratória (PCR).

com medidas simples ou, se necessário, intervenções avançadas.

Medidas simples

Condutas simples para desobstruir e preservar as vias aéreas superiores incluem:

- Manobra de inclinação da cabeça + elevação do queixo: não deve ser usada se houver suspeita de lesão na coluna cervical (p. ex., traumatismo craniano ou cervical)
- Anteriorização/subluxação da mandíbula: é preferida quando houver suspeita de traumatismo/lesão de coluna cervical. Deve ser realizada tracionando-se o ângulo da mandíbula, sem extensão do pescoço

Tabela 3.1 Impressão inicial durante a admissão do paciente no departamento de emergência.

Fatores observados	Principais alterações
Nível de consciência	Responsivo ou irresponsivo
Respiração	Esforço respiratório aumentado ou reduzido, sons anormais ouvidos sem ausculta
Coloração da pele	Cianose, palidez, moteamento

Fonte: Gruson et al., 2009.[2]

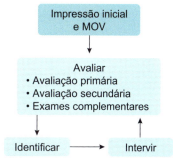

Figura 3.2 Manejo sequencial no departamento de emergência. MOV: monitorização, oxigênio e veia.

- Compressões abdominais: são usadas quando houver suspeita de aspiração de corpo estranho com obstrução total das vias aéreas
- Medidas adjuvantes (p. ex., cânula nasofaríngea ou orofaríngea): impedem que a língua recue e obstrua as vias aéreas. Mesmo com a utilização desse recurso, é necessário realizar inclinação da cabeça + elevação do queixo.[4]

Intervenções avançadas

Os métodos avançados para desobstrução de vias aéreas são:

- Intubação endotraqueal
- Dispositivos supraglóticos (principalmente máscara laríngea)
- Ventilação não invasiva com pressão positiva (CPAP, do inglês *continuous positive airway pressure*, ou BiPAP, do inglês *bilevel positive airway pressure*)
- Cricotireoidostomia por punção ou cirúrgica.

B | Respiração

A avaliação da respiração engloba:

- Frequência respiratória
- Sinais de esforço respiratório
- Expansão torácica
- Ausculta do movimento de ar
- Saturação de oxigênio por oximetria de pulso (se não avaliada anteriormente no MOV).

C | Circulação

Para avaliar a circulação é preciso examinar cinco sinais:

- Frequência e ritmo cardíacos
- Pulsos periféricos e centrais
- Tempo de preenchimento capilar
- Coloração e temperatura da pele
- Pressão arterial.

Além disso, o débito urinário e o nível de consciência também refletem o estado circulatório.

D | Disfunção

Trata-se de uma avaliação objetiva da função neurológica. Três fatores devem ser avaliados:

- Nível de consciência
  - Escala de resposta AVDI (alerta, responsivo à voz, responsivo à dor, irresponsivo)
  - Escala de coma de Glasgow
- Fotorreatividade das pupilas
- Avaliação de força motora.

Nesta etapa, também deve ser feita a aferição de glicemia capilar.

E | Exposição

Devem ser observados com atenção a face, a cabeça, o tronco, as extremidades e a pele do paciente, em busca de evidências de traumatismo, sinais de hemorragias e queimaduras, petéquias e púrpuras. Nesta etapa, a aferição da temperatura corporal também é necessária.[4]

Distúrbios potencialmente fatais

Os seguintes distúrbios podem ser observados durante a realização da avaliação primária:

- Vias aéreas: obstrução total ou intensa de vias aéreas
- Respiração: alteração importante da frequência respiratória (principalmente bradipneia e apneia), aumento significativo do esforço respiratório, uso de musculatura acessória, queda da saturação de oxigênio
- Circulação: ausência de pulsos palpáveis, perfusão inadequada, hipotensão, bradicardia, taquicardia
- Disfunção: incapacidade de responder, redução do nível de consciência, déficit neurológico focal, afasias, crise epiléptica, *delirium*
- Exposição: hipotermia, sinais de hemorragia, petéquias relacionadas ao choque séptico.[5]

Intervenções

Após avaliar, identificar e determinar a situação potencialmente fatal em cada etapa da abordagem, deve-se prosseguir com as intervenções apropriadas a cada caso:

- Vias aéreas: manobras de desobstrução

- Respiração: uso de dispositivo bolsa-válvula-máscara, medidas adjuvantes (cânula naso ou orofaríngea), via aérea avançada (máscara laríngea, combitubo, intubação endotraqueal, cricotireoidostomia)
- Circulação: administração de cristaloides e/ou vasopressores e inotrópicos
- Disfunção: proteção de vias aéreas por meio de dispositivo avançado, administração de glicose hipertônica para correção de hipoglicemia
- Exposição: controle de temperatura e hemorragias, redução de fraturas.[6]

Avaliação secundária

Após finalizar a avaliação primária e as intervenções necessárias para estabilizar o quadro do paciente, deve-se iniciar a avaliação secundária, composta por histórico específico e exame físico direcionado.[7]

Histórico específico

A entrevista direcionada ao paciente e/ou aos familiares é importante na busca por informações que justifiquem o quadro atual. Objetividade é o principal foco nesta etapa. Os principais aspectos a serem investigados se resumem ao mnemônico SAMPLE:[3,4]

- S (sinais e sintomas): desde o início do quadro
- A (alergias): a medicamentos, alimentos ou outras substâncias
- M (medicações): em uso, última dose e horários
- P (passado médico): histórico de saúde, comorbidades conhecidas, cirurgias prévias, estado de imunização
- L (líquidos/última refeição): hora e conteúdo da última ingestão
- E (eventos): acontecimentos que possam ter levado ao quadro atual.

Exame físico direcionado

Em casos clínicos emergenciais, o médico deve realizar uma breve avaliação global que possa lhe fornecer informações suficientes para elaborar hipóteses diagnósticas.[7] Esse exame é composto pela análise de cabeça e pescoço, tórax, abdome e extremidades. A partir dos dados iniciais obtidos pelas avaliações primária e secundária, o médico deve desenvolver uma hipótese diagnóstica sindrômica inicial (choque, insuficiência respiratória ou redução do nível de consciência).

Exames complementares

Os exames complementares são um importante passo para auxiliar o médico nas intervenções, corroborar a hipótese diagnóstica sindrômica inicial e determinar as possíveis etiologias do quadro. Devem ser solicitados de acordo com a suspeita clínica.[5] Os principais exames diagnósticos no âmbito da emergência são:

- Gasometria arterial e venosa
- Saturação de oxigênio venoso central
- Lactato arterial
- Monitorização da pressão venosa central
- Monitorização invasiva da pressão arterial
- Radiografia de tórax
- Eletrocardiograma (ECG)
- Ultrassonografia à beira do leito
- Tomografia computadorizada.[7]

CONSIDERAÇÕES FINAIS

É fundamental o manejo sistemático, organizado e sequencial no departamento de emergência. A identificação precoce do paciente crítico consiste em observar as alterações nos três sistemas principais: respiratório, circulatório e nervoso. A literatura médica aponta que padronizar e sistematizar a avaliação, a identificação e a intervenção de pacientes potencialmente fatais reduz as ocorrências de paradas cardiorrespiratórias intra-hospitalares.[7]

A Figura 3.3 resume todas as etapas descritas anteriormente.

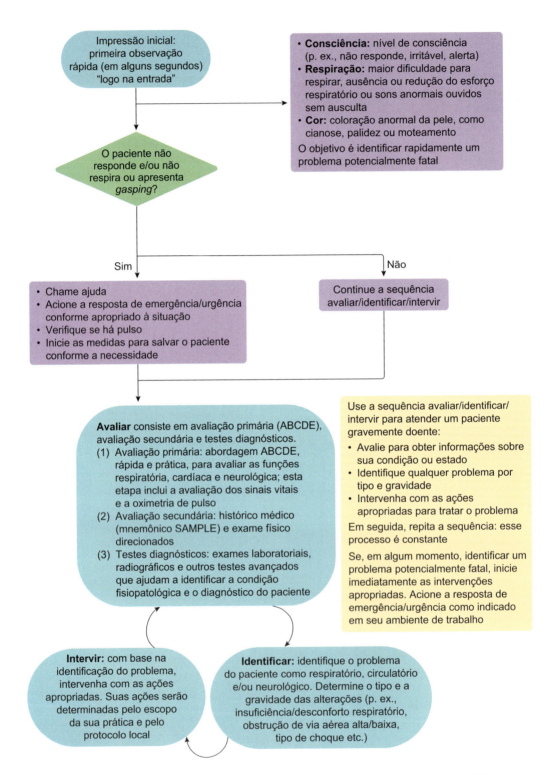

Figura 3.3 Resumo da abordagem sistemática em casos clínicos de emergência. (Adaptada de SAVP, 2016.)[8] (*Continua*)

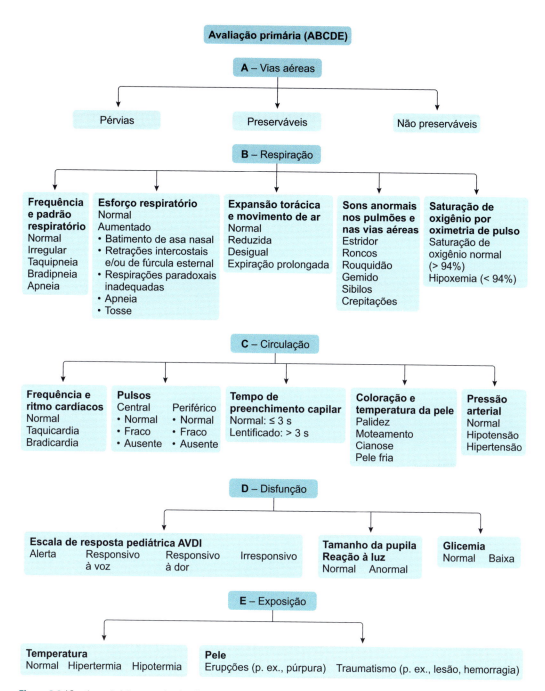

Figura 3.3 (*Continuação.*) Resumo da abordagem sistemática em casos clínicos de emergência. (Adaptada de SAVP, 2016.)[8] (Assista ao vídeo explicativo sobre esse assunto, disponível no GEN-IO, o ambiente virtual de aprendizagem do GEN.)

REFERÊNCIAS BIBLIOGRÁFICAS

1. Bianchi W, Dugas AF, Hsieh YH et al. Revitalizing a vital sign: improving detection of tachypnea at primary triage. Ann Emerg Med. 2013; 61:37.
2. Gruson D, Thys F, Ketelslegers JM et al. Multimarker panel in patients admitted to emergency department: a comparison with reference methods. Clin Biochem. 2009; 42:185.
3. Spiegel R, Mallemat H. Emergency department treatment of the mechanically ventilated patient. Emerg Med Clin North Am. 2016; 34:63.
4. Nicks BA et al. Approach to shock. In: Tintinalli's emergency medicine. 8. ed. New York: McGraw-Hill; 2016. pp. 63-9.
5. Hill NS. Acute ventilatory failure. In: Murray and Nadel's textbook of respiratory medicine. 6. ed. Philadelphia: Elsevier; 2016. pp. 1723-39.
6. Rivers EP et al. Approach to the patient with shock. In: Goldman-Cecil's medicine. 25. ed. Philadelphia: Elsevier; 2015. pp. 672-80.
7. Huang DT, Osborn TM, Gunnerson KJ et al. Critical care medicine training and certification for emergency physicians. Crit Care Med. 2005; 33:2104.
8. Brasil. Ministério da Saúde. Secretaria de Atenção à Saúde. Protocolos de Intervenção para o SAMU. 2ª edição, 2016.

Emergência Pré-Hospitalar

CAPÍTULO 4

Carlos Alberto Guglielmi Eid

INTRODUÇÃO

Na área da saúde, muitos medicamentos e sistemas, desde que surgiram, mudaram vidas. A insulina nos anos 1920, no Canadá; a penicilina nos anos 1940, na Inglaterra; e o atendimento pré-hospitalar nos anos 1960, nos EUA, são alguns avanços hoje considerados indispensáveis. Graças a esse desenvolvimento, atualmente se vive mais e com melhor qualidade.

O fornecimento de serviços pré-hospitalares para atendimento às emergências é considerado um dos itens-chave na infraestrutura de uma sociedade moderna.[1] É a porta de entrada ideal para o sistema de saúde nas situações de urgência ou emergência médica. Em muitas cidades pelo mundo, não se aceita que um paciente chegue a um hospital por seus próprios meios para receber atendimento emergencial. Ele deve ser atendido por um sistema com capacidade para prover o socorro inicial no local do agravo, aumentando o sucesso na ação, salvando mais vidas, reduzindo sofrimento e sequelas, e possibilitando melhor organização na distribuição dos pacientes pelos hospitais.

Esse serviço é mais bem organizado, e os pacientes, após o socorro inicial, podem ser definitivamente atendidos no primeiro hospital para onde forem levados.

DEFINIÇÃO E ESTRUTURA

Atualmente, um sistema de atendimento pré-hospitalar só é reconhecido como tal quando os seguintes critérios são atendidos:

- Um número telefônico ou outra forma eletrônica a ser utilizada pela população para solicitar socorro

- Uma central de comunicação que possa receber essa solicitação
- Ambulâncias distribuídas pela cidade ou região e que respondam a uma central de atendimento
- Ambulâncias equipadas e com profissionais treinados e habilitados para iniciar o socorro no local e durante o transporte
- Hospital de destino adequadamente preparado para receber os pacientes.

Essas condições são universais, podendo existir pequenas variações e exigências em cada região. No Brasil, por exemplo, essa central de comunicação é denominada Central de Regulação e deve ter um médico responsável por ela, denominado médico regulador.

A Figura 4.1 ilustra as etapas da solicitação de socorro e do atendimento de um sistema de atendimento pré-hospitalar.

Existem muitas definições para atendimento pré-hospitalar. Todas representam conceitos equivalentes ou, ao final, uma mesma ideia.

Atendimento pré-hospitalar, ou simplesmente APH, é a assistência inicial a um paciente – ou vítima – no local em que ocorreu o agravo à sua saúde e durante seu transporte, realizado por equipe habilitada, com recursos adequados à situação, com o objetivo de mantê-lo com vida e em situação mais próxima possível da normalidade até a chegada a um hospital adequado às suas necessidades. Nesse conceito inclui-se o atendimento a qualquer tipo de urgência: quadros clínicos, traumatismos, partos e alterações mentais. Observe-se que o parto, apesar de ser uma situação natural, é uma urgência e também deve ser atendido pelo mesmo sistema.

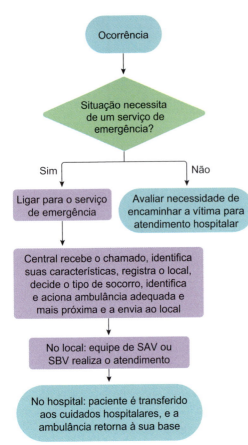

Figura 4.1 Fluxograma do funcionamento de um sistema de atendimento pré-hospitalar. SAV: suporte avançado de vida; SBV: suporte básico de vida. (Assista ao vídeo explicativo sobre esse assunto, disponível no GEN-IO, o ambiente virtual de aprendizagem do GEN.)

Algumas definições consideram que "estabilizar o paciente" seja o objetivo do atendimento. Apesar de correto, a estabilização do paciente no APH é possível em algumas situações, mas uma falha na sua obtenção não pode ser vista como fracasso no atendimento. Muitas equipes não têm qualificação nem dispõem de materiais para alcançá-la e, mesmo quando possuem recursos, podem esbarrar em situações em que seja impossível obtê-la.

No Brasil, a Portaria nº 2.048/2002 do Ministério da Saúde (MS)[2] distinguiu APH fixo de APH móvel. Afirma a Portaria:

> O Atendimento Pré-Hospitalar Fixo é aquela assistência prestada, num primeiro nível de atenção, aos pacientes portadores de quadros agudos, de natureza clínica, traumática ou ainda psiquiátrica, que possa levar a sofrimento, sequelas ou mesmo à morte, provendo um atendimento e/ou transporte adequado a um serviço de saúde hierarquizado, regulado e integrante do Sistema Estadual de Urgência e Emergência. Este atendimento é prestado por um conjunto de unidades básicas de saúde, unidades do Programa de Saúde da Família (PSF), Programa de Agentes Comunitários de Saúde (PACS), ambulatórios especializados, serviços de diagnóstico e terapia, unidades não hospitalares de atendimento às urgências e emergências e pelos serviços de atendimento pré-hospitalar móvel.

Para atendimento pré-hospitalar móvel, essa mesma Portaria apresenta a seguinte definição:

> Considera-se como nível pré-hospitalar móvel na área de urgência o atendimento que procura chegar precocemente à vítima, após ter ocorrido um agravo à sua saúde (de natureza clínica, cirúrgica, traumática, inclusive as psiquiátricas), que possa levar a sofrimento, sequelas ou mesmo à morte, sendo necessário, portanto, prestar-lhe atendimento e/ou transporte adequado a um serviço de saúde devidamente hierarquizado e integrado ao Sistema Único de Saúde.

A Resolução nº 1.671/2003,[3] do Conselho Federal de Medicina (CFM), não faz a distinção entre fixo e móvel, definindo o APH como sinônimo de APH móvel.

Essa Resolução estabelece:

> Consideramos como nível pré-hospitalar na área de urgência-emergência aquele atendimento que procura chegar à vítima nos primeiros minutos após ter ocorrido o agravo à sua saúde, agravo esse que possa levar à deficiência física ou mesmo à morte, sendo necessário, portanto, prestar-lhe atendimento adequado e transporte a um hospital devidamente hierarquizado e integrado ao Sistema Único de Saúde.

Neste capítulo, adotou-se o conceito utilizado pelo CFM, ou seja, simplesmente APH.

SERVIÇOS DISPONÍVEIS

Muitos dos serviços existentes no Brasil tiveram suas histórias individuais, ou seja, foram criados e se desenvolveram de maneira independente, não interligada. Muitos são anteriores às normas hoje definidas pelo CFM e pelo MS. Os serviços foram surgindo com perfil e modelo próprios, definidos pelos seus gestores, a partir dos exemplos que se viam em outros países. De início concentravam-se nos municípios de maior porte e nas corporações dos bombeiros.

Os bombeiros, até então não regulamentados pela área da saúde, têm suas ações amparadas pela Constituição da República Federativa do Brasil de 1988, em seu Capítulo III, artigo 144.[4] Quando iniciaram formalmente seu atendimento pré-hospitalar e incluíram médicos e outros profissionais da saúde, as normas do CFM e do MS passaram a ser necessariamente incorporadas.

Várias cidades e algumas rodovias brasileiras já forneciam serviços de APH desde o final dos anos 1970, mas sua regulamentação só teve início com a Portaria do Centro de Vigilância Sanitária do Estado de São Paulo (CVS-SP) nº 9,[5] de 1994 (parcialmente revogada). Teve alcance nacional com a Resolução nº 1.529/1998 do CFM (revogada),[6] a Portaria nº 814/2001 do MS (revogada),[7] a Portaria nº 2.048/2002 do MS,[8] a Resolução nº 1.671/2003 do CFM,[9] a Portaria nº 1.010/2012 do MS[10] e a Resolução nº 2.110/2014 do CFM.[11]

Muitas outras surgiram entre as citadas, mas estas deram o arcabouço legal para a atividade pré-hospitalar em nosso meio.

Também por norma do MS e do CFM, todos os serviços, públicos ou privados, devem ter coordenação médica e uma central à qual as solicitações serão feitas. Essa central deverá gravar as solicitações e ter a presença permanente de um médico. Por outro lado, nenhuma norma estabelece quais modalidades de socorro um serviço deve minimamente realizar.

Outro momento marcante ocorreu com as concessões de muitas rodovias, a partir de meados de 1990, dando início a um grande contingente de serviços privados com atendimento às emergências nas rodovias.

No Brasil, além das ações de socorro que já eram realizadas por municípios, bombeiros e serviços nas rodovias desde o final dos anos 1970, tivemos em 2003, cerca de 30 anos após a implantação do APH no país, a criação do Serviço de Atendimento Móvel de Urgência (SAMU).

A Portaria do MS nº 1.863/2003[12] instituiu o telefone 192 como único contato para acionar ambulâncias, definidas pela Portaria do MS nº 1.864/2003,[13] que criou as normas do SAMU, também objeto do Decreto Federal nº 5.055/2004. Os serviços municipais foram progressivamente aderindo à nova sistemática e se transformando em SAMU, enquanto outros serviços foram sendo criados.

Nas rodovias sem concessão, o socorro é prestado por Polícia Rodoviária Federal, Polícia Rodoviária Estadual, Bombeiros ou SAMU das cidades por onde as rodovias passem.

Entretanto e infelizmente, a maior parte das cidades no Brasil ainda não conta com sistemas de socorro pré-hospitalar, que ainda estão restritos às cidades maiores ou às cidades próximas de outras maiores e que delas se utilizam.

De fato, o SAMU foi em 2003 a grande novidade nacional em APH. É um serviço municipal com regulamentação federal, podendo ser regional quando agrupa várias cidades cobertas por uma só central.

A adesão ao modelo é voluntária. As cidades que optarem por ter um serviço de APH como o SAMU devem seguir normas federais e também passam a ter o direito legal de receber parte do custeio vindo dos governos federal e estadual.

Em síntese, os serviços que realizam APH no Brasil até o momento são:

- Resgate do Corpo de Bombeiros
- SAMU – serviço municipal
- SAMU – serviço regional
- Serviços privados nas rodovias
- Polícia Rodoviária Federal
- Polícia Rodoviária Estadual
- Serviços privados de porte variado, comumente realizando transporte inter-hospitalar, atendimento a eventos, atendimento pré-hospitalar a planos de saúde e atendimento em áreas específicas.

O SAMU atende pelo número telefônico 192 e os Bombeiros, pelo 193. Os outros serviços têm números específicos, não padronizados.

AMBULÂNCIA, EQUIPE E MODALIDADE DE SOCORRO

Quando se solicita uma ambulância para socorrer uma pessoa em sua residência ou para atender um acidentado em uma comunidade onde exista um serviço de APH, a chegada dessa ambulância certamente causa alívio entre os presentes. No entanto, algumas perguntas merecem ser feitas:

- A ambulância chegou em um tempo razoável para a necessidade do paciente ou tarde demais?
- A equipe tem qualificação adequada para a situação apresentada pelo paciente?
- A equipe dispõe de equipamentos e medicamentos necessários para o atendimento?
- Existe amparo legal para que possam usá-los, ou seja, estão equipados e habilitados?
- De fato é uma equipe ou pode ser apenas uma pessoa com a responsabilidade de todas as ações de socorro?

A legislação brasileira sobre o APH, especialmente as leis criadas por MS, CFM e Conselho Federal de Enfermagem (CFE), ainda é recente (tem apenas 20 anos), sofre alterações e ajustes frequentes e pode responder à maior parte dos questionamentos anteriores.

Entretanto e infelizmente, mesmo com a legislação, a simples chegada de uma ambulância e sua equipe não são garantias de que um atendimento adequado e eficiente ocorrerá, sendo muitos os fatores que contribuem para que um serviço pré-hospitalar seja apropriado ou, ao contrário, insuficiente.

Segundo a Portaria nº 2.048/2002 do MS[8] e a Resolução nº 1.671/2003 do CFM,[9] o serviço é composto por veículos, equipes e modalidades de socorro descritos a seguir.

Veículos e equipes

➤ Tipo A | Ambulância de transporte. Veículo destinado ao transporte em decúbito horizontal de pacientes que não apresentam risco à vida, para remoções simples e de caráter eletivo. Nela há um condutor e um profissional de enfermagem, que pode ser auxiliar, técnico ou enfermeiro.

➤ Tipo B | Ambulância de suporte básico de vida. Veículo destinado ao transporte pré-hospitalar de pacientes com risco à vida desconhecido e transporte inter-hospitalar, contendo apenas os equipamentos mínimos à manutenção da vida. Nela há um condutor e um profissional de enfermagem, que pode ser auxiliar, técnico ou enfermeiro.

➤ Tipo C | Ambulância de resgate. Veículo de atendimento de emergências pré-hospitalares de pacientes com risco à vida desconhecido, contendo os equipamentos necessários à manutenção da vida. Nela há três bombeiros (no mínimo), sendo um deles o condutor.

➤ Tipo D | Ambulância de suporte avançado de vida. Veículo destinado ao transporte de pacientes de alto risco de emergências pré-hospitalares e transporte inter-hospitalar. Deve contar com os equipamentos médicos necessários para essa função. Nela há um condutor, um médico e um enfermeiro.

➤ Tipo E | Aeronave de transporte médico. Aeronave de asa fixa ou rotativa utilizada para transporte de pacientes por via aérea, dotada de equipamentos médicos homologados pelos órgãos competentes. Nela há um médico e um enfermeiro. Deve seguir a regulamentação do setor aéreo.

➤ Tipo F | Embarcação de transporte médico. Veículo motorizado hidroviário destinado ao transporte de pacientes por via marítima ou fluvial. Deve possuir os equipamentos médicos necessários ao atendimento dos mesmos conforme sua gravidade. Equivalente à ambulância de suportes básico ou avançado de vida, conforme equipe e equipamentos.

➤ Veículo de intervenção rápida (VIR). Este veículo, também chamado de veículo leve, veículo rápido ou veículo de ligação médica, é utilizado para transporte de médicos com equipamentos que possibilitem oferecer suporte avançado de vida nas ambulâncias de tipos A, B, C e F. Nele há um condutor, um médico e um enfermeiro.

➤ Motocicletas. Veículo de apoio às operações de resgate, com rápido deslocamento em grandes cidades. Serve como primeiro atendimento às vítimas que necessitam da unidade de resgate. Transporta apenas um socorrista.

Modalidades de socorro

➤ Suporte avançado de vida (SAV). As equipes com médico praticam essa modalidade de atendimento, em que o médico pode realizar procedimentos de seu uso exclusivo.

▶ Suporte básico de vida (SBV). As equipes sem médico (enfermagem ou bombeiros) só podem praticar SBV, não lhes sendo permitido realizar procedimentos exclusivos do médico.

▶ Suporte intermediário de vida (SIV). Oficialmente ainda não existe essa modalidade no Brasil; é o socorro prestado por equipe composta por condutor, um profissional de enfermagem (auxiliar, técnico ou enfermeiro) e um enfermeiro, que é o titular da equipe. Preenche uma importante lacuna na qualidade do socorro entre o SBV e o SAV. Se oficialmente ainda não existe, não há nenhum impedimento legal para sua implantação. De fato, já é praticado pelo SAMU da cidade de São Paulo desde meados dos anos 2000, e seu protocolo específico foi criado e oficializado naquele serviço em março de 2006. A experiência exitosa dessa modalidade tem servido como base para as discussões institucionais, existindo forte tendência de que seja oficializada e recomendada como alternativa de socorro com qualidade para todo o território nacional.

▶ VIR. É um veículo comum, não ambulância, geralmente do tipo utilitário, que leva a equipe de SAV com seu médico intervencionista e equipamentos até o paciente, mas não realiza seu transporte. É comum em diversos serviços com médico na Europa e outros de SAV também na Europa e no Canadá, mesmo sem médico. No Brasil, está sendo utilizado por alguns serviços de bombeiros e em algumas rodovias. Atua da seguinte maneira: acionado o serviço de APH, a equipe médica vai até o paciente pelo VIR e realiza o atendimento. Após a ação médica, o paciente pode receber alta – esta prerrogativa no local só existe para o médico – ou ser transferido para uma ambulância de SBV, que o levará ao hospital. A decisão do envio dessa ambulância de SBV para o local da emergência é do médico regulador já simultaneamente ao envio do VIR ou após receber informações do médico intervencionista na cena. Por decisão tomada no local, conforme a gravidade do paciente, o médico intervencionista do VIR pode acompanhá-lo na ambulância de SBV, levando consigo seus próprios equipamentos e

o enfermeiro, transformando a ambulância de SBV em SAV. Como o maior tempo gasto pelo médico em uma ocorrência resulta do tempo de transporte do paciente já atendido e a sua transferência ao hospital, quando deixa de fazê-lo sem prejuízo ao paciente, estará disponível mais rapidamente para outros atendimentos. Tal modelo tem potencial para aumentar o número de pacientes atendidos por médicos, principalmente nos locais onde haja demora do hospital em acolher o paciente levado pela equipe de socorro. Nas rodovias, muitas vezes o hospital mais adequado está muito distante do atendimento, ocupando tempo precioso do médico no deslocamento até ele. O VIR torna o sistema mais eficiente.

A relação de equipamentos, materiais e medicamentos mínimos que cada tipo de ambulância deve transportar consta também das regulamentações citadas, em especial, até o momento, a Portaria nº 2.048/2002 do MS e a Resolução nº 1.671/2003 do CFM. Naturalmente os serviços podem ser ajustados, com ampliações, conforme a capacidade de sua equipe e dos protocolos de socorro que estão adotando. Pelo tempo que as Portarias e Resoluções estão sendo utilizadas e pelos avanços tecnológicos ocorridos, espera-se brevemente uma atualização desses instrumentos legais.

Um ou dois profissionais socorristas?

Por definição da legislação, sabe-se que uma equipe de SBV com a quantidade mínima permitida de integrantes pode ser composta por condutor e um auxiliar de enfermagem. Essa situação dificulta a obtenção da qualidade mínima no socorro prestado, mesmo que seja básico.

Para que as ações de socorro sejam realizadas, são necessários dois profissionais habilitados. No modelo mínimo, praticado em grande parte do Brasil, não há como se obter qualidade sendo o auxiliar de enfermagem o único socorrista. A maior parte das ações de socorro, como imobilização, ressuscitação cardiopulmonar, e tantas outras, requer dois profissionais. Mesmo que se considere o condutor como parte da equipe, e de fato ele é, não há respaldo legal para capacitá-lo para socorrer. Considerando ainda que um condutor pode ter apenas nível básico em sua formação, não há como qualificá-lo para socorrer pelas regras atuais. O condutor está limitado a auxiliar aquele que socorre, e isso é pouco.

Assim, é reiteradamente recomendado que cada ambulância tenha dois profissionais habilitados para socorrer, e o condutor seria o terceiro na equipe.

Alguns serviços utilizam como condutor profissionais de enfermagem com habilitação para dirigir uma ambulância, inserindo um segundo profissional de enfermagem na equipe.

Essa alternativa segue o padrão mundial, no qual o profissional que presta o socorro também conduz o veículo. Com o veículo parado, dois socorrem; com o veículo em movimento, um acompanha o paciente no salão da ambulância.

O SAV, no modelo existente, e o SIV, como proposta de oficialização, já contam com dois profissionais. Os bombeiros, com três. Muitos serviços entendem essa necessidade e dispõem rotineiramente dois profissionais de enfermagem para as ações de socorro no SBV, mas muitos utilizam a equipe mínima legal – um condutor e um auxiliar de enfermagem –, insuficiente para as ações de socorro, mesmo no mais básico dos atendimentos de um serviço oficial destinado a prover socorro de emergência aos seus cidadãos.

MÉDICO REGULADOR

Por regulamentação dos serviços de APH no Brasil, exige-se a presença de um médico na central durante 24 horas por dia.[10,14] Seu papel é regular as chamadas de acordo com sua complexidade. Por regular entende-se decidir o melhor recurso a ser enviado para aquela situação e, se necessário, deliberar sobre o hospital de destino. Também pode orientar as equipes não médicas sobre alguns cuidados a serem aplicados ao paciente. Se essas equipes trabalharem com protocolos técnicos, essa tarefa do médico será muito facilitada, e o paciente pode receber melhor assistência.

O médico que está com o paciente (médico intervencionista), quando existir, subordina-se ao médico da central em relação à regulação, mas mantém sua autonomia em relação aos cuidados que prestará ao paciente, conforme definido no artigo 11 da Resolução do CFM nº 2.110/2014.[11]

É também responsabilidade única do médico regulador decidir pelo envio de um paciente a um serviço de urgência, mesmo quando este lhe informar que não tem capacidade para recebê-lo. Utiliza-se aqui o que a legislação chama de "vaga zero". Nesse caso, outros cuidados deverão ser tomados pelo médico regulador, também descritos na mesma Resolução do CFM anteriormente citada.

Também é evidente que o médico regulador tem maiores dificuldades para enviar recursos adequados ao paciente, como SAV ou SBV, quando estes são escassos ou insuficientes. Com frequência ele usa o recurso disponível, e não o mais adequado a determinada situação. O artigo 13 da Resolução nº 2.110/2014 do CFM aborda essa questão e isenta o médico regulador de ser responsabilizado pela ausência de recurso.

As rodovias que foram objetos dos processos de concessão também têm as mesmas obrigações em relação à regulação médica, mesmo aquelas que não tenham médicos assistenciais rotineiramente – infelizmente, a maioria.

EDUCAÇÃO
Base curricular

A qualificação do profissional que socorre é a base para se alcançar um APH de qualidade. Capacitar o condutor, o auxiliar de enfermagem, o técnico de enfermagem, o enfermeiro e o médico na arte de atender a emergências pré-hospitalares tem se mostrado tarefa desafiadora.[1]

Gostar, ou mesmo se apaixonar pelo tema, é parte importante do processo para que alguém trabalhe nessa área de risco e se envolva, mas não é suficiente para que alguém, voluntariamente e de maneira autodidata, aprenda o tema. Os motivos são relativamente simples: esses profissionais não estudam o APH em sua formação acadêmica. O atendimento às emergências ensinado nas escolas de medicina é focado no atendimento hospitalar. Apenas nos últimos anos de graduação, algumas escolas médicas e de enfermagem estão incluindo o APH na sua grade curricular. Os estágios práticos também são necessários, como em toda área de aprendizado médico e de enfermagem, e os campos para tal não são facilmente disponíveis e apresentam regras e problemas complexos que precisam ser superados.

Portanto, ainda hoje, após a graduação, médicos e enfermeiros ainda precisam ser habilitados e qualificados para atuarem em um serviço de APH. Por outro lado, não existem cursos abertos, regulamentados, para que esses profissionais possam se aperfeiçoar antes de buscar trabalho nessa nova modalidade de atendimento.

O resultado é que os serviços precisam, eles próprios, qualificar seus profissionais antes que estes saiam nas ambulâncias realizando atendimento, ação esta que oferece riscos variados, muito distintos daquele cenário clássico em uma sala de emergência em um hospital.

Alguns serviços têm ótima estrutura para capacitar; outros estão muito distantes do mínimo necessário. Parcerias entre serviços e governos em programas de capacitação em grande escala têm ocorrido, mas a rotatividade, a vida curta desses programas e o crescimento da demanda são motivos para a baixa qualificação dos profissionais de APH no mercado de trabalho.

As ferramentas de treinamento esbarram também no entendimento dos instrutores sobre o que deve e o que pode ser feito no atendimento, como dúvidas sobre o limite das ações para cada profissional envolvido no atendimento. Parte da solução para esse problema está nas normas do MS e do CFM, que relacionam os temas e a carga horária para tal ensinamento,[2,3] mas a melhor resposta está descrita adiante: capacitar a partir de protocolos técnicos.

Protocolos técnicos

Uma das mais importantes ferramentas de capacitação e que veio minimizar tal problema foi a introdução de protocolos para definir as etapas ou o passo a passo das ações de socorro.

Essa ferramenta é utilizada por serviços norte-americanos desde o final dos anos 1970 e intensamente no início dos anos 1980.

Esses protocolos esclarecem qual é o mínimo esperado de cada serviço ou profissional e qual é o máximo possível para cada situação. Desaparecem as aventuras e ações de cunho pessoal, voluntariosas, na atividade de socorrer.

Melhoram também as questões legais e indagações sobre o que cada profissional poderia ou deveria fazer no atendimento de uma situação específica.

Alguns serviços no Brasil utilizam protocolos desde meados de 1980, e mais recentemente o MS editou protocolos para o APH em suporte básico e avançado de vida, para que sirvam de base para os que deles quiserem fazer uso.[15,16] Esses protocolos explicitam em que os profissionais de cada nível deverão ser capacitados e a integração de suas ações.

A tarefa de ensinar, especialmente em nível técnico, é simplificada quando se utilizam os protocolos e não se aprofundam em demasia questões conceituais, fisiopatológicas e diagnósticas, que requerem robustez no conhecimento de matérias básicas como fisiologia, bioquímica e anatomia, tornando o ato de ensinar procedimentos mais simples, direto e com muito melhor resultado.

Os protocolos devem ser específicos para cada nível do profissional envolvido. Devem ainda, para cada um deles, contemplar decisões relacionadas à gestão daquele serviço específico, incluindo, por exemplo, especificações técnicas de equipamentos disponíveis, fármacos e programas integrados com outras instituições e hospitais.

Estabelece-se um mesmo protocolo (no título e na finalidade) para a mesma categoria profissional, mas que pode ser diferente em outros serviços. A questão novamente esbarra nas dificuldades em estabelecer um único protocolo para todos os serviços. Os protocolos existentes podem ser utilizados, copiados e adaptados de um serviço a outro; e em cada serviço os coordenadores técnicos precisam fazer ajustes para que as orientações neles contidas estejam adequadas à realidade daquele serviço.

A implicação legal será enorme se os ajustes não forem feitos, se determinado paciente não receber um cuidado especificado e obrigatório, ou se um profissional realizar um procedimento não possível legalmente para seu nível.

Diagnósticos

Outra questão relevante no processo de capacitação e que precisa ser observada pelos setores de educação dos serviços é que no APH o diagnóstico da patologia nem sempre é possível nem mesmo obrigatório. O foco está na identificação das alterações e nas necessidades imediatas do paciente, com o objetivo de mantê-lo com vida e em situação mais próxima da normalidade, sem lhe causar iatrogenias. É sob essa ótica que se permite a ação de profissionais não médicos no APH. Enfermeiros e bombeiros não estão lá para realizar diagnósticos ou tratamentos.

Não se deve tentar ensinar um técnico a diagnosticar uma patologia para que seja adotada uma conduta. O diagnóstico é atribuição do médico, e no APH apresenta enormes limitações mesmo para esse profissional.

Naturalmente, determinadas alterações podem indicar elevada probabilidade de um diagnóstico, como na aplicação da escala pré-hospitalar para AVC de Cincinnati,[17] para a qual o socorrista deve estar capacitado e atento para estabelecer a conduta imediata, mesmo que seja apenas informar o médico regulador para um direcionamento hospitalar adequado e condutas básicas de manutenção da vida, mesmo sem um diagnóstico de certeza.

Em uma possibilidade de fratura, entorse ou luxação, a necessidade é a imobilização, sem que se cobre de quem socorre no APH um diagnóstico mais preciso da lesão que o paciente acaba de sofrer.

Ao socorrer um paciente em parada cardíaca no APH, o importante é realizar as manobras para que haja circulação sanguínea, como a oxigenação, e se possível revertê-la antes da chegada do paciente ao hospital.

Esses são apenas alguns exemplos entre uma infinidade deles. Situações específicas que requerem qualificação e treinamento mais avançados naturalmente existem, e os profissionais, especialmente médicos, devem saber como agir ou onde buscar auxílio especializado.

Assim, o ensino deve focar em identificação de riscos para quem socorre, cenários e mecanismos de traumatismo quando houver, anamnese precisa, identificações de sinais e sintomas e o estabelecimento de ações que podem ser apenas informar o médico regulador e solicitar sua orientação ou o envio de um médico para o local.

Atualmente, já na solicitação de socorro a central que recebe o pedido pode identificar situações e orientar com base em protocolos. Por exemplo: em algumas situações, pela informação recebida, já existe forte indício de que o paciente esteja inconsciente e sem respirar, sendo orientado a algum circundante ou parente que inicie compressões torácicas enquanto aguarda a chegada da ambulância – mesmo sem a certeza absoluta de que se está diante de uma parada cardíaca.

Condutor

Outra dificuldade identificada nos serviços é a capacitação dos condutores sobre dois aspectos: o auxílio das equipes para as ações junto aos pacientes e a condução veicular propriamente dita.

A área da saúde ainda está evoluindo na padronização de um programa que estabeleça o que a ele deve ser ensinado. Tal matéria não integra nenhum currículo preestabelecido, exceção feita aos bombeiros, que estão mais habituados a essas ações pelo perfil de sua atividade.

Por ser uma área pouco coberta pelos programas existentes, cada serviço apresenta certa autonomia, o que pode levar à capacitação aquém ou além do que se deveria ensinar.

A sinalização nas vias e as distâncias seguras, quando não observadas, podem ser causa de acidentes com as equipes de socorro.

No Brasil, as ambulâncias ainda são veículos adaptados e, nesse processo, podem perder parte de sua segurança e dirigibilidade originais. Um condutor precisa conhecer tal tema.

O condutor também precisa saber que a forma de conduzir uma ambulância provoca alterações no paciente. Poucos compreendem, por exemplo, que uma freada, mesmo suave, simula fisiologicamente uma posição de Trendelenburg, e uma aceleração causa efeito contrário, além das curvas e do modo de conduzir uma ambulância conhecido no Brasil como "costurar no trânsito".[18] Poucos compreendem que as vísceras movimentam-se, mesmo em um paciente imobilizado na maca, e a má condução pode agravar hemorragias internas. Esses são apenas alguns exemplos.

Crítica também é a capacitação das equipes sobre os efeitos dos movimentos das ambulâncias em seus corpos, a ergonomia. Precisam conhecer quais posições no veículo mais afetam sua musculatura, em especial a lombar e a cervical, e quais assentos são melhores ou piores e, principalmente, como minimizar seus efeitos.

Precisam compreender que o condutor, além de estar em um assento anatômico, ao pisar no freio, antecipa contrações musculares, e seu corpo pouco ou nada sofre na direção veicular rotineira. O mesmo não acontece com os ocupantes do salão da ambulância, que primeiro sentem a freada, seus corpos inclinam-se e depois contraem sua musculatura para corrigir a posição. O sofrimento e a fadiga muscular são bem conhecidos pelas equipes.[19]

O condutor ocupa posição privilegiada com menor possibilidade de efeito danoso sobre seu corpo, mas deve saber que seu modo de conduzir pode minimizar ou agravar algumas situações para os pacientes e a equipe.

A vida útil dos profissionais que trabalham em uma ambulância em que o condutor e os outros socorristas desconhecem essa dinâmica pode ser encurtada em anos. A capacitação também deve englobar essas questões.

GESTÃO PRÉ-HOSPITALAR
Modelo de gestão

O modelo de gestão é um dos desafios no APH. A dificuldade inicia-se na importação fragmentada de conceitos de distintos países, com profissionais diferentes dos nossos e muitas vezes inexistentes aqui, com legislações não aplicáveis no Brasil e, naturalmente, com modelos de gestão distintos.

Ainda hoje, não se encontrou um padrão que pudesse ser considerado o exemplo a ser seguido. O *turnover* entre gestores também é elevado, dificultando uma avaliação consistente das implantações realizadas e dos programas de mais longo prazo.

SAMU municipal, SAMU regional, bombeiros, bombeiros que atendem regionalmente, bombeiros integrados ao SAMU, socorro nas rodovias sob concessão, socorro nas rodovias estaduais e federais sem concessão, SAMU e bombeiros que também atendem nas rodovias, mais de uma centena de serviços privados pelo Brasil (alguns de grande porte), todos são exemplos de serviços realizados no Brasil com alguns conceitos próprios e distintos entre si.

Em relação à gestão, são parcialmente comparáveis um SAMU com outro SAMU, um corpo de bombeiros com outro corpo de bombeiros, uma rodovia com outra rodovia. Porém, dificilmente, com os dados disponíveis, consegue-se comparar a assistência prestada (cobertura, acesso e qualidade) pelos serviços equivalentes, com o mesmo nome, e muito menos entre serviços distintos.

Um exemplo simples está no serviço disponibilizado pelas rodovias, em que algumas poucas enviam médicos na maioria das ocorrências e outras, em praticamente nenhuma delas. Nesse caso, a assistência prestada não pode ser comparada.

Enfrentam-se também alguns atritos entre dois serviços, quando, mesmo nenhum deles conseguindo atender plenamente à sua demanda, ainda disputam o atendimento de algum paciente com evidente desperdício de recursos, já escassos, em prejuízo dos pacientes. Parece ótimo para um paciente que existam dois serviços para acionar, mas a escassez de recursos é o resultado desse modelo, e não sua fartura. Essa realidade, felizmente, já demonstra evolução com vários processos de integração entre os serviços.

As mudanças frequentes na legislação brasileira dão uma ideia de como se busca o ponto de equilíbrio, ainda não encontrado. Mas, se o fim é o mesmo, os meios podem ser diferentes.

Se for possível garantir um efetivo atendimento daquilo que o paciente necessita, se houver recursos financeiros suficientes e forem utilizados com competência, então não haverá problema se os modelos de gestão entre os serviços forem diferentes.

Um dia serão identificados, pela experiência adquirida e pela observação comparativa (*benchmarking*), os modelos de maior eficiência, e estes servirão de exemplos a serem seguidos.

Acesso e cobertura

Para a Organização Mundial da Saúde (OMS) e a Organização Pan-Americana da Saúde (OPAS),[20,21] acesso e cobertura devem ser compreendidos da seguinte maneira:

- Acesso: significa ter a capacidade de utilizar serviços de saúde integrais, adequados, oportunos e de qualidade, no momento necessário
- Cobertura: é definida como a capacidade do sistema de saúde em atender às necessidades da população, incluindo a disponibilidade de infraestrutura, recursos humanos, tecnologias de saúde (inclusive medicamentos) e financiamento.

Quando uma cidade tem ambulâncias e equipes para atendimento, seus gestores afirmam, frequentemente, que a população está coberta por um sistema pré-hospitalar.

Entretanto, tal só se aplicaria se um cidadão precisasse do atendimento pré-hospitalar e ele ocorresse com qualidade e em tempo adequado. Porém, frequentemente, a ambulância demora a chegar, está indisponível ou conta com equipes não capacitadas a atender às necessidades do paciente, como nas situações em que o SBV está atendendo a um paciente que precisa de SAV. Esse exemplo revela um fato comum: ambulâncias e equipes insuficientes para atender à demanda de uma comunidade, com diversos agravamentos, entre eles a demora na liberação da ambulância quando esta leva o paciente até o hospital.

São atribuições do gestor buscar o equilíbrio entre demanda e recursos disponíveis, ampliar o serviço e aumentar a cobertura para que, cada vez mais, os que necessitam tenham real acesso ao sistema APH.

As dificuldades no crescimento de um sistema desse tipo esbarram não apenas nas óbvias questões financeiras, mas também nos recursos humanos, pela dificuldade de se encontrarem profissionais suficientes para atender à demanda e em conformidade com o modelo atual.

Uma alternativa possível para uma gestão que busque alcançar os objetivos do sistema é o estabelecimento de metas com crescimento anual progressivo e sustentável, a médio e longo prazos, até que se equilibre a necessidade com a disponibilidade.

Existem, no entanto, três pilares no sistema que devem crescer estruturada e integradamente: os recursos humanos (socorristas), as ambulâncias equipadas e a central de regulação. Se apenas dois deles crescerem, o sistema fracassará. Planejar e manter-se comprometido com crescimento a longo prazo é uma difícil tarefa na gestão pública brasileira.

Sobre as ambulâncias e os recursos humanos, apenas como exemplo da complexidade, deve-se considerar que cada um é um posto permanente de trabalho. Se considerarmos um contrato de trabalho para o médico que cubra, aproximadamente, 24 horas semanais, como é frequente no Brasil, e um pouco mais de horas para os enfermeiros e condutores, então, para que apenas uma ambulância de SAV atenda ininterruptamente, devem ser contratados, aproximadamente, sete médicos, seis enfermeiros e cinco condutores, dezoito ao todo, para que possam se revezar em turnos de trabalho naquela única ambulância.

Comprar uma, duas, cinco ambulâncias pode ser algo simples do ponto de vista operacional e meramente dependente de recursos, mas recrutar, contratar, capacitar, supervisionar os profissionais para o trabalho não é tarefa tão simples como a compra de um bem. Para cinco ambulâncias, façam-se as contas. Caso se considere que a central deve, obrigatoriamente, dispor de um médico permanente durante 24 horas por dia, então um sistema de APH com uma central e uma ambulância de SAV deveria ter cerca de 14 médicos de acordo com as normas atuais. São números aproximados apenas para exemplificar a dimensão da complexidade de um sistema de APH e as dificuldades na sua ampliação.

Outro desafio ainda não superado é como oferecer um serviço pré-hospitalar para populações menores, utilizando o modelo atual. Como prover uma central de regulação com médico durante 24 horas por dia em uma ou mais localidades, carentes desses e de outros profissionais?

Alternativas precisam ser buscadas, e a experiência em outros países deve ser mais bem observada, dentre elas, por exemplo, a existência de centrais em locais distintos e mesmo distantes daquela região onde o socorro será prestado e alternativas de socorro quando o médico estiver indisponível.

Todavia, para que um gestor tenha a clara visão das limitações de seu serviço e até onde deve expandir, precisa dominar e utilizar os indicadores.

Indicadores

A avaliação objetiva da qualidade dos atendimentos realizados no APH, seu impacto na comunidade e o estabelecimento dos parâmetros de acesso e cobertura formam o grande desafio dos gestores.

Os indicadores são as melhores ferramentas nessa avaliação e no estabelecimento de estratégias.

Indicadores são medidas que possibilitam avaliar a qualidade dos serviços em três dimensões: estrutura, processo e resultados. Os indicadores de estrutura avaliam os recursos humanos, materiais e financeiros. Os indicadores de processo avaliam atividades e procedimentos envolvidos na prestação de serviços, e os indicadores de resultados avaliam as respostas das intervenções.[22]

Os indicadores devem ser específicos, mensuráveis, orientados para determinada ação, relevantes e oportunos.[23] Devem ser comparáveis mesmo entre serviços com estruturas de gestão diferentes.

Nos serviços de APH podem-se obter diversos indicadores, mas no Brasil ainda não há padronização ou valor que possa ser a referência sólida de algo a ser buscado.

Em todo o mundo, o que primeiro se busca no APH é a padronização na coleta do dado (do indicador), e daí sua comparação com dados obtidos em outros serviços. Ou seja, são dados comparáveis que podem diferenciar a qualidade dos serviços.

Esse processo de comparação é conhecido como *benchmarking* e seu objetivo é estabelecer dados com base em evidências das melhores práticas entre sistemas de APH ou serviços de ambulâncias, possibilitando a comparação de desempenho mesmo entre modelos diferentes.[24-26]

Não são dados simples de se obter, pois serviços distintos precisam combinar como padronizar suas coletas e como os dados serão disponibilizados.[27-29]

Essa mesma informação, ou indicador, pode ser utilizada no mesmo serviço, comparando-se momentos distintos ao longo do tempo, como, por exemplo, intervalos mensais ou anuais, e avaliando-se o resultado das intervenções de gestão. Essa estratégia pode e deve ser realizada permanentemente pelos gestores, antes mesmo da comparação entre os serviços distintos.

No APH, um dos indicadores mais comuns é o "tempo-resposta". A maioria dos serviços o define como o tempo entre a solicitação de socorro pelo usuário e a chegada da ambulância ao local, mas existem variações nessa definição, e as comparações devem ser cuidadosas.

Muitos consideram o início do tempo-resposta o momento em que a chamada é aceita pelo sistema, o que pode durar muitos minutos e, por si só, impede a comparação com outros que consideram o momento do acesso do usuário ao sistema.

A forma de coleta do dado também pode produzir desvios na resposta. Sistemas com informação da chegada da ambulância ao local de forma eletrônica, informatizada, dão uma resposta mais precisa e real se comparados com os serviços em que, após o atendimento, a equipe informa por telefone/rádio em que momento havia chegado ao local. O dado será sempre discutível, e a comparação, frágil. Até o estudo evolutivo do tempo-resposta no mesmo serviço é frágil.

Chegar ao local e chegar até o paciente pode ser algo muito diferente. O paciente pode estar muito distante de onde a ambulância consegue estacionar. Há situações em que a ambulância chegou ao local, mas a equipe ainda não chegou até o paciente. O tempo-resposta pode não ser comparável se os serviços o interpretam de modos distintos.

Naturalmente, para se comparar um serviço com outro ou o mesmo serviço ao longo do tempo, a forma de obtenção do dado deve ser exatamente a mesma. Como os serviços classificam as emergências em diversos níveis para priorizar o envio da equipe de socorro e não há padronização entre eles, este indicador pode não ser comparável entre os serviços.

Também é frequente que se fale em "tempo-resposta ideal", o que é um equívoco. O ideal sempre será um tempo inferior ao obtido. Deve-se falar em tempo-resposta aceitável ou tempo-resposta médio e se estabelecer uma meta a ser seguida, conforme a classificação da urgência. Nas urgências mais críticas, um serviço pode alcançar um tempo-resposta mínimo de 6 minutos, apenas como exemplo. Depois que atingi-lo, podem-se desenvolver estratégias para reduzi-lo ainda mais.

Nesse raciocínio, verifica-se qual é o tempo-resposta dos serviços considerados de elevada qualidade, como ele foi obtido, e este passa a ser o valor a ser seguido por outros, na forma de comparação e na busca de qualidade (*benchmarking*).

Entretanto, o rol de situações classificadas como maior prioridade, aquelas que demandam envio imediato da ambulância e escolha do tipo de ambulância, deve ser o mesmo ou não se pode comparar o tempo-resposta.

Centenas de indicadores existem,[28] mas ainda são pouco utilizados no Brasil. O momento atual do sistema de APH brasileiro é o estabelecimento de indicadores. Sem eles não se cresce de modo sustentado. Sem eles o crescimento será desorganizado, caótico e frágil.

Citam-se alguns exemplos que admitem muitas variações e cujo resultado isoladamente não possibilita avaliar a qualidade do serviço, apenas quando comparado com outros

serviços como referência ou com ele próprio ao longo do tempo:

- Para uma cidade: número de ambulâncias de SAV por 100.000 habitantes; número de equipes de SAV disponíveis nos 30 dias de um mês por 100.000 habitantes; o mesmo para SBV – esses são bons dados de cobertura do serviço para determinada cidade e podem ser comparados com outras pelo mundo e mesmo entre cidades no Brasil; número de ocorrência em que foi enviado o SBV pela ausência de disponibilidade de SAV – esse dado reflete o acesso do usuário ao sistema com tempo-resposta ótimo, mas com equipe inadequada para aquele atendimento; número de atendimento por 1.000 habitantes
- Número de solicitações recebidas e aceitas pelo sistema: muda radicalmente se existe unificação de sistemas ou números únicos ou triagem prévia, e há que se ter cuidado nas comparações entre serviços que podem não ser comparáveis
- Sobre a saída das ambulâncias para atendimento: percentual de pacientes não encontrados pelas ambulâncias ou saídas iniciadas e canceladas – esse dado pode refletir demora no atendimento e a não espera do solicitante em aguardar ambulância; percentuais de saída pelo total de solicitações pertinentes à tarefa do serviço – esse dado muda radicalmente nos serviços onde exista triagem anterior à entrada da informação ao serviço de ambulância, como nos números únicos, passando o serviço a necessitar de menor contingente de recursos humanos na recepção das solicitações
- Tempo do primeiro choque, ou seja, tempo da entrada da solicitação para atender a uma parada cardíaca, até o momento em que foi aplicado o primeiro choque no atendimento; número de pacientes efetivamente atendidos e percentual de reversão
- Por quilômetro rodado pelas ambulâncias, muitos indicadores podem ser obtidos: acidentes com as próprias ambulâncias; vítimas desses acidentes, vítimas dentro da ambulância, pedestre ou em outro veículo; consumo de combustível; tempo de repo-

sição de uma ambulância (idade da frota e programação de reposição)

- Orçamento e custos: dezenas de indicadores, como custo médio por atendimento; consumo de itens como oxigênio; e outros por total de atendimento realizado etc.
- Indicadores obtidos a partir das fichas de atendimento da equipe, como consistência ou adequada equivalência entre a necessidade do paciente e os cuidados ofertados etc.
- Centenas de outros indicadores possíveis.

O perfil dos atendimentos também deve ser obtido, mas não são necessariamente dados que refletem qualidade, embora sejam essenciais para uma boa gestão. Incluem-se aqui dados como faixa etária, sexo, tipo de ocorrência, locais (residência, via pública etc.) e muitos outros.

Desafios

Além das questões mencionadas anteriormente, outros desafios encontram-se à mesa dos gestores. Entre eles estão os que buscam a integração entre serviços em uma mesma região e, mais que isso, os que discutem a fusão entre eles.

Também existem os desafios relacionados com fatores que interferem no desempenho dos serviços, comprometem seus objetivos e seus recursos financeiros e precisam ser enfrentados pelo poder público.

Sem a pretensão de analisá-los nem citá-los na sua totalidade, são fatores que não apresentam semelhança em todo o Brasil, estando alguns serviços mais bem equacionados que outros. Cada gestor sabe, em sua região, o que mais afeta e compromete seu serviço.

Ressalta-se que são atividades necessárias à população; entretanto, devem-se buscar alternativas ou formas que não comprometam ou reduzam o atendimento às urgências, essência dos serviços de APH. Alguns exemplos são citados a seguir:

- Demanda para uso das ambulâncias para situações médicas não urgentes, uma vez que esse tipo de serviço não existe na maioria das cidades e a população não tem a quem recorrer, sendo frequentemente necessário. Na cidade de São Paulo, o Instituto Nacional do Seguro Social (INSS) possuía tal serviço, que atendia pelo telefone 191 e realizava o agendamento, mas foi extinto em meados de 1990 com a informação de que este seria absorvido pelos setores estadual ou municipal de saúde
- Tempo anormalmente longo de espera da equipe para transferir o paciente para um hospital, situação que se popularizou como "maca presa"
- Uso do serviço para as transferências inter-hospitalares, tão comuns no sistema que tem portas de entrada para as urgências, como Unidades de Pronto Atendimento (UPAs) e prontos-socorros de baixa resolubilidade, e a necessidade frequente de transferência dos pacientes
- Utilização social das ambulâncias em programas os mais diversos

Todos os exemplos citados são situações que precisam ser atendidas, mas outros recursos de menor complexidade poderiam ser dedicados a essas atividades, deixando o APH para as urgências, conforme sua vocação original, ou redimensioná-los e reestruturá-los para incluir essas demandas em seus objetivos.

REFERÊNCIAS BIBLIOGRÁFICAS

1. Grant CC, Merrifield B. Analysis of ambulance crash data: Final Report. Quincy: Fire Protection Research Association; 2011. pp. 1-97.
2. Brasil. Ministério da Saúde. Portaria nº 2.048, de 5 de novembro de 2002. Aprova o regulamento técnico dos Sistemas Estaduais de Urgência e Emergência (Atendimento pré-hospitalar). Brasília: MS; 2002. Disponível em: www.cremesp. org.br/library/modulos/legislacao/integras_ pdf/PORT_MS_GM_2048_2002.pdf. Acesso em: 18/01/18.
3. Brasil. Conselho Federal de Medicina. Resolução nº 1.671, de 29 de julho de 2003. Dispõe sobra a regulamentação do atendimento pré-hospitalar em todo o Brasil. Brasília: MS; 2003. Disponível em: https://sistemas.cfm.org.br/normas/visualizar/resolucoes/BR/2003/1671. Acesso em: 18/01/18.
4. Brasil. Constituição da República Federativa do Brasil de 1988. Disponível em: www.planalto. gov.br/ccivil_03/constituicao/constituicaocompilado.htm. Acesso em: 18/01/18.
5. Brasil. Secretaria de Estado da Saúde do Estado de São Paulo. Centro de Vigilância Sanitária.

Portaria CVS nº 9, de 16 de março de 1994. Dispõe sobre as condições ideais de transporte e atendimento de doentes em ambulâncias. Disponível em: www.cvs.saude.sp.gov.br/zip/94pcvs9.zip. Acesso em: 18/01/18.

6. Brasil. Conselho Federal de Medicina. Resolução nº 1.529, de 28 de agosto de 1998. Normatiza a atividade médica na área da urgência-emergência na fase de Atendimento Pré-Hospitalar. Brasília: CFM; 1998. Disponível em: https://sistemas.cfm.org.br/normas/visualizar/resolucoes/BR/1998/1529. Acesso em: 18/01/18.

7. Brasil. Ministério da Saúde. Portaria nº 814, de 1º de junho 2001. Dispõe sobre o atendimento na urgência e emergência pré-hospitalar. Brasília: MS; 2001. Disponível em: http://bvsms.saude.gov.br/bvs/saudelegis/gm/2001/prt0814_01_06_2001.html. Acesso em: 18/01/18.

8. Brasil. Ministério da Saúde. Portaria nº 2.048, de 5 de novembro de 2002. Aprova o regulamento técnico dos Sistemas Estaduais de Urgência e Emergência (Atendimento pré-hospitalar). Brasília: MS; 2002. Disponível em: www.cremesp.org.br/library/modulos/legislacao/integras_pdf/PORT_MS_GM_2048_2002.pdf. Acesso em: 18/01/18.

9. Brasil. Conselho Federal de Medicina. Resolução nº 1.671, de 29 de julho de 2003. Dispõe sobre a regulamentação do atendimento pré-hospitalar em todo o Brasil. Brasília: CFM; 2003. Disponível em: https://sistemas.cfm.org.br/normas/visualizar/resolucoes/BR/2003/1671. Acesso em: 18/01/18.

10. Brasil. Ministério da Saúde. Portaria nº 1.010, de 21 de maio de 2012. Redefine as diretrizes para a implantação do Serviço de Atendimento Móvel de Urgência (SAMU 192) e sua Central de Regulação das Urgências. Brasília: MS; 2012. Disponível em: http://bvsms.saude.gov.br/bvs/saudelegis/gm/2012/prt1010_21_05_2012.html. Acesso em: 18/01/18.

11. Brasil. Conselho Federal de Medicina. Resolução nº 2.110, de 25 de setembro de 2014. Dispõe sobre a normatização do funcionamento dos Serviços Pré-Hospitalares Móveis de Urgência e Emergência, em todo o território nacional. Brasília: CFM; 2014. Disponível em: https://sistemas.cfm.org.br/normas/visualizar/resolucoes/BR/2014/2110. Acesso em: 18/01/18.

12. Brasil. Ministério da Saúde. Portaria nº 1.863, de 29 de setembro de 2003. Institui a Política Nacional de Atenção às Urgências. Brasília: MS; 2003. Disponível em: http://bvsms.saude.gov.br/bvs/saudelegis/gm/2003/prt1863_26_09_2003.html. Acesso em: 18/01/18.

13. Brasil. Ministério da Saúde. Portaria nº 1.864, de 29 de setembro de 2003. Institui o componente pré-hospitalar móvel da Política Nacional de Atenção às Urgências, por intermédio da implantação de Serviços de Atendimento Móvel de Urgência em municípios e regiões de todo o território brasileiro: SAMU-192. Brasília: MS; 2003. Disponível em: http://bvsms.saude.gov.br/bvs/saudelegis/gm/2003/prt1864_29_09_2003.html. Acesso em: 18/01/18.

14. Brasil. Ministério da Saúde. Portaria nº 1.600, de 7 de julho de 2011. Reformula a Política Nacional de Atenção às Urgências e institui a Rede de Atenção às Urgências no Sistema Único de Saúde (SUS). Brasília: MS; 2011.

15. Brasil. Ministério da Saúde. Secretaria de Atenção à Saúde. Protocolos de Intervenção para o SAMU 192 – Serviço de Atendimento Móvel de Urgência. Suporte Avançado. 2. ed. Brasília: Ministério da Saúde; 2016. Disponível em: http://portalarquivos.saude.gov.br/images/pdf/2016/outubro/26/livro-avancado-2016.pdf. Acesso em: 18/01/18.

16. Brasil. Ministério da Saúde. Secretaria de Atenção à Saúde. Protocolos de Intervenção para o SAMU 192 – Serviço de Atendimento Móvel de Urgência. Suporte Básico. 2. ed. Brasília: Ministério da Saúde; 2016. Disponível em: http://portalarquivos.saude.gov.br/images/pdf/2016/outubro/26/livro-basico-2016.pdf. Acesso em: 18/01/18.

17. Eid CAG, Palermo EC, Malvestio MA et al. Protocolos de atendimento médico às urgências no consultório: protocolos de atendimento médico às urgências no consultório. São Paulo: Clannad; 2017. pp. 64-7.

18. Beard L, Lax P, Tindall M. Efeitos fisiológicos na transferência de pacientes críticos. World Federation of Societies of Anaesthesiologists; 2016. Disponível em: www.wfsahq.org/components/com_virtual_library/media/fbdb53 db32b49ae-22ab1ead7ed43bf41-330---Efeitos-fisiolo--gicos-na-transferencia-de-pacientes-criticos.pdf. Acesso em: 18/01/18.

19. Kibiria D, Lee TY, Dadfarnia M. Enhancing performance and safety in ambulances through improved design standards. NIST Technical Note 1741. National Institute of Standards and Technology; 2012. Disponível em: http://nvlpubs.nist.gov/nistpubs/technicalnotes/nist.tn.1741.pdf. Acesso em: 18/01/18.

20. Organização Pan-Americana da Saúde. 66ª sessão do comitê regional da Organização Mundial da Saúde para as Américas. Estratégia para o Acesso Universal à Saúde e a Cobertura Universal de Saúde. Washington: OPAS; 2014. Disponível em: www.paho.org/uhexchange/index.php/en/uhexchange-documents/informacion-tecnica/29-estrategia-para-o-acesso-universal-a-saude-e-a-cobertura-universal-de-saude/file. Acesso em: 18/01/18.

21. Evans DB, Hsu J, Boerma T. Universal health coverage and universal access. Bull World Health Organ. 2013; 91(8):546-A.
22. Santos Filho SB. Perspectivas da avaliação na Política Nacional de Humanização em Saúde: aspectos conceituais e metodológicos. Ciênc Saúde Colet. 2007; 12(4).
23. Pittet V, Burnand B, Yersin B et al. Trends of pre-hospital emergency medical services activity over 10 years: a population-based registry analysis. BMC Health Serv Res. 2014; 14(1):380.
24. El Sayed MJ. Measuring quality in emergency medical services: a review of clinical performance indicators. Emerg Med Int. 2012; 2012:161630.
25. Myers JB, Slovis CM, Eckstein M et al. Evidence-based performance measures for emergency medical services systems: a model for expanded EMS benchmarking. Prehospital Emergency Care. 2008; 12(2):141-51.
26. Siriwardena AN, Shaw D, Donohoe R et al. Development and pilot of clinical performance indicators for English ambulance services. Emerg Med J. 2010; 27(4):327-31.
27. MacFarlane C, Benn CA. Evaluation of emergency medical services systems: a classification to assist in determination of indicators. Emerg Med J. 2003; 20:188-91.
28. U.S. Department of Transportation, National Highway Traffic Safety Administration. Emergency medical services performance measures recommended attributes and indicators for system and service performance, December 2009. Disponível em: www.ems.gov/pdf/811211.pdf. Acesso em: 18/01/18.
29. Sobo EJ, Andriese S, Stroup C et al. Developing indicators for emergency medical services (EMS) system evaluation and quality improvement: a statewide demonstration and planning project. Jt Comm J Qual Improv. 2001; 27(3):138-54.

CAPÍTULO 5
Transporte de Paciente em Estado Crítico

Cyla Cipele, Fernando dos Santos Morales e
Lilian Pereira Costa Versuri

INTRODUÇÃO

Considera-se crítico ou grave o paciente em risco iminente de perder a vida ou a função de um órgão ou sistema do corpo humano, bem como aquele em frágil condição clínica, decorrente de traumatismo e outras condições relacionadas com processos que requeiram cuidado imediato clínico, cirúrgico, gineco-obstétrico ou de saúde mental.

O transporte de pacientes críticos ou graves pode ser intra ou extra-hospitalar. O primeiro diz respeito à transferência temporária ou definitiva de pacientes por profissionais de saúde dentro do ambiente hospitalar. Já o transporte extra-hospitalar consiste na transferência de pacientes entre unidades não hospitalares ou hospitalares de atendimento às urgências e emergências, unidades de diagnóstico, terapêutica ou outras unidades de saúde que funcionem como bases de estabilização para casos graves ou como serviços de menor complexidade, de caráter público ou privado.[1]

O transporte intra-hospitalar é considerado um ambiente controlado, e tais movimentações ocorrem para realização de exames, encaminhamento ao centro cirúrgico, unidade de terapia intensiva (UTI), enfermarias. O transporte extra-hospitalar, por sua vez, é considerado um ambiente não controlado, e tais remoções estão relacionadas com atendimentos realizados pelas equipes de atendimento pré-hospitalar (APH) ou remoção inter-hospitalar.

O principal motivo para o transporte de um paciente gravemente enfermo entre hospitais é a inexistência de recursos (humanos e técnicos) no hospital de origem para tratá-los ou dar continuidade ao tratamento; contudo, o transporte inter-hospitalar também pode ocorrer para a realização de exames complementares que não estão disponíveis no hospital de internamento.

A decisão de transportar um paciente crítico é um ato médico; portanto, é de responsabilidade do médico que assiste o doente, bem como do chefe da equipe e do diretor do serviço.

O transporte do paciente em situação de emergência envolve uma série de riscos, sendo o problema mais comum a falha no controle das funções cardiorrespiratórias, resultando em instabilidade fisiológica, com prejuízo da oxigenação tecidual, o que pode trazer sérias consequências ao paciente.

A decisão de transportar um paciente crítico deve basear-se na avaliação dos benefícios potenciais, ponderados contra os riscos potenciais. Alguns desses riscos são inerentes ao transporte, independentemente do tempo ou da distância a ser percorrida.

Portanto, é necessário assumir, no transporte do paciente eletivo, os mesmos cuidados dispensados aos pacientes de transporte de emergência. O treinamento das equipes e a eficiência da assistência prestada determinam a qualidade dos cuidados nesse processo. Durante o transporte, é preciso, a todo o momento, monitorizar ou manter as funções vitais do paciente. Os equipamentos disponíveis e o nível de prática dos profissionais envolvidos devem atender ou antecipar as necessidades do paciente.

Objetivos

- Padronização do fluxo de atendimento ao paciente em situação de emergência nas fases de transporte intra ou extra-hospitalar, mediante planejamento cuidadoso, qualificação da equipe responsável pelo transporte e seleção de equipamentos adequados
- Garantia de condições adequadas de transporte intra e extra-hospitalar de pacientes (transporte seguro).

Resultados esperados

- Manutenção da vida: os parâmetros cardiovasculares e as condições hemodinâmicas devem ser mantidos estáveis durante todo o deslocamento
- Segurança nos equipamentos: a verificação deve ser rigorosa e planejada antes do transporte.[2]

TRANSPORTE INTRA-HOSPITALAR

É aquele realizado dentro de instituições de saúde, como centro cirúrgico, UTI, enfermarias, e serviço de apoios terapêuticos e diagnósticos. O transporte intra-hospitalar do paciente crítico envolve três fases distintas: preparatória, de transferência e de estabilização pós-transferência.

Fase preparatória

- Comunicação intersetorial: o setor de origem deve contatar o setor de destino final
- Equipe de transporte e equipamentos: equipe multiprofissional (médico, auxiliar técnico de enfermagem, enfermeiro e fisioterapeuta) deve preparar o transporte e os equipamentos necessários, além dos medicamentos. O traslado do paciente deve ser previamente notificado para facilitar e minimizar os possíveis riscos durante o transporte[2]
- Documentação: a equipe de origem deve documentar a indicação para o transporte e o estado do paciente.

A Tabela 5.1 apresenta os tópicos para o planejamento de transporte intra-hospitalar.

Tabela 5.1 Tópicos para o planejamento de transporte intra-hospitalar.

Indicação do transporte
- É necessária a realização desse exame?
- A intervenção pode modificar o prognóstico?

Quadro clínico do paciente
- Devo transportar um paciente instável ou que pode se tornar instável?

Meios de transporte
- Há equipamento específico para o transporte deste paciente?
- O equipamento tem capacidade de uso autonômico (p. ex., baterias com duração suficiente)?
- A monitorização disponível é suficiente?

Rota de transporte
- Há uma rota de transporte para este paciente?
- As condições durante a rota são favoráveis?
- Essa rota é a mais rápida?
- A rota já está pronta e disponível?
- Há algum obstáculo, como escadas ou portas, por onde a maca não passe?
- O veículo é adequado para o transporte?

Setor de destino
- O setor de destino conta com profissionais e equipamentos para acompanhar o paciente?
- O setor já está pronto para receber o paciente?
- Os equipamentos de monitorização e suporte de vida funcionam nesse local?

Fase de transferência

Nessa fase, deve-se manter a estabilidade fisiológica do paciente mediante monitorização contínua, usando, no mínimo, monitorização multiparâmetro (frequência cardíaca, frequência respiratória, oximetria de pulso, capnografia) e oxigenoterapia, se indicado.

Os principais incidentes encontrados foram associados a alterações fisiológicas do paciente, com destaque para alterações na frequência cardíaca, pressão arterial, frequência respiratória, temperatura, nível de consciência, ocorrência de arritmias, parada cardiorrespiratória. Também há registros de problemas relacionados com os equipamentos, término de baterias, indisponibilidade de oxigênio e medicamentos, problemas com a monitorização e com acesso venoso, e ainda o deslocamento da cânula endotraqueal. Os estudos relatam também problemas relacionados com a equipe, principalmente falhas na comunicação e falha de vigilância contínua.[3]

Fase de estabilização pós-transferência

O paciente crítico pode apresentar-se com estabilidade hemodinâmica ao longo do transporte e ter alterações hemodinâmicas apenas após o fim de todo esse processo. Deve-se considerar um período de 30 min a 1 h após o transporte como uma fase de extensão. Recomenda-se maior atenção aos parâmetros hemodinâmicos e respiratórios nessa fase.[3]

TRANSPORTE EXTRA-HOSPITALAR

É aquele realizado fora do ambiente hospitalar, sendo subdividido em transporte inter-hospitalar e atendimento oriundo do serviço pré-hospitalar móvel (APHM).

O APHM é, por definição, qualquer assistência realizada fora do ambiente hospitalar. Utiliza meios e recursos disponíveis, com resposta adequada à solicitação, como envio de ambulância de suporte básico ou avançado até o local, visando a manutenção da vida e prevenção de agravos.[4]

O transporte de pacientes deve ocorrer quando os benefícios esperados para ele excederem os riscos inerentes ao transporte e, também, quando o paciente necessitar de cuidados não disponíveis no hospital onde está. A decisão e a realização do transporte são responsabilidades do médico que o assiste. Tal transporte deve ser feito em um veículo adaptado com todos os equipamentos necessários para monitorização e suporte avançado de vida.[5]

A equipe avançada (enfermeiros e médicos) que realiza o tratamento pré-hospitalar e o transporte, pode realizar cuidados que se aproximem da sala de ressuscitação cardiopulmonar do hospital. Os médicos que atuam no atendimento pré-hospitalar devem ter recebido treinamento específico para o cuidado de casos críticos, incluindo organização de cena e segurança do paciente.[6]

O transporte de pacientes em ambulâncias terrestres é o mais difundido, e pode ser usado de maneira segura e eficaz para levar pacientes graves ou instáveis em um raio de até 50 km, e pacientes estáveis em um raio de até 160 km. Seu uso pode ser limitado pelas condições de tráfego e meteorológicas, sendo indicado o uso de aeronaves.

O transporte aeromédico de pacientes críticos é uma atividade complexa e em expansão. Ele permite o deslocamento de pacientes que tenham poucos recursos ou de áreas remotas e distantes para os centros de referência.

O uso do helicóptero (aeronave de asa rotativa) deve ser considerado eficiente para transportar pacientes graves em uma distância de até 400 km; onde a gravidade do quadro clínico exige intervenção rápida e as condições de trânsito tornam o transporte terrestre muito demorado.[7]

Os aviões (aeronaves de asa fixa) são utilizados para o transporte inter-hospitalar de longa distância (a partir de 400 km). O transporte necessita de planejamento prévio e agendamento. A utilização desse tipo de transporte deve seguir as normas e legislações específicas vigentes, oriundas do Comando da Aeronáutica, por meio da Agência Nacional de Aviação Civil (ANAC) (Tabela 5.2).[8]

O transporte aquaviário pode ser indicado em regiões onde o terrestre não seja viável e/ou onde não haja transporte aeromédico, observando-se

---

Tabela 5.2 Critérios para evacuação aeromédica (EVAM).

Indicações
- Tempo de chegada da ambulância terrestre superior a 15 min para casos graves
- Diferença de tempo terrestre/aéreo para transporte superior a 15 min para casos graves
- Indisponibilidade de transporte terrestre
- Acesso terrestre difícil ou impossível (montanhas, ilhas etc.)

Critérios clínicos
- Pressão arterial sistólica inferior a 90 mmHg
- Frequência respiratória inferior a 10/min ou superior a 35 ipm e 5 ipm
- Sinais de instabilidade hemodinâmica
- Quadro clínico grave que se beneficie de intervenção médica precoce (infarto agudo do miocárdio, ataque cerebral e abdome agudo)
- Alteração aguda de nível de consciência
- Lesão com risco de perda funcional de extremidade

Critérios no traumatismo
- Escala de traumatismo inferior a 12
- Escala de coma de Glasgow inferior a 10
- Traumatismo penetrante (crânio, tórax, abdome)
- Fratura de pelve ou fêmur bilateral
- Queimadura por inalação
- Traumatismo facial e/ou ocular grave

a adequação do tempo de transporte às necessidades clínicas e à gravidade do caso. Como no transporte aeromédico, aqui o profissional envolvido é considerado um tripulante da embarcação e, portanto, está submetido à legislação da Marinha do Brasil.[9]

A Resolução nº 1.672/2003 do Conselho Federal de Medicina (CFM) dispõe sobre o transporte inter-hospitalar de pacientes e estabelece condutas sobre a segurança durante o transporte:

> Art. 1º – Que o sistema de transporte inter-hospitalar de pacientes deverá ser efetuado conforme o abaixo estabelecido:
>
> I – O hospital previamente estabelecido como referência não pode negar atendimento aos casos que se enquadrem em sua capacidade de resolução.
>
> II – Pacientes com risco de vida não podem ser removidos sem a prévia realização de diagnóstico médico, com obrigatória avaliação e atendimento básico respiratório e hemodinâmico, além da realização de outras medidas urgentes e específicas para cada caso.
>
> III – Pacientes graves ou de risco devem ser removidos acompanhados de equipe composta por tripulação mínima de um médico, um profissional de enfermagem e motorista, em ambulância de suporte avançado. Nas situações em que seja tecnicamente impossível o cumprimento desta norma, deve ser avaliado o risco potencial do transporte em relação à permanência do paciente no local de origem.
>
> IV – Antes de decidir a remoção do paciente, faz-se necessário realizar contato com o médico receptor ou diretor técnico no hospital de destino, e ter a concordância do(s) mesmo(s).
>
> V – Todas as ocorrências inerentes à transferência devem ser registradas no prontuário de origem.
>
> VI – Todo paciente removido deve ser acompanhado por relatório completo, legível e assinado (com número do CRM), que passará a integrar o prontuário no destino. Quando de recebimento, o relatório deve ser também assinado pelo médico receptor.
>
> VII – Para o transporte faz-se necessária a obtenção de consentimento após esclarecimento, por escrito, assinado pelo paciente ou seu responsável legal. Isto pode ser dispensado quando houver risco de morte e impossibilidade de localização do(s) responsável(is). Nesta circunstância, o médico solicitante pode autorizar o transporte, documentando devidamente tal fato no prontuário.
>
> VIII – A responsabilidade inicial da remoção é do médico transferente, assistente ou substituto, até que o paciente seja efetivamente recebido pelo médico receptor:

> a) a responsabilidade para o transporte, quando realizado por Ambulância tipo D, E ou F é do médico da ambulância, até sua chegada ao local de destino e efetiva recepção por outro médico;
>
> b) as providências administrativas e operacionais para o transporte não são de responsabilidade médica.
>
> IX – O transporte de paciente neonatal deverá ser realizado em ambulância do tipo D, aeronave ou nave contendo:
>
> a) incubadora de transporte de recém-nascido com bateria e ligação à tomada do veículo (12 volts), suporte em seu próprio pedestal para cilindro de oxigênio e ar comprimido, controle de temperatura com alarme. A incubadora deve estar apoiada sobre carros com rodas devidamente fixadas quando dentro da ambulância;
>
> b) respirador de transporte neonatal;
>
> c) nos demais itens, deve conter a mesma aparelhagem e medicamentos de suporte avançado, com os tamanhos e especificações adequadas ao uso neonatal.
>
> Art. 2º – Os médicos diretores técnicos das instituições, inclusive os dos serviços de atendimento pré-hospitalar, serão responsáveis pela efetiva aplicação destas normas.[10]

A Portaria nº 2.048/GM do Ministério da Saúde, de 5 de novembro de 2002, normatiza o serviço de atendimento pré-hospitalar móvel, estabelecendo regras que vão desde as especializações da equipe médica até as características dos veículos e os equipamentos a serem usados nas ambulâncias.

Define-se ambulância como um veículo (terrestre, aéreo ou aquaviário) que se destine exclusivamente ao transporte de enfermos. As dimensões e outras especificações do veículo terrestre devem obedecer às normas da Associação Brasileira de Normas Técnicas (ABNT), dispostas na NBR 14.561/2000, e os materiais obrigatórios, à Portaria nº 2.048/GM, e cada tipo de ambulância tem de apresentar condições mínimas para realizar o atendimento com segurança.[11]

ABORDAGEM

O transporte de pacientes críticos é uma atividade complexa e em expansão no Brasil. Existe uma série de passos a ser seguida para o planejamento e a adequada execução do transporte, antevendo as necessidades e os riscos para o paciente (Figura 5.1). É fundamental que o

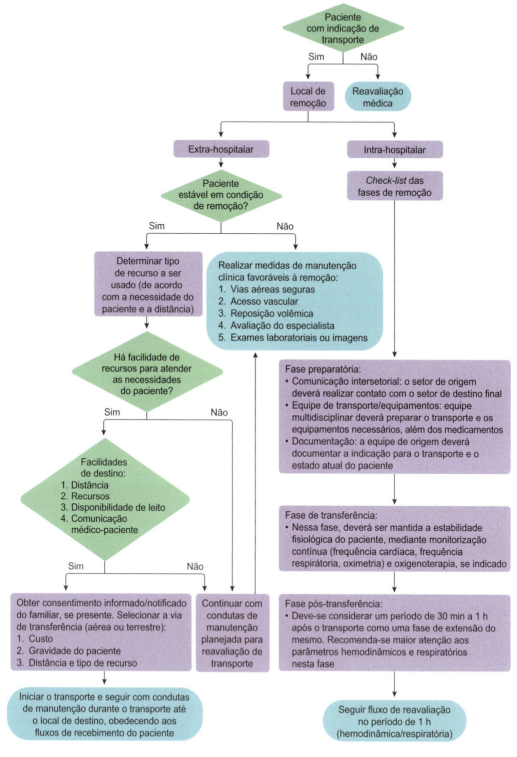

Figura 5.1 Etapas do transporte de pacientes.

transporte seja realizado de modo consistente e científico, com o uso de conhecimento teórico e prático, incorporação de novas tecnologias e antecipação de erros, visando tornar-se cada vez mais eficiente e seguro para o paciente.

CONSIDERAÇÕES FINAIS

- Quando transportar pacientes críticos?
  - Após avaliação dos riscos e benefícios, evitando o agravamento do quadro clínico
- Como diminuir a morbimortalidade de pacientes críticos?
  - Transporte planejado com cuidado e rotina operacional para sua realização
  - Recursos humanos: médicos, enfermeiro, auxiliar de enfermagem e condutor previamente treinados
  - Equipamentos adequados e previamente verificados
- Quando não transportar?
  - Incapacidade de manter desempenho hemodinâmico durante o transporte ou durante a permanência no setor de destino pelo tempo necessário
  - Incapacidade de manter oxigenação e ventilação adequadas durante o transporte ou durante a permanência no setor de destino
  - Número insuficiente de profissionais treinados para manter as condições anteriormente descritas durante o transporte ou durante a permanência no setor de destino (p. ex., médico, enfermeiro, fisioterapeuta)
  - Incapacidade de monitorizar o estado cardiorrespiratório durante o transporte ou durante a permanência no setor de destino pelo tempo necessário
  - Incapacidade de controlar a via aérea durante o transporte ou durante a permanência no setor de destino pelo tempo necessário.

REFERÊNCIAS BIBLIOGRÁFICAS

1. Waydhas C. Intrahospital transport of critically ill patients. Crit Care. 1999; 3(5):R83-9.
2. Almeida ACG, Neves ALD, Souza CLB et al. Transporte intra-hospitalar de pacientes adultos em estado crítico: complicações relacionadas à equipe, equipamentos e fatores fisiopatológicos. Acta Paul Enferm. 2012; 25(3):471-6.
3. Guesser JC. Incidentes durante o transporte intra-hospitalar de pacientes em estado crítico da emergência para a UTI. Florianópolis: UFSC; 2014.
4. Calil AM, Paranhos WY. O enfermeiro e as situações de emergência. 1.ed. São Paulo: Atheneu, 2007.
5. Fanara B, Manzon C, Barbot O et al. Recommendations for the intra-hospital transport of critically ill patients. Crit Care. 2010; 14(3):R87.
6. Australasian College for Emergency Medicine, Australian and New Zealand College of Anaesthetists, and College of Intensive Care Medicine of Australia and New Zealand. Guidelines for transport of critically ill patients. Australia: ANZCA; 2015.
7. Brasil. Ministério da Saúde. Secretaria de Atenção à Saúde. Departamento de Ações Programáticas e Estratégicas. Manual de orientações sobre o transporte neonatal Brasília: MS; 2010.
8. Brandão JCM, Falcão LFR, Silva WV et al. Educação continuada em anestesiologia. Capítulo 9, 2013.
9. Conn AKT. Transport of the critically ill patient. In: Shoemaker WC, Ayres SM (Eds.). Textbook of critical care. 3. ed. Philadelphia: W.B. Saunders; 1995. pp. 74-9.
10. Conselho Federal de Medicina. Resolução CFM nº 1.672/2003. Transporte inter-hospitalar. Brasília: Diário Oficial da União; 2003.
11. Brasil. Ministério da Saúde. Portaria GM nº 2.048, de 5 de novembro de 2002. Dispõe sobre a organização do Atendimento Móvel de Urgência. Brasília: Diário Oficial da União; 2002.

CAPÍTULO 6

Interpretação Rápida de Eletrocardiograma

Maria Margarita Castro Gonzalez e
Maria Helena Sampaio Favarato

IDENTIFICAÇÃO DE ARRITMIAS

Para facilitar a identificação das arritmias ao avaliar o ritmo no monitor ou no eletrocardiograma (ECG) na sala de emergência, podem-se seguir as etapas descritas na Tabela 6.1.

No ECG de 12 derivações, a frequência cardíaca pode ser avaliada por meio da regra prática de 1.500 divididos pela distância em milímetros entre dois pontos iguais de dois complexos consecutivos (p. ex., duas ondas R), desde que essa distância seja regular (Figura 6.1).

O complexo de duração maior que 120 ms configura o QRS alargado, que pode ter origem ventricular (Figura 6.2) do estímulo ou surgir por aberrância de condução intraventricular de estímulo, com origem supraventricular, como nos bloqueios de ramo. Os critérios de Brugada são usados para diferenciar essas duas

situações, no entanto, em caso de instabilidade ou de outras situações na sala de emergência, pode-se inferir que o ritmo seja de origem ventricular.

A visualização da onda P no ECG de 12 derivações se dá com maior facilidade nas derivações II e V1. Ao se observar uma taquicardia supraventricular regular (Figura 6.3), não é possível identificar com facilidade a onda P nem a arritmia específica, que pode corresponder a uma destas: taquicardia atrial ectópica, fibrilação atual, *flutter* atrial, taquicardia juncional ou taquicardia por mecanismo de reentrada (reentrada nodal ou reentrada atrioventricular) e fibrilação ventricular.

Para identificação mais precisa das taquicardias supraventriculares regulares, pode-se usar manobra vagal ou adenosina, com o intuito de diminuir a condução do estímulo pelo nó atrioventricular e facilitar a identificação específica do ritmo.

A reversão a ritmo sinusal após manobra vagal ou adenosina acontece porque a arritmia inicial (taquicardia por reentrada nodal ou taquicardia atrioventricular) usa o mecanismo de reentrada pelo nó atrioventricular (Figura 6.4).

As duas arritmias por reentrada (taquicardia por reentrada nodal e taquicardia atrioventricular) são diferenciadas durante o episódio agudo por critérios específicos; porém, o ECG de 12 derivações, após a reversão da taquiarritmia, promove o diagnóstico, sendo normal na reentrada nodal (ver Figura 6.4) e com sinais de pré-excitação ventricular na reentrada atrioventricular, intervalo PR curto e complexo QRS com morfologia modificada pela

---

Tabela 6.1 Identificação de arritmias.

1. Frequência cardíaca
- < 60 bpm: bradicardia
- 60 a 100 bpm: normal
- > 100 bpm: taquicardia

2. Duração do complexo QRS
- Estreito (< 120 ms): origem do estímulo supraventricular
- Largo (> 120 ms): provável origem ventricular do estímulo

3. Ritmo (intervalo RR)
- Regular
- Irregular

4. Onda P facilmente visível?

5. Relação entre onda P e QRS
- Uma ou mais ondas P para cada QRS
- Intervalo PR: normal, aumentado, variável

Capítulo 6 ❖ Interpretação Rápida de Eletrocardiograma 51

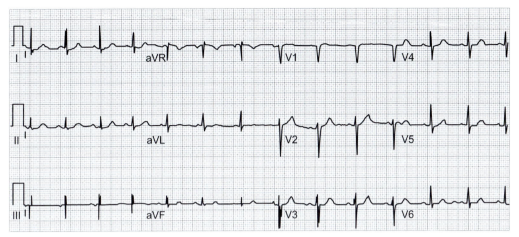
Figura 6.1 Ritmo sinusal.

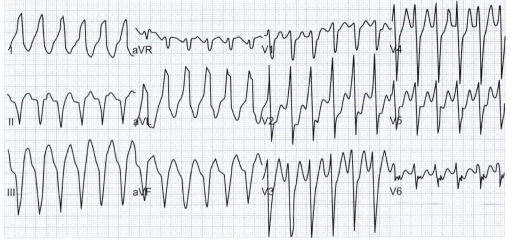
Figura 6.2 Taquicardia ventricular monomórfica.

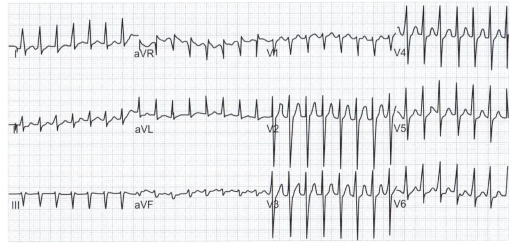
Figura 6.3 Taquicardia supraventricular regular.

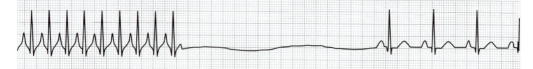

Figura 6.4 Taquicardia supraventricular regular com reversão para ritmo sinusal após administração de adenosina, passando por curto período de assistolia.

via acessória concomitante (onda delta). O paciente que apresenta pré-excitação ventricular no ECG de repouso e tem episódio de taquiarritmia recebe o diagnóstico de síndrome de Wolff-Parkinson-White.

Como alternativa à reversão do ritmo, manobra vagal ou adenosina pode provocar alentecimento da condução do estímulo atrial para os ventrículos, podendo-se identificar, por exemplo, as ondas F (aspecto serrilhado) do *flutter* atrial (Figura 6.5). O *flutter* atrial é uma arritmia gerada por um foco de hiperautomatismo associado à formação de um circuito de reentrada envolvendo todo o átrio. A frequência atrial no *flutter* é de cerca de 300 bpm. Na tentativa de manter uma frequência ventricular estável, há bloqueio fisiológico na condução atrioventricular, que pode ser constante, gerando frequência ventricular regular, ou variável, gerando frequência ventricular irregular.

Outras possibilidades são, após a manobra ou adenosina, o aparecimento de onda P negativa (sugerindo origem juncional do estímulo) ou de onda P com orientação, morfologia e PR diferentes da P sinusal (sugerindo taquicardia atrial). Nessas situações, a intervenção (manobra vagal ou adenosina) não interfere na origem da arritmia e, após a cessação do estímulo vagal ou do efeito da adenosina, ocorre o retorno da frequência cardíaca elevada.

A partir dos exemplos apresentados, é possível perceber que tanto a manobra vagal quanto adenosina viabilizam a identificação específica das taquicardias supraventriculares regulares e, no caso das taquicardias por mecanismo de reentrada, possibilitam, também, sua reversão.

Entre as taquicardias supraventriculares irregulares, as mais comuns são:

- Fibrilação atrial (ritmo bastante irregular, sem onda P visível) (Figura 6.6)
- *Flutter* atrial com condução atrioventricular variável
- Taquicardia atrial multifocal (ondas P de morfologia variável, correspondendo a múltiplos focos atriais de hiperautomatismo).

As taquicardias de complexo QRS largo também podem ser divididas em ritmo regular e irregular. A taquicardia de complexo QRS largo regular mais comum é a taquicardia ventricular (ver Figura 6.2). Quando a duração é inferior a 30 s, configura-se taquicardia ventricular monomórfica não sustentada (Figura 6.7).

As taquicardias de complexo QRS largo regular podem, ainda, ser decorrentes de uma taquicardia supraventricular com aberrância de condução. Em casos de suspeita desse cenário, a adenosina também é segura para ajudar na identificação precisa da arritmia.

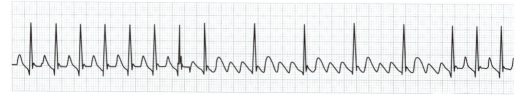

Figura 6.5 Taquicardia supraventricular regular com visualização de *flutter* atrial após administração de adenosina. O alentecimento da condução possibilita a visualização da atividade atrial na forma de ondas F, de aspecto serrilhado.

Capítulo 6 ❖ Interpretação Rápida de Eletrocardiograma 53

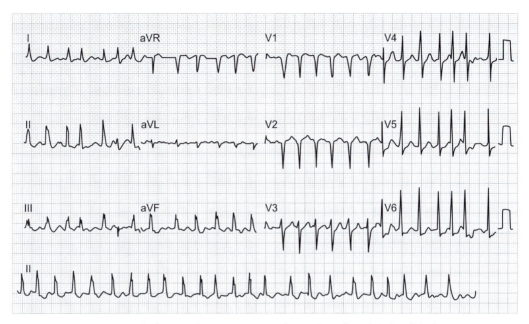

Figura 6.6 Fibrilação atrial. Notam-se RR irregular e ausência de onda P identificável.

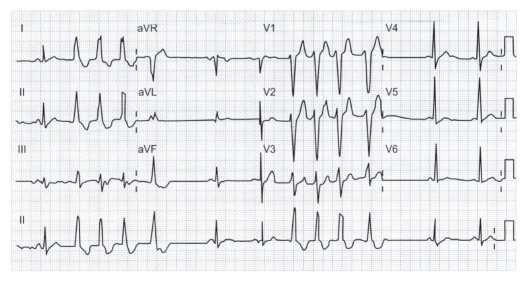

Figura 6.7 Taquicardia ventricular não sustentada. Notam-se batimentos ventriculares monomórficos sequenciais.

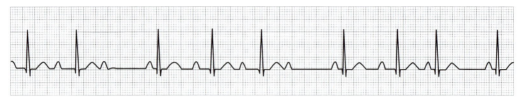

Figura 6.12 Bloqueio atrioventricular de 2º grau tipo Mobitz I. Intervalo PR alarga-se até ocorrer falha na condução atrioventricular.

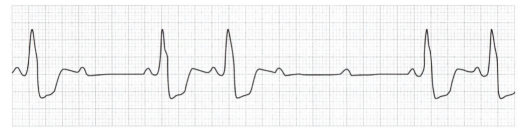

Figura 6.13 Bloqueio atrioventricular de 2º grau tipo Mobitz II.

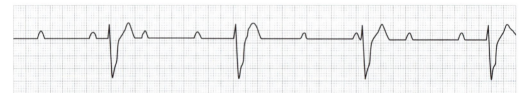

Figura 6.14 Bloqueio atrioventricular total. Dissociação entre atividades atrial e ventricular.

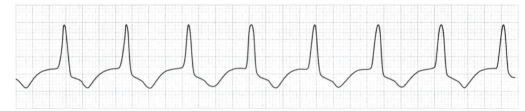

Figura 6.15 Ritmo idioventricular acelerado.

RECONHECIMENTO DA SÍNDROME CORONARIANA AGUDA NA SALA DE EMERGÊNCIA

No contexto da avaliação da síndrome coronariana aguda (SCA), o ECG pode ser útil para:

- Definição de IAM e direcionamento da conduta imediata pela análise do segmento ST e do QRS. Deve-se determinar se há ou não IAM com supradesnivelamento de ST, o tempo do evento, o território acometido e a provável coronária envolvida
- Estratificação de risco
- Avaliação de reperfusão após fibrinólise.

> **Atenção**
>
> O eletrocardiograma deve ser feito em até 10 min após a chegada do paciente com suspeita de síndrome coronariana aguda.

Infarto agudo do miocárdio com supradesnivelamento do segmento ST

O IAM com supradesnivelamento de ST é definido por elevação maior que 0,1 mV (1 mm) do ponto situado a 0,04 s (1 mm) do último ponto do QRS (ponto J). Essa alteração deve estar presente em duas derivações contíguas, ou seja, que representem a mesma área cardíaca.

A identificação de IAM com supradesnivelamento de ST (Figura 6.17) desencadeia medidas urgentes de revascularização do leito coronário, como a administração de fibrinolíticos e a realização de angioplastia percutânea primária ou revascularização miocárdica, uma vez que, fisiopatologicamente, corresponde a obstrução total da circulação coronária nesse segmento.

O bloqueio de ramo esquerdo mascara o diagnóstico de IAM com supra, uma vez que ele próprio provoca essa elevação. Caso haja queixa compatível, a identificação de bloqueio de ramo esquerdo novo ou potencialmente novo equivale ao supradesnivelamento de ST em termos de conduta. A ponderação de "potencialmente novo" baseia-se na avaliação de exames prévios, história clínica e observação eletrocardiográfica, pois no bloqueio de ramo esquerdo em fase aguda há alterações mais proeminentes do segmento ST e da onda T.

Após identificação de IAM com supradesnivelamento de ST, deve-se estimar o tempo de evolução da SCA. As alterações na isquemia cardíaca evoluem da seguinte maneira:

- Primeiros minutos: onda T hiperaguda, pontiaguda e proeminente. Caso seja SCA, a alteração deve progredir para a próxima etapa, supradesnivelamento de ST. Caso não seja, a alteração permanece
- Primeiras horas: supradesnivelamento de ST nas derivações correspondentes à irrigação da coronária acometida
- Nas primeiras horas, geralmente após as primeiras 6 a 8 horas de início do evento, aparece a onda Q patológica, permanecendo a onda T ainda positiva. Onda Q patológica é definida por duração maior que 0,04 s (1 mm) e amplitude maior que um terço da amplitude total do QRS
- Cerca de 24 horas após o início do evento, ocorre a inversão de onda T (Figura 6.16).

O conhecimento da posição e orientação das derivações auxilia na identificação da parede lesada e, por conseguinte, da coronária acometida:

- Derivações V1 e V2: septo interventricular, irrigado pela artéria coronária descendente anterior
- Derivações V3 e V4: parede anterior, irrigada pela artéria coronária descendente anterior e artéria diagonal
- Derivações V5, V6, I, aVL: parede lateral, irrigada pela artéria circunflexa
- Derivações V1 a V6: anterior extensa ou anterolateral, irrigada pela artéria coronária descendente anterior
- II, III e aVF: parede inferior, irrigada pela artéria coronária direita na maioria das pessoas
- V3R e V4R: ventrículo direito. Essas duas derivações não fazem parte da rotina de realização do ECG e devem ser solicitadas na suspeita de infarto de ventrículo direito. Essa suspeita se dá especialmente nos infartos de parede inferior, por essa parede compartilhar provavelmente irrigação pela artéria coronária direita
- V7 e V8: infarto dorsal, artéria coronária direita. Geralmente é acompanhado de infarto de parede inferior. Aparece infradesnivelamento de segmento ST em V1 e V2 como imagem em espelho da parede posterior do ventrículo esquerdo (Figura 6.18).

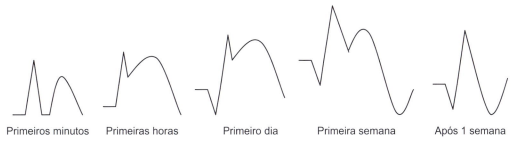

Figura 6.16 Evolução das alterações no infarto agudo do miocárdio com supradesnivelamento de ST.

Estratificação de risco

Área inativa ou alterações da repolarização ventricular podem aumentar a suspeição de SCA na avaliação inicial de dor torácica na emergência (Figura 6.19). São consideradas alterações que configuram alto risco na SCA:

- Infradesnivelamento maior que 0,5 mm e persistente do segmento ST
- Nova inversão de onda T maior que 2 mm
- Alteração dinâmica do segmento ST: depressões ou elevações de segmento ST e/ou inversões de onda T que se resolvam pelo menos parcialmente com melhora dos sintomas ou vasodilatação com nitrato sublingual, por exemplo
- Arritmias e outros bloqueios de ramo também são marcadores de pior prognóstico.

Critérios de reperfusão após fibrinólise

Após a fibrinólise química, a reperfusão pode ser inferida pelos seguintes critérios:

- Melhora da dor anginosa, com valor preditivo positivo de 80 a 98%
- Pico precoce das enzimas cardíacas: até 12 horas da fibrinólise ou 15 horas do início da dor.

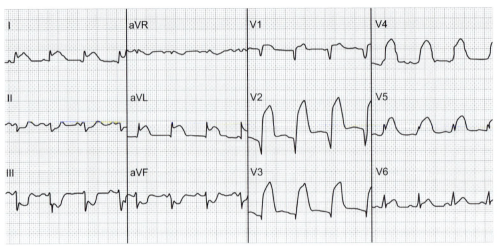

Figura 6.17 Infarto anterior extenso com supradesnivelamento de segmento ST.

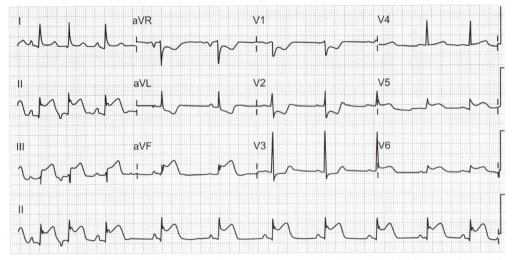

Figura 6.18 Infarto inferolaterodorsal, supradesnivelamento de segmento ST em II, III, aVF, V5, V6. Nota-se infradesnivelamento de segmento ST em V1 e V2 (imagem em espelho da parede posterior).

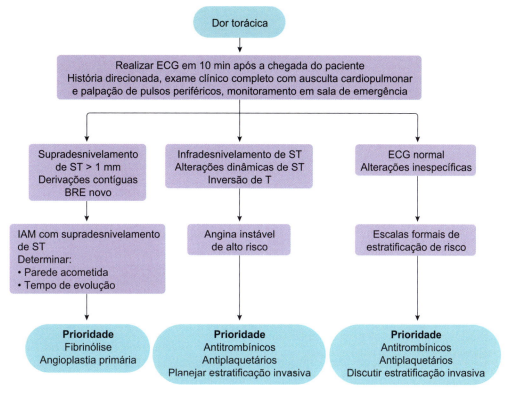

Figura 6.19 Algoritmo de avaliação da dor torácica. ECG: eletrocardiograma; BRE: bloqueio de ramo esquerdo; IAM: infarto agudo do miocárdio. (Assista ao vídeo explicativo sobre esse assunto, disponível no GEN-IO, o ambiente virtual de aprendizagem do GEN.)

O ECG pode ajudar nos seguintes critérios:

- Redução maior que 50% da amplitude do supradesnivelamento de ST na derivação que mostre a maior elevação, medido até 4 horas após o término da infusão, com valor preditivo positivo de 85 a 97%
- Arritmias de reperfusão, sendo considerados: ritmo idioventricular acelerado (origem ventricular, frequência entre 60 e 100 bpm), bradicardia sinusal e alívio súbito dos bloqueios de ramo ou atrioventricular. O valor preditivo positivo varia entre 97 e 100%.

BIBLIOGRAFIA

Friedmann AA. Eletrocardiograma em 7 aulas: temas avançados e outros métodos. São Paulo: Manole; 2011.

Gonzalez MM, Timerman S, Gianotto-Oliveira R et al. I Diretriz de ressuscitação e cuidados cardiovasculares de emergência da Sociedade Brasileira de Cardiologia. Arq Bras Cardiol. 2013; 101(3):17-65.

Link MS, Berkow LC, Kudenchuk PJ et al. Part 7: Adult Advanced Cardiovascular Life Support: 2015 American Heart Association Guidelines Update for Cardiopulmonary Resuscitation and Emergency Cardiovascular Care. Circulation. 2015; 132(18 Suppl 2):S444-64.

O'Connor RE, Al Ali AS, Brady WJ et al. Part 9: Acute Coronary Syndromes: 2015 American Heart Association Guidelines Update for Cardiopulmonary Resuscitation and Emergency Cardiovascular Care. Circulation. 2015; 132(18 Suppl 2):S483-500.

Pastore CA, Pinho JA, Pinho C et al. III Diretrizes da Sociedade Brasileira de Cardiologia sobre análise e emissão de laudos eletrocardiográficos. Arq Bras Cardiol. 2016; 106(4):1-19.

CAPÍTULO 7

Desastres Ambientais

Claus Robert Zeefried

CONCEITUAÇÃO

No Brasil, os desastres súbitos ou de evolução aguda, como erupções vulcânicas, terremotos catastróficos, ciclones tropicais e outros, são pouco prováveis. O não reconhecimento dos demais tipos de desastres implicaria consequências inesperadas, trágicas e de difícil intervenção e recuperação, além da subutilização do sistema de defesa civil existente, seja municipal, estadual ou nacional.[1]

Sob a ótica internacional, é importante para os gestores de todas as esferas frisarem que a subitaneidade não é condição indispensável para a caracterização dos desastres. Considerar a subitaneidade imperativa alijaria qualquer cidade ou nação da comunidade internacional interessada na redução dos desastres. Esse tipo de ocorrência é ora chamado de "desastre", ora de "catástrofe", e em algumas referências bibliográficas observa-se o termo "calamidade".

Embora os termos "desastre" e "catástrofe" sejam, geralmente, usados como sinônimos, vários autores diferenciam os eventos em termos práticos, referindo-se a desastre como uma situação que resulta em um número de vítimas que excede a capacidade de atendimento do sistema assistencial local. A catástrofe, por sua vez, é uma ocorrência maior, com envolvimento do meio ambiente e prejuízo do abastecimento, da comunicação, dos transportes e até mesmo do acesso ao local do evento.[2] Como será explicado mais adiante, as catástrofes e os desastres de muito grande porte, terminologia que pode ser encontrada com frequência na literatura científica, podem ser considerados a mesma ocorrência, pela enorme intensidade de sua manifestação e pelos vultosos e às vezes incalculáveis danos que provocam.

Ou seja, catástrofe ou desastre de muito grande porte é um evento muito dramático, para o qual, habitualmente, é muito difícil haver programação antecipada de um plano de ação.[2]

Como os desastres são medidos em função da intensidade dos danos e dos prejuízos econômicos e sociais, é aceitável dizer que a seca que assola o semiárido nordestino, a longo prazo, caracteriza-se como um desastre muito mais importante que numerosos terremotos, erupções vulcânicas e ciclones, comuns em outros países.

▶ Desastre. Trata-se do resultado de eventos adversos, naturais ou provocados pelo homem, em um ecossistema vulnerável, causando danos humanos, materiais e ambientais e subsequentes prejuízos econômicos e sociais. Esse acontecimento, de ocorrência geralmente súbita e surpreendente, envolve os habitantes locais em situações de destruição, pânico e perda de muitas vidas.[2] A intensidade de um desastre depende da interação da magnitude do evento adverso com a vulnerabilidade do sistema e é quantificada em função dos prejuízos.

▶ Risco. É a medida de prejuízos potenciais, expressa em termos de probabilidade estatística de ocorrência e de intensidade ou grandeza das consequências previsíveis. Trata-se da relação existente entre a probabilidade de que uma ameaça de evento adverso ou acidente determinado se concretize, e o grau de vulnerabilidade do sistema afetado por seus efeitos.

> **Dano.** É a medida que define a intensidade ou gravidade do prejuízo resultante de um acidente ou evento adverso. É a expressão da intensidade das perdas humanas, materiais ou ambientais, infligidas a pessoas, comunidades, instituições e/ou ecossistemas, como consequência de um desastre.

> **Vulnerabilidade.** Trata-se da condição intrínseca ao corpo ou ao sistema afetado que, em interação com a magnitude do evento ou acidente, caracteriza os efeitos adversos, medidos em termos de intensidade dos danos prováveis. É a relação existente entre a magnitude da ameaça, caso ela se concretize, e a intensidade do dano consequente.

> **Ameaça.** É a estimativa de ocorrência e magnitude de um evento adverso, expressa em termos de probabilidade estatística de concretização do evento e da provável magnitude de sua manifestação.

> **Segurança.** Trata-se do estado de confiança, individual ou coletivo, com base no conhecimento e no emprego de normas de proteção e na convicção de que os riscos de desastres foram reduzidos, em virtude de terem sido adotadas medidas minimizadoras.

CLASSIFICAÇÃO

Desastres, ameaças e riscos podem ser classificados de acordo com vários critérios, mas alguns dos mais utilizados e aceitos mundialmente são: quanto à evolução; quanto à intensidade; e quanto à origem ou à causa primária do agente provocador.

Embora para o leigo a ideia de desastre esteja intimamente relacionada com a subitaneidade, do ponto de vista técnico os desastres não são necessariamente súbitos.[1]

É importante frisar que a intensidade do desastre não depende apenas da magnitude do fenômeno adverso, mas, principalmente, do grau de vulnerabilidade do cenário e do grupo social atingido.

Embora consagrada, a classificação dos desastres quanto à tipologia em naturais, humanos e mistos vem sendo contestada por autores modernos, que tendem a rotular todos os desastres como mistos.

Quanto à evolução

> **Desastres súbitos ou de evolução aguda.** Deslizamentos de encostas ou de terra, enxurradas, vendavais, terremotos, erupções vulcânicas, chuvas de granizo e outros.

> **Desastres de evolução crônica ou gradual.** Secas, erosões ou perdas de solo, poluição ambiental e outros.

> **Desastres por somação de efeitos parciais.** Epidemias de cólera, malária, acidentes de trânsito e de trabalho de grandes proporções, entre outros.

Quanto à intensidade

A intensidade dos desastres pode ser definida em termos absolutos ou a partir da proporção entre as necessidades de recursos e as possibilidades dos meios disponíveis na área afetada, para dar resposta cabal ao problema.

O estudo e o conhecimento detalhados da intensidade dos desastres são de extrema importância para facilitar o planejamento da resposta e da recuperação da área atingida. A dosagem dos meios a serem utilizados é diretamente proporcional à intensidade dos danos e prejuízos provocados.

> **Acidentes.** Quando os danos e suas consequências são de pouca importância para a coletividade, já que, na visão individual das vítimas, qualquer desastre é de extrema importância e gravidade.

> **Desastres de médio porte.** Quando os danos, embora importantes, podem ser recuperados pelos recursos disponíveis na própria área sinistrada.

> **Desastres de grande porte.** Quando exigem reforço dos recursos disponíveis na área sinistrada, por meio de aporte de recursos regionais, estaduais e até mesmo federais.

> **Desastres de muito grande porte.** Quando exigem, para garantir resposta eficiente e cabal de recuperação, intervenção coordenada dos três níveis governamentais e até mesmo de ajuda externa/internacional.

De maneira geral, são decretados pelo poder público: as situações de emergência, nos casos de desastres de grande porte; e os estados de calamidade pública, nos casos de desastres de muito grande porte.[1]

Quanto à origem ou à causa primária do agente provocador

➤ **Naturais.** Provocados por fenômenos e desequilíbrios da natureza; produzidos por fatores de origem externa que atuam independentemente da ação humana. São eles: sideral, desequilíbrios na biocenose (associação de comunidades que habitam um biótipo), alterações da geodinâmica terrestre externa e interna.

Siderais. Impacto de corpos oriundos do espaço sideral sobre a superfície do planeta (meteoritos, asteroides, cometas etc.).

Desequilíbrios na biocenose. Provoca o predomínio de determinadas espécies animais e/ou vegetais que passam a atuar como pragas, animais ou vegetais.

Alterações da geodinâmica terrestre externa. Fenômenos meteorológicos e/ou hidrológicos recorrentes na atmosfera terrestre e seus efeitos danosos. São subdivididas em:

- Causas eólicas: vendavais, ciclones, furacões, tufões, tornados e trombas-d'água
- Causas térmicas: frio intenso, nevascas, avalanches, granizos, geadas, ondas de calor, ventos quentes e secos
- Causas hídricas: inundações, enchentes, alagamentos, inundações litorâneas
- Causas climáticas: estiagens, secas, queda intensa da umidade relativa do ar, incêndios florestais.

Alterações da geodinâmica terrestre interna. Fenômenos relacionados com a geodinâmica terrestre interna que atuam nas camadas superficiais e profundas da litosfera – tectônica e vulcanológica. Podem ser subdivididas em:

- Causas sismológicas: terremotos, maremotos e *tsunamis*
- Causas vulcânicas: erupções vulcânicas com extravasamento de magma e material piroclástico
- Causas de acomodação do solo: escorregamento ou deslizamento, rastejos, tombamentos ou rolamentos de rochas, erosões de grande monta, erosão marinha e fluvial, soterramento.

➤ **Humanos ou antropogênicos.** Provocados por ações ou omissões humanas. Alterações profundas e prejudiciais aos ambientes ecológico, socioeconômico e político, isoladas ou combinadamente.

➤ **Mistos.** Ocorrem quando as ações e/ou omissões humanas contribuem para intensificar, complicar ou agravar os desastres naturais. Além disso, também se caracterizam quando intercorrências de fenômenos adversos naturais, atuando nas condições ambientais degradadas pelo homem, provocam desastres. Como exemplos: explosões subterrâneas, desertificação, salinização do solo etc.

ATENDIMENTO AOS DESASTRES

À semelhança da abordagem de outros eventos envolvendo múltiplas vítimas, porém com muito maior cuidado e atenção, a avaliação inicial da cena de um desastre ambiental requer sistematização muito rigorosa, além de rápida.

Ela inclui três etapas ou passos. De acordo com o método mnemônico americano, é definida como RED (*rapid evaluation of disaster*), ou avaliação rápida do desastre. A saber:

- Visão geral (*incident survey*)
- Estimativa de feridos, perdas, acidentados (*casualty survey*)
- Rápidos procedimentos/habilidades salvadoras de vida (*immediate life-saving skills*), em que se destacam: abertura manual de vias aéreas, intubação endotraqueal ou similar, cricotireoidostomia, descompressão torácica por punção, controle de sangramento, pericardiocentese, reposição volêmica, administração de antídotos etc.

Antes mesmo de se iniciarem os cuidados aos pacientes, a análise cuidadosa da primeira etapa, ou passo, isto é, a visão geral do evento, se desmembra em cinco etapas e pode ser elencada de maneira mnemônica como o ABCDE do desastre:

- A (*aware of all hazards*): atenção/cuidado a todos os riscos (o que pode ser visto, cheirado ou ouvido?)
- B (*barrier*): criar barreira de proteção entre o intervencionista socorrista e a cena e/ou suas vítimas
- C (*contain*): planejar formas de contenção do evento (vazamentos, incêndios, fumaça tóxica etc.)

- D (*disaster*): caracterização do tipo de desastre
- E (*enter*): entrar, acessar a cena propriamente dita.

Dependendo do tipo de desastre, devem-se considerar procedimentos de descontaminação local e o uso obrigatório, pelos intervencionistas capacitados, de equipamentos de proteção individual (EPI),[3] além da definição e delimitação de áreas bem definidas de atuação em função dos riscos inerentes ao evento. Além disso, para cada uma dessas áreas, devem ser designados profissionais devidamente habilitados e capacitados para atuar não só na estabilização estrutural e ambiental como também no primeiro atendimento às vítimas.

O objetivo maior do atendimento em situações de desastre com múltiplas vítimas é minimizar o número delas, tanto qualitativa quanto quantitativamente, oferecendo o melhor atendimento possível para o maior número de pacientes, ainda que na realidade nem sempre isso seja factível.

Para que se alcance esse objetivo, é necessário planejar, organizar e otimizar os recursos disponíveis e, periodicamente, treinar esse plano, de forma ampla e multi-institucional, por meio de simulações, que podem ser *table tops* (quando não se dispõe de recursos financeiros suficientes para custear o exercício), ou simulacros (que se caracterizam por formato amplo, multi-institucional, realizados em campo, geralmente com grande número de vítimas simuladas que são atendidas conjuntamente).

Semelhante à metodologia ABC de atenção ao trauma, a resposta ao desastre inclui elementos básicos similares a todos os eventos dessa natureza. A diferença é o grau em que as respostas deverão ser utilizadas de acordo com o tipo de desastre e a potencial necessidade de ajuda externa. As preocupações médicas elencadas na resposta aos desastres incluem quatro elementos – denominados STED na língua inglesa:

- S (*search and rescue*): busca e salvamento
- T (*triage and initial stabilization*): triagem e estabilização inicial
- E (*evacuation*): transporte/evacuação
- D (*definitive medical care*): tratamento médico definitivo.

Os parâmetros clínicos utilizados na avaliação das vítimas de desastres são os mesmos usados em outras situações emergenciais em que haja grande número de vitimados. São eles:

- Nível de consciência
- Vias aéreas não pérvias
- Angústia respiratória
- Hemorragia externa vultosa ou incontrolável
- Imobilidade ou má perfusão periférica.[3]

Uma das etapas mais importantes no planejamento de um sistema de atendimento médico em desastres é o dimensionamento de recursos materiais e humanos a partir do número potencial de vítimas, de modo a não desperdiçá-los.

Não há fórmula matemática para definir o número exato de vítimas que um determinado desastre poderá causar; porém, em função do mapeamento prévio de fragilidades e vulnerabilidades identificadas em determinada população conhecida, fixa ou flutuante, com base também em memórias históricas de grandes desastres do passado, pode-se inferir que o evento, potencialmente, provocará em média:

- 15% de vítimas não recuperáveis (classificadas com a cor preta pelo método de triagem de massa START [*simple triage and rapid treatment*]), dentre pacientes críticos inviáveis (10%) e mortos óbvios ou evidentes (5%)
- 20% de vítimas gravíssimas (classificadas com a cor vermelha)
- 20% de vítimas graves (classificadas com a cor amarela)
- 45% de vítimas leves (classificadas com a cor verde).

Das inúmeras metodologias de triagem existentes, destaca-se o fluxograma START, criado nos EUA, na Califórnia, que tem por objetivo classificar as vítimas por critério de gravidade[2] em quatro categorias, identificadas por cores distintas: verde, amarela, vermelha e preta, ou cinza ou laranja em alguns países.

Esse fluxograma não diferencia vítimas fatais de pacientes críticos inviáveis e pode ser utilizado por qualquer profissional, desde que devidamente treinado (Figura 7.1).

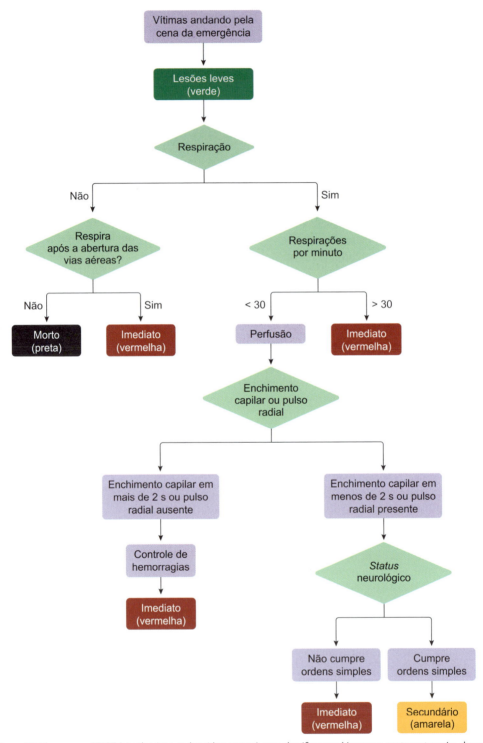

Figura 7.1 Fluxograma START (*simple triage and rapid treatment*) para classificar as vítimas em quatro categorias de gravidade.

A classificação rápida por cores determina não somente as vítimas que receberão prioritariamente algum tipo de procedimento/manobra salvadora ou estabilizadora de vida, ainda na cena do evento desastroso, e as que receberão outros procedimentos/manobras de menor complexidade, como também as que terão prioridade na evacuação e no transporte para hospitais adequados e preparados para tratá-las.

Desse modo, os primeiros pacientes a serem transportados, depois da intervenção necessariamente recebida na cena, são aqueles que terão maior chance de sobrevida e que melhor se beneficiarem com essa intervenção pré-hospitalar: os classificados inicialmente com a cor vermelha. Estes serão seguidos dos pacientes classificados pelas cores amarela, verde e, finalmente, preta, por ordem de gravidade, sendo estes últimos não transportados necessariamente para hospitais, mas para locais definidos pelas autoridades que estejam legalmente imbuídas da função de comando geral do incidente, que podem variar em função da cidade onde ocorreu o evento, da sua estrutura de emergência preexistente ou o que restou dela após o evento e, principalmente, em virtude do tipo de desastre.

No contexto geral de atendimento a desastres, as principais preocupações do sistema de saúde público, na prática, incluem:

- Abastecimento de água
- Abastecimento de alimentos
- Abrigo para a população afetada
- Manutenção mínima aceitável de saneamento básico
- Segurança pública
- Transporte público
- Manutenção de comunicação em nível minimamente aceitável
- Controle de doenças endêmicas e epidêmicas.

A despeito de não acontecer de maneira isonômica no mundo, é aconselhável e desejável que todas as atividades desenvolvidas no cenário de desastres, resposta médica, saúde pública, resgate e salvamento e segurança pública sejam coordenadas por uma estrutura organizacional única, denominada internacionalmente de ICS (*incident command system*) ou sistema de comando de incidente (SCI), ou ainda comando integrado de cena (CIC), à qual todas as instituições, públicas ou não, envolvidas nas ações de cena devem se reportar.

O ICS (SCI ou CIC) é uma estrutura organizacional e de linguagem operacional comum que possibilita que diferentes tipos de agências, de múltiplas jurisdições e instituições similares, trabalhem conjuntamente com efetividade na resposta a desastres e eventos de grandes proporções envolvendo múltiplas vítimas.

A estrutura organizacional de um ICS é construída em torno de cinco pilares (Figura 7.2):

- Comando do incidente propriamente dito
- Operações
- Planejamento
- Logística
- Financiamento/administração.

Constituem princípios importantes e fundamentais para bom desempenho, sucesso e efetividade das ações no planejamento e atendimento a desastres:

- Identificação clara do Comando de Incidentes e outros cargos de liderança, considerados chave, antes da ocorrência de desastres

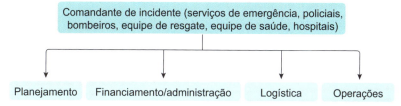

Figura 7.2 Fluxograma de um sistema de comando de incidente. (Adaptada de American Medical Association.)[3]

- O ICS/SCI precisa ser acionado precocemente, antes que o incidente fuja ao controle
- Serviços médicos, de saúde pública e pré-hospitalares, que geralmente trabalham de forma independente, precisam aderir à estrutura do ICS/SCI para evitar potenciais consequências negativas, incluindo:
  - Morte de profissionais dessas instituições devido a falhas de treinamento
  - Falta de suprimentos e insumos adequados para o cuidado local
  - Efetivo de profissionais trabalhando além de sua competência e treinamento específicos
- A estrutura do ICS/SCI deve ser a mesma independentemente da natureza do desastre. A única diferença se baseia na experiência individual de pessoas-chave e no tamanho do ICS/SCI utilizado em um desastre específico.

CONSIDERAÇÕES FINAIS

A importância do assunto não se fundamenta apenas nas repercussões e no impacto que os desastres provocam, mas também na preparação preventiva da possibilidade da ocorrência, em âmbito mundial, mesmo que os desastres de origem natural sejam pouco prováveis.

Como já mencionado, as ações do ser humano na natureza, por vezes não planejadas, intempestivas e imprudentes, provocam condições, crônica e evolutivamente, para que desastres de grandes proporções ocorram, trazendo muito sofrimento, estagnação e até mesmo falência estrutural urbana.

Inúmeros cursos, formativos e informativos, visando à preparação e à resposta adequada a desastres de todos os tipos, foram idealizados e realizados no Brasil e no resto do mundo, tais como:

- *Disaster Management and Emergency Preparedness Course*, promovido pelo American College of Surgeons
- *Advanced Disaster Life Suport* (ADLS), promovido pela American Medical Association
- Curso de Identificação e Atendimento a Eventos de Bioterrorismo, promovido pela Secretaria de Saúde de Estado em 2013, como parte do planejamento de ações de atendimento médico na Copa do Mundo de Futebol, realizada no Brasil em 2014
- Conferência Municipal de Proteção e Defesa Civil, promovida pela Coordenadoria Municipal de Defesa Civil (CoMDeC), realizada em 2014
- Curso de Formação e Capacitação da Força Nacional do SUS, promovido pelo Ministério da Saúde, realizado em 2012
- Capacitação em Gestão de Desastres e Atenção Médica em Situações de Desastres, promovida pela Associação Portuguesa de Anestesiologia, realizada em São Paulo em 2011
- Seminário de Atendimento a Acidentes com Múltiplas Vítimas, promovido pela Secretaria Municipal da Saúde de São Paulo em 2011.

REFERÊNCIAS BIBLIOGRÁFICAS

1. Castro ALC, Ferreira PAS, Catão FR et al. Política Nacional de Defesa Civil. Ministério do Planejamento e Orçamento; Secretaria Especial de Políticas Regionais; Departamento de Defesa Civil; 1997. pp. 5-12, 41-60.
2. Birolini D et al. Atendimento a desastres. Manual de Treinamento. 2000. pp. 20-1.
3. Coule PL, Schwartz RB, Swienton RE. Advanced disaster life support: provider manual. American Medical Association; National Disaster Life Support Foundation; 2004.

Parte 2

Situações Pré-Parada Cardiorrespiratória

Capítulo 8 Choque, 69

Capítulo 9 Síndrome Coronariana Aguda, 76

Capítulo 10 Edema Agudo dos Pulmões, 81

Capítulo 11 Tromboembolismo Pulmonar, 84

Choque

Fernando Gutierrez

CAPÍTULO

8

DEFINIÇÃO

Choque é uma condição clínica resultante do desequilíbrio entre a oferta (DO_2) e o consumo de oxigênio pelos tecidos (VO_2), sem necessariamente haver hipotensão arterial sistêmica. Uma DO_2 adequada depende do conteúdo arterial de oxigênio (CaO_2) e do débito cardíaco (DC). Quando o paciente está em choque, a produção de trifosfato de adenosina (ATP), necessário para o funcionamento da célula, está reduzida.[1]

A seguir são apresentadas as variáveis de oferta e consumo de oxigênio:

$$CaO_2 = (PaO_2 \times 0,0031) + (SaO_2 \times Hb \times 1,23)$$

$$CvO_2 = (PvO_2 \times 0,0031) + (SvO_2 \times Hb \times 1,23)$$

$$DO_2 = CaO_2 \times DC$$

$$VO_2 = (CaO_2 - CvO_2) \times DC$$

Em que:

PaO_2 = pressão arterial parcial de oxigênio

SaO_2 = saturação de oxigênio

Hb = hemoglobina

CvO_2 = saturação de oxigênio venoso central

PvO_2 = pressão do sangue no átrio direito

SvO_2 = saturação de oxigênio venoso do átrio direito.

QUADRO CLÍNICO | EXAME FÍSICO

Um paciente em choque pode apresentar sinais e sintomas sugestivos de hipoperfusão em diversos órgãos e sistemas, em diferentes intensidades (Tabela 8.1). No entanto, é importante considerar que, muitas vezes, um paciente evolui com choque de maneira insidiosa e o diagnóstico clínico é fundamentado na identificação do paciente de risco e em monitorização clínica e laboratorial intensiva. O paciente em choque pode, portanto, apresentar-se em estágios evolutivos diferentes, conforme descrito a seguir.[2,3]

Tabela 8.1 Manifestações clínicas de hipoperfusão nos diversos sistemas e órgãos.

Sistemas e órgãos	Sinais e sintomas
Sistema nervoso central	Agitação, encefalopatia, necrose cortical, polineuropatia
Coração	Arritmias, angina, infarto do miocárdio; disfunção primária ou secundária progressiva (ino e cronotrópica)
Pulmões	Hiperventilação inicial e falência ventilatória posterior; hipoxemia progressiva (IPA e SARA)
Rins	Hipoperfusão, redistribuição corticomedular, diminuição da TFG e aumento da reabsorção de sódio e água; oligúria e necrose tubular aguda
Sistema digestório	Gastrite erosiva, gastroparesia, pancreatite, colecistite e translocação
Fígado	Colestase intra-hepática e hepatite sistêmica
Sistema circulatório	Trombocitopenia, coagulação intravascular disseminada
Metabolismo	Hiperglicemia, hipoglicemia, hipertrigliceridemia, hipermetabolismo e hipercatabolismo

IPA: insuficiência pulmonar aguda; SARA: síndrome da angústia respiratória aguda; TFG: taxa de filtração glomerular.

> **Choque compensado.** O paciente apresenta-se estável com aumento da frequência cardíaca (FC), vasoconstrição arteriolar e venosa, aumento da liberação de hormônio antidiurético (ADH) e ativação do sistema renina-angiotensina. Clinicamente, o choque compensado mantém uma pressão arterial (PA) estável e geralmente está associado a taquicardia, manutenção de diurese em volume próximo do adequado, com aspecto concentrado. As medidas de lactato e saturação venosa – mista (SvO_2) ou central ($SvcO_2$) – costumam estar alteradas, caracterizando a hipoperfusão oculta.[4] Neste cenário, o aumento do lactato sérico (hiperlactatemia) indica um metabolismo anormal do oxigênio celular. A hiperlactatemia é bastante útil para o diagnóstico de choque em fases precoces (choque compensado),[5,6] para estabelecer um prognóstico,[7] ou, ainda, para auxiliar a orientação terapêutica.[8,9] No choque compensado, a diferença arteriovenosa de CO_2 (ΔCO_2) pode estar alargada, demonstrando hipofluxo.

> **Choque descompensado.** Existe disfunção orgânica evidente, muitas vezes em progressão (cardiovascular, respiratória, neurológica, digestiva). Quanto mais intensas e mais numerosas as disfunções, pior o prognóstico. As manifestações clínicas do choque variam de acordo com as características de cada paciente e de cada sistema hipoperfundido. Na apresentação clínica mais típica, além de hipotensão arterial sistêmica, podem ser identificados sinais de hipoperfusão tecidual evidenciada por uma vasoconstrição periférica caracterizada por pele fria, cianose, diminuição de diurese (< 0,5 mℓ/kg/h), enchimento capilar alentecido, aumento do gradiente de temperatura central e periférica, torpor e/ou confusão mental.[2,3] Nas fases mais precoces, o paciente pode apresentar apenas alteração do sensório, taquipneia e oligúria, mesmo antes de ocorrer hipotensão arterial. Hipotensão sustentada não é necessária para o diagnóstico de choque. Considera-se hipotensão sustentada uma PA sistólica inferior a 90 mmHg e/ou uma PA média inferior a 65 ou 40 mmHg abaixo da PA média usual do paciente por mais de 30 minutos.[1]

> **Choque irreversível ou refratário.** É caracterizado pela não resposta clínica às intervenções (fluidos, aminas etc.). O paciente invariavelmente apresenta falência orgânica múltipla. Convencionalmente, fala-se em disfunção quando ainda há possibilidades de reversão e, em falência, quando as medidas passam a ser fúteis.

TIPOS DE CHOQUE

A abordagem ao paciente em choque depende do processo fisiopatológico envolvido. Como o paciente em choque pode ter um ou mais mecanismos envolvidos neste desequilíbrio entre DO_2 e VO_2, esses mecanismos devem ser bem compreendidos.

Condições de alterações na DO_2
Relacionadas com o débito cardíaco

> **Condições de débito cardíaco baixo (choque por hipofluxo).** Geralmente ocorrem por diminuição da FC ou do volume sistêmico.

> **Condições de débito cardíaco elevado.** Costumam ocorrer quando os tecidos não têm tempo de extrair o oxigênio da circulação de maneira adequada.[10]

O choque, quando associado a alterações do DC, pode ter diferentes componentes simultâneos: hipovolêmico (redução do volume circulante efetivo); cardiogênico (redução do desempenho do coração); distributivo (distribuição inadequada do sangue associada a hipotensão arterial sistêmica); e obstrutivo (obstrução à movimentação do sangue na circulação central).[10]

Choque hipovolêmico. O componente hipovolêmico é bastante comum na terapia intensiva, podendo ocorrer por sangramento e/ou outras perdas, como vômito e diarreia. Quando há evolução para choque com presença apenas do componente hipovolêmico, as manifestações clínicas podem ser bastante sutis e/ou tardias, caracterizando um choque compensado ou não de acordo com a estimativa de perda sanguínea e outras características (Tabela 8.2). O choque por hipovolemia costuma ser caracterizado por pressões intracardíacas reduzidas, DC reduzido e resistência vascular sistêmica elevada. Quando associado a perda de sangue, pode ser

Tabela 8.2 Estimativa de perda sanguínea no choque hemorrágico.

Características	Classe I	Classe II	Classe III	Classe IV
Volume (mℓ)	< 750	> 750 a 1.500	> 1.500 a 2.000	≥ 2.000
Percentual (%)	15	> 15 a 30	> 30 a 40	≥ 40
Frequência cardíaca (bpm)	< 100	> 100	> 120	≥ 140
Pressão arterial (mmHg)	Normal	Diminuída	Diminuída	Diminuída
Enchimento capilar	Normal	Diminuído	Diminuído	Diminuído
Frequência respiratória (rpm)	14 a 20	> 20 a 30	> 30 a 40	≥ 35
Diurese (mℓ/h)	≥ 30	16 a 30	5 a 15	Mínima
Sensório	Ansiedade leve	Ansiedade moderada	Ansiedade, confusão mental	Confusão mental, letargia
Reposição volêmica	Cristaloide	Cristaloide	Cristaloide, sangue	Cristaloide, sangue

caracterizado como choque com padrão de hipoxia por hipofluxo e, também, por anemia.[10]

Choque cardiogênico. É mais bem representado pelo infarto agudo do miocárdio complicado, apesar de um componente cardiogênico também estar presente no choque séptico. No choque cardiogênico ocorre aumento das pressões intracardíacas e queda do DC e da PA com aumento da resistência vascular sistêmica. Nesse cenário, o coração deve ser visto como duas bombas em série, podendo a falência ser tanto da direita (ventrículo direito) e/ou da esquerda (ventrículo esquerdo). Outro componente cardiogênico que pode ser determinante para o choque é a FC. Taquicardia excessiva ou bradicardia (ainda que relativa) pode ser determinante do componente cardiogênico do choque, mesmo com contratilidade preservada.[10]

Choque distributivo. É representado principalmente pelo choque séptico, vasoplégico por inflamação (não infecciosa), anafilaxia, intoxicação por cianeto ou metformina ou, ainda, e pelo choque neurológico. A resistência vascular invariavelmente está baixa, o DC pode estar normal, reduzido, ou mesmo elevado, e as pressões intracardíacas tendem a estar baixas, com aspecto de hipovolemia relativa.[10]

Choque obstrutivo. Pode ser representado por embolia pulmonar, pneumotórax hipertensivo ou tamponamento cardíaco. No caso da embolia, a magnitude do choque depende do impacto na circulação arterial pulmonar e das condições do ventrículo direito (contratilidade e diástole).

A maioria dos episódios de embolia pulmonar não evolui com choque, sendo fundamental identificar quando for maciça e submaciça, condições que representam alta mortalidade e, por vezes, corrigíveis. No caso do tamponamento cardíaco, os principais fatores são o volume e a velocidade de acúmulo de líquido no pericárdio, além da presença ou não de hipovolemia. O saco pericárdico pode acumular até 1 a 2 ℓ de líquido, se acumulado em semanas ou meses, mas tolera mal 100 mℓ em minutos. As medidas de pressão intracardíacas direitas e esquerdas são fundamentais para compreensão e orientação terapêutica do mecanismo fisiopatológico do choque por embolia pulmonar, pneumotórax ou tamponamento. Na embolia as pressões de cavidade direita tendem a estar elevadas; o DC e a PA, baixos; e a resistência vascular sistêmica e pulmonar, elevada.[10]

O ecocardiograma é extremamente útil no diagnóstico e como guia terapêutico nos casos de choque obstrutivo.

Relacionadas com o conteúdo arterial de oxigênio

➤ Choque por anemia e/ou hipoxia. Condições nas quais pode ocorrer diminuição da hemoglobina por algum tipo de anemia (choque por anemia) e/ou por redução da oxigenação (choque por hipoxia). Geralmente, este último está relacionado com alguma patologia respiratória.[10]

➤ Choque citopático. Esta condição costuma ocorrer em situações mais avançadas e graves, existindo uma disfunção celular e/ou mitocondrial já estabelecida. A célula recebe oxigênio de maneira adequada, mas não consegue metabolizar. Dessa maneira, tanto o DC como o CaO_2 estão adequados, apesar do choque.[10]

ABORDAGEM E CONDUÇÃO CLÍNICA

A abordagem ao paciente em choque fundamenta-se em precocidade e monitorização. Quanto mais precoces as intervenções para correção dos fatores causais e das disfunções orgânicas, maior a probabilidade de recuperação.[1]

Deve-se considerar a colocação precoce de um cateter venoso central e arterial. O acesso venoso central é útil para infundir fluidos e medicamentos vasoativos, medir de maneira contínua a pressão venosa central e obter a gasometria venosa. O cateter arterial possibilita a medição contínua da PA e a coleta de amostras de sangue repetidas.[1]

O tratamento do choque é sempre direcionado ao tratamento do fator desencadeante, e correção e proteção de disfunções orgânicas, mediante adequação da hemodinâmica e da oxigenação.

A Figura 8.1 apresenta o fluxograma de tomada de decisão em caso de choque.

▸ Tratamento do fator desencadeante. A precocidade do diagnóstico e da correção do fator desencadeante é fundamental para a reversão do choque. Também são importantes: controle de hemorragia e terapia de reperfusão coronariana no infarto agudo do miocárdio; drenagem de pneumotórax ou derrame pericárdico; embolectomia em casos de embolia pulmonar submaciça ou maciça; e administração precoce de antibiótico e controle do foco infeccioso no caso de sepse.[1,2,11]

▸ Adequação hemodinâmica e oxigenação. A estabilização da hemodinâmica em uma fase aguda e precoce tem como objetivo inicial restaurar uma PA média mínima (em geral 65 a 70 mmHg) e um DC também minimamente adequado para restaurar perfusão mínima. Nesta fase, é preciso reconhecer os componentes de um DC e/ou CaO_2 inadequados (choque

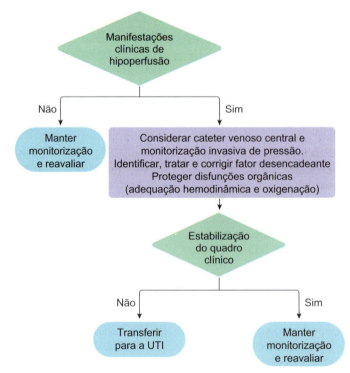

Figura 8.1 Sequência de decisões em caso de choque. UTI: unidade de terapia intensiva.

com hipofluxo, anêmico ou hipóxico). Segue-se uma fase de otimização de oferta de oxigênio aos tecidos e de restauração das disfunções orgânicas. São medidas frequentemente adotadas para o tratamento do paciente com choque: monitorização contínua da infusão de fluidos; início e titulação de medicamentos vasoativos e/ou inotrópicos; hemotransfusão e avaliação de marcadores de perfusão clínicos e laboratoriais (lactato, SvO_2 e ΔCO_2).[1,2,11]

Fluidos

Os fluidos devem ser administrados rapidamente (300 a 500 mℓ em, no máximo, 20 a 30 minutos) e monitorados (evitando-se sobrecarga hídrica desnecessária) em pacientes potencialmente fluido-responsivos. Estes pacientes devem ser identificados a partir de variáveis dinâmicas (variação de pressão de pulso, elevação passiva de membros, DC, variação de volume sistólico) e estáticas (pressão venosa central). A infusão de fluidos deve ser guiada por metas hemodinâmicas (aumento do DC, PA média, DO_2) e limitadas pela identificação de medidas de segurança (elevação da pressão venosa central).[12-14]

Medicamentos vasoativos

A escolha do vasopressor depende da fisiopatologia relacionada com o choque. A vasoconstrição sistêmica pode ser regulada por dois sistemas, o adrenérgico e o vasopressinérgico.[15,16]

➤ Norepinefrina. É um potente agonista α-adrenérgico. Aumenta a PA por vasoconstrição e simultaneamente eleva o DC em torno de 10 a 15% por ter efeito β-1-adrenérgico e por aumento do retorno venoso. Mesmo podendo causar arritmias, atualmente é o vasopressor de primeira escolha em condições de choque.[15,16]

➤ Dopamina. É o precursor natural da norepinefrina e da epinefrina, tendo efeito dose-dependente. Em doses menores do que 5 μg/kg/min tem efeito dopaminérgico, promovendo vasodilatação no leito vascular mesentérico e renal. Em doses entre 5 e 10 μg/kg/min tem efeito β-1, aumentando a contratilidade miocárdica e a FC. Em dose superior a 10 μg/kg/min tem efeito α-1, provocando vasoconstrição

e elevação da PA. O aumento da PA ocorre, primariamente, em virtude do aumento no volume sistólico e na FC. A dopamina costuma provocar taquiarritmias mal toleradas pelos pacientes em choque. O efeito dopaminérgico da dopamina não tem comprovação de melhora na função renal, apesar de algumas vezes promover um aumento de diurese.[15,16]

➤ Epinefrina. É um potente vasoconstritor, que aumenta a PA por estimular os receptores α-1. Em doses baixas (até 0,02 μg/kg/min) tem efeitos β-1 e aumenta a contratilidade miocárdica, sendo uma alternativa à dobutamina. Promove, portanto, efeito vasoconstritor, inotrópico e cronotrópico positivo, aumentando o tônus vascular e elevando o DC por aumento do volume sistólico e da FC. A epinefrina aumenta o lactato sérico por mecanismo aeróbico, prejudicando o uso deste marcador como ferramenta de monitorização da ressuscitação. Seu uso é limitado, pois pode provocar taquiarritmias e redução do fluxo esplâncnico.[15,16]

➤ Fenilefrina. É uma catecolamina sintética que atua exclusivamente no receptor α. Promove vasoconstrição arterial e venosa. Tem início de ação rápido e com breve duração, sendo usada exclusivamente em *bolus*. Pode ser administrada como segunda linha de tratamento em pacientes com choque por vasoplegia, especificamente naqueles com taquiarritmias causadas por outros medicamentos. A dose habitual da fenilefrina varia entre 0,05 e 0,09 μg/kg/min.[15,16]

➤ Vasopressina. É um peptídio de ação hormonal, sintetizado no hipotálamo, transportado e armazenado na hipófise posterior, sendo liberado no plasma quando ocorrem aumento da osmolaridade, hipotensão, hipovolemia, dor, náuseas e hipoxia. Tem efeito vasoconstritor, promovendo a contração da musculatura lisa dos vasos via receptores V1 e pelo aumento da resposta às catecolaminas. Outro mecanismo para elevação da PA é a inibição de óxido nítrico na musculatura lisa dos vasos e nos canais de K^+-ATP. Pode ser usada em pós-circulação extracorpórea e no choque séptico refratário, em especial na redução da dose de norepinefrina. A dose de vasopressina normalmente administrada é de 0,001 a 0,04 U/min. Vasoconstrição coronariana e mesentérica, hiponatremia, intoxicação hídrica e necrose de extremidades são os principais efeitos adversos.[15,16]

▶ Terlipressina. É um análogo sintético da vasopressina com maior seletividade pelos receptores V1. Seu metabólito ativo tem meia-vida de 50 minutos, proporcionando um efeito por 4 a 6 horas. Como efeito colateral, pode provocar redução do DC, isquemia periférica (dermatite necrótica), isquemia coronária e mesentérica, hiponatremia e vasoconstrição pulmonar. Quando administrada em *bolus* de 1 a 2 mg a pacientes com choque séptico, eleva a PA em poucos minutos com efeito sustentado por 120 minutos após a injeção.[17]

Medicamentos inotrópicos

O uso de inotrópicos visa melhorar a contratilidade miocárdica e aumentar o DC, sendo sugerida a monitorização contínua do DC durante o uso desses medicamentos. Diversos medicamentos apresentam propriedades inotrópicas e alguns deles também são vasopressores[15,16] (Tabela 8.3).

▶ Dobutamina. É uma catecolamina sintética com efeito sobre receptores β-1 (inotrópico e cronotrópico positivo) e β-2 (vasodilatador arterial). Aumenta, portanto, o DC por atuar na contratilidade e na FC. Deve ser administrada com cautela em pacientes com hipovolemia e que toleram mal taquicardia.[15,16]

▶ Inibidores de fosfodiesterase (milrinona). Aumentam a contratilidade miocárdica e o DC com pequeno incremento no consumo de oxigênio (3 a 5%). Causam efeito vasodilatador sistêmico e, principalmente, pulmonar. Em função de sua meia-vida prolongada, podem agravar a hipotensão. Na falência do ventrículo direito, podem ser usados preferencialmente em relação à dobutamina, por terem efeito vasodilatador

mais pronunciado na circulação pulmonar. Nos casos de lesão renal aguda, sua dose deve ser ajustada. A dose de ataque é de 50 µg/kg/min e a de manutenção, de 0,375 a 0,75 µg/kg/min.[15,16]

▶ Levosimendana. É um sensibilizador dos canais de cálcio, exercendo seu efeito inotrópico por dois mecanismos: sensibilização das proteínas contráteis (troponina C) e abertura dos canais de ATP K-dependentes. Melhora a contratilidade miocárdica sem aumentar o Ca^{2+} intracelular ou comprometer o relaxamento diastólico. Sua administração demanda cautela, pois, ao relaxar a musculatura lisa arteriolar, pode causar hipotensão e agravar o choque. Apresenta um metabólito ativo por até 1 semana, o que perpetua seus efeitos e pode prejudicar o tratamento do paciente em choque (principalmente a hipotensão). A dose de ataque é de 12 µg/kg em 10 minutos, seguida de uma infusão contínua de 0,1 µg/kg/min.[15,16]

> ### Atenção
>
> - O paciente em choque tem altas mortalidade e morbidade
> - A precocidade no diagnóstico e na intervenção é essencial para o sucesso no tratamento
> - As condições clínicas que predispõem ao choque devem sempre ser acompanhadas e monitoradas pela possibilidade de choque compensado
> - Alterações no nível de consciência, respiratórias e de frequência cardíaca podem ser as primeiras manifestações de choque
> - O tratamento deve ser direcionado à correção dos processos fisiopatológicos envolvidos e, simultaneamente, à ressuscitação e à estabilização da hemodinâmica e da oferta de oxigênio aos tecidos
> - A medida de lactato, SvO_2 e gradiente de CO_2 pode auxiliar na identificação e orientação terapêutica nos pacientes com choque, especialmente o choque compensado

Tabela 8.3 Doses recomendadas e mecanismos de ação dos inotrópicos.

Fármaco	Dose (µg/kg/min)	Mecanismo de ação			
		β-1	β-2	PDE	Sensibilizador de canais de Ca^{2+}
Dobutamina	2,0 a 20,0	+++++	+++	0	0
Milrinona	0,375 a 0,75	0	0	+++	0
Levosimendana	0,05 a 0,2	0	0	0	+++

+: intensidade de ação do medicamento.

REFERÊNCIAS BIBLIOGRÁFICAS

1. Cecconi M, De Backer D, Antonelli M et al. Consensus on circulatory shock and hemodynamic monitoring. Consensus on circulatory shock and hemodynamic monitoring. Task force of the European Society of Intensive Care Medicine. Intensive Care Med. 2014; 40(12):1795-815.
2. Vincent JL, De Backer D. Circulatory shock. N Eng J Med. 2013; 369:1726-34.
3. Vincent JL, Ince C, Bakker J. Clinical review: circulatory shock – an update: a tribute to Professor Max Harry Weil. Crit Care. 2012; 16:239.
4. Rady MY, Rivers EP, Nowak RM. Resuscitation of critically ill in ED: responses of blood pressure, heart rate, shock index, central venous oxygen saturation, and lactate. Am J Emerg Med. 1996; 14(2):218-25.
5. Ronco JJ, Fenwick JC, Tweeddale MG et al. Identification of the critical oxygen delivery for anaerobic metabolism in critically ill septic and nonseptic humans. JAMA. 1993; 270:1724-30.
6. Bakker J, Vincent JL. The oxygen supply dependency phenomenon is associated with increased blood lactate levels. J Crit Care. 1991; 6:152-9.
7. Howell M, Donnino M, Clardy P et al. Occult hypoperfusion and mortality in patients with suspected infection. Intensive Care Med. 2007; 33(11):1892-9.
8. Nguyen HB, Rivers EP, Knoblich BP et al. Early lactate clearance is associated with improved outcome in severe sepsis and septic shock. Crit Care Med. 2004; 32:1637-42.
9. Jansen TC, van Bommel J, Schoonderbeek FJ et al. Early lactate-guided therapy in intensive care unit patients: a multicenter, open-label, randomized controlled trial. Am J Respir Crit Care Med. 2010; 182:752-61.
10. Assunção MSC, Silva Eliezer. Classificação dos estados de choque. In: Assunção MSC, Fernandes HS (Eds.). Monitorização hemodinâmica no paciente grave. São Paulo: Atheneu; 2013. pp. 245-66.
11. Silva E, Akamine N, Knobel E. Metas do tratamento do choque. In: Knobel E (Ed.). Monitorização hemodinâmica do paciente grave. São Paulo: Atheneu; 2013. pp. 269-78.
12. Marik PE. Fluid responsiveness and the six guiding principles of fluid resuscitation. Crit Care Med. 2016; 44:1920-2.
13. Vincent JL, Weil MH. Fluid challenge revisited. Crit Care Med. 2006; 34:1333-7.
14. Myburgh JA, Mythen MG. Resuscitation fluids. N Engl J Med. 2013; 369:1243-51.
15. Overgaard CB, Dzavík V. Inotropes and vasopressors. Review of physiology and clinical use in cardiovascular disease. Circulation. 2008; 118:1047-56.
16. Hollemberg SM. Vasoactive drugs in circulatory shock. Am J Respir Crit Care Med. 2011; 183:847-55.
17. Lange M, Ertmer C, Westphal M. Vasopressin vs. terlipressin in the treatment of cardiovascular failure in sepsis. Intensive Care Med. 2008; 34:821-32.

CAPÍTULO 9

Síndrome Coronariana Aguda

Talia Falcão Dalçóquio e Felipe Gallego Lima

DEFINIÇÃO

A síndrome coronariana aguda (SCA) é causada por isquemia e/ou necrose miocárdica, geralmente decorrente de uma redução abrupta do fluxo coronário.

ETIOLOGIA

- Instabilidade de placas ateroscleróticas (p. ex., ruptura ou erosão)
- Causas menos frequentes: dissecção espontânea de coronária, arterites, traumatismo torácico, embolização, trombofilia e desproporção entre oferta e consumo de oxigênio miocárdico.

QUADRO CLÍNICO | EXAME FÍSICO

- Dor torácica anginosa típica, com características de instabilidade (início em repouso, duração prolongada, padrão em crescendo, início recente)
- Sintomas atípicos (p. ex., dispneia, sudorese, palidez e náuseas) na ausência de dor torácica podem ocorrer, principalmente, em idosos, mulheres, portadores de diabetes melito, insuficiência renal crônica e demência
- Exame físico: pouco específico. Sinais de insuficiência cardíaca aguda (congestão pulmonar, presença de B3 e B4, insuficiência mitral, hipotensão, taquicardia e sinais de má perfusão tecidual) sugerem complicações.

CRITÉRIOS DIAGNÓSTICOS

Síndrome coronariana aguda sem supradesnivelamento do segmento ST

- Angina instável e infarto agudo do miocárdio sem supradesnivelamento do segmento ST

- História clínica
- Eletrocardiograma (ECG): alterações sugestivas de isquemia, como infradesnivelamento do segmento ST e inversão de onda T, ou ECG normal
- Marcadores de necrose miocárdica: troponina e CK-MB-massa normais na angina instável e elevados no infarto agudo do miocárdio sem supradesnivelamento do segmento ST.

> **Atenção**
>
> - Avalie o risco isquêmico em todos os pacientes com SCA
>   - Escore TIMI para SCA sem supradesnivelamento do segmento ST (Tabela 9.1)
>   - Escore GRACE (www.gracescore.org)
>   - Escore pontual de risco
> - Avalie o risco de sangramento
>   - Escores de risco: CRUSADE (https://www.mdcalc.com/crusade-score-post-mi-bleeding-risk) ou Mehran et al.
>   - Condições associadas a maior risco de sangramento: idade avançada, sexo feminino, baixo peso, história prévia de sangramento, anemia, insuficiência renal, neoplasias e uso de anticoagulante oral prévio.

Tabela 9.1 Escore de risco TIMI para síndrome coronariana aguda sem supradesnivelamento do segmento ST.*

1 ponto para cada um dos fatores de risco a seguir:
- Idade ≥ 65 anos
- Elevação de marcadores de necrose miocárdica
- Depressão do segmento ST
- ≥ 3 fatores de risco para doença coronária**
- Uso de ácido acetilsalicílico nos últimos 7 dias
- Angina grave < 24 h***
- Doença coronária conhecida: estenose ≥ 50%

*Avalia risco à vida, risco de reinfarto ou recorrência de isquemia com necessidade de revascularização urgente em 14 dias: 0 a 1 ponto = 4,7%; 2 pontos = 8,3%; 3 pontos = 13,2%; 4 pontos = 19,9%; 5 pontos = 26,2%; 6 a 7 pontos = 40,9%. **Hipertensão arterial sistêmica, hipercolesterolemia, diabetes melito, tabagismo, história familiar de doença arterial coronariana. ***≥ 2 episódios de angina em 24 h.

Tabela 9.2 Estratificação de risco isquêmico para síndrome coronariana aguda sem supradesnivelamento do segmento ST.

Baixo risco
- Escore TIMI de 0 a 2 pontos
- Escore GRACE < 109 pontos
- Ausência das características citadas para os riscos intermediário e alto

Risco intermediário
- Escore TIMI de 3 a 4 pontos
- Escore GRACE de 109 a 140 pontos
- Qualquer uma das características a seguir isoladamente e na ausência das características de alto risco: idade entre 70 e 75 anos, doença cardiovascular (coronária, cerebrovascular ou arterial periférica) conhecida, diabetes melito, uso prévio de ácido acetilsalicílico, angina iniciada em repouso e resolvida no momento da admissão, inversão da onda T > 2 mm, ondas Q patológicas

Alto risco
- Escore TIMI de 5 a 7 pontos
- Escore GRACE > 140 pontos
- Qualquer uma das características a seguir, isoladamente: idade > 75 anos, angina no momento da avaliação, instabilidade hemodinâmica, insuficiência cardíaca aguda, infradesnivelamento do segmento ST > 0,5 mm, alteração dinâmica do ST, bloqueio completo de ramo novo ou presumidamente novo, taquicardia ventricular sustentada, elevação de marcadores de necrose miocárdica

Atenção

Nas apresentações eletrocardiográficas atípicas descritas a seguir, deve-se considerar estratégia invasiva de urgência:
- Bloqueio de ramo esquerdo, com maior chance de oclusão coronária em casos com:
  - Supra de ST ≥ 1 mm concordante em derivações com QRS positivo
  - Infra de ST ≥ 1 mm concordante de V1 a V3
  - Supra de ST ≥ 5 mm discordante em derivações com QRS negativo
- Bloqueio de ramo direito também pode dificultar o diagnóstico de infarto agudo do miocárdio com supradesnivelamento do segmento ST. Esse bloqueio novo com supradesnível denota grande área de miocárdio acometida
- Ritmo de marca-passo: os critérios para bloqueio de ramo esquerdo podem ajudar a diferenciar
- Onda T hiperaguda
- Infarto agudo do miocárdio isoladamente: em caso de infradesnivelamento de V1-3, deve-se realizar ECG com derivações posteriores (V7 e V8)
- Isquemia secundária a lesão de traumatismo cranioencefálico e/ou doença multivascular: infra de ST ≥ 1 mm difuso com supra de ST em aVR e/ou V1.

Síndrome coronariana aguda com supradesnivelamento do segmento ST

- Sintomas de isquemia miocárdica de início abrupto
- ECG: supradesnivelamento de 1 mm do segmento ST medido no ponto J em duas ou mais derivações contíguas (se V2-V3: ≥ 2,0 a 2,5 mm em homens ou ≥ 1,5 mm em mulheres). Se o supradesnivelamento ocorrer em derivações inferiores (D2, D3, aVF), deve-se realizar ECG com derivações precordiais direitas (V3R e V4R) para se identificar infarto agudo do miocárdio de ventrículo direito.

DIAGNÓSTICO DIFERENCIAL

- Tromboembolismo pulmonar
- Dissecção aórtica
- Pneumotórax
- Alterações musculoesqueléticas
- Doenças do sistema digestório
- Transtornos de ansiedade.

ABORDAGEM E CONDUÇÃO CLÍNICA

As Figuras 9.1 e 9.2 apresentam fluxogramas para tomada de decisão em casos de SCA.

Figura 9.1 Abordagem inicial da síndrome coronariana aguda e abordagem da síndrome coronariana aguda sem supradesnivelamento do segmento ST (SCASSST). Anticoagulação sugerida: (1) enoxaparina 1 mg/kg SC 12/12 h (0,75 mg/kg 12/12 h se ≥ 75 anos ou 1 mg/kg 1 vez/dia se houver *clearance* de creatinina entre 15 e 30 mℓ/min/1,73 m²); (2) fondaparinux 2,5 mg SC 1 vez/dia (associar HNF em caso de angioplastia 70 a 85 IU/kg, ou 50 a 60 IU/kg se houver inibidores da GPIIb/IIIa associados). (3) se *clearance* de creatinina < 15 a 20 mℓ/min/1,73 m², usar HNF: 60 a 70 UI IV em *bolus* – máx. 5.000 UI + 12 a 15 UI/kg/h IV contínuo – máx. 1.000 UI/h, e ajustes para manter TTPa entre 50 e 70 s). SC: via subcutânea; IV: via intravenosa; ECG: eletrocardiograma; IECA: inibidor da enzima conversora de angiotensina; BRA: bloqueador do receptor da angiotensina; SCACSST: síndrome coronariana aguda com supradesnivelamento do segmento ST; PCR: parada cardiorrespiratória; AAS: ácido acetilsalicílico; HNF: heparina não fracionada; TTPa: tempo de tromboplastina parcial ativada; AVC: acidente vascular cerebral; AIT: acidente isquêmico transitório. (Assista ao vídeo explicativo sobre esse assunto, disponível no GEN-IO, o ambiente virtual de aprendizagem do GEN.)

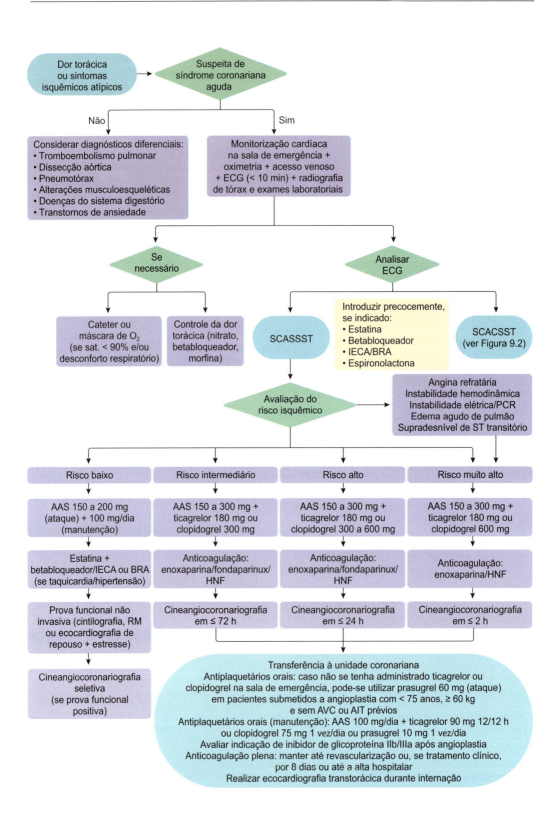

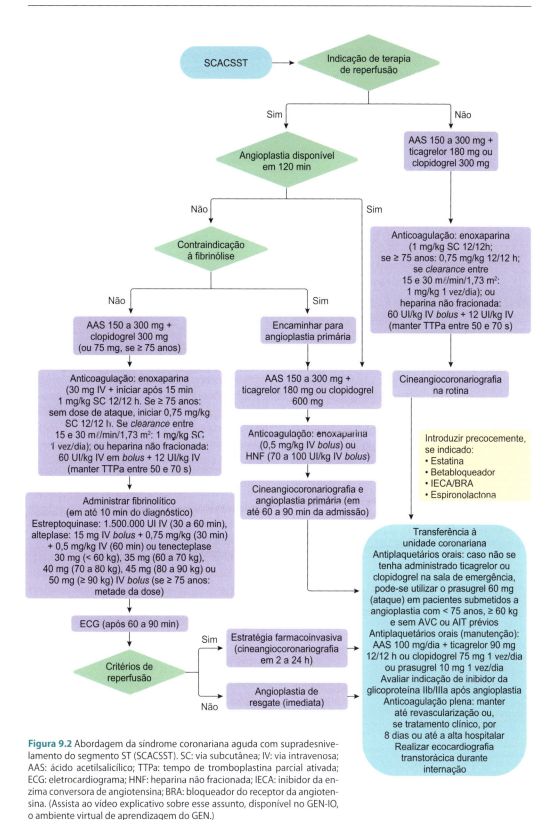

Figura 9.2 Abordagem da síndrome coronariana aguda com supradesnivelamento do segmento ST (SCACSST). SC: via subcutânea; IV: via intravenosa; AAS: ácido acetilsalicílico; TTPa: tempo de tromboplastina parcial ativada; ECG: eletrocardiograma; HNF: heparina não fracionada; IECA: inibidor da enzima conversora de angiotensina; BRA: bloqueador do receptor da angiotensina. (Assista ao vídeo explicativo sobre esse assunto, disponível no GEN-IO, o ambiente virtual de aprendizagem do GEN.)

Atenção

Indicação de terapia de reperfusão
- Todos os pacientes com sintomas ≤ 12 h e supradesnivelamento de ST persistente
- Caso a angioplastia não esteja disponível, deve-se realizar fibrinólise (se não houver contraindicações) em até 12 h após o início dos sintomas
- Entre 12 e 24 h após o início dos sintomas, pode-se considerar terapia fibrinolítica; entre 12 e 48 h, pode-se considerar angioplastia primária
- Após 48 h, a angioplastia é indicada somente se houver dor persistente, instabilidade elétrica e/ou hemodinâmica.

Contraindicações absolutas à fibrinólise
- Neoplasia, lesão vascular ou sangramento intracranianos prévios
- Traumatismo craniano ou acidente vascular cerebral isquêmico nos últimos 3 meses
- Dissecção aguda de aorta
- Discrasia sanguínea.

Contraindicações relativas à fibrinólise
- História de acidente vascular cerebral isquêmico > 3 meses ou doenças intracranianas não listadas nas contraindicações absolutas
- Gravidez
- Uso atual de antagonistas da vitamina K (verificar INR)
- Sangramento interno recente < 2 a 4 semanas
- Ressuscitação cardiopulmonar traumática e prolongada ou cirurgia de grande porte < 3 semanas
- Hipertensão arterial não controlada (pressão arterial sistólica > 180 mmHg ou diastólica > 110 mmHg)
- Punções não compressíveis
- História de hipertensão arterial crônica importante e não controlada
- Úlcera péptica ativa
- Exposição prévia à estreptoquinase (somente para estreptoquinase).

Indicação de angioplastia de resgate
- Manutenção da dor torácica, instabilidade hemodinâmica e/ou elétrica
- Aumento ou redução < 50% na amplitude do supradesnível inicial após 90 min do início da infusão do trombolítico.

BIBLIOGRAFIA

Amsterdam EA, Wenger NK, Brindis RG et al. 2014 AHA/ACC guideline for the management of patients with non-ST-elevation acute coronary syndromes: a report of the American College of Cardiology/American Heart Association Task Force on Practice Guidelines. J Am Coll Cardiol. 2014; 64:e139-228.

Borja Ibanez B, James S, Agewall S et al. 2017 ESC Guidelines for the management of acute myocardial infarction in patients presenting with ST-segment elevation. Eur Heart J. 2018; 39:119-77.

Mann DL, Zipes DP, Libby P et al. Braunwald's heart disease: a textbook of cardiovascular medicine. 10. ed. London: Elsevier; 2015.

Nicolau JC, Timerman A, Marin-Neto JA et al.; Sociedade Brasileira de Cardiologia. Diretrizes da Sociedade Brasileira de Cardiologia sobre angina instável e infarto agudo do miocárdio sem supradesnível do segmento ST. Arq Bras Cardiol. 2014; 102(3 Supl 1):1-61.

Piegas LS, Timerman A, Feitosa GS et al. V Diretriz da Sociedade Brasileira de Cardiologia sobre tratamento do infarto agudo do miocárdio com supradesnível do segmento ST. Arq Bras Cardiol. 2015; 105(2):1-105.

Roffi M, Patrono C, Collet JP et al. 2015 ESC Guidelines for the management of acute coronary syndromes in patients presenting without persistent ST-segment elevation. Eur Heart J. 2016; 37:267-315.

Edema Agudo dos Pulmões

CAPÍTULO 10

Alexandre de Matos Soeiro

DEFINIÇÃO | CRITÉRIOS DIAGNÓSTICOS

A investigação diagnóstica do edema agudo dos pulmões baseia-se em sua definição: insuficiência respiratória aguda (< 6 horas) associada a estertores bilaterais à ausculta pulmonar, evidência radiográfica de edema alveolar e/ou intersticial e oximetria < 90% em ar ambiente. A investigação deve ser feita, portanto, com base em diagnóstico e busca por etiologias.

ETIOLOGIA

- Hipertensão
- Doença coronariana
- Valvopatia
- Arritmias
- Disfunção do ventrículo esquerdo
- Insuficiência renal
- Inflamação.

QUADRO CLÍNICO | EXAME FÍSICO

Anamnese e exame físico com apresentação súbita e estertores bilaterais até ápice à ausculta pulmonar associados a oximetria < 90%.

EXAMES COMPLEMENTARES

- Eletrocardiograma indicando arritmias, sinais de sobrecarga de câmaras e isquemia aguda
- Radiografia de tórax com infiltrado pulmonar bilateral
- Ultrassonografia pulmonar podendo apresentar linhas B

- Ecocardiograma transtorácico mostrando disfunção diastólica (mais comum) ou sistólica. Alterações segmentares, presença ou não de valvopatias e hipertensão pulmonar
- Prova de isquemia miocárdica não invasiva
- Cineangiocoronariografia, quando o quadro de síndrome coronariana aguda for evidente
- Na possibilidade de hipertensão secundária, deve-se solicitar cortisol sérico; dosagem de hormônio tireoestimulante (TSH), hormônio do crescimento (GH) e aldosterona sérica; atividade de renina plasmática; ultrassonografia renal com Doppler; urina tipo I e catecolaminas séricas e urinárias. Quando a cineangiocoronariografia for necessária, a realização de angiografia renal deve ser conjunta.

ABORDAGEM E CONDUÇÃO CLÍNICA

- Decúbito elevado a 90°
- Morfina: 2 a 4 mg por via intravenosa (IV)
- Oxigênio: uso de ventilação não invasiva com pressão positiva (CPAP ou BIPAP)
- Nitrato sublingual: dinitrato de isossorbida 5 mg (máximo de 3 doses)
- Nitrato IV: nitroprusseto de sódio ou nitroglicerina
- Diurético: furosemida 0,5 a 1,0 mg/kg IV.

A Figura 10.1 apresenta o fluxograma para atendimento ao paciente com edema agudo dos pulmões.

Alvos terapêuticos

- Melhora da dispneia
- Ausência de sinais de fadiga
- Oximetria > 94%

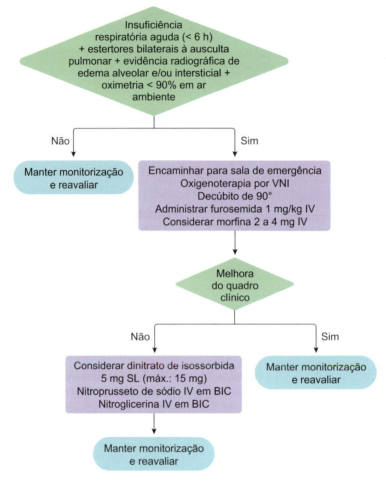

Figura 10.1 Fluxograma de atendimento ao paciente com edema agudo dos pulmões. VNI: ventilação não invasiva; IV: via intravenosa; SL: sublingual; BIC: bomba de infusão contínua. (Assista ao vídeo explicativo sobre esse assunto, disponível no GEN-IO, o ambiente virtual de aprendizagem do GEN.)

- Melhora de acidose respiratória
- Redução de linhas B
- Queda de pressão arterial sistólica entre 15 e 25%.

BIBLIOGRAFIA

Cotter G, Moshkovitz Y, Milovanov O et al. Acute heart failure: a novel approach to its pathogenesis and treatment. Eur J Heart Fail. 2002; 4:227-34.

Fiutowski M, Waszyrowski T, Krzeminska-Pakula M et al. Pulmonary edema prognostic score predicts in-hospital mortality risk in patients with acute cardiogenic pulmonary edema. Heart Lung. 2008; 37:46-53.

Goldstein PG, Oliveira JR MT. Edema agudo de pulmão. In: Soeiro AM, Leal TCAT, Oliveira MT Jr et al. (Eds.). Manual de condutas práticas da unidade de emergência do InCor: abordagem em cardiopneumologia. 2. ed. Barueri: Manole; 2017.

Gray A, Goodacre S, Newby DE et al. The 3CPO Trialists. Noninvasive ventilation in acute cardiogenic pulmonary edema. N Engl J Med. 2008; 359:142-51.

Hochman JS, Ingbar DH. Cardiogenic shock and pulmonary edema. In: Fauci AS, Braunwald E, Kasper DL et al. Harrison's principles of internal medicine. 18. ed. Philadelphia: Elsevier; 2010.

Karmpaliotis D, Kirtane AJ, Ruisi CP et al. Diagnostic and prognostic utility of brain natriuretic peptide in subjects admitted to the ICU with hypoxic respiratory failure due to noncardiogenic and cardiogenic pulmonary edema. Chest. 2007; 131:964-71.

Levitt JE, Vinayak AG, Gehlbach BK et al. Diagnostic utility of B-type natriuretic peptide in critically ill patients with pulmonary edema: a prospective cohort study. Crit Care. 2008; 12(1):R3.

Liesching T, Nelson DL, Cormier KL et al. Randomized trial of bilevel versus continuous positive airway pressure for acute pulmonary edema. J Emerg Med. 2014; 46(1):130-40.

Ozsancak Ugurlu A, Sidhom SS, Khodabandeh A et al. Use and outcomes of noninvasive positive pressure ventilation in acute care hospitals in Massachusetts. Chest. 2014; 145(5):964-71.

Parissis J, Nikolaou M, Mebazaa A et al. Acute pulmonary oedema: clinical characteristics, prognostic factors, and in-hospital management. Eur J Heart Failure. 2010; 12:1193-202.

Passarini JN, Zambon L, Morcillo AM et al. Use of non-invasive ventilation in acute pulmonary edema and chronic obstructive pulmonary disease exacerbation in emergency medicine: predictors of failure. Rev Bras Ter Intensiva. 2012; 24(3):278-83.

Peter JV, Moran JL, Phillips-Hughes J et al. Effect of non-invasive positive pressure ventilation (NIP-PV) on mortality in patients with acute cardiogenic pulmonary edema: a meta-analysis. Lancet. 2006; 367(9517):1155-63.

Pirracchio R, Resche Rigon M, Mebazaa A et al. Continuous positive airway pressure (CPAP) may not reduce short-term mortality in cardiogenic pulmonary edema: a propensity-based analysis. J Card Fail. 2013; 19(2):108-16.

Rana R, Vlahakis NE, Daniels CE et al. B-type natriuretic peptide in the assessment of acute lung injury and cardiogenic pulmonary edema. Crit Care Med. 2006; 34:1941-6.

Roguin A, Behar DM, Ami HB et al. Long-term prognosis of acute pulmonary edema – an ominous outcome. Eur J Heart Fail. 2000; 2:137-44.

Schnell D, Timsit JF, Darmon M et al. Noninvasive mechanical ventilation in acute respiratory failure: trends in use and outcomes. Intensive Care Med. 2014; 40(4):582-91.

CAPÍTULO 11

Tromboembolismo Pulmonar

Luiz Minuzzo, Elizabete Silva dos Santos e Ari Timerman

DEFINIÇÃO

O tromboembolismo pulmonar (TEP), apesar de se apresentar de maneira grave na maioria dos casos, ainda é uma doença subdiagnosticada na prática clínica. Caracteriza-se pela impactação, geralmente súbita, de um ou mais êmbolos na artéria pulmonar (tronco, ramos direito e/ou esquerdo ou ramos secundários) provenientes do sistema venoso profundo de membros inferiores ou da região pélvica. Esse êmbolo pode ser constituído por ar, gordura, tumor, entre outros. No entanto, este capítulo restringe-se àqueles formados por sangue (êmbolo hemático).

A apresentação clínica é bastante variável. Os pacientes podem estar assintomáticos, apresentar dispneia (geralmente de caráter súbito) ou quadros de dor torácica que evoluem com choque cardiogênico, demandando tratamento emergencial a fim de se reduzir a mortalidade.

É importante salientar que, do ponto de vista clínico, o TEP e a trombose venosa profunda (TVP) podem ser considerados um *continuum* do mesmo quadro clínico, o tromboembolismo venoso (TEV).

EPIDEMIOLOGIA

Em função do uso mais amplo da tomografia computadorizada (TC) nos hospitais, mais casos de TEP têm sido diagnosticados, registrando-se um aumento na incidência dessa doença nos últimos anos.

A incidência anual estimada nos EUA é de 100.000 pacientes,[1] mas esse número pode ser muito maior devido aos casos não diagnosticados. Uma revisão recente registra cerca de 32% de casos de TVP com TEP silencioso.[2] Um relato mais antigo identificou 630.000 casos de TVP com TEP ao ano nos EUA, com até 200.000 óbitos, com a maioria dos diagnósticos durante a autopsia.[3]

O TEP é mais prevalente no sexo masculino (56 homens *versus* 48 mulheres/100.000 pacientes).[4,5] Essa prevalência aumenta consideravelmente com a idade, principalmente em mulheres, com taxas de 500/100.000 acometidos naqueles com mais de 75 anos de idade.[6]

Graças ao diagnóstico mais precoce e tratamento mais adequado, a mortalidade vem se reduzindo ao longo dos anos,[4,7] mas ainda pode atingir de 12 a 30% na primeira hora. Com a heparinização plena, essa taxa reduz-se para cerca de 8%, podendo apresentar recorrência de 18 a 23% dos casos. Também foi descrito que 25% dos pacientes com TEP apresentam morte súbita.

FISIOPATOLOGIA

A patogênese do TEP foi descrita em 1956 por Rudolf Virchow e segue as linhas gerais da formação do trombo em membros inferiores, região pélvica ou, mais raramente, no coração direito, sendo caracterizada pela tríade: estase venosa, lesão endotelial e estado de hipercoagulabilidade.

As respostas funcionais caracterizadas pelo TEP podem ser consequências imediatas decorrentes da resposta hemodinâmica ou das repercussões na mecânica pulmonar e na ventilação.[8,9]

São consequências hemodinâmicas:

- Redução da área transversa do leito arterial pulmonar decorrente da obstrução embólica e vasoconstritora
- Aumento da resistência vascular pulmonar (RVP) decorrente da redução do leito arterial
- Aumento da resistência da artéria pulmonar em decorrência do aumento da pressão do ventrículo direito (VD) e da RVP
- Sobrecarga do coração direito decorrente do aumento da pós-carga do VD por aumento da RVP e hipertensão pulmonar (HP)
- Insuficiência do VD com dilatação, aumento da pós-carga e isquemia
- Prejuízo da função do ventrículo esquerdo (VE) com desvio do septo para a esquerda.

São consequências pulmonares e ventilatórias:

- Aumento do espaço morto respiratório
- Broncoconstrição por hipocapnia ou mediadores, hipoventilação regional e atelectasia
- Hipoxemia por aumento do espaço morto fisiológico
- Hipocapnia com alcalose respiratória
- Aumento da resistência das vias respiratórias com broncoconstrição
- Redução da complacência pulmonar
- Redução do surfactante alveolar
- Redução da capacidade de difusão gasosa.

A Figura 11.1 resume as alterações hemodinâmicas encontradas em pacientes com TEP.

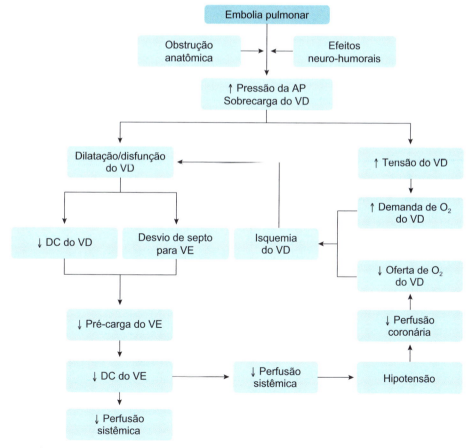

Figura 11.1 Alterações hemodinâmicas encontradas em pacientes com tromboembolismo pulmonar. AP: artéria pulmonar; DC: débito cardíaco; VD: ventrículo direito; VE: ventrículo esquerdo. (Assista ao vídeo explicativo sobre esse assunto, disponível no GEN-IO, o ambiente virtual de aprendizagem do GEN.)

ESTRATIFICAÇÃO DE RISCO

Estratificar o risco a partir de alguns marcadores prognósticos pode predizer a chance de morte prematura, seja hospitalar ou a curto prazo. Esses marcadores podem ser divididos em:

- Clínicos, como hipotensão arterial ou choque cardiogênico
- De disfunção de VD, como dilatação, hipocinesia ou HP ao ecocardiograma, dilatação de VD à TC de tórax ou elevação de biomarcadores como peptídio natriurético cerebral (BNP) ou NT-pró-BNP
- De lesão miocárdica, como as troponinas T ou I.

FATORES DE RISCO

Os fatores de risco podem ser divididos em relação à ocorrência de TEP, conforme apresentado na Tabela 11.1.[10]

Em alguns casos podem ser necessários testes de trombofilia para identificação de anormalidades da hemostasia em pacientes com TEV. As trombofilias congênitas ou adquiridas mais frequentemente associadas ao TEP são: síndrome do anticorpo antifosfolipídio, deficiências de antitrombina III, proteína C e S, e defeito no fator V de Leiden. Este último aumenta o risco de trombose de 3 a 5 vezes. São mais propensos à trombofilia os pacientes com menos de 50 anos de idade com TEP idiopático recorrente ou história familiar de TEV.

QUADRO CLÍNICO | EXAME FÍSICO

Os pacientes com TEP podem apresentar-se oligossintomáticos. Os sintomas mais comuns incluem:

- Dispneia, geralmente de caráter súbito
- Dor torácica que simula insuficiência coronária (dor torácica sugestivo de isquemia), quando do acometimento do tronco da artéria pulmonar ou de seus ramos principais (direito e esquerdo)
- Falência de VD
- Choque cardiogênico.

Pacientes com fatores de risco devem suscitar suspeita clínica, sendo necessária uma investigação diagnóstica. Os sinais e sintomas mais prevalentes no TEP são descritos a seguir.

- Sintomas: dispneia, dor pleurítica, tosse seca, dor torácica, diaforese, hemoptise, síncope
- Sinais: taquipneia, estertores crepitantes, hiperfonese de P2, taquicardia, febre (> 37,8°C), flebite, cianose.

Tabela 11.1 Fatores de risco para tromboembolismo pulmonar.

Fatores fortes (*odds ratio* > 10)
- Fratura dos membros inferiores
- Hospitalização por insuficiência cardíaca ou *flutter/* fibrilação atrial (< 3 meses)
- Prótese de joelho ou quadril
- Traumatismos graves
- Infarto do miocárdio (< 3 meses)
- Tromboembolismo venoso prévio
- Lesão da medula espinal

Fatores moderados (*odds ratio* entre 2 e 9)
- Artroscopia de joelho
- Doenças autoimunes
- Hemotransfusão
- Cateteres centrais, marca-passo, desfibriladores/CDI
- Quimioterapia
- Doença inflamatória intestinal
- Câncer
- Contraceptivos orais
- Imobilidade após AVC isquêmico
- Insuficiência cardíaca e/ou respiratória
- Eritropoetina
- Terapia de substituição hormonal
- Fertilização *in vitro*
- Infecções respiratórias, urinárias e pelo HIV
- Período pós-parto
- Trombose venosa superficial
- Trombofilias*
- e-trombose (várias horas na posição sentada em frente ao computador)

Fatores fracos (*odds ratio* < 2)
- Repouso no leito > 3 dias
- Diabetes melito
- Hipertensão
- Idade > 50 anos
- Poluição/tabagismo
- Viagens > 4 h (posição sentada)
- Cirurgia laparoscópica
- Obesidade
- Gravidez
- Varizes
- Síndrome nefrótica
- Síndrome metabólica

*Mutação homo- ou heterozigótica fator V Leiden; mutação do gene da protrombina; deficiência de antitrombina III e proteínas C e S; síndrome do anticorpo antifosfolipídio; elevada concentração de fatores VIII, IX e X. CDI: cardioversor desfibrilador implantável; AVC: acidente vascular cerebral; HIV: vírus da imunodeficiência humana.

CLASSIFICAÇÃO EM SÍNDROMES CLÍNICAS

A partir de sua apresentação clínica, o TEP pode ser classificado em:

- Agudo: os sinais e sintomas surgem logo após a obstrução da artéria pulmonar ocluída
- Subagudo: os sintomas levam de dias a semanas para se manifestarem
- Crônico: sintomas de HP podem se desenvolver ao longo de muitos anos.

Também pode ser classificado em categorias prognósticas, dividindo-se em:

- Maciço (alto risco): cerca de 20% dos casos com hipotensão arterial (pressão arterial sistólica [PAS] < 90 mmHg) ou redução de > 40 mmHg por mais de 15 min ou que necessitem de suporte inotrópico (excluir arritmia cardíaca como causa), com sinais de choque cardiogênico (oligúria, acidose láctica, extremidades frias ou alteração do nível de consciência) ou, ainda, que apresentem colapso circulatório, em pacientes com síncope ou submetidos à reanimação cardiopulmonar
- Submaciço (risco intermediário): representa 32% dos casos nos quais a PAS > 90 mmHg, com evidências ecocardiográficas de disfunção de VD ou HP, ou marcadores de lesão miocárdica (troponina)
- Não maciço (baixo risco): em torno de 48% dos casos nos quais a PAS > 90 mmHg, sem evidências de disfunção de VD ou HP e com marcadores de lesão miocárdica negativos.[11]

AVALIAÇÃO CLÍNICA PROGNÓSTICA

É usada nos serviços de emergência que recebem muitos pacientes com potencial risco à vida, como aqueles com suspeita de TEP. A mortalidade por TEP maciço pode ultrapassar 50%; por TEP submaciço é de 5 a 15%; e por TEP não maciço, menor que 3%.

Aujesky et al. desenvolveram um modelo prognóstico de mortalidade precoce (30 dias) e eventos adversos para TEP, conhecido como PESI (*pulmonary embolism severity index*), a partir do qual os pacientes foram estratificados em cinco classes de gravidade, observadas na Tabela 11.2. Na classe I, a mortalidade variou de 0 a 1,6%; na classe II, de 1,7 a 3,5%; na classe III, de 3,2 a 7,1%; na classe IV, de 4 a 11,4%; na classe V, de 10 a 24,5%.[12]

Esse escore foi simplificado por Jiménez et al., que excluíram as variáveis sem significância estatística na regressão logística univariada, dando origem ao PESI simplificado, que manteve as variáveis de câncer, doença cardiopulmonar prévia, frequência cardíaca, PAS e oximetria, conferindo um ponto a cada uma delas. Em casos com 1 ponto ou mais, a mortalidade em 30 dias era de 10,9% (Tabela 11.3).[13]

Tabela 11.2 Modelo prognóstico de mortalidade em caso de tromboembolismo pulmonar (PESI).

Preditores	Pontos atribuídos
Características demográficas	
Idade (anos)	Idade
Sexo masculino	+10
Comorbidades	
Câncer (prévio ou atual)	+30
Insuficiência cardíaca	+10
Doença pulmonar crônica	+10
Achados clínicos	
Pulso ≥ 110/min	+20
Pressão arterial sistólica < 100 mmHg	+30
Frequência respiratória ≥ 30/min	+20
Temperatura corporal < 36°C	+20
Estado mental alterado (desorientação, letargia, torpor ou coma)	+60
Saturação arterial de oxigênio < 90% (com ou sem administração de oxigênio suplementar)	+20

Classes de risco	Pontos	Estratificação de risco
I	≤ 65	Muito baixo
II	66 a 85	Baixo
III	86 a 105	Intermediário
IV	106 a 125	Alto
V	> 125	Muito alto

Fonte: adaptada de Aujesky et al., 2006.[12]

Tabela 11.3 Simplificação do modelo prognóstico de mortalidade em caso de tromboembolismo pulmonar (PESI simplificado).

Parâmetro	Versão original	Versão simplificada
Idade	Idade	1 (se > 80 anos)
Sexo masculino	10	–
Câncer	30	1
Insuficiência cardíaca crônica	10	1
Doença pulmonar crônica	10	–
Frequência cardíaca > 110 bpm	20	1
Pressão arterial sistólica < 100 mmHg	30	1
Frequência respiratória > 30 rpm	20	–
Temperatura corporal < 36°C	20	–
Estado mental alterado	60	–
Saturação arterial de oxi-hemoglobina < 90%	20	1
Estratificação de risco	Classes I a V	≥ 1 ponto = 10,9% de risco de mortalidade

Fonte: Jiménez et al., 2010.[13]

DIAGNÓSTICO DIFERENCIAL

Como a apresentação clínica é bastante variável, de assintomática a quadros extremamente graves (como o choque cardiogênico, com risco à vida iminente), a lista de diagnósticos diferenciais é extensa, e inclui:

- Pneumonia/traqueobronquite
- Asma
- Doença pulmonar obstrutiva crônica exacerbada
- Infarto agudo do miocárdio
- Edema agudo de pulmão
- Dissecção de aorta
- Tamponamento cardíaco
- Pneumotórax
- Câncer de pulmão
- HP
- Costocondrite
- Dor osteomuscular
- Fratura de costela
- Ansiedade.

EXAMES COMPLEMENTARES

D-dímero

O D-dímero é gerado quando o sistema fibrinolítico endógeno degrada a rede de fibrina estabilizada no trombo organizado. É um exame realizado por algumas técnicas laboratoriais, nas quais o ELISA (*enzyme-linked immunosorbent assay*) quantitativo ou semiquantitativo é o de melhor acurácia, com sensibilidade de 97% e especificidade de 42%. Além disso, os resultados podem ser avaliados em 10 a 30 min e têm alto valor preditivo negativo. Resultados acima de 500 ng/mℓ são considerados positivos. Falso-positivos podem ocorrer em idosos, gestantes, e em pacientes hospitalizados (acamados), com vasculopatias periféricas, câncer, traumas e algumas doenças inflamatórias.[14]

Níveis ajustados de D-dímero para a idade foram propostos, pois aumentam com a idade, de modo que usar o valor de corte tradicional < 500 ng/mℓ resulta em redução da especificidade do teste em pacientes mais velhos, ou seja, com mais de 50 anos, população que costuma apresentar TEP. Vários estudos relatam seu uso com a fórmula mais comumente empregada para ajuste de idade: idade (se acima de 50 anos) × 10 = valor de corte em ng/mℓ.

No entanto, como muitas condições que aumentam o D-dímero também aumentam o risco de TEP, o ajuste da idade deve ser usado com cautela, particularmente em pacientes com baixa probabilidade de TEP, até que dados adicionais sejam disponibilizados.[15]

O D-dímero é útil quando usado em conjunto com a suspeita clínica de TEP para facilitar a decisão quanto à melhor abordagem. Quando o exame for negativo, pode-se excluir o diagnóstico de TEP em pacientes com baixa probabilidade clínica.[16]

Gasometria arterial

A gasometria arterial é de baixa especificidade e moderada sensibilidade para o diagnóstico de TEP.[17] Hipoxemia e hipocapnia têm valor preditivo negativo entre 65 e 68%, considerado insuficiente para afastar TEP.[18] A gasometria deve servir de orientação para a necessidade de suplementação de oxigênio (O_2) com cateter de O_2 ou máscaras de Venturi e até ventilação mecânica em pacientes mais instáveis, tanto do ponto de vista hemodinâmico quanto ventilatório.

Radiografia de tórax

A maioria dos achados radiológicos no TEP é inespecífica, como aumento da área cardíaca, derrames pleurais, atelectasias, entre outros. No entanto, alguns achados aumentam a probabilidade diagnóstica, como os sinais de Westermark (oligoemia em segmentos pulmonares), de Hampton (imagem triangular com ápice voltado para o hilo pulmonar) (Figura 11.2) e de Palla (alargamento do hilo pulmonar).[19]

Nos pacientes que serão submetidos à cintigrafia pulmonar (ventilação-perfusão), a radiografia de tórax não pode apresentar imagens que dificultem a análise por parte do profissional na avaliação de probabilidade diagnóstica.[20]

Eletrocardiograma

O eletrocardiograma (ECG) não é um exame com boa sensibilidade ou especificidade para o diagnóstico de TEP,[11] de maneira que várias alterações podem estar presentes em pacientes com TEP:

- Taquicardia sinusal
- Distúrbio de condução ou bloqueio de ramo direito
- Inversão de ondas T em derivações V1 a V3 ou V4, DIII e aVF
- Onda S em DI e ondas Q e T invertida em DIII (S1Q3T3)
- Eixo de QRS maior que 90° ou indeterminado
- Ondas S em derivação DI e aVL > 1,5 mm
- Ondas Q em DIII e aVF, mas não em derivação DII
- Baixa voltagem em derivações periféricas
- Fibrilação atrial.

Nos casos de embolias submaciças ou maciças, destacam-se a taquicardia sinusal, inversão de ondas T de V1 a V3 ou V4, distúrbio de condução ou bloqueio de ramo direito, desvio do eixo elétrico para a direita (padrão S1Q3T3) (Figura 11.3).[19,21]

Marcadores de necrose miocárdica

A elevação de marcadores de necrose miocárdica, como a troponina T ou I, em pacientes com TEP está associada a disfunção/lesão de VD[22] e ao prognóstico, sem clara diferenciação entre aqueles de baixo e alto risco para morte.[23]

Marcadores de disfunção de ventrículo direito

O BNP ou seu pró-hormônio NT-pró-BNP são originados no tecido ventricular e podem ser mensurados no plasma. À semelhança das troponinas, sua elevação está associada a disfunção de VD em TEP e a outras causas, como HP aguda e crônica. Dessa maneira, seus níveis elevados no momento da internação estão relacionados com pior prognóstico e, consequentemente, com aumento da mortalidade intra-hospitalar.

Duplex-scan venoso

É considerado o exame de melhor relação custo-benefício no diagnóstico de TVP proximais e sintomáticas,[24] com sensibilidade de 8 a 96% e especificidade de 94 a 99%.[25] É de importância diagnóstica em pacientes com sinais clínicos e/ou sintomas de TVP e quando não houver disponibilidade de TC de tórax para investigação de TEP ou em caso de contraindicação para a realização da mesma. Neste cenário, o tratamento seria a anticoagulação plena (Figura 11.4).

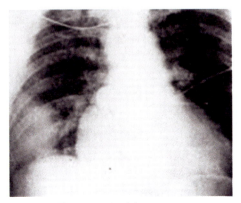

Figura 11.2 Sinal de Hampton.

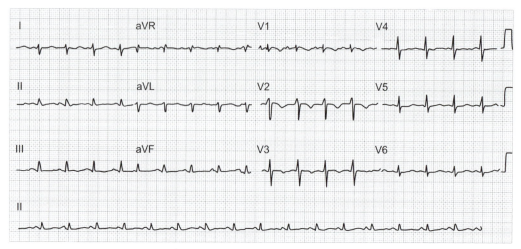

Figura 11.3 Taquicardia sinusal, com SÂQRS desviado para a direita, distúrbio de condução pelo ramo direito, padrão S1Q3T3 e inversão da onda T de V1 a V3.

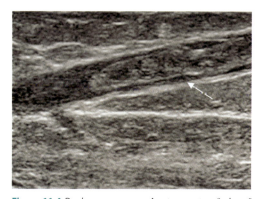

Figura 11.4 *Duplex-scan* venoso. A *seta* aponta a "cabeça" do trombo flutuando na veia safena magna.

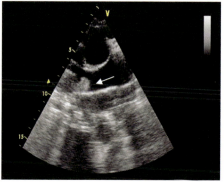

Figura 11.5 Ecocardiograma. A *seta* aponta o trombo no tronco da artéria pulmonar direcionado ao ramo esquerdo.

Ecocardiograma

O ecocardiograma (ECO) deve ser realizado sempre que disponível durante a investigação de TEP, principalmente nos casos de suspeita de TEP maciço, com aumento das câmaras direitas, hipocinesia/disfunção de VD, ocorrência de HP, anormalidade na motilidade regional com preservação do ápice do VD (sinal de McConnell) e rara observação direta do trombo em artéria pulmonar (Figuras 11.5 e 11.6). Desse modo, como já mencionado, esse exame é útil na estratificação de risco dos pacientes com suspeita de TEP. Se necessário, pode-se realizar o ECO por via esofágica, de acurácia diagnóstica superior ao ECO transtorácico. É particularmente útil em pacientes críticos para situações de emergência, podendo ser realizado à beira do leito, quando a exclusão de disfunção ou sobrecarga de VD afasta o diagnóstico de TEP como etiologia do choque cardiogênico. Por fim, pode esclarecer diagnósticos diferenciais como dissecção aguda da aorta, derrame pericárdico ou infarto agudo do miocárdio.

Cintigrafia pulmonar (ventilação-perfusão)

A cintigrafia pulmonar, exame de imagem não invasivo, é utilizada para se identificar a probabilidade de TEP. Conforme já mencionado, a radiografia de tórax não apresenta alterações importantes, o que pode levar a erros no laudo definitivo.

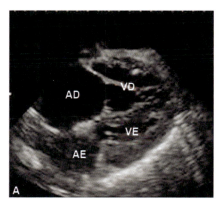
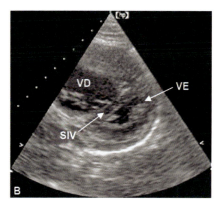

Figura 11.6 Ecocardiograma transtorácico em paciente com tromboembolismo pulmonar maciço. **A.** Eixo longo subcostal mostrando dilatação do ventrículo direito (VD), com VD > ventrículo esquerdo (VE). **B.** Eixo curto paraesternal, mostrando VE comprimido, septo interventricular (SIV) desviado para a esquerda e VD dilatado. AD: átrio direito; AE: átrio esquerdo.

É um exame reservado a casos de contraindicação à TC de tórax, incluindo pacientes com doenças renais com *clearance* menor que 30 mℓ/min, pacientes alérgicos aos contrastes iodados, obesos mórbidos e gestantes.

Segundo o estudo PIOPED (*Prospective Investigation of Pulmonary Embolism Diagnosis*), a partir da cintigrafia pulmonar é possível classificar a probabilidade de TEP em alta, intermediária e baixa.[20] Nesse estudo, em pacientes considerados de alta probabilidade, a especificidade foi de 97%, com sensibilidade de 41%. Desse modo, diagnostica-se TEP em pacientes com alta probabilidade clínica e com alta probabilidade pela cintigrafia, e se exclui este diagnóstico naqueles com baixa probabilidade clínica e cintigrafia normal. Em qualquer outra associação entre probabilidade clínica e resultado da cintigrafia pulmonar, é necessário recorrer a outro método de exame para esclarecimento diagnóstico (Figura 11.7).

Tomografia computadorizada

Como já mencionado ao início deste capítulo, a TC foi crucial para o aumento do número de diagnósticos de TEP, principalmente em pacientes oligossintomáticos. É considerado o método de escolha na suspeita dessa patologia, por ser o mais sensível para a identificação de trombos nos ramos principais, lobares e segmentares,[26] e por utilidade nos casos de TVP em vasos pélvicos e abdominais, nos quais o *duplex-scan* apresenta limitações.[27]

A partir deste exame também é possível avaliar as dimensões das câmaras direitas e sua relação com o VE, além de eventuais diagnósticos diferenciais.

No entanto, há algumas contraindicações, como alergia a contrastes iodados, pacientes com doenças renais com *clearance* menor que 30 mℓ/min, obesidade mórbida (peso excessivo para a maioria dos equipamentos disponíveis) e gestantes. Esses casos requerem outro método para a investigação diagnóstica. A Figura 11.8 é a imagem da TC de um paciente com acometimento bilateral (ramos direito e esquerdo da artéria pulmonar) que evoluiu com instabilidade clínica.

Arteriografia pulmonar

A arteriografia pulmonar é um exame invasivo, que constitui o método padrão para o diagnóstico de TEP, podendo-se visualizar a circulação pulmonar em todos os seus segmentos, após o uso de contraste iodado. As principais complicações desse exame são a anafilaxia e a nefrotoxicidade induzida pelo contraste.[11,24,28] Atualmente, a arteriografia pulmonar é realizada apenas quando há dificuldade diagnóstica por outros métodos.

TRATAMENTO

O tratamento visa à estabilização clínica (hemodinâmica e respiratória), à lise do trombo, à melhora do desempenho do VD, ao

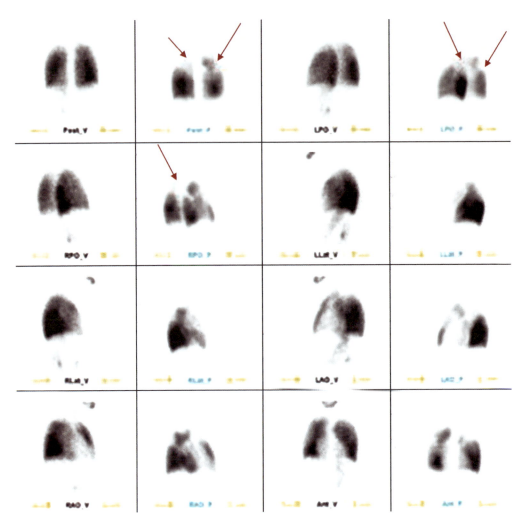

Figura 11.7 Cintigrafia pulmonar. As *setas* apontam defeito triangular (padrão vascular) na perfusão no segmento posterior do lobo superior do pulmão direito e ápice posterior do lobo superior do pulmão esquerdo.

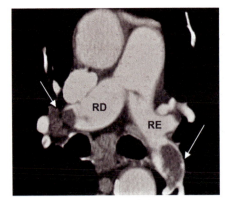

Figura 11.8 Tomografia computadorizada. As *setas* apontam trombos oclusivos em ramo direito (RD) e ramo esquerdo (RE) da artéria pulmonar.

impedimento de recorrências e à diminuição do risco para HP.

Suporte respiratório

A suplementação de O_2 deve ser usada em pacientes com saturação de O_2 abaixo de 90%, recorrendo-se a máscaras de O_2 nos casos mais leves e a suporte ventilatório mecânico nos mais graves.

Suporte hemodinâmico

O suporte hemodinâmico depende do comportamento dos níveis pressóricos. Quando baixos ou em presença de choque cardiogênico (oligúria, acidose láctica, extremidades frias ou alteração do nível de consciência), deve-se dar início à reposição volêmica com solução salina a 0,9% e inotrópicos como dobutamina, dopamina, norepinefrina e outros para a estabilização clínica.

Heparinização plena

O objetivo do tratamento anticoagulante é prevenir a morte e a recorrência de eventos tromboembólicos. A terapia anticoagulante deve, portanto, ser administrada a pacientes com probabilidade clínica de TEP intermediária a alta, enquanto se aguardam os resultados dos exames para confirmação diagnóstica.[10,11]

O anticoagulante mais empregado na prática clínica é a heparina de baixo peso molecular (HBPM), administrada por via subcutânea normalmente em duas aplicações diárias, de acordo com o peso corpóreo. Na Tabela 11.4 podem-se observar as HBPM mais usadas para o tratamento.

A heparina não fracionada (HNF) pode ser uma alternativa, devendo ser usada por via intravenosa em *bolus* de 80 UI/kg, seguida de manutenção de 18 UI/kg/h. O seu uso exige acompanhamento laboratorial por meio de avaliações do tempo de tromboplastina parcial ativado (TTPa). A meta terapêutica é manter os níveis séricos de TTPa entre 1,5 e 2,5 vezes

(50 a 70 s) do valor basal do paciente, que deve ser medido a cada 6 h após a injeção em *bolus* e 1 vez/dia quando a dose terapêutica alvo for atingida, conforme nomograma padronizado (Tabela 11.5).[11,29]

A HNF deve ser o método de anticoagulação inicial de escolha em pacientes com insuficiência renal crônica (*clearance* de creatinina inferior a 30 mℓ/min) ou dialíticos, bem como pacientes com alto risco de sangramento, pois seu efeito anticoagulante pode ser rapidamente revertido. Para os demais pacientes, a HBPM subcutânea pode substituir a HNF, ajustando-se sua dose pelo peso e sem necessidade de controle laboratorial.[11] A anticoagulação com heparina deve ser mantida até serem atingidos níveis adequados da relação normatizada internacional (INR) com o uso de anticoagulantes orais.[30]

Metanálise comparou a eficácia e a segurança da HBPM subcutânea com a da HNF em pacientes com TEP sintomático de baixo risco ou com TEP assintomático em associação com TVP sintomática. Ao fim do tratamento de 5 a 14 dias, a HBPM foi, pelo menos, tão eficaz quanto a HNF no que se refere à taxa de TVP recorrente (*odds ratio* [OR] 0,63; intervalo de confiança [IC] 95% 0,33 a 1,18), tão segura quanto em relação a sangramento maior (OR 0,67; IC 95% 0,36 a 1,27), com taxas de mortalidade por todas as causas semelhantes à HNF (OR 1,20; IC 95% 0,59 a 2,45).[31]

Novos anticoagulantes orais

Os novos anticoagulantes orais (NOAC) não dependentes de vitamina K estudados e aprovados para uso clínico até o momento são: rivaroxabana, dabigatrana, apixabana e edoxabana. São fármacos administrados em doses fixas, dispensando monitoramento laboratorial ou ajuste de doses. A Tabela 11.6 apresenta os principais resultados de estudos clínicos em pacientes com TEV.[11]

Metanálise mostrou que os NOAC são não inferiores ao tratamento empregado há décadas com os anticoagulantes dependentes de vitamina K em termos de prevenção de TEV recorrente, e são seguros quanto aos sangramentos maiores, particularmente a hemorragia intracraniana. A principal vantagem dos

Tabela 11.4 Heparinas de baixo peso molecular mais empregadas na prática clínica.

Tipos de heparina	Dosagem	Intervalo entre as doses
Enoxaparina	1 mg/kg	12 em 12 h
	1,5 mg/kg	1 vez/dia
Tinzaparina	175 UI/kg	1 vez/dia
Dalteparina	100 UI/kg	12 em 12 h
	200 UI/kg (câncer) (máx. de 18.000 UI)	1 vez/dia
Nadroparina	86 UI/kg	12 em 12 h
	171 UI/kg	1 vez/dia
Fondaparinux	5 mg (< 50 kg) 7,5 mg (50 a 100 kg) 10 mg (> 100 kg)	1 vez/dia Redução de 50% quando *clearance* = 30 a 50 mℓ/min

Tabela 11.5 Nomograma usado para controle da heparina não fracionada.

TTPa (s)	*Bolus* repetido de heparina	Interromper infusão de heparina (min)	Alteração de velocidade (cc³/min)	Repetir TTPa
< 35	3.000 U	0	+4	6 h
35 a 49	0	0	+2	6 h
50 a 70	0	0	0	Manhã seguinte
71 a 90	0	0	−2	6 h
> 90	0	60	−3	6 h

TTPa: tempo de tromboplastina parcial ativado.

Tabela 11.6 Eficácia e segurança dos novos anticoagulantes (NOAC) para o tratamento de tromboembolismo venoso: resultados de estudos clínicos.

Nome do estudo	Método	Tratamentos	Duração (meses)	Nº de pacientes	Tempo de tratamento	Resultados (eficácia)	Resultados (segurança)
RE-COVER (2009)	Duplo-cego	Enoxaparina/ dabigatrana (150 mg/dia) Enoxaparina/ varfarina	6	TEV aguda (2.539)	60%	TEV recorrente/ fatal: 2,4% enoxaparina/ dabigatrana 2,1% enoxaparina/ varfarina	Sangramentos intensos/ relevantes: 5,6% dabigatrana 8,8% varfarina
RE-COVER II (2011)	Duplo-cego	Enoxaparina/ dabigatrana (150 mg/dia) Enoxaparina/ varfarina	6	TEV aguda (2.539)	57%	TEV recorrente/ fatal: 2,3% dabigatrana 2,2% varfarina	Sangramentos intensos/ relevantes: 5,0% dabigatrana 7,9% varfarina
EINSTEIN-DVT (2010)	Estudo aberto	Rivaroxabana (15 mg por 3 semanas; então, 20 mg/dia) Enoxaparina/ vitamina K	3, 6, 12	TVP aguda (3.449)	58%	TEV recorrente: 2,1% rivaroxabana 3,0% enoxaparina/ varfarina	Sangramentos intensos/ relevantes: 8,1% rivaroxabana 8,1% enoxaparina/ varfarina
EINSTEIN-TEP (2012)	Estudo aberto	Rivaroxabana (15 mg por 3 semanas; então, 20 mg/dia) Enoxaparina/ vitamina K	3, 6,12	TEP agudo (4.832)	63%	TEV recorrente: 2,1% rivaroxabana 1,8% enoxaparina/ vitamina K	Sangramentos intensos/ relevantes: 10,3% rivaroxabana 11,4% enoxaparina/ vitamina K
AMPLIFY (2013)	Duplo-cego	Apixabana (10 mg por 7 dias; então, 5 mg/dia) Enoxaparina/ varfarina	6	TEV agudo (5.395)	61%	TEV recorrente/ fatal: 2,3% apixabana 2,7% enoxaparina/ vitamina K	Sangramentos intensos: 0,6% apixabana 1,8% enoxaparina/ varfarina
Hokusai (2013)	Duplo-cego	HBMP/ edoxabana (60 mg/30 mg) HNF ou HBPM / varfarina	≤ 12	TEV agudo (8.292)	63%	TEV recorrente: 3,2% enoxaparina/ edoxabana 3,5% enoxaparina/ varfarina	Sangramentos intensos/ relevantes: 8,5% enoxaparina/ edoxabana 10,3% enoxaparina/ varfarina

TEV: tromboembolismo venoso; TEP: tromboembolismo pulmonar; TVP: trombose venosa profunda; HNF: heparina não fracionada; HBPM: heparina de baixo peso molecular.

NOAC é a redução da carga trombótica, além da redução do custo hospitalar, devido ao menor tempo de internação e à redução de complicações hemorrágicas.

Como as características farmacodinâmicas e farmacocinéticas desses agentes são distintas, alguns aspectos farmacológicos dos NOAC devem ser considerados para o seu uso na prática diária, conforme descrito na Tabela 11.7.

Diretrizes europeias recomendam os NOAC como alternativa aos anticoagulantes dependentes de vitamina K, observando-se as recomendações e as contraindicações discriminadas na Tabela 11.8.

A meia-vida desses fármacos é curta e, por isso, estudos recentes têm avaliado a real necessidade de um antídoto para reversão farmacológica desses agentes. Em caso de ingestão de NOAC nas últimas 2 horas, deve-se considerar a administração de carvão ativado. A hemodiálise é uma opção terapêutica para os usuários de dabigatrana, nos quais sua remoção da circulação sanguínea atinge cerca de 60%; não é efetiva em usuários de rivaroxabana e apixabana.

No entanto, recentemente foi aprovado um antídoto para a dabigatrana, originado de um anticorpo monoclonal chamado idarucizumabe, que se liga ao inibidor de trombina dabigatrana, sendo útil em situações emergenciais. A dose recomendada é de 2 *bolus* de 2,5 g IV, no intervalo de 15 min (estudo RE-LY). Outro antídoto que está na fase III de estudos clínicos é o andexanete, um recombinante modificado do fator Xa, que pode ser útil como agente reversor para rivaroxabana, apixabana e edoxabana.

Trombolíticos

Os trombolíticos são usados no tratamento do TEP por serem mais eficazes do que as heparinas para dissolver os trombos e, consequentemente, propiciarem melhor resultado clínico e efeitos benéficos sobre os parâmetros hemodinâmicos.[11]

A mortalidade intra-hospitalar por TEP atinge 30% em pacientes apresentando eventos agudos associados a instabilidade hemodinâmica ou choque, sendo a disfunção do VD um fator prognóstico importante nesses pacientes (Figura 11.9).

Comparados às heparinas, os trombolíticos não apresentam redução significativa na recorrência de TEP ou em óbito, assim como não elevam o risco de sangramento importante de modo significativo, mas revelam um aumento

Tabela 11.7 Aspectos farmacológicos dos anticoagulantes orais.

Fármaco	Metabolismo	Excreção	Meia-vida (h)	Pico (h)
Varfarina	Hepático	92% renal	40	72 a 96
Rivaroxabana	Hepático	66% renal 33% fecal	5 a 9 ou 9 a 13 (idosos)	2 a 4
Apixabana	Hepático	27% renal 63% fecal	10 a 14	3 a 4
Dabigatrana	Hepático	80% renal 20% fecal	14 a 17	2

Tabela 11.8 Novos anticoagulantes (NOAC) aprovados para uso clínico.

Fármaco	Mecanismo de ação	Dosagem	Detalhes
Rivaroxabana	Inibidor do fator Xa	15 mg 2 vezes/dia durante 3 semanas; depois 20 mg 1 vez/dia	Evitar em caso de *clearance* de creatinina < 30 mℓ/min
Apixabana	Inibidor do fator Xa	10 mg 2 vezes/dia durante 7 dias; depois 5 mg 2 vezes/dia	Evitar em caso de *clearance* de creatinina < 15 mℓ/min
Dabigatrana	Inibidor de trombina	150 mg 2 vezes/dia	Evitar em caso de *clearance* de creatinina < 30 mℓ/min
Edoxabana	Inibidor do fator Xa	60 mg 1 vez/dia	Evitar em caso de *clearance* de creatinina < 15 mℓ/min

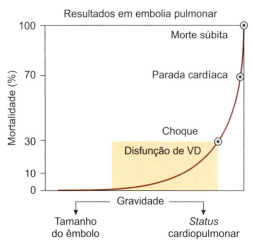

Figura 11.9 Relação entre gravidade e mortalidade do tromboembolismo pulmonar em algumas situações clínicas. VD: ventrículo direito.

Tabela 11.9 Trombolíticos administrados em pacientes com tromboembolismo pulmonar.

Fibrinolítico	Ataque	Manutenção
Estreptoquinase	250.000 UI em 30 min	100.000 UI/h (24 a 96 h)
	1.500.000 UI em 2 h	–
rt-PA (alteplase)	10 mg em *bolus*	90 mg em 2 h
Tenecteplase (TNK)	30 a 50 mg em *bolus**	–
	< 60 kg = 30 mg	
	60 a 69 kg = 35 mg	
	70 a 79 kg = 40 mg	
	80 a 89 kg = 45 mg	
	90 kg = 50 mg	
Uroquinase	4.400 UI/kg em 10 min	4.400 UI/kg/h entre 12 e 24 h

*Pacientes > 75 anos (reduzir a dose em 50%).

Tabela 11.10 Contraindicações absolutas e relativas ao uso de trombolíticos.

Contraindicações absolutas
- Qualquer sangramento intracraniano prévio
- AVC isquêmico nos últimos 3 meses
- Dano ou neoplasia no sistema nervoso central
- Traumatismo significativo na cabeça ou no rosto nos últimos 3 meses
- Sangramento ativo ou diátese hemorrágica (exceto menstruação)
- Qualquer lesão vascular cerebral conhecida (malformação arteriovenosa)
- Dissecção aguda de aorta
- Discrasia sanguínea

Contraindicações relativas
- História de AVC isquêmico > 3 meses ou doenças intracranianas não listadas nas contraindicações absolutas
- Gravidez
- Uso atual de antagonistas da vitamina K: quanto maior o INR, maior o risco de sangramento
- Sangramento interno recente < 2 a 4 semanas
- Reanimação cardiopulmonar traumática e prolongada ou cirurgia de grande porte < 3 semanas
- Hipertensão arterial não controlada (PAS > 180 mmHg ou PAD > 110 mmHg)
- Punções não compressivas
- História de hipertensão arterial crônica importante e não controlada
- Úlcera péptica ativa
- Exposição prévia à estreptoquinase (somente para estreptoquinase)

AVC: acidente vascular cerebral; INR: razão normalizada internacional; PAS: pressão arterial sistólica; PAD: pressão arterial diastólica.

significativo em sangramentos menores. Dessa maneira, para o uso de trombolíticos, faz-se necessário estratificar os pacientes com TEP a partir da instabilidade hemodinâmica (hipotensão arterial na apresentação clínica) e da disfunção de VD. Para este grupo de pacientes instáveis, na ausência de contraindicações, o uso de trombolíticos é recomendado pela maioria dos consensos internacionais, principalmente ao se considerar a alta mortalidade associada a essa situação. Nesses pacientes, o risco de sangramento grave (levando à hemorragia cerebral ou óbito), que pode chegar a 3%, é claramente superado pelo risco de morte por TEP. Nas Tabelas 11.9 e 11.10 são listados os trombolíticos mais usados e suas respectivas contraindicações.

As recomendações para o uso de trombolíticos são:

- Pacientes com TEP maciço e risco de sangramento aceitável (Classe IIa; Nível de Evidência B)
- Pacientes com TEP submaciço a critério do julgamento clínico e evidências de prognóstico adverso (nova instabilidade hemodinâmica, piora da insuficiência respiratória, grave disfunção do VD ou grande lesão miocárdica) e baixo risco de sangramento (classe IIb; nível de evidência C)
- Pacientes com TEP de baixo risco (classe III; nível de evidência B) ou TEP submaciço com leve disfunção de VD, mínima necrose miocárdica e sem piora da insuficiência respiratória (classe III; nível de evidência B)
- Não utilizar em caso de parada cardíaca não diferenciada (classe III; nível de evidência B).

Embolectomia percutânea e cirúrgica

Em pacientes para os quais a terapia trombolítica foi contraindicada ou não houve resolução do quadro (falha terapêutica), pode-se recorrer à embolectomia via percutânea com o intuito de fragmentar e aspirar o trombo ou, ainda, à embolectomia cirúrgica por toracotomia.[11,30]

Filtro de veia cava inferior

Os filtros de veia cava inferior impedem a passagem de trombos do sistema venoso para a circulação pulmonar.

O uso sistemático de filtros de veia cava inferior em nível terapêutico está recomendado em pacientes com contraindicação ao uso de anticoagulantes ou naqueles com recorrência do TEP mesmo em vigência de anticoagulação plena ou ainda em pacientes cujo risco de sangramento com o uso de anticoagulantes é extremamente alto. No entanto, os filtros de veia cava inferior são mais efetivos a curto prazo, sem vantagens a longo prazo na redução da mortalidade e recorrência de TEP, além de aumentarem a recorrência de TVP.

Filtros removíveis foram desenvolvidos para uso profilático em pacientes com alto risco de trombose venosa, podendo ser uma alternativa à terapia farmacológica ou mecânica (dispositivos de compressão) em pacientes com lesão traumática e nos submetidos às cirurgias medulares, neurológicas ou bariátricas. Devem ser usados por curtos períodos e retirados após o procedimento cirúrgico. Não há evidências conclusivas sobre a redução de TEP ou morte. Entre as complicações descritas estão: impossibilidade de remover o filtro devido à formação de trombo, migração ou obstrução do filtro, e erosão do filtro por meio da veia cava inferior, sendo necessária a sua remoção.

ABORDAGEM E CONDUÇÃO CLÍNICA

Com o objetivo de facilitar a avaliação de probabilidade na prática clínica e a tomada de decisão, alguns critérios têm sido desenvolvidos. O escore mais frequentemente usado é o de Wells (Tabela 11.11),[28] extensivamente

Tabela 11.11 Escores de Wells e Genebra para estratificação de risco de tromboembolismo pulmonar.

Escore de Genebra revisado		Escore de Wells	
Fatores predisponentes	**Pontos**	**Fatores predisponentes**	**Pontos**
Idade > 65 anos	+1	–	–
TEP ou TVP prévios	+3	TEP ou TVP prévios	+1,5
Cirurgia ou fratura há 1 mês	+2	Cirurgia recente ou imobilização	+1,5
Malignidade ativa	+2	Câncer	+1
Sintomas		**Sintomas**	
Dor unilateral nos membros inferiores	+3	Hemoptise	+1
Hemoptise	+2		
Sinais clínicos		**Sinais clínicos**	
FC = 75 a 94 bpm	+3	–	–
FC ≥ 95 bpm	+5	FC > 100 bpm	+1,5
Dor venosa profunda unilateral no membro inferior à palpação e edema	+4	Sinais clínicos de TVP	+3
–	–	Avaliação clínica	+3
–	–	Diagnóstico alternativo menos provável que TEP	+3
Probabilidade clínica	**Total**	**Probabilidade clínica (3 níveis)**	**Total**
Baixa	0 a 3	Baixa	0 a 1
Intermediária	4 a 10	Intermediária	2 a 6
Alta	≥ 11	Alta	≥ 7
		Probabilidade clínica (2 níveis)	**Total**
		TEP improvável	0 a 4
		TEP provável	> 4

TEP: tromboembolismo pulmonar; TVP: trombose venosa profunda; FC: frequência cardíaca.

validado usando tanto uma das três categorias (leve, moderada ou alta probabilidade clínica) quanto o regime de duas categorias (TEP provável ou improvável).

O escore de Genebra também é bastante usado na Europa (ver Tabela 11.11). É simples, com base inteiramente em variáveis clínicas, e validado interna e externamente,[32] embora menos amplamente do que o escore de Wells. Seja qual for o escore escolhido, a proporção de pacientes com TEP é de cerca de 10% na categoria de baixa probabilidade, de 30% na categoria de probabilidade moderada e de 65% na categoria de alta probabilidade clínica.

Após a avaliação da probabilidade de TEP por meio dos escores, o tratamento deve ser guiado por algoritmos específicos para pacientes estáveis ou instáveis (ou em choque cardiogênico), e gestantes (Figuras 11.10 a 11.12).

PROFILAXIA

A profilaxia para TEV deve ser realizada em pacientes em internação hospitalar, principalmente naqueles com fatores de risco presentes e naqueles submetidos a cirurgias de médio e de grande porte, em especial as ortopédicas, ginecológicas e urológicas. Na Tabela 11.12 são apresentadas algumas formas de terapêutica profilática.

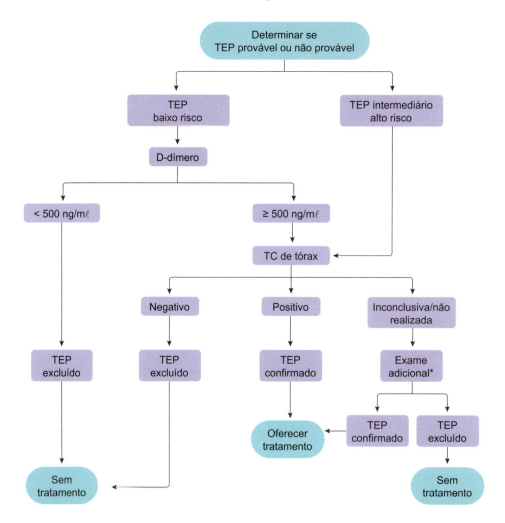

Figura 11.10 Algoritmo para tratamento de tromboembolismo pulmonar (TEP) estável. *Cintigrafia pulmonar, angiografia pulmonar, ultrassonografia Doppler de membros inferiores e/ou ressonância magnética. TC: tomografia computadorizada.

Capítulo 11 ❖ Tromboembolismo Pulmonar 99

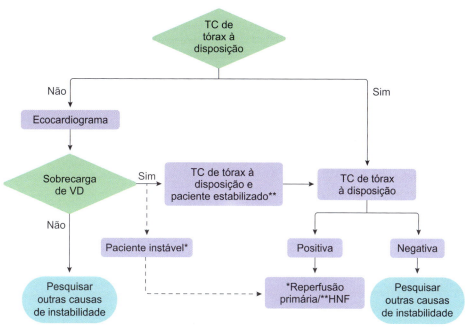

Figura 11.11 Algoritmo para tratamento de tromboembolismo pulmonar (TEP) instável (choque cardiogênico). VD: ventrículo direito; TC: tomografia computadorizada; HNF: heparina não fracionada.

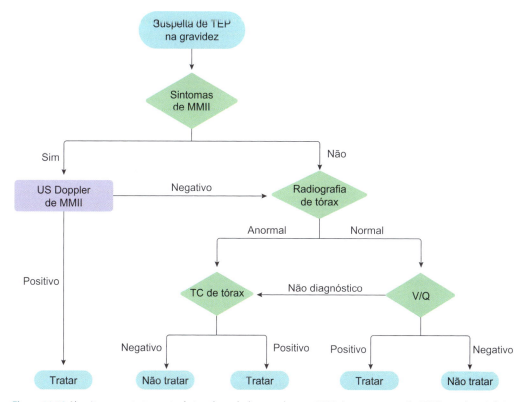

Figura 11.12 Algoritmo para tratamento de tromboembolismo pulmonar (TEP) durante a gestação. MMII: membros inferiores; US: ultrassonografia; RX: radiografia; TC: tomografia computadorizada; V/Q: relação ventilação-perfusão.

Tabela 11.12 Heparinas usadas na prática clínica.

Tipos de heparina	Dosagem
Heparina não fracionada	5.000 UI SC 2 a 3 vezes/dia
Enoxaparina	40 mg SC 1 vez/dia
Dalteparina	2.500 ou 5.000 UI SC 1 vez/dia
Fondaparinux	2,5 mg SC 1 vez/dia

SC: via subcutânea.

CONSIDERAÇÕES FINAIS

O TEP é uma doença grave, ainda subdiagnosticada, com elevada taxa de mortalidade nos casos de categoria prognóstica e estratificados como submaciço ou maciço. Por esse motivo, na abordagem dos pacientes com suspeita de TEP é preciso: ter a hipótese diagnóstica em mente no atendimento emergencial; iniciar a terapia com heparina o mais breve possível, mesmo antes da confirmação diagnóstica (risco intermediário e alto, com baixo risco de sangramento); rápida abordagem diagnóstica com exames subsidiários; avaliar a indicação de terapia trombolítica nos casos de acometimento de VD acompanhado de choque cardiogênico; avaliar a possibilidade de embolectomia por cateter ou cirúrgica quando a terapia trombolítica for contraindicada; envolver uma equipe multiprofissional; além de realizar profilaxia em todos os pacientes de risco.

REFERÊNCIAS BIBLIOGRÁFICAS

1. Silverstein MD, Heit JA, Mohr DN et al. Trends in the incidence of deep vein thrombosis and pulmonary embolism: a 25-year population-based study. Arch Intern Med. 1998; 23:585-93.
2. Stein PD, Matta F, Muzammil MH et al. Silent pulmonary embolism in patients with deep venous thrombosis: a systematic review. Am J Med. 2010; 123:426-31.
3. Dalen JE, Alpert JS. Natural history of pulmonary embolism. Prog Cardiovasc Dis. 1975; 17:259-70.
4. Horlander KT, Mannino DM, Leeper KV. Pulmonary embolism mortality in the United States, 1979-1998: an analysis using multiple-cause mortality data. Arch Intern Med. 2003; 163:1711-19.
5. Naess IA, Christiansen SC, Romundstad P et al. Incidence and mortality of venous thrombosis: a population-based study. J Thromb Haemost. 2007; 5:692-9.
6. Tagalakis V, Patenaude V, Kahn SR et al. Incidence of and mortality from venous thromboembolism in a real-world population: the Q-VTE Study Cohort. Am J Med. 2013; 126:832.
7. Søgaard KK, Schmidt M, Pedersen L et al. 30-year mortality after venous thromboembolism: a population-based cohort study. Circulation. 2014; 130:829-36.
8. Moser KM. Pulmonary embolism. Am Rev Respir Dis.1977; 115:829-52.
9. Wood KE. Major pulmonary embolism. Review of a pathophysiologic approach to the golden hour of a hemodynamically significant pulmonary embolism. Chest. 2002; 121:877-905.
10. British Thoracic Society Standards of Care Committee Pulmonary Embolism Guideline Development Group. British Thoracic Society guidelines for the management of suspecte acute pulmonary embolism. Thorax. 2003; 58:470-84.
11. The Task Force for the Diagnosis and Management of Acute Pulmonary Embolism of the European Society of Cardiology. Guidelines on the diagnosis and management of acute pulmonary embolism. Eur Heart J. 2008; 29:2276-315.
12. Aujesky D, Roy PM, Le Manach CP et al. Validation of a model to predict adverse outcomes in patients with pulmonary embolism. Eur Heart J. 2006; 27:476-81.
13. Jiménez D, Aujesky D, Moores L et al.; RIETE Investigators. Simplification of the pulmonary embolism severity index for prognostication in patients with acute symptomatic pulmonary embolism. Arch Intern Med. 2010; 170:1383-9.
14. Fauci AS, Braunwald E, Kasper DL et al. Harrison's principles of internal medicine. 17. ed. New York: McGraw-Hill Medical; 2008.
15. Woller SC, Stevens SM, Adams DM et al. Assessment of the safety and efficiency of using an age-adjusted D-dimer threshold to exclude suspected pulmonary embolism. Chest. 2014; 146:1444-51.
16. Perrier A, Desmarais S, Miron MJ et al. Non-invasive diagnosis of venous thromboembolism in outpatients. Lancet. 1999; 353:190-5.
17. Scucs MM, Brooks HL, Grossman W et al. Diagnostic sensitivity of laboratory findings in acute pulmonary embolism. Ann Intern Med. 1971; 74:161-8.
18. Stein PD. Arterial blood gas analysis in the assessment of suspect acute pulmonary embolism. Chest. 1996; 109:78-81.
19. Elliott CG, Goldhaber SZ, Visani L te al. Chest radiographs in acute pulmonary embolism (results from the International Cooperative Pulmonary Embolism Registry). Chest. 2000; 118:33-8.

20. Stein PD, Hull RD, Saltzman HA et al. Strategy for diagnosis of patients with suspected acute pulmonary embolism. Chest. 1993; 103:1553-9.
21. Ferrari E, Imbert A, Chevalier T et al. The ECG in pulmonary embolism. Chest. 1997; 111:537-44.
22. Meyer T, Binder L, Hruska N et al. Cardiac troponin I elevation in acute pulmonary embolism is associated with right ventricular dysfunction. J Am Coll Cardiol. 2000; 36:1632-6.
23. Jiménez D, Uresandi F, Otero R et al. Troponin-based risk stratification of patients with acute nonmassive pulmonary embolism: systematic review and metaanalysis. Chest. 2009; 136;974-82.
24. The Urokinase Pulmonary Embolism Trial (UPED). A national cooperative study. Circulation. 1973; 47(Suppl II):1-30.
25. Segal JB, Eng J, Tamariz LJ et al. Review of the evidence on diagnosis of deep venous thrombosis and pulmonary embolism. Ann Fam Med. 2007; 5:63-73.
26. Remy-Jardin M, Remy J, Deschildre F et al. Diagnosis of pulmonary embolism with spiral CT. Comparison with pulmonary angiography and scintigraphy. Radiology. 1996; 200:699-706.
27. Schoepf U, Goldhaber SZ, Costello P. Spiral computed tomography for acute pulmonary embolism. Circulation. 2004; 109:2160-7.
28. Wells PS, Anderson DR, Rodger M et al. Derivation of a simple clinical model to categorize patients probability of pulmonary embolism: increasing the model's utility with the SimpliRED D-dimer. Thromb Haemost. 2000; 83:416-20.
29. Diretrizes de Embolia Pulmonar. Arq Bras Cardiol. 2004; 83(Supl I).
30. Hull RD, Raskob GE, Rosenbloom D et al. Heparin for 5 days as compared with 10 days in the initial treatment of proximal venous thrombosis. N Engl J Med. 1990; 322:1260-4.
31. Quinlan DJ, McQuillan A, Eikelboom JW. Low-molecular-weight heparin compared with intravenous unfractionated heparin for treatment of pulmonary embolism: a meta-analysis of randomized, controlled trials. Ann Intern Med. 2004; 140:175-83.
32. Le Gal G, Righini M, Roy PM et al. Prediction of pulmonary embolism in the emergency department: the revised Geneva score. Ann Intern Med. 2006; 144:165-71.

Parte 3

Atendimento na Ressuscitação Cardiopulmonar

Capítulo 12 Ressuscitação Cardiopulmonar, 105

Capítulo 13 Cuidados Pós-Ressuscitação Cardiopulmonar, 116

Capítulo 14 Afogamento, 120

Capítulo 15 Overdose, 127

Ressuscitação Cardiopulmonar

CAPÍTULO 12

Hélio Penna Guimarães e Sergio Timerman

DEFINIÇÃO

A parada cardíaca ou cardiorrespiratória (PCR) é a cessação súbita das atividades ventricular cardíaca e ventilatória úteis em um indivíduo não portador de doença intratável ou em terminalidade. Nesse contexto, define-se ressuscitação cardiopulmonar (RCP) como o conjunto de manobras realizadas imediatamente após a PCR, com o objetivo de manter o fluxo arterial ao cérebro e aos demais órgãos vitais até o retorno da circulação espontânea (RCE).[1-6]

CAUSAS DE PARADA CARDIORRESPIRATÓRIA

As causas de PCR variam de acordo com a idade e não devem ser associadas a uma modalidade de PCR específica, como por muito tempo se condicionou a fibrilação ventricular (FV) à isquemia miocárdica.[2-6]

DIAGNÓSTICO DE PARADA CARDIORRESPIRATÓRIA

A tríade *inconsciência, ausência de respiração efetiva* e *ausência de pulso central (carotídeo ou femoral)* confirma o diagnóstico de PCR.[5] A seguir será discutida a abordagem a esses eventos, fundamental para o diagnóstico, o tratamento e o seguimento dos casos de PCR.[2-6]

CADEIA DE SOBREVIVÊNCIA

O conceito de cadeia de sobrevivência foi introduzido pela American Heart Association (AHA) à prática clínica da RCP e representa a adequada sequência de abordagem à PCR em adultos. Após a publicação das diretrizes mundiais de RCP em 2015, essa cadeia foi modificada, distinguindo-se para cenários de PCR intra e extra-hospitalar. Ambas são compostas por cinco elos,[2-4] apresentados na Figura 12.1.

SUPORTE BÁSICO DE VIDA

O suporte básico de vida (SBV) ou *basic life support* (BLS) compreende procedimentos fundamentais no atendimento inicial do paciente com PCR. Trata-se do ponto primordial do atendimento à PCR, e as ações podem ser resumidas pelo acrônimo CABD,[2-4,6] que deve primar pela RCP de alta qualidade.

> **Atenção**
>
> **CABD**
> - *Circulation* (circulação)
> - *Airway* (vias aéreas)
> - *Breathing* (respiração)
> - *Defibrillation* (desfibrilação).

Sequência CABD

A abordagem inicial deve avaliar o nível de consciência, chamando a vítima em tom elevado de voz e tocando-a vigorosamente nos ombros. Confirmada a inconsciência, deve-se acionar o serviço médico de emergência em casos pré-hospitalares, ou a equipe de resposta rápida ou "código azul" no ambiente intra-hospitalar.[6]

Na sequência, faz-se necessária a imediata verificação de pulso central, que deve ocorrer entre 5 e 10 segundos, mediante palpação do

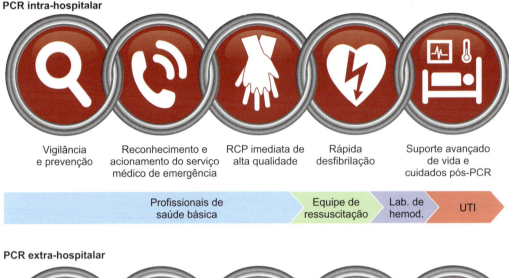

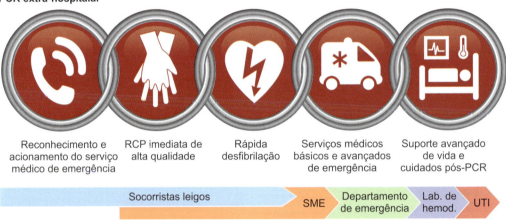

Figura 12.1 Cadeia de sobrevivência para adultos com parada cardiorrespiratória (PCR) intra ou extra-hospitalar. RCP: ressuscitação cardiopulmonar; UTI: unidade de terapia intensiva; SME: serviço médico de emergência; Lab. de hemod.: laboratório de hemodinâmica. (Adaptada de Neumar et al., 2015.)[2]

pulso femoral ou carotídeo. Essa etapa pode e deve ser simultânea à busca de sinais de vitalidade, como movimento, tosse ou respiração (elevação do tórax). Convém lembrar que a respiração agônica (também conhecida como *gasping*) deve ser considerada inefetiva e, portanto, ausência de respiração.

Na ausência de pulso, instituem-se imediatamente as manobras de RCP mediante compressões torácicas externas (Figura 12.2), seguidas de ventilações na frequência de 30:2, de maneira sincronizada ou não (desde que o responsável pela ventilação com bolsa-válvula-máscara consiga executar a manobra adequadamente, de acordo com diretrizes mundiais de RCP de 2018), ou, no mínimo, 100 a 120 compressões contínuas e 10 ventilações por minuto (uma a cada 6 segundos). Na impossibilidade de ventilação, devem ser executadas, no mínimo, 100 a 120 compressões torácicas externas por minuto.

Como essa compressão costuma ser realizada no leito de hospital em casos de ambiente intra-hospitalar, deve-se sempre implementar uma superfície rígida sob o paciente, com a tábua ou prancha de parada.

A etapa final da CABD é a definição da modalidade de PCR, que requer monitorização do

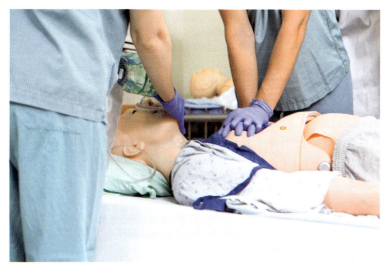

Figura 12.2 Compressão torácica externa.

ritmo cardíaco. Este é o momento crucial na escolha do melhor tratamento a ser instituído, de acordo com o mecanismo de parada (fibrilação ou taquicardia ventricular sem pulso, atividade elétrica sem pulso ou assistolia), bem como para definir a necessidade imediata da desfibrilação, que não deve ser postergada sob pena de aumentar as chances insucesso e reduzir as de sobrevivência.

A Figura 12.3 representa o algoritmo circular do suporte básico de vida.[2,5,6]

Ênfase na qualidade da ressuscitação cardiopulmonar

O fator determinante para obtenção do RCE e para maior chance de sobrevivência é o SBV de alta qualidade, particularmente as compressões torácicas externas.[2-6] A pressão de perfusão coronariana, resultante da diferença entre a pressão diastólica da aorta e a pressão de átrio direito, é um marcador indireto da perfusão miocárdica durante a RCP. Por isso, deve-se buscar mantê-la em um patamar ideal durante a maior parte do tempo na RCP, com valores mínimos de 15 mmHg e preferencialmente superiores a 25 mmHg.

Para melhorar a pressão de perfusão coronariana, são fundamentais as ações listadas a seguir durante as manobras de RCP:

- Comprima rapidamente e com força a uma frequência de, no mínimo, 100 a 120 compressões por minuto, aplicando pressão suficiente para deprimir o esterno em no mínimo 5 cm (não excedendo 6 cm), preferencialmente monitorando com dispositivos de *feedback* (Figura 12.4)
- Viabilize o relaxamento completo do tórax após cada compressão
- Reduza as interrupções nas compressões torácicas para, no máximo, 10 segundos, tempo suficiente para desfibrilar, verificar o ritmo, palpar o pulso central, realizar duas ventilações com bolsa-válvula-máscara e qualquer outro procedimento estritamente necessário
- Não hiperventile; mantenha a frequência ventilatória de 10 incursões por minuto.

Para os pacientes com via aérea avançada estabelecida (tubo orotraqueal, máscara laríngea, tubo laríngeo ou tubo esofagotraqueal), deve-se optar pelo método assíncrono de RCP, de compressões torácicas contínuas (mínimo de 100 por minuto) e associadas a 10 ventilações por minuto.[2-6]

Após cinco ciclos de compressão e ventilação (ou 2 minutos de RCP contínua), deve-se reavaliar o ritmo no monitor (em caso de fibrilação ventricular ou taquicardia ventricular

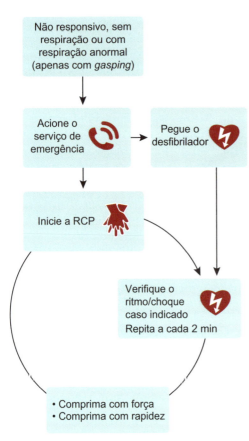

Figura 12.3 Algoritmo circular para suporte básico de vida (SBV). RCP: ressuscitação cardiopulmonar. (Adaptada de Neumar et al., 2015.)[2]

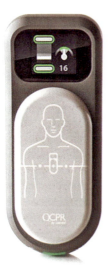

Figura 12.4 Dispositivo de *feedback* para ressuscitação cardiopulmonar.

sem pulso e/ou assistolia) ou palpar pulso central (no caso de atividade elétrica sem pulso, após realizado algum procedimento para correção dos 6 Hs e 5 Ts).

> **Atenção**
>
> - 6 Hs: hipoxia, hipovolemia, H+ (acidose), hiperpotassemia, hipopotassemia, hipotermia
> - 5 Ts: tamponamento cardíaco, tensão no tórax (pneumotórax hipertensivo), trombose coronariana, tromboembolismo pulmonar, toxinas

Modalidades de parada cardiorrespiratória

➤ **Fibrilação ventricular (FV).** Caracteriza-se por atividade elétrica desorganizada. Esse quadro provoca contração incoordenada do miocárdio, resultando na ineficiência total do coração em proporcionar a sístole adequada. Ao eletrocardiograma (ECG), apresenta-se com ondas absolutamente irregulares, de amplitude e duração variáveis (Figura 12.5).

➤ **Taquicardia ventricular (TV) sem pulso.** Diz respeito à sequência rápida de batimentos ectópicos ventriculares (superior a 100 por minuto), chegando à ausência de pulso arterial palpável por deterioração hemodinâmica. O ECG apresenta-se com repetição de complexos QRS alargados (maiores que 0,12 segundo) não precedidos de ondas P (Figura 12.6).

➤ **Assistolia.** Ausência de qualquer atividade ventricular contrátil e elétrica em pelo menos duas derivações eletrocardiográficas. Trata-se da modalidade mais presente na PCR intra-hospitalar. Para a confirmação do diagnóstico, deve-se realizar o "protocolo da linha reta", pelo qual são verificadas as conexões (cabos), é aumentado o ganho (amplitude) do traçado eletrocardiográfico e é trocada a derivação no cardioscópio.[1,6]

➤ **Atividade elétrica sem pulso.** É caracterizada pela ausência de pulso na atividade elétrica organizada. Nesse cenário, o ECG pode apresentar desde ritmo normal até ritmo idioventricular com frequência baixa.[1-6]

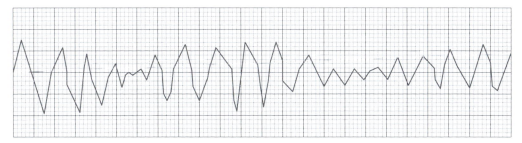

Figura 12.5 Eletrocardiograma de fibrilação ventricular.

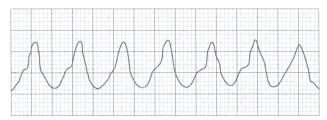

Figura 12.6 Eletrocardiograma de taquicardia ventricular.

Desfibrilação

O acesso a um desfibrilador condiciona imediata monitoramento e potencial aplicação do choque em caso de FV e TV sem pulso. As pás do desfibrilador devem ser posicionadas corretamente, de modo a proporcionar que o máximo de corrente elétrica atravesse o miocárdio. Para tanto, coloca-se uma pá à direita, em localização infraclavicular e paraesternal, e a outra pá à esquerda, no ápice cardíaco na linha axilar média, evitando-se o mamilo. Também é igualmente eficaz o posicionamento de uma pá no precórdio e a outra na região dorsal infraescapular esquerda ou direita, na posição anteroposterior.

A recomendação das cargas varia de acordo com o tipo de desfibrilador: monofásicos (360 J) ou bifásicos (120, 150 a 200 J), dependendo do formato de onda e das especificações do fabricante.[2-6] Idealmente devem ser usadas pás adesivas que facilitem o atendimento durante a PCR.

SUPORTE AVANÇADO DE VIDA

O suporte avançado de vida (SAV) engloba recursos como monitoramento cardíaco, uso de fármacos, desfibriladores, equipamentos especiais para ventilação, marca-passo e cuidados após o retorno à circulação espontânea.

Após a execução do SBV, se o paciente apresentar ventilação e circulação artificial por meio da compressão torácica externa, deve-se seguir o SAV de acordo com o mecanismo de PCR.[1-6]

Fibrilação ventricular ou taquicardia ventricular sem pulso[2-6]

A FV/TV sem pulso é tratada com desfibrilação elétrica, aplicando-se um choque de 200 J bifásico ou de 360 J monofásico. O não retorno ao ritmo cardíaco normal caracteriza a refratariedade da FV à desfibrilação, e as manobras de RCP (compressão torácica e ventilação) sequenciadas devem ser mantidas por 2 minutos ou cinco ciclos de 30:2 após cada tentativa de desfibrilação, quando se deve verificar o ritmo.

A sequência de atendimento pode recomendar a intubação orotraqueal mais precoce para garantir a qualidade da ventilação (após insucesso do segundo choque), caso não se torne adequada com bolsa-válvula-máscara, ou quando da disponibilidade de um capnógrafo quantitativo com formato de onda. Vale reforçar que a intubação orotraqueal não justifica a interrupção das compressões torácicas, a despeito da dificuldade de sua realização.

A implantação de acesso intravenoso (IV) ou intraósseo (IO) para administração de fármacos, além da monitorização contínua do ritmo cardíaco, também é efetuada nesse momento.

É importante lembrar que cada administração de fármaco deve ser acompanhada de *bolus* ou *flush* de 20 mℓ de solução fisiológica a 0,9% ou água destilada.

O fármaco inicial de escolha é a epinefrina, na dose de 1 mg IV/IO a cada 3 a 5 minutos, e só deve ser aplicado nos ritmos chocáveis após o segundo choque.

Em caso de não reversão da FV/TV sem pulso após as medidas já descritas, devem-se administrar 300 mg IV/IO de amiodarona, podendo ser repetida após 5 a 10 minutos na dose de 150 mg IV/IO. A lidocaína também pode ser usada na dose de 0,75 a 1 mg/kg IV/IO em *bolus*, podendo ser repetida de 3 a 5 minutos até a dose cumulativa máxima de 3,0 mg/kg, tendo o mesmo nível de evidência da amiodarona. É preciso estar particularmente atento às diversas apresentações dos fármacos no Brasil, em distintas concentrações, e sob a presença ou não de vasoconstritores.

Nos casos de TV polimórfica tipo *torsade de pointes* e suspeita de hipomagnesemia, pode-se administrar sulfato de magnésio na dose de 1 a 2 g IV em *bolus* diluídos em 10 mℓ de solução glicosada (SG) a 5%, seguido de desfibrilação.

Atividade elétrica sem pulso[2-6]

A sequência do atendimento da atividade elétrica sem pulso assemelha-se à realizada na assistolia e, como nas demais, também é preciso ter especial atenção à potencial causa do evento, relembrando a regra mnemônica dos 6 Hs e 5 Ts, válida para todas as modalidades de PCR, sendo de maior impacto para esta modalidade. Nessa abordagem secundária, devem-se realizar avaliações e tratamentos específicos e administrar epinefrina nas mesmas doses descritas para a FV/TV sem pulso o mais precocemente possível, de preferência nos primeiros 5 minutos da PCR.

Diferentemente da FV/TV sem pulso e da assistolia, neste caso é preciso verificar o pulso após 2 minutos ou 5 ciclos (30:2) de RCP após

qualquer intervenção para correção dos Hs e Ts ou mudança do ritmo.

Assistolia[2-6]

A assistolia deve ter seu diagnóstico confirmado em mais de uma derivação, conforme o "protocolo da linha reta". Nessa modalidade de PCR, deve-se administrar epinefrina nas mesmas doses descritas para a FV/TV sem pulso o mais precocemente possível, de preferência nos primeiros 5 minutos da PCR.

Manejo das causas tratáveis

➤ **Hipoxia.** As medidas adjuvantes durante a RCP podem resolver a hipoxemia, como ventilação com unidades bolsa-válvula-máscara, cânula orofaríngea (Guedel), máscara laríngea, tubo laríngeo e, eventualmente, intubação traqueal.

➤ **Hipovolemia.** Deve-se preconizar reposição volêmica mediante administração de cristaloide e hemoderivados (assim que disponíveis, e se necessário).

➤ **H⁺ (acidose).** O uso de bicarbonato de sódio para reversão da acidemia é controverso. Seu uso pode ser prejudicial, por deslocar a curva de hemoglobina para a esquerda, ampliando a afinidade da hemoglobina pelo oxigênio e, consequentemente, a retenção de oxigênio, agravando a acidose (aumento da lesão miocárdica e neurológica). Modo de uso: bicarbonato de sódio 8,4% (1 mℓ – 1 mEq) ou 10% (1 mℓ – 1,2 mEq), ataque 1 mEq/kg, e metade da dose pode ser repetida após 10 a 15 minutos.

➤ **Hiperpotassemia.** (1) Gliconato de cálcio 10%, 10 a 20 mℓ IV em *bolus*, podendo ser repetido a cada 2 a 5 minutos – a dose máxima é desconhecida; (2) glicose (50 g + insulina 10 UI) IV em *bolus*; (3) bicarbonato de sódio 8,4% (1 mℓ – 1 mEq), ataque 1 mEq/kg, e metade da dose pode ser repetida após 10 a 15 minutos.

➤ **Hipopotassemia.** Não há evidência sobre a reposição de potássio nem sobre qual é a melhor estratégia para tratar a PCR associada à hipopotassemia. Recomenda-se a administração de cloreto de potássio 19,1% (1 mℓ – 2,5 mEq, ampola de 10 mℓ) diluído em soro fisiológico, com ataque de 2 mEq/min durante 10 minutos.

➤ **Hipotermia.** O tratamento de escolha é o reaquecimento com RCP extracorpórea, mas, se indisponível, deve-se recorrer a reaquecimento interno e externo (p. ex., cristaloide aquecido, ar forçado quente). Em caso de infusão de volume ou ar aquecido, a temperatura deve variar entre 42 e 44°C.

➤ **Tamponamento cardíaco.** É de difícil diagnóstico na PCR, sendo importante, neste cenário, a ultrassonografia à beira do leito. A pericardiocentese (punção de Marfan) imediata pode propiciar RCE e deve ser realizada, preferencialmente, por médico emergencista sob orientação da ultrassonografia e da ecocardiografia com Doppler.

➤ **Tensão no tórax (pneumotórax hipertensivo).** Identifica-se expansibilidade torácica e/ou ausculta pulmonar assimétrica. Ultrassonografia à beira do leito também é uma ótima ferramenta para auxiliar o diagnóstico, por meio do sinal de *lung sliding*. Em caso de suspeita diagnóstica (clínica e/ou ultrassonográfica), a medida imediata é a descompressão do tórax com agulha própria ou Jelco 14. A técnica é realizada no segundo espaço intercostal e na linha hemiclavicular do lado acometido.

➤ **Trombose coronariana.** É uma causa frequente de PCR por FV/TV. A intervenção coronariana percutânea ou trombólise constitui a meta de reperfusão no cuidado pós-PCR. Durante a RCP, o uso dessas duas medidas é controverso, sendo mais efetiva a trombólise mecânica.

➤ **Tromboembolismo pulmonar (TEP).** Os consensos recomendam o uso de trombolíticos ou embolectomia cirúrgica/mecânica para o tratamento de TEP durante a RCP. As diretrizes de 2015 da AHA dividem o tema em dois grupos, descritos a seguir:

- TEP confirmado: trombolíticos e embolectomia cirúrgica/mecânica são opções de tratamento emergencial (recomendação classe IIa, evidência C-DL)
- Suspeita de TEP (não confirmado): trombolíticos podem ser considerados (recomendação classe IIa, evidência C-DL).

Em relação à embolectomia, os dados são insuficientes. Nas duas situações, após administração do trombolítico, a RCP deve ser mantida por pelo menos 60 minutos, a fim de garantir maior sobrevida e melhor prognóstico neurológico.

➤ **Toxinas.** Apesar de constituírem uma causa conhecida, é pouco lembrada a possibilidade da lavagem gástrica para detecção de alterações.

Peculiaridades na parada cardiorrespiratória

➤ **Emulsão lipídica intravenosa.** Usada em casos de intoxicação por anestésicos locais. Embora haja registro de muitas séries de casos tratados com emulsão lipídica IV, há pouca evidência para seu benefício na terapêutica de PCR por anestésicos locais (recomendação classe IIb, evidência C-OE). Modo de usar: emulsão lipídica IV a 20%, *bolus* de 1,5 mℓ/kg em 1 minuto; dois outros *bolus* com intervalos de 5 minutos podem ser administrados.

➤ **Opioides.** Naloxona pode ser usada na PCR associada a opioides, apesar de ainda não haver evidência de sua efetividade.

➤ **Antidepressivos tricíclicos.** É indicado tratamento com bicarbonato de sódio 8,4% (1 mℓ – 1 mEq), ataque de 1 mEq/kg, e metade da dose pode ser repetida após 10 a 15 minutos, dependendo do pH. Emulsão lipídica IV é considerada pelas diretrizes de 2015 da American Heart Association (recomendação classe IIb, evidência C-OE).

O bicarbonato de sódio pode ser útil em casos de:

- Acidose grave conhecida que evolui para PCR (observe que não é diagnóstico de acidose durante a RCP, e sim anteriormente a esta)
- PCR relacionada com hiperpotassemia grave
- PCR associada a intoxicação aguda por antidepressivos tricíclicos.

Capnografia quantitativa em forma de onda[2,6]

A capnografia quantitativa contínua (Figura 12.7) com forma de onda é recomendada a pacientes intubados ao longo de todo o período peri-RCP. Em adultos, recomenda-se confirmar

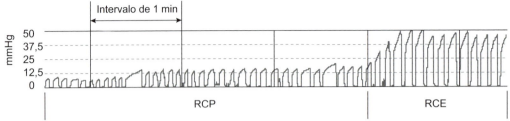

Figura 12.7 Capnografia quantitativa com formato de onda. O gráfico mostra o PetCO$_2$ em mmHg no eixo vertical em função do tempo. O paciente em questão está intubado e em ressuscitação cardiopulmonar (RCP). Observe que a frequência de ventilação é de, aproximadamente, 10 por minuto. As compressões torácicas são aplicadas continuamente a uma frequência ligeiramente maior que 100 por minuto, mas não são visíveis nesta curva. O PetCO$_2$ inicial é inferior a 12,5 mmHg no primeiro minuto, o que demonstra fluxo sanguíneo muito baixo. O PetCO$_2$ aumenta para entre 12,5 e 25 mmHg durante o segundo e o terceiro minuto, consistente com aumento no fluxo sanguíneo resultante da ressuscitação em andamento. O retorno da circulação espontânea (RCE) ocorre durante o quarto minuto, sendo reconhecido pelo aumento abrupto no PetCO$_2$ (visível logo após a quarta linha vertical) para mais de 40 mmHg, o que é consistente com melhora substancial do fluxo sanguíneo. (Adaptada de Neumar et al., 2015.)[2]

o posicionamento do tubo traqueal, monitorar a qualidade da RCP e detectar o RCE com base em valores do dióxido de carbono exalados ao fim da expiração (PetCO$_2$).

Caso o PetCO$_2$ mantenha-se inferior a 10 mmHg, é preciso melhorar rapidamente a qualidade da compressão (seja em sua profundidade ou frequência). Manutenção do PetCO$_2$ inferior a 10 mmHg, ainda que com manobras de RCP de alta qualidade, pode sugerir possível mau prognóstico para o sucesso da RCE.

Ultrassonografia durante a parada cardiorrespiratória

A ultrassonografia realizada durante o atendimento da PCR é chamada de ultrassonografia no local de atendimento (ou *point-of-care*, POCUS) e pode determinar causas reversíveis (p. ex., tamponamento pericárdico, pneumotórax, embolia pulmonar, fluidos livres), mas todos os protocolos devem estar condicionados a mínima interrupção das compressões torácicas. A aplicabilidade da POCUS durante a PCR demanda capacitação profissional adequada e controle de tempo rigoroso nas interrupções da RCP.

Presença de familiares durante a ressuscitação cardiopulmonar[2-6]

Em estudos descritos nos EUA e no Reino Unido, a maioria dos familiares afirmou que gostaria de estar presente durante a tentativa de ressuscitação de um parente. Os familiares, muitas vezes, não perguntam se podem estar presentes, mas os profissionais de saúde devem informar essa possibilidade sempre que possível.

O ideal é que uma pessoa seja designada a prestar apoio e permanecer com a família durante a ressuscitação para responder perguntas, esclarecer informações e confortá-la. Na presença de familiares durante os esforços de ressuscitação, deve haver maior sensibilidade entre os membros da equipe de atendimento.

Algoritmo universal circular para SAV[2-6]

A Figura 12.8 apresenta o modelo de algoritmo circular preconizado pelas atuais diretrizes mundiais de RCP.[2]

CONSIDERAÇÕES FINAIS

Apesar dos avanços e da uniformização preconizada pelas diretrizes mundiais de RCP, há pouco conhecimento sobre a efetividade da RCP intra-hospitalar. No recente Registro Brasileiro de Ressuscitação Cardiopulmonar – CODE® (*CODE registry: Brazilian Registry of In-Hospital Cardiopulmonary Resuscitation*),[7] foram avaliadas variáveis clínicas e demográficas de pacientes submetidos à RCP e preditores independentes associados à sobrevivência imediata (recuperação da circulação espontânea depois de 24 horas), e sobrevivência até a alta hospitalar e em 6 meses. De maneira prospectiva foram incluídos 763 pacientes vítimas de

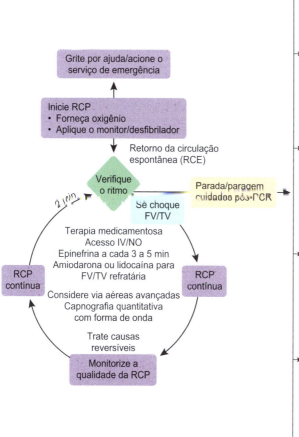

Figura 12.8 Algoritmo circular de suporte avançado de vida (SAV). RCP: ressuscitação cardiopulmonar; PCR: parada cardiorrespiratória; FV/TV: fibrilação ventricular/taquicardia ventricular; IV: via intravenosa; IO: via intraóssea; ET: endotraqueal. (Adaptada de Neumar et al., 2015.)[2] (Assista ao vídeo explicativo sobre esse assunto, disponível no GEN-IO, o ambiente virtual de aprendizagem do GEN.)

PCR ocorrida no ambiente intra-hospitalar de 17 hospitais gerais e institutos de especialidades no país.

Neste registro, a modalidade de PCR mais frequente foi a assistolia (40,7%). A sobrevivência foi de 13% até a alta, de 4,3% em 6 meses, e de 3,8% em 12 meses. Foram identificados como preditores independentes para sobrevivência imediata o ritmo inicial em FV/TV sem pulso, os sinais de consciência da vítima, o uso de epinefrina durante a RCP, e a hipoglicemia como causa da PCR. São considerados preditores independentes associados à sobrevivência até a alta hospitalar: médicos e enfermeiros treinados em SAV em cardiologia e/ou SBV, e o ritmo sinusal após a recuperação da circulação espontânea. Esses achados sugerem um perfil multicêntrico nacional da ressuscitação, fornecendo dados potencialmente representativos da RCP intra-hospitalar no Brasil.

REFERÊNCIAS BIBLIOGRÁFICAS

1. Feitosa-Filho GS, Feitosa GF, Guimarães HP et al. Atualização em ressuscitação cardiopulmonar: o que mudou com as novas diretrizes. Rev Bras Ter Intensiva. 2006; 18(3):10-6.
2. Neumar RW, Shuster M, Callaway CW et al. Part 1: Executive Summary: 2015 American Heart Association Guidelines Update for Cardiopulmonary Resuscitation and Emergency Cardiovascular Care. Circulation. 2015; 132:S315-67.
3. Link MS, Berkow LC, Kudenchuk PJ et al. Part 7: Adult Advanced Cardiovascular Life Support: 2015 American Heart Association Guidelines Update for Cardiopulmonary Resuscitation and Emergency Cardiovascular Care. Circulation. 2015; 132:S444-64.
4. Monsieurs KG, Nolan JP, Bossaert LL et al. European Resuscitation Council Guidelines for Resuscitation 2015: Section 1. Executive summary. Resuscitation. 2015; 95:1-80.
5. Guimarães HP, Flato UAP, Bittar JPM et al. Ressuscitação cardiopulmonar e cerebral. In: Amaral JLG, Geretto P, Tardelli M et al. (Eds.). Anestesiologia e medicina intensiva – Série Guias de Medicina Ambulatorial e Hospitalar da Unifesp-EPM. Barueri: Manole; 2011. pp. 609-30.
6. Soar J, Nolan JP, Böttiger BW et al. European Resuscitation Council Guidelines for Resuscitation 2015: Section 3. Adult advanced life support. Resuscitation. 2015; 95:100-47.
7. Guimarães HP, Avezum A, Carballo MT et al. Cardiac Arrest Outcomes Data Evaluation CODE registry: Brazilian registry of in-hospital cardiopulmonary resuscitation. In: Ressuscitation (Scientific Symposium of the European Resuscitation Council), 2011, Valleta-Malta. Resuscitation. Amsterdam: Elsevier; 2011. pp. 82:S2-AS05S2.

BIBLIOGRAFIA

Andersen LW, Granfeldt A, Callaway CW et al. Association between tracheal intubation during adult in-hospital cardiac arrest and survival. JAMA. 2017; 317:494-506.

Andersen LW, Kurth T, Chase M et al. Early administration of epinephrine (adrenaline) in patients with cardiac arrest with initial shockable rhythm in hospital: propensity score matched analysis. BMJ. 2016; 353:i1577.

Arrich J, Holzer M, Havel C et al. Hypothermia for neuroprotection in adults after cardiopulmonary resuscitation. Cochrane Database Syst Rev. 2016; 2:CD004128.

Benoit JL, Gerecht RB, Steuerwald MT et al. Endotracheal intubation versus supraglottic airway placement in out-of-hospital cardiac arrest: a meta-analysis. Resuscitation. 2015; 93:20-6.

Callaway CW, Donnino MW, Fink EL et al. Part 8: Post-Cardiac Arrest Care: 2015 American Heart Association Guidelines Update for Cardiopulmonary Resuscitation and Emergency Cardiovascular Care. Circulation. 2015; 132:S465-82.

Callaway CW, Soar J, Aibiki M et al. Part 4: Advanced Life Support: 2015 International Consensus on Cardiopulmonary Resuscitation and Emergency Cardiovascular Care Science with Treatment Recommendations. Circulation. 2015; 132(16 Suppl 1):S84-145.

Grion CMC, Cardoso LTQ, Canesin MF et al. Ressuscitação cardiopulmonar em pacientes graves: conhecendo a nossa realidade e reconhecendo as nossas necessidades. Trabalho apresentado no VII Congresso Paulista de Terapia Intensiva. Ribeirão Preto; 2001.

Guimarães HP, Lane JC, Flato UA et al. Ressuscitação cardiopulmonar. In: Guimarães HP, Tallo FS, Truffa AAM et al. (Eds.). Manual de bolso de UTI. 3. ed. São Paulo: Atheneu; 2012. pp. 96-102.

Guimarães HP, Resque AP, Costa MPF et al. Cardiac arrest in the intensive care unit: the initial results of the Utstein style method in Brazil. Intens Care Med. 2001; 27(Suppl 2):S147(P173).

Jabre P, Bougouin W, Dumas F et al. Early identification of patients with out-of-hospital cardiac arrest with no chance of survival and consideration for organ donation. Ann Intern Med. 2016; 165:770-8.

McMullan J, Gerecht R, Bonomo J et al. Airway management and out-of-hospital cardiac arrest outcome in the CARES registry. Resuscitation. 2014; 85:617-22.

Nielsen N, Wetterslev J, Cronberg T et al. Targeted temperature management at 33°C versus 36°C after cardiac arrest. N Engl J Med. 2013; 369:2197-206.

Nolan JP, Soar J, Cariou A et al. European Resuscitation Council and European Society of Intensive Care Medicine Guidelines for Post-resuscitation Care 2015: Section 5 of the European Resuscitation Council Guidelines for Resuscitation 2015. Resuscitation. 2015; 95:202-22.

Pearson DA, Darrell Nelson R, Monk L et al. Comparison of team-focused CPR vs standard CPR in resuscitation from out-of-hospital cardiac arrest: Results from a statewide quality improvement initiative. Resuscitation. 2016; 105:165-72.

Pierce AE, Roppolo LP, Owens PC et al. The need to resume chest compressions immediately after defibrillation attempts: an analysis of post-shock rhythms and duration of pulselessness following out-of-hospital cardiac arrest. Resuscitation. 2015; 89:162-8.

Redfors B, Råmunddal T, Angerås O et al. Angiographic findings and survival in patients undergoing coronary angiography due to sudden cardiac arrest in western Sweden. Resuscitation. 2015; 90:13-20.

Schenone AL, Cohen A, Patarroyo G et al. Therapeutic hypothermia after cardiac arrest: A systematic review/meta-analysis exploring the impact of expanded criteria and targeted temperature. Resuscitation. 2016; 108:102-10.

Writing Group Members; Mozaffarian D, Benjamin EJ et al. Heart disease and stroke statistics-2016 update: a report from the American Heart Association. Circulation. 2016; 133:e38-360.

CAPÍTULO 13

Cuidados Pós-Ressuscitação Cardiopulmonar

Hélio Penna Guimarães e Sergio Timerman

SÍNDROME PÓS-PARADA CARDIORRESPIRATÓRIA

A maioria das mortes após ressuscitação ocorre nas primeiras horas pós-retorno da circulação espontânea (RCE). Nesse cenário, toda a atenção deve ser voltada ao monitoramento e ao tratamento desses pacientes.

Para melhorar a sobrevivência de pacientes que tenham sofrido parada cardiorrespiratória (PCR) admitidos após o RCE, deve ser implementado um sistema abrangente, estruturado, integrado e multidisciplinar de cuidados da síndrome pós-PCR.

Os cuidados intensivos aplicados imediatamente após um episódio de PCR visam aumentar a taxa de sobrevida e diminuir as sequelas neurológicas, possibilitando melhor qualidade de vida ao paciente.

A síndrome pós-PCR é um complexo processo fisiopatológico de dano tecidual secundário à isquemia, com consequente nova lesão por reperfusão. Evidências demonstram que indivíduos que sobreviveram a uma PCR podem evoluir com um processo de falência de múltiplos órgãos, mesmo após o rápido RCE. A gravidade da falência depende de variáveis como o estado prévio de saúde, a origem da doença precipitante e a duração da isquemia, além de algumas outras. O tempo até o atendimento da PCR é um fator primordial, sendo observada redução de 14% de evolução neurológica satisfatória para cada 1,5 minuto de atraso até o RCE.

Lesão cerebral, disfunção miocárdica, isquemia de reperfusão e intervenção na patologia precipitante constituem os quatro componentes principais da síndrome pós-PCR. Os três primeiros são descritos na Tabela 13.1.

EXAMES COMPLEMENTARES

Os exames complementares a seguir são recomendados após RCE:

- Gasometria arterial
- Lactato e Sv_{O_2}, se possível
- Glicemia; revista
- Radiografia de tórax
- Eletrólitos (sódio, potássio, magnésio, cálcio)
- Hemograma
- Marcadores de necrose miocárdica
- Eletrocardiograma de 12 derivações
- Outros exames em acordo ao provável do motivo da PCR.

ABORDAGEM E CONDUÇÃO CLÍNICA

A abordagem inclui avaliação do exame clínico e monitoramento de parâmetros hemodinâmicos, ventilatórios, metabólicos e neurológicos imediatamente após o episódio de PCR. O tratamento deve incluir suporte cardiopulmonar e neurológico, considerando os aspectos pontuados a seguir.

Tabela 13.1 Características de manejo das patologias precipitantes de síndrome pós-parada cardiorrespiratória.

Fisiopatologia	Manifestações clínicas	Tratamento
Lesão cerebral		
• Perda da autorregulação cerebral • Edema cerebral • Neurodegeneração pós-isquêmica	• Coma • Convulsão • Mioclonias • Perda cognitiva • Estado vegetativo persistente • Doença de Parkinson secundária • Choque medular • Morte cerebral	• Hipotermia terapêutica • Estabilidade hemodinâmica • Proteção da via aérea • Ventilação mecânica • Controle da convulsão • Adequação da oxigenação (Sa_{O_2} 94 a 96%) • Cuidados intensivos
Lesão miocárdica		
• Disfunção ventricular global ("miocárdio atordoado") • Síndrome coronariana aguda	• Redução do débito cardíaco • Hipotensão • Arritmias • Falência cardíaca	• Revascularização precoce do miocárdio • Adequação hemodinâmica • Expansão volêmica • Inotrópicos • Uso de BIA • Dispositivos de assistência circulatória • ECMO
Isquemia de reperfusão		
• Síndrome da resposta inflamatória sistêmica • Perda da vasorregulação • Distúrbios de coagulação • Supressão adrenal • Queda da oferta de oxigênio aos tecidos • Queda da imunidade	• Isquemia tecidual • Hipotensão • Falência cardiovascular • Febre • Hiperglicemia • Falência de múltiplos órgãos • Infecção	• Adequação hemodinâmica • Expansão volêmica • Uso de vasopressores • Hemofiltração • Controle rigoroso da temperatura • Controle rigoroso da glicemia • Uso racional de antimicrobianos

RIA: balão intra-aórtico; ECMO: oxigenação por membrana extracorpórea. Fonte: Timerman, Dallan, 2016.

Avaliação de ventilação e oxigenação

A ventilação ou oxigenação deve ser o suficiente para manter a saturação de $O_2 \geq 94\%$ sem, no entanto, possibilitar a condição de hiperoxia, associada a maior lesão do sistema nervoso central no período pós-PCR. A frequência de incursões ventilatórias deve ser mantida em 10 a 12 incursões por minuto, e a pressão parcial de CO_2 ao final da expiração, em torno de 35 a 40 mmHg.

Em resumo:

• Avalie a necessidade de via aérea avançada (intubação orotraqueal)
• Mantenha a saturação de O_2 entre 94 e 99%
• Evite hiperventilação
• Use sempre a capnografia.

Avaliação hemodinâmica

A pressão arterial mínima aceitável é 90 mmHg de pressão arterial sistólica ou 65 mmHg de pressão arterial média. Para manutenção ou obtenção desses valores, pode-se recorrer à expansão volêmica com solução fisiológica 0,9%, ao lactato de Ringer ou a fármacos vasopressores/inotrópicos, como norepinefrina (0,01 a 2 µg/kg/min), dopamina (2 a 20 µg/kg/min) ou epinefrina (2 a 10 µg/kg/min), e dobutamina (2,5 a 20 µg/kg/min).

Deve-se obter um eletrocardiograma o mais rapidamente possível, de preferência nos primeiros 10 minutos após a RCE e, em caso de síndrome coronariana aguda, as intervenções coronárias percutâneas devem ser realizadas o quanto antes em pacientes com elevação do segmento ST. Para pacientes de alto risco cardiovascular em que a causa da PCR não esteja elucidada, deve-se considerar a possibilidade de cineangiocoronariografia para diagnóstico e eventual intervenção coronária percutânea.

Em resumo:

• Manutenção da pressão arterial sistólica ≥ 90 mmHg
• Acesso venoso ou intraósseo rápido

- Administração de fluidos intravenosos
- Administração de substâncias vasoativas (norepinefrina, dopamina, dobutamina)
- Eletrocardiograma de 12 derivações e intervenção coronária percutânea, se necessário
- Tratamento das causas reversíveis de PCR (6 Hs e 5 Ts – ver Capítulo 12, *Ressuscitação Cardiopulmonar*)
- Monitorização de pressão arterial invasiva, se necessário
- Acesso venoso central após estabilização do paciente, se necessário.

Avaliação e terapia neuroprotetora

O controle direcionado de temperatura ou modulação deve ser executado com brevidade, quando indicado, particularmente para vítimas de PCR em fibrilação ventricular fora do ambiente hospitalar e admitidas após a RCE, mas que se mantêm não contactantes. Convulsões não são incomuns após a PCR, devendo-se realizar eletroencefalograma para o diagnóstico e a monitorização de estado de mal epiléptico, e para a monitorização contínua em pacientes comatosos após o RCE. Quadros como mioclonias, particularmente focais, não condicionam necessariamente mau prognóstico neurológico.

Embora não exista nenhuma evidência de benefício do rígido controle glicêmico no período pós-PCR, evidências extrapoladas de outras situações clínicas, como sepse, sugerem benefícios deste controle, objetivando valores glicêmicos entre 144 e 180 mg/dℓ.

Em resumo:

- Considere o controle direcionado de temperatura para pacientes não responsivos
- Evite hipertermia
- Trate crises convulsivas
- Evite hipoglicemia
- Considere sedação após PCR em pacientes com disfunção cognitiva
- Prognóstico pós-PCR: avaliação neurológica 72 horas após PCR; algoritmo de avaliação prognóstica (Figura 13.1).

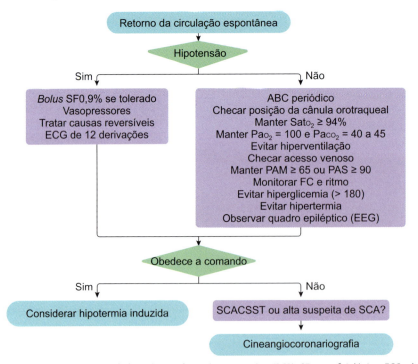

Figura 13.1 Algoritmo básico para cuidados pós-parada cardiorrespiratória (PCR). SF: soro fisiológico; ECG: eletrocardiograma; PAM: pressão arterial média; PAS: pressão arterial sistêmica; FC: frequência cardíaca; SatO$_2$: saturação de oxigênio; Pa$_{O_2}$: pressão arterial parcial de oxigênio; Pa$_{CO_2}$: pressão de dióxido de carbono arterial; SCA: síndrome coronariana aguda; SCACSST: síndrome coronariana aguda com supradesnivelamento do segmento ST. (Assista ao vídeo explicativo sobre esse assunto, disponível no GEN-IO, o ambiente virtual de aprendizagem do GEN.)

BIBLIOGRAFIA

Ackerman MJ, Zipes DP, Kovacs RJ et al. Eligibility and Disqualification Recommendations for Competitive Athletes With Cardiovascular Abnormalities: Task Force 10: The Cardiac Channelopathies: A Scientific Statement From the American Heart Association and American College of Cardiology. J Am Coll Cardiol. 2015; 66(21):2424-8.

Callaway CW, Donnino MW, Fink EL et al. Part 8: Post-Cardiac Arrest Care: 2015 American Heart Association Guidelines Update for Cardiopulmonary Resuscitation and Emergency Cardiovascular Care. Circulation. 2015; 132:S465-82.

Callaway CW, Soar J, Aibiki M et al. Part 4: Advanced Life Support: 2015 International Consensus on Cardiopulmonary Resuscitation and Emergency Cardiovascular Care Science with Treatment Recommendations. Circulation. 2015; 132:S84-145.

Dallan LAP, Timerman S. Perguntas e respostas comentadas em cardiologia. Ed. Manole, 2016.

Gersh BJ, Maron BJ, Bonow RO et al. 2011 ACCF/AHA guideline for the diagnosis and treatment of hypertrophic cardiomyopathy: a report of the American College of Cardiology Foundation/American Heart Association Task Force on Practice Guidelines. Circulation. 2011; 124:e783.

Nielsen N, Wetterslev J, Cronberg T et al. Targeted temperature management at 33°C versus 36°C after cardiac arrest. N Engl J Med. 2013; 369:2197-206.

Nolan JP, Soar J, Cariou A et al. European Resuscitation Council and European Society of Intensive Care Medicine Guidelines for Post-resuscitation Care 2015: Section 5 of the European Resuscitation Council Guidelines for Resuscitation 2015. Resuscitation. 2015; 95:202-22.

Schenone AL, Cohen A, Patarroyo G et al. Therapeutic hypothermia after cardiac arrest: a systematic review/meta-analysis exploring the impact of expanded criteria and targeted temperature. Resuscitation. 2016; 108:102-10.

Writing Group Members; Mozaffarian D, Benjamin EJ et al. Heart Disease and Stroke Statistics-2016 Update: A Report from the American Heart Association. Circulation. 2016; 133:e38-360.

CAPÍTULO 14

Afogamento

David Szpilman

"Prevenir é salvar. Educar para não se afogar."
(Sociedade Brasileira de Salvamento Aquático)

INTRODUÇÃO

O risco de se perder a vida em afogamentos é 200 vezes maior que em acidentes de trânsito. No Brasil, é responsável por 1 morte a cada 75 minutos. A cadeia de sobrevivência no afogamento inclui a assistência pró-ativa de prevenção praticada em ambientes de saúde, a identificação de comportamentos e situações de risco iminente no ambiente aquático, passando pela assistência pré-hospitalar de atender uma ocorrência em seu ambiente familiar, até a internação hospitalar, se necessário.

DEFINIÇÃO E TERMINOLOGIA

➤ Resgate. Qualquer incidente de submersão ou imersão sem evidência de aspiração. Exemplo: pessoa é resgatada viva da água sem tosse e com ausculta pulmonar normal. Pode ser liberada no local quando consciente sem necessidade de atendimento médico após avaliação. Pode apresentar hipotermia, náuseas, vômito, distensão abdominal, tremores, cefaleia, mal-estar, cansaço, dores musculares, dor no tórax, diarreia e outros sintomas inespecíficos.

➤ Afogamento. É a aspiração de líquido não corporal por submersão ou imersão. Ocorre em situações nas quais o líquido entra em contato com as vias aéreas da pessoa em imersão (água na face) ou por submersão (abaixo da superfície do líquido). Exemplo: pessoa resgatada da água com evidência de aspiração de líquido (tosse e/ou ausculta pulmonar alterada). Deve ter sua gravidade avaliada no local do incidente, receber tratamento adequado, sendo acionada uma equipe médica para prover suporte avançado de vida, se necessário. (Ver resumo adiante.)

➤ Afogamento primário. Configura-se quando não há indícios da causa do afogamento.

➤ Afogamento secundário. Configura-se quando há alguma causa associada que tenha impedido a pessoa de manter-se na superfície da água e, em consequência, tenha precipitado o afogamento (uso de substâncias, convulsão, traumatismos, mal súbito e outras).

➤ Afogamento não fatal. Ocorre quando o processo de afogamento é interrompido e a pessoa é resgatada.

➤ Afogamento fatal. Ocorre em caso de óbito resultante de afogamento.

➤ Cadáver por afogamento. Está associado à morte por afogamento (excluindo-se situações de mal súbito dentro da água sem aspiração) sem chances de ressuscitação comprovada por tempo de submersão maior que 1 hora ou sinais evidentes de morte por mais de 1 hora, como rigidez cadavérica, *livor mortis* ou decomposição corporal.

ABORDAGEM E CONDUÇÃO CLÍNICA | DA PREVENÇÃO AO HOSPITAL

A cadeia de sobrevivência do afogamento é ilustrada na Figura 14.1 e discutida a seguir.

Prevenção

A prevenção é a mais poderosa intervenção e a de menor custo, podendo evitar mais de

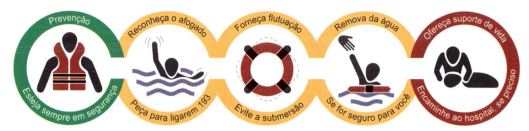

Figura 14.1 Cadeia de sobrevivência do afogamento. (Adaptada de Szpilman et al., 2014.)

85% dos casos de afogamento. A Sociedade Brasileira de Salvamento Aquático (Sobrasa) realiza campanhas de educação na prevenção de afogamentos em diversos cenários (piscina, praia, rios e outros) e atividades (surfe, mergulho, pesca e outros) e disponibiliza esse material em sua página na internet.

Reconhecimento do afogamento e notificação pelo telefone 193

Diferentemente do que se costuma pensar, o banhista em apuros não acena com a mão nem chama por ajuda. Ele se mantém em posição tipicamente vertical, movimentando os braços estendidos lateralmente, como se estivesse nadando ou apenas brincando na água, e o afogamento ocorre de maneira silenciosa. Como a respiração instintivamente tem prioridade, a vítima de afogamento geralmente não consegue gritar por socorro. Ao reconhecer que alguém está se afogando, é preciso dar o alarme, telefonando para o Corpo de Bombeiros (193) ou para Serviço de Atendimento Móvel de Urgência (192). Durante a ligação, deve-se informar o que está acontecendo, onde é o incidente, quantas pessoas estão envolvidas e o que já foi feito ou se pretende fazer. Só então o socorrista deve tentar ajudar a realizar o resgate.

Auxílio na flutuação | Evitar submersão

Ao reconhecer alguém em risco de afogamento, chame por ajuda e interrompa o processo de afogamento, ajudando a vítima a flutuar e, com isso, ganhar tempo para a chegada do serviço de emergência, ou para que outras pessoas envolvidas na situação planejem os esforços necessários ao resgate. O auxílio à flutuação pode ser improvisado, fornecendo à vítima (se possível, sem entrar na água) qualquer material que flutue, como: garrafas de plástico vazias, pranchas de *surf*, materiais em isopor, espumas diversas e madeiras. É fundamental que o socorrista não se torne mais uma vítima ao tentar ajudar.

Remoção da água apenas se for seguro

Após prover flutuação e impedir o processo de submersão, é essencial retirar a vítima da água. É possível ajudar indicando direções e locais mais próximos e mais seguros. Sempre que possível, deve-se tentar ajudar sem entrar totalmente na água, usando técnicas de salvamento, como jogar algum equipamento, como corda, vara, galho de árvore e outros, como já mencionado. Se tudo o mais falhar, o socorrista leigo pode, então, considerar sua entrada na água, ciente de que a entrada de uma pessoa inexperiente na água para realizar um resgate é uma decisão perigosa e não recomendada. A fim de mitigar o risco durante um resgate dessa natureza, deve-se sempre levar um objeto de flutuação para ajudar a vítima e reduzir o risco de o socorrista afogar-se também.

A decisão de realizar o suporte básico de vida ainda dentro da água baseia-se no nível de consciência do afogado e no nível de experiência do socorrista:

- Vítima consciente: o resgate é realizado sem demais cuidados médicos dentro da água
- Vítima inconsciente: deve-se instituir, se possível, até 10 ventilações ainda dentro da água.

A hipoxia causada por afogamento resulta primeiramente em apneia, ocasionando parada cardíaca em um intervalo de tempo variável, porém curto, caso não seja revertida. A ressuscitação ainda dentro da água (ventilação apenas) aumenta em 4 vezes a probabilidade de sobrevivência sem sequelas.

Considerando a baixa incidência de traumatismo raquimedular nos salvamentos aquáticos e a possibilidade de desperdício de tempo para iniciar a ventilação e oxigenação, não se recomenda a imobilização de rotina da coluna cervical durante o resgate aquático em vítimas de afogamento sem sinais de traumatismo. O transporte da vítima para fora da água deve ser realizado de acordo com o estado da vítima:

- Vítima consciente: transporte verticalizado para evitar vômito
- Vítima exausta, confusa ou inconsciente: transporte em posição horizontal, mantendo-se a cabeça acima do nível do corpo sem, contudo, obstruir as vias aéreas.

Suporte de vida

Para a primeira avaliação em área seca, deve-se posicionar a vítima em paralelo ao espelho d'água, o mais horizontal possível e distante o suficiente da água. Quando consciente, a vítima deve ser posicionada em decúbito dorsal a 30°. Quando ventilando mas inconsciente, deve ser colocada em posição lateral de segurança. Tentativas de drenagem da água aspirada são extremamente nocivas e devem ser evitadas. Em caso de vômitos, deve-se virar lentamente a cabeça da vítima e remover o vômito com o dedo indicador, dando continuidade à assistência ventilatória.

A Figura 14.2 apresenta os passos para a avaliação do suporte de vida em afogamento.

Suporte avançado de vida no local

Diferentemente do que se acreditava, na parada cardiopulmonar por afogamento (grau 6), é melhor levar o equipamento médico à vítima, do que levá-la ao hospital. Esta ação provê melhor prognóstico. Dessa maneira, em situações críticas de atendimento avançado a casos de afogamento, o socorrista deve estar preparado para ficar ao menos por 15 a 30 minutos no local do incidente.

A ressuscitação básica iniciada na cena deve ser mantida por equipe de saúde especializada até que seja bem-sucedida ou até que se observe necessidade de transporte ao hospital, caso a vítima necessite de aquecimento por meios sofisticados, por exemplo. Neste último caso, deve-se continuar a ressuscitação no trajeto ao hospital. A equipe médica deve continuar com as compressões cardíacas, e manter a ventilação artificial com máscara de ressuscitação e suplemento de oxigênio até que estejam disponíveis uma bolsa autoinflável e oxigênio a 15 ℓ/min, possibilitando a intubação orotraqueal. A aspiração das vias aéreas antes da intubação costuma ser necessária, mas não deve ser excessiva a ponto de prejudicar a própria ventilação. Uma vez intubada, a vítima pode ser ventilada e oxigenada adequadamente, mesmo em caso de edema pulmonar. A aspiração de vias aéreas ou do tubo orotraqueal somente deve ser realizada quando a quantidade de fluido no interior delas interferir positivamente na ventilação. Na ressuscitação cardiopulmonar dos afogados, é recomendável manter uma relação de 2 ventilações para 30 compressões antes da inserção

---

Figura 14.2 Classificação e tratamento dos afogamentos, segundo o suporte avançado de vida em cardiologia (ACLS, *Advanced Cardiac Life Support*), com base na avaliação de 1.831 casos. 1º. Não desperdice tempo tentando retirar água dos pulmões, pois isto provoca vômito e mais complicações; também não aspire o tubo orotraqueal em demasia, pois pode prejudicar a ventilação. 2º. Não use diuréticos nem restrição hídrica para reduzir o edema pulmonar. 3º. Não administre antibióticos antes de 48 h, exceto se o afogamento tiver ocorrido em água com alta colonização bacteriana. 4º. Não administre corticosteroides, exceto em casos de broncospasmos refratários. 5º. Trate sempre a hipotermia; não pare a ressuscitação cardiopulmonar (RCP) até que a temperatura corporal esteja > 34°C. 6º. Não há diferença terapêutica entre água doce e salgada. Ao lado do grau é apresentado o percentual de mortalidade geral. PCR: parada cardiopulmonar; RCP: ressuscitação cardiopulmonar; TOT: tubo orotraqueal; ECG: eletrocardiograma; UTI: unidade de terapia intensiva; PEEP: pressão positiva expiratória final; EAS: elementos e sedimentos anormais na urina; TC: tomografia computadorizada; IV: via intravenosa. (Assista ao vídeo explicativo sobre esse assunto, disponível no GEN-IO, o ambiente virtual de aprendizagem do GEN.)

Capítulo 14 ❖ Afogamento

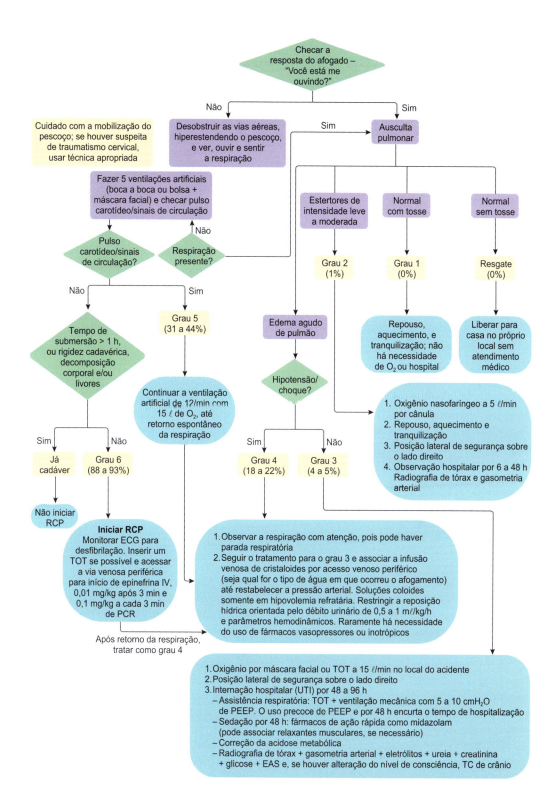

do tubo orotraqueal com um socorrista, ou 2 ventilações com 15 compressões com dois socorristas. Desfibriladores externos podem ser usados para monitoramento do ritmo cardíaco ainda na cena do incidente, porém o ritmo mais comum nestes casos é a assistolia. Em vítimas hipotérmicas (< 34°C) e sem pulso, a ressuscitação cardiopulmonar deve ser mantida. Pode ocorrer fibrilação ventricular em adultos com doença coronariana ou como consequência da terapia de suporte avançado de vida, com o uso de pró-arritmogênicos (epinefrina).

O acesso venoso periférico é a via preferencial para administrar fármacos. Embora algumas medicações possam ser administradas por via traqueal, mesmo na vigência de edema agudo de pulmão, a absorção é incerta e deve ser feita em último caso. Uma dose inicial alta ou progressiva de epinefrina na ressuscitação cardiopulmonar aumenta as chances de se recuperar a circulação.

Abordagem hospitalar

A maioria das vítimas de afogamento aspira apenas pequenas quantidades de água e se recupera espontaneamente. Menos de 6% dos resgatados por guarda-vidas precisam de atenção médica em um hospital.

Indicações de internação

O atendimento hospitalar está indicado em casos de graus 2 a 6. A decisão de internar deve levar em consideração anamnese completa, história patológica pregressa, exame físico detalhado e alguns exames complementares, como radiografia de tórax e gasometria arterial. Hemograma, dosagem de eletrólitos, ureia e creatinina também devem ser solicitados, embora alterações nesses exames sejam incomuns. Pacientes com boa oxigenação arterial sem terapia adjuvante e sem doenças ou comorbidade associadas podem ter alta (resgate e grau 1). Os casos de grau 2 são resolvidos com oxigênio não invasivo no prazo de 6 a 24 horas e podem, então, ser liberados para casa. Pacientes grau 2 com deterioração do quadro clínico devem ser internados em unidade de cuidados intermediários para a observação

prolongada. Pacientes grau 3 a 6 geralmente precisam de intubação e ventilação mecânica e devem ser internados em unidade de terapia intensiva.

Suporte ventilatório

Pacientes graus 4 a 6 geralmente chegam ao hospital já com suporte de ventilação mecânica e com oxigenação satisfatória. A conduta nos pacientes graus 3 e 4 depende de avaliação clínica, e, assim que o nível de oxigenação aceitável seja estabelecido com o uso da PEEP, esta deve ser mantida inalterada pelas 48 a 72 horas seguintes. Durante esse período, caso o nível de consciência do paciente possibilite a respiração espontânea bem adaptada ao respirador, um bom método de ventilação alternativo pode ser a pressão positiva contínua nas vias aéreas (CPAP) com pressão de suporte ventilatório (PSV). Em raros casos, a CPAP pode ser oferecida apenas com o uso de máscara facial ou por cânula nasal.

Um quadro clínico muito semelhante à síndrome de desconforto respiratório agudo (SDRA) pode ocorrer após episódios de afogamento graus 3 a 6. No afogamento, o curso da doença é rápido e não deixa sequela. O manejo clínico do afogado é similar aos demais pacientes que apresentam SDRA. A hipercapnia permissiva deve ser evitada nos casos de grau 6 por poder agravar a lesão cerebral hipóxico-isquêmica.

Suporte hemodinâmico

Qualquer reposição volêmica inicial deve ser feita com cristaloides. A monitorização hemodinâmica por cateterização da artéria pulmonar ou, mais recentemente, a monitorização minimamente invasiva do débito cardíaco e da oximetria venosa contínua torna possível acompanhar a função cardíaca, a função pulmonar e a eficiência da oxigenação e da perfusão dos tecidos e, ainda, a resposta desses parâmetros às várias terapias usadas em pacientes hemodinamicamente instáveis ou com disfunção pulmonar grave (graus 4 ao 6) e que não tenham respondido à reposição de volume com cristaloides.

O ecocardiograma pode ser usado para estimar a função cardíaca, a fração de ejeção e a necessidade de reposição volêmica, ajudando a decidir o início da infusão de aminas vasoativas, inotrópicas ou ambas, no caso de falha da ressuscitação com cristaloides. Apesar da diminuição do débito cardíaco, a terapia com diuréticos não é uma boa opção.

Suportes diversos

Somente após a obtenção de uma via aérea definitiva e de oxigenação e circulação ótimas, uma sonda nasogástrica deve ser colocada para reduzir a distensão gástrica, prevenindo a aspiração de mais material. O reaquecimento do paciente deve ser instituído, exceto nos casos pós-ressuscitação cardiopulmonar, para os quais está indicada a manutenção da hipotermia. A acidose metabólica ocorre em 70% dos pacientes que chegam ao hospital e deve ser corrigida quando o pH estiver menor que 7,2 ou o bicarbonato inferior a 12 mEq/ℓ, com suporte ventilatório adequado. O uso de corticosteroides não está indicado, exceto em casos de broncospasmo.

Suporte neurointensivo

Apesar do tratamento, os casos de grau 6 podem cursar com lesões e sequelas neurológicas graves, como estado vegetativo persistente. O cuidado neurointensivo é o mesmo que se deve ter para isquemia cerebral anóxica.

Pneumonias

Em geral, rios, lagos, piscinas e praias não apresentam colonização bacteriana em quantidade suficiente para promover pneumonia direta. Caso a vítima necessite de ventilação mecânica, a incidência de pneumonia secundária aumenta no 3º ou 4º dia de hospitalização. A vigilância para eventos sépticos, não só pulmonares como nos demais órgãos, se faz necessária.

Os antibióticos profiláticos apresentam um valor duvidoso em vítimas de afogamento e tendem apenas a selecionar organismos mais resistentes e agressivos. Uma radiografia de tórax não é suficiente para identificar sinal de pneumonia. A conduta mais apropriada é a coleta diária de aspirados traqueais para exame bacteriológico, cultura e antibiograma. Ao primeiro sinal de infecção pulmonar, geralmente após as primeiras 48 a 72 horas, caracterizado por febre prolongada, leucocitose mantida, infiltrados pulmonares persistentes ou novos, resposta leucocitária no aspirado traqueal, deve-se instituir terapia com antimicrobianos com base no organismo predominante na unidade e seu perfil de sensibilidade.

Nos casos em que a água aspirada contiver uma formação de colônias por unidade > 10^{20}, existe potencial de infecção direta, e uma amostra do líquido do local em que ocorreu o afogamento pode ser coletada para cultura qualitativa a fim de identificar o(s) germe(s) predominante(s). Nesses casos, deve-se considerar um amplo espectro de possibilidades, incluindo os gram-positivos e negativos, anaeróbios e algas de água doce.

Atenção

O afogamento representa uma tragédia que, muitas vezes, poderia ter sido evitada. A maioria é o resultado final de violências contra o bom senso, da negligência para com as crianças e de abuso de bebidas alcoólicas. Esse cenário demanda uma intervenção preventiva radical e imediata para a reversão dos casos de potencial afogamento.

BIBLIOGRAFIA

Beck EF, Branche CM, Szpilman D et al. A new definition of drowning: towards documentation and prevention of a global health problem. Bull World Health Organ. 2005; 83(11):853-6.

Kleinman ME, Brennan EE, Goldberger ZD et al. 2015 American Heart Association Guidelines Update for Cardiopulmonary Resuscitation and Emergency Cardiovascular Care. Part 5: Adult Basic Life Support and Cardiopulmonary Resuscitation Quality. Circulation. 2015; 132:S414-35.

Schmidt A, Szpilman D, Berg I et al. A call for the proper action on drowning resuscitation. Resuscitation. 2016; 105:e9-10.

Szpilman D. Afogamento. Boletim epidemiológico no Brasil – ano 2015 (ano base de dados 2013). Disponível em: www.sobrasa.org/?p=23335.

Szpilman D. Near-drowning and drowning classification: a proposal to stratify mortality based on the analysis of 1,831 cases. Chest. 1997; 112:660-5.

Szpilman D, Bierens JJLM, Handley AJ et al. Drowning: current concepts. N Engl J Med. 2012; 366:2102-10.

Szpilman D, Elmann J, Cruz-Filho FES. Drowning classification: a revalidation study based on the analysis of 930 cases over 10 years. Netherlands: World Congress on Drowning; 2002.

Szpilman D, Orlowski JP, Bierens J. Drowning. In: Vincent JL, Abraham E, Moore AF et al. (Eds.). Textbook of critical care. 6. ed. Philadelphia: Elsevier; 2011. pp. 498-503.

Szpilman D, Soares M. In-water resuscitation – is it worthwhile? Resuscitation. 2004; 63(1): 25-31.

Szpilman D, Webber J, Quan L et al. Creating a drowning chain of survival. Resuscitation. 2014; 85(9):1149-52.

Wernick P, Fenner P, Szpilman D. Immobilization and extraction of spinal injuries –Rescue techniques. In: Bierens J (Ed.). Handbook on drowning: prevention, rescue and treatment. Berlin: Springer-Verlag; 2005. pp. 291-5.

Overdose

CAPÍTULO 15

Juang Horng Jyh, Jaqueline Tonelotto e
Giuseppa Biondo Verdini

DEFINIÇÃO

A palavra "overdose" tem origem inglesa e significa "dose em excesso" ou "excesso de dose" de um medicamento, uma droga ou um produto químico, o que pode acarretar alterações fisiopatológicas ao ser humano em diferentes graus, que podem incluir o óbito. Essas alterações podem ocorrer subitamente quando uma grande quantidade da substância é administrada de uma só vez, ou gradualmente, quando vai se acumulando no organismo ao longo do tempo, até atingir uma concentração tóxica.

Com relação à farmacoterapia em pacientes críticos, pode ser muito difícil estabelecer um regime de dosagem efetiva para alguns medicamentos com níveis terapêuticos próximos de tóxicos, particularmente em crianças e idosos, sendo indicada a monitorização do nível sérico desses fármacos.

CONSIDERAÇÕES PRELIMINARES

Há mais de 400 anos o médico Paracelsus declarou que a diferença entre um veneno e um medicamento está na sua dose. Os indivíduos que desenvolvem alterações agudas do seu estado fisiológico, principalmente em uso de medicamentos, devem ser investigados quanto à possibilidade de overdose, exigindo investigações clínico-toxicológicas e monitorizações clínico-laboratoriais para uma adequada assistência terapêutica, capaz de prevenir a morbidade e evitar a mortalidade.

Um exemplo comum é o paracetamol (acetaminofeno), que forma um metabólito tóxico ao ser metabolizado pelo citocromo P450, mas que forma um conjugado atóxico ao se ligar à glutationa, sendo excretado. No entanto, em caso de overdose, formam-se mais metabólitos do que se pode desintoxicar, podendo acarretar necrose hepática. Portanto, na suspeita de overdose (intoxicação), devem-se fazer dosagens de concentrações séricas de paracetamol em determinados intervalos de tempo, de maneira que, se houver aumento significativo de meia-vida da substância, seja possível instituir precocemente uma terapia mais adequada para reparar a lesão hepática.

Em casos de overdose ou intoxicação, é recomendável atuar de acordo com o fluxograma apresentado na Figura 15.1, mais bem discutido ao longo deste capítulo.

A importância do conhecimento e da prática em toxicologia clínica emergencial motivou o American Board of Medical Specialties a reconhecer, em 1992, a toxicologia médica como uma subespecialidade. Para se obter o certificado nessa área é preciso comprovar a prática de 2 anos em tempo integral em serviços reconhecidos.

PRINCÍPIOS FUNDAMENTAIS

Na suspeita de overdose de medicamentos ou produtos químicos, é preciso verificar o estado e o quadro clínico do paciente, avaliando sinais e sintomas patognomônicos, ou característicos do produto sob suspeita. A partir dessa avaliação, devem ser instituídas medidas urgentes e apropriadas para cada situação. Overdoses terapêuticas inadvertidas podem decorrer de negligência médica, por erros terapêuticos, ou interpretação errada da prescrição e iatrogenia.

A Figura 15.2 apresenta o fluxograma farmacoterapêutico, em que os pontos 1 (dose prescrita) e 2 (dose administrada) são os cuidados básicos para se evitar overdose; já o ponto 3 exige um conhecimento maior sobre o estado fisiopatológico e genético, as doenças crônicas e medicações em uso para evitar interações que resultem em overdose.

Durante a overdose de uma substância e a intoxicação subsequente, vários parâmetros farmacocinéticos são alterados, incluindo as meias-vidas de eliminação, ligação proteica, cinética de saturação e excreção (referidas como toxicocinética, diferenciando-se da farmacocinética). As diretrizes operacionais de tratamento seguem, portanto, a mesma abordagem sugerida aos casos de intoxicação: (1) limite a absorção e promova a remoção de substâncias ainda não absorvidas; (2) acelere a sua eliminação; (3) trate e monitore seus efeitos tóxicos. É fundamental o acompanhamento de um laboratório clínico toxicológico para direcionar a terapêutica com base na monitorização do nível sérico e estimar a efetividade terapêutica com base nos parâmetros farmacocinéticos conhecidos da substância envolvida.

Vale lembrar que o princípio básico terapêutico é tratar o paciente, e não o produto envolvido. Caso seja necessário manejo específico relacionado com algum produto envolvido na overdose, os Centros de Informações Toxicológicas (CIT) espalhados por todo o território nacional podem auxiliar na assistência

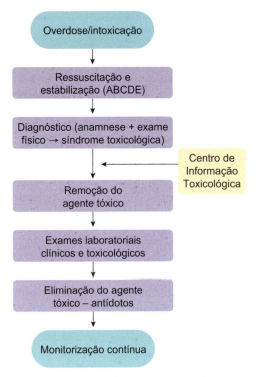

Figura 15.1 Fluxograma de conduta em caso de overdose ou intoxicação.

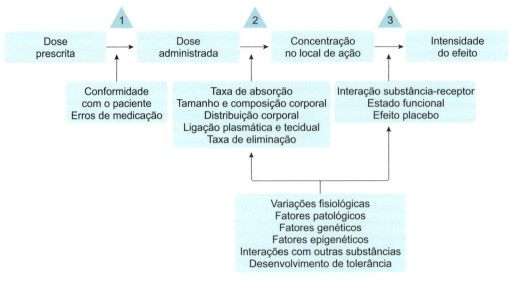

Figura 15.2 Fluxograma de farmacoterapia.

à condução terapêutica. Alguns centros dispõem, inclusive, de laboratórios toxicológicos específicos para esse fim.

QUADRO CLÍNICO | EXAME FÍSICO

Nos setores de atendimentos emergenciais, podem chegar pacientes com quadro clínico semelhante ao de overdose por drogas ilícitas, mas que se trata, na verdade, de síndrome de abstinência. Portanto, além do exame físico detalhado e rápido, deve ser obtido o histórico médico completo dos pacientes, por meio de anamnese detalhada, principalmente com relação às possíveis exposições toxicológicas.

Um dos sinais mais frequentes de overdose é a depressão do sensório que varia de estupor, sonolência, a coma não responsivo. No estado de coma profundo, podem ser encontradas pupilas não reativas, ausência de reflexos e até traçado eletroencefalográfico liso. Contudo, esses pacientes ainda podem apresentar recuperação completa, sem sequelas neurológicas, desde que recebam cuidados de apoio adequados (incluindo proteção das vias aéreas, oxigenação e ventilação assistida). Algumas das substâncias que, usadas em excesso, podem acarretar coma são listadas na Tabela 15.1.

Pacientes de idades extremas apresentam características fisiológicas peculiares. Devido à redução das funções orgânicas (tais como a diminuição da função renal e da área de absorção intestinal) e por serem, muitas vezes, portadores de doenças crônicas, os idosos são mais suscetíveis às iatrogenias medicamentosas (Tabelas 15.2 e 15.3). Quando necessária a administração de medicamentos com baixos índices terapêuticos (pela baixa razão terapêutica/

tóxica), como no caso aminoglicosídeos, digoxina, fenitoína, metformina, lítio e salicilatos, os idosos apresentam alterações farmacocinéticas e farmacodinâmicas que os tornam mais suscetíveis a essa iatrogenia.

Uma das interações medicamentosas mais importantes, por apresentar maior risco de acarretar overdoses/intoxicações, é a interação sinérgica, decorrente da adição de efeitos quando duas substâncias com os mesmos efeitos farmacológicos são administradas simultaneamente. Alguns exemplos podem ser vistos na Tabela 15.4.

O exame físico é tão importante, que alguns tóxicos envolvidos podem ser diagnosticados por meio do hálito do paciente (Tabela 15.5).

Tabela 15.1 Substâncias que podem provocar coma.

- Anticonvulsivantes
- Antidepressivos tricíclicos
- Barbitúricos
- Benzodiazepínicos
- Chumbo
- Cianeto
- Clonidina
- Etilenoglicol
- Etanol
- Fenotiazinas
- Gases asfixiantes (CO e cianeto)
- Hidrocarbonetos aromáticos
- Hipnóticos sedativos não barbitúricos
- Hipoglicemiantes
- Lítio
- Metanol
- Opiáceos
- Organoclorados
- Organofosforados e carbamatos
- Salicilatos

Tabela 15.2 Farmacocinética no idoso.

Função orgânica	Alteração associada à idade	Resultado
Absorção		
pH gástrico	↓	↑ Absorção
Tempo de esvaziamento gástrico	↑	↑ Taxa de absorção
Distribuição		
Gordura corporal	↓	↓ VD: fármacos lipofílicos (diazepam)
Água corporal	↑	↑ VD: fármacos hidrofílicos (lítio)
Albumina plasmática	↑	↓ Fração livre (fenitoína)
Alfaglicoproteína plasmática	↓ (na doença)	↑ Fração livre (lidocaína)
Metabolização		
Massa hepática/ fluxo sanguíneo	↑	↑ *Clearance* (lidocaína)
Atividade enzimática	↑	↑ *Clearance* (diazepam, meperidina)
Eliminação		
Metabolismo hepático	↑	↑ Taxa de eliminação
Excreção renal	↑	↑ Taxa de eliminação
Taxa de filtração glomerular	↑	↑ Taxa de eliminação

VD: volume de distribuição.

No entanto, os pacientes tendem a apresentar sinais e sintomas inespecíficos, como insuficiência respiratória grave (Tabela 15.6), hiper ou hipotermia (Tabela 15.7), hiper ou hipotensão arterial (Tabelas 15.8 e 15.9) e arritmias cardíacas (Tabela 15.10).

CRITÉRIOS DIAGNÓSTICOS

Há duas situações diagnósticas comuns nos casos de overdose: o presuntivo e o duvidoso.

➤ Diagnóstico presuntivo. Realizado com base nas informações e nos testemunhos dos próprios familiares, pode aparecer nas seguintes

Tabela 15.3 Iatrogenia medicamentosa em idosos.

Tipo de iatrogenia	Exemplo
Erro de medicação	Pode ocorrer em qualquer etapa do processo da medicação, desde a prescrição, a dispensação até a administração
Dosagem inapropriada	Não ajustamento de doses de acordo com a idade, a patologia e o seu *clearance*
Reações adversas decorrentes de acúmulo de metabólitos	Mioclonia e convulsão por acúmulo de normeperidina (metabólito da meperidina)
Não observação de efeitos colaterais já conhecidos	Metoclopramida acarretando parkinsonismo
Reação de hipersensibilidade	Como a já conhecida anafilaxia por penicilinas
Reações idiossincráticas (não relacionadas com a dose)	Meningite asséptica induzida por anti-inflamatórios não esteroides
Sobreposição farmacológica	Uso concomitante de anti-histamínicos com antidepressores, levando a toxicidade anticolinérgica
Interação medicamentosa	Cimetidina inibindo a metabolização de teofilina

Tabela 15.4 Interações sinérgicas.

Interação medicamentosa	Efeitos farmacológicos
Anti-inflamatórios não hormonais e varfarina	Aumenta o risco de sangramento
IECA e diuréticos poupadores de potássio	Aumenta risco de hiperpotassemia
Antagonistas beta-adrenérgicos e verapamil	Risco de bradicardia e assistolia
Aminoglicosídios e bloqueadores neuromusculares	Aumenta o bloqueio neuromuscular
Álcool e benzodiazepínicos	Aumenta a sedação
Clozapina e cotrimoxazol	Aumenta o risco de depressão medular óssea
Antidepressivos tricíclicos e diuréticos	Risco de arritmias

IECA: inibidores da enzima conversora de angiotensina.

Tabela 15.5 Relação entre hálito e substância tóxica envolvida.

Hálito semelhante a	Substância tóxica
Álcool	Etanol
Alho	Arsênico, fósforo, organofosforado, tálio
Amêndoa amarga	Cianeto
Cânfora	Naftalina
Cetona	Acetona, álcool isopropílico, salicilatos
Ovo podre	Enxofre, sulfeto hidrogenado
Pera	Hidrato de cloral, para-aldeído

Tabela 15.6 Agentes desencadeantes de síndrome do desconforto respiratório agudo (SDRA).

- Alumínio
- Anfetamina
- Anfotericina
- Antidepressivos tricíclicos
- Anti-inflamatórios não hormonais
- Bloqueadores de canais de cálcio
- Cocaína
- Deferoxamina
- Difenidramina
- Dióxido de nitrogênio
- Etilenoglicol
- Inalação de hidrocarbonetos, mercúrio, zinco
- Monóxido de carbono
- Opioides
- Organofosforado
- Paraquate
- Quinino
- Salicilatos
- Veneno ofídico

Tabela 15.7 Relação entre hipotermia e hipertermia por overdose e substância tóxica envolvida.

Hipotermia	Hipertermia
- Álcool isopropílico - Antidepressivos cíclicos - Barbitúricos - Benzodiazepínicos - Clonidina - Etanol - Fenotiazina - Hipoglicemiantes orais - Monóxido de carbono - Opiáceos	- Abstinência alcoólica - Alucinógenos - Anfetaminas - Anticolinérgicos - Cocaína - Fenóis - Hormônios tireoidianos - Inibidores da monoamina oxidase - Salicilatos, cetamina - Síndrome neuroléptica maligna

situações: (1) sabe-se realmente da ingestão, da quantidade e da hora provável de ocorrência; (2) sabe-se realmente da ingestão, mas não da quantidade e nem do tempo decorrido. Nessas duas situações, mesmo havendo certeza do produto envolvido, devem ser realizadas correlações tóxico-clínicas (toxicossíndromes) para a confirmação segura e a instituição terapêutica mais apropriada. As principais toxicossíndromes estão listadas nas Tabelas 15.11 e 15.12.

> Diagnóstico duvidoso. Ocorre quando se tem um quadro clínico de origem ignorada, com sintomas sugestivos de intoxicação aguda ou mesmo por exclusão de outras possíveis patologias. Todos os casos de coma a esclarecer ou de alterações desfavoráveis do estado clínico em vigência de um esquema terapêutico devem ser descartados em possíveis situações de intoxicação aguda. A confirmação diagnóstica é feita por meio de dosagem da concentração sérica do medicamento suspeito ou por exames toxicológicos, como cromatografia em camada delgada de gel de sílica (método qualitativo), ou pelas determinações analíticas quantitativas a partir de espectrofotometria de reabsorção atômica, analisando sangue, urina, liquor, secreções salivares e lavados gástricos.

Tabela 15.8 Agentes que podem causar hipertensão arterial.

Tipo de ação	Substâncias
Direta de agonistas alfa-adrenérgicos	Clonidina, dopamina, epinefrina, fenilefedrina, fenilpropanolamina, nafazolina, norepinefrina, oximetazolina, pseudoefedrina, tetraidrozolina, veneno escorpiônico
Indireta de alfa-adrenérgicos	Anfetamina, antidepressivos tricíclicos, carbamazepina, cetamina, cocaína, difenidramina, dopamina, fenciclidina, inibidores da monoamina oxidase, inibidores de recaptura de serotonina, ioimbina, tiramina, abstinência por etanol
Não adrenérgicos	Cádmio, chumbo, corticosteroides, mercúrio, nicotina, tálio, vasopressina, vincristina, zinco

Tabela 15.9 Agentes que podem causar hipotensão arterial.

Tipo de ação	Substâncias
Por depressão do miocárdio	Antidepressivos tricíclicos, betabloqueador, bloqueador de canais de cálcio, carbamazepina, cianeto, cloroquina, ferro, glicosídios cardíacos (digoxina), monóxido de carbono, quinidina, sedativo-hipnóticos, venenos escorpiônico e ofídico
Por vasodilatadores	Alfa-1-bloqueador, alfa-2-agonistas, bloqueador de canais de cálcio, diazóxido, fenotiazina, hidralazina, inibidor da enzima conversora de angiotensina, nitratos, nitroprussiato, opioides, sedativo-hipnóticos
Por perdas gastrintestinais	Arsênico, catárticos osmóticos, cáusticos (alcalinos/ácidos), cogumelos tóxicos, colchicina, colinérgicos, ferro, mercúrio, óleo de rícino, toxinas bacterianas
Por perdas renais	Colinérgicos, diuréticos, etanol, lítio, mercúrio, metilxantinas, salicilatos
Por perdas insensíveis	Cocaína, colinérgicos, dinitrofenol, metilxantinas, salicilatos, simpatomiméticos

Tabela 15.10 Agentes que podem causar arritmias cardíacas.

Tipo de arritmia	Substâncias
Bradiarritmias	Agonistas alfa-2-adrenérgicos, antidepressivos tricíclicos (fase tardia), bloqueadores beta-adrenérgicos, bloqueadores de canais de cálcio, carbamatos, cocaína, digoxina, opioides, organofosforados, sedativo-hipnóticos
Taquiarritmias	Agonistas alfa e beta-adrenérgicos, alumínio, amantadina, anestésicos inalatórios, anticolinérgicos, antidepressivos tricíclicos, anti-histamínicos, carbamazepina, cisaprida, cloroquina, colinomiméticos, *ecstasy* (3,4-metilenodioximetanfetamina), digitálicos, fenotiazina, hidrato de cloral, inibidores de fosfodiesterase (anrinona, milrinona, metilxantinas), orfenadrina, pentamidina, propoxifeno, selênio, simpatomiméticos (anfetamina, cocaína, fenciclidina), solventes hidrocarbonetos, teofilina, terfenadina, venenos escorpiônico e ofídico

Parte 3 | Atendimento na Ressuscitação Cardiopulmonar

Tabela 15.11 Síndromes toxicológicas do sistema autônomo.

Síndrome autonômica	Manifestações clínicas	Substâncias
Simpaticomimética	Agitação, midríase, PA, T° e FC, pele úmida	Anfetaminas, cafeína, cocaína, pseudoefedrina, ioimbina
Simpaticolítica	Letargia ou coma, miose, PA e FC ↑/normal, ↑ T°	Clonidina, oximetazolina, tetraidrozolina, brimonidina, tizanidina, barbitúricos, opioides, benzodiazepínicos
Colinérgica	Pupila puntiforme, FC variável, sudorese, cefaleia, sialorreia, cólicas abdominais e diarreia	Organofosforados e carbamatos
Anticolinérgica	Agitação, febre, delírio, midríase, taquicardia, constipação intestinal, pele rubra, quente e seca, retenção urinária, íleo paralítico, desidratação	Atropina, anti-histamínicos. carbamazepina, fenotiazinas, antidepressivos tricíclicos

PA: pressão arterial; T°: temperatura; FC: frequência cardíaca.

Tabela 15.12 Síndromes toxicológicas (toxicossíndromes).

Toxicossíndrome	Manifestações clínicas	Substâncias
Depressiva	Depressão neurológica, depressão respiratória, cianose, hiporreflexia, ↑ PA	Barbitúricos, benzodiazepínicos, etanol
Extrapiramidal	Distúrbio de equilíbrio e de movimentação, distonia orofacial, hipertonia, mioclonias, opistótono, parkinsonismo, trismo	Butirofenonas, fenciclidina, fenotiazínicos, lítio
Metemoglobinemia	Cianose de pele e mucosas, confusão mental, depressão neurológica	Acetanilida, azul de metileno, dapsona, doxorrubicina, fenazopiridina, nitritos, nitratos, nitrofurantoína, piridina, sulfametoxazol
Narcótica	Depressão respiratória, depressão neurológica, miose, ↑ FC, ↑ PA, hiporreflexia	Opiáceos e derivados, loperamida, difenoxilato

PA: pressão arterial; FC: frequência cardíaca.

Na suspeita de overdose de produtos usados pelo paciente, é preciso verificar suas dosagens séricas e monitorar as suas possíveis meias-vidas farmacotoxicológicas para providenciar as medidas terapêuticas necessárias.

Um exemplo da importância das dosagens séricas do tóxico envolvido é a intoxicação por monóxido de carbono, que é um gás incolor, inodoro e insípido; um produto de combustão incompleta de carbono. A sua afinidade pela hemoglobina é 300 vezes maior do que a do oxigênio. A ligação entre o monóxido de carbono e a hemoglobina forma a carboxi-hemoglobina (HbCO), que, dependendo do nível de concentração sérica, pode acarretar desde a cefaleia até a falência respiratória (Tabela 15.13).

A desintoxicação do monóxido de carbono é um processo lento. Administra-se oxigênio, que reage com o monóxido de carbono para formar oxi-hemoglobina e monóxido

de carbono. Para tanto, deve-se usar o oxigênio a 100%, sendo mais recomendada a oxigenação hiperbárica, por meio de câmara hiperbárica, para acelerar o processo de desintoxicação.

A seguir são apresentados os principais produtos cujos níveis séricos podem ser revisados em caso de suspeita de overdose:

Tabela 15.13 Dosagens quantitativas de carboxi-hemoglobina (HbCO) e o quadro clínico.

HbCO (%)	Quadro clínico
10 a 20	Cefaleia, fadiga
30 a 40	Náuseas e vômito, confusão mental, dispneia, taquicardia e hipotensão arterial
50 a 60	Distúrbios respiratórios, depressão cardiocirculatória, convulsão e coma
70 a 80	Falência respiratória

- Acetona
- Anticonvulsivante (ácido valproico, carbamazepina, fenitoína, fenobarbital)
- Arsênico, chumbo, ferro, lítio, mercúrio
- Carboxi-hemoglobina
- Digoxina
- Etanol
- Etilenoglicol
- Álcool isopropílico
- Meta-hemoglobina
- Metanol
- Organofosforados (colinesterases)
- Paracetamol
- Salicilatos
- Teofilina.

No caso de overdose de paracetamol, o resultado da dosagem sérica é lançado no nomograma de Rumack-Matthew para determinar a necessidade de terapia com acetilcisteína (Figura 15.3). Está indicado o tratamento quando o valor estiver acima da linha de hepatotoxicidade possível. Se o paciente tiver fatores de risco adicionais de hepatotoxicidade (etilista crônico, uso prolongado de anticonvulsivantes ou isoniazida), ou houver dúvida sobre o momento da ingesta, é prudente tratar a toxicidade mesmo que os níveis estejam abaixo da linha de toxicidade possível. É importante administrar o antídoto acetilcisteína de 8 a 10 horas da ingesta para prevenir lesão hepática, em dose de 140 mg/kg seguida de 70 mg/kg a cada 4 horas por 36 a 72 horas. Se o paciente tiver condições, o antídoto pode ser administrado por via oral, diluído em água ou sucos, via mais segura que a intravenosa, que pode acarretar reações anafilactoides.

Em resumo, deve-se considerar a possibilidade de overdose ou intoxicação diante de:

- Alteração do nível de consciência ou estado de coma
- Alteração do humor
- Alteração súbita e inesperada do quadro clínico
- Alterações gastrintestinais (náuseas, vômito e diarreia)
- Quadro de dispneia aguda e edema de glote
- Arritmias cardíacas súbitas
- Alterações visuais agudas
- Alterações motoras e sensitivas agudas, convulsões
- Distúrbios hidreletrolíticos ou metabólicos agudos
- Quadro hemorrágico agudo (oral, melena, enterorragia).

ABORDAGEM E CONDUÇÃO CLÍNICA

Na abordagem inicial ao paciente com suspeita de overdose, deve-se analisar o quadro clínico com o produto suspeito envolvido em busca de possíveis toxicossíndromes. Além disso, é preciso instalar monitoramento contínuo para acompanhar o seu estado hemodinâmico, e verificar o traçado eletrocardiográfico e o quadro de ventilação e oxigenação, com oximetria de pulso e capnografia.

Estabilização do paciente

Devem ser seguidos os princípios básicos de abordagem ABCDE:

- A: vias aéreas
- B: respiração
- C: circulação (estabilização cardiocirculatória, eletrocardiograma para determinar o ritmo, avaliação do complexo QRS e do intervalo QT)
- D: disfunção (depressão do sistema nervoso central; exames de dextro para verificar hipoglicemia, uma das causas)
- E: exposição (correção dos distúrbios eletrolíticos e metabólicos).

Condutas para evitar absorção do produto ingerido por via enteral

➤ **Êmese.** Deve ser provocada com a administração de eméticos (tais como xarope de ipeca); no entanto, sua aplicação não é mais embasada na literatura, pelos seus riscos adversos e pouca efetividade, além de retardar medidas mais efetivas.

➤ **Lavagem gástrica.** Está indicada quando é instituída até 1 hora após o evento da overdose. Deve ser realizada por profissionais experientes, com uma sonda nasogástrica de maior

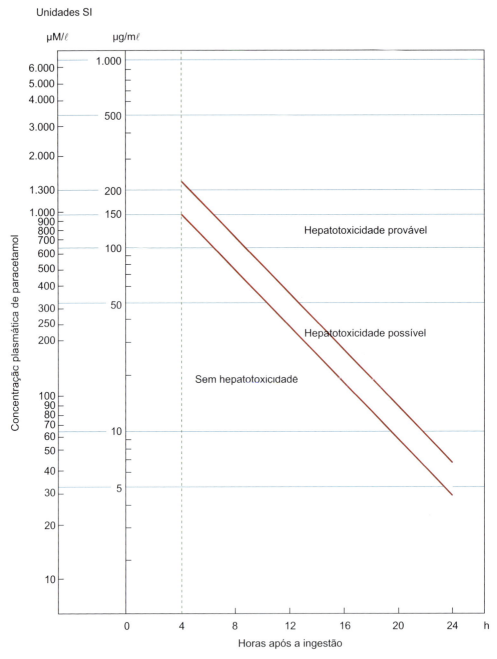

Figura 15.3 Nomograma de Rumack-Matthew para overdose de paracetamol.

calibre possível para administrar 200 a 300 mℓ de soro fisiológico ou água mineral por vez. Água destilada não deve ser usada, dado o risco de intoxicação hídrica. Não devem ser usados grandes volumes, pois pode impulsionar para o piloro. Alguns autores preferem o uso de líquidos mornos, por reduzir o peristaltismo. O procedimento deve ser realizado até que o líquido da lavagem fique claro. Está contraindicado para produtos corrosivos, hidrocarbonetos e produtos voláteis. É usado concomitante com o carvão ativado.

> Carvão ativado. Apresenta grande capacidade adsortiva (> 100 m²/g), formando um complexo com a substância, diminuindo a sua absorção no sistema digestório. É considerado um antídoto universal, exceto para metais, ácido ou base cáustica, derivados de petróleo. Importante para: ácido valproico, carbamazepina, dapsona, fenitoína, fenobarbital, quinina, salicilatos e teofilina. Posologia: 1 g/kg por gavagem (máximo: 30 a 50 g), a cada 2 a 3 horas para produtos que apresentem ciclo enteropático (teofilina, carbamazepina). Pode causar obstrução intestinal e, por isso, recomenda-se a administração de laxantes (sorbitol ou manitol). A seguir são apresentadas as principais substâncias adsorvidas pelo carvão ativado:

- Ácido acetilsalicílico
- Antidepressivos tricíclicos
- Carbamazepina
- Dapsona
- Digitálicos
- Fenitoína
- Fenobarbital
- Glutetimida
- Meprobamato
- Metotrexato
- Nadolol
- Teofilina.

> Irrigação gastrintestinal. É um método seguro e eficiente para limpar rapidamente o intestino em 4 a 6 horas, usando-se polietilenoglicol de alto peso molecular (PEG-3350) e solução eletrolítica isosmolar (PEG-ELS), produtos pouco absorvidos, administrados por sondas gástricas. A eficácia pode ser aumentada com o uso prévio de carvão ativado (quando as substâncias são adsorvidas pelo carvão). São muito úteis principalmente para os casos graves de overdose, de tóxicos potentes e ingestão de pacotes de drogas ilícitas.

O uso de catárticos para promover o esvaziamento do sistema digestório é considerado duvidoso e não é mais recomendado, pelo risco de distúrbios hidreletrolíticos. Também não devem ser realizados procedimentos para promover diluição e inativação química para cáusticos potentes, que podem desenvolver uma reação exotérmica de liberação de calor e gás, acarretando maior área de destruições teciduais. A ingestão de grande volume de líquidos, mesmo sendo água, pode acarretar aumento de absorção do tóxico. No caso de cáusticos, é fundamental o acompanhamento endoscópico.

Condutas para promover a eliminação

> Diurese osmótica forçada. Salina isotônica e diuréticos, a fim de aumentar o débito urinário 2 a 3 vezes do normal, são usados para reduzir a absorção tubular renal da urina e aumentar a eliminação de tóxicos. O balanço hidreletrolítico deve ser monitorado durante e após o procedimento. Pelo risco de acarretar mioglobinúria e insuficiência renal aguda, a diurese ácida forçada não é recomendada, enquanto a diurese alcalina forçada pode ser realizada, com o uso de bicarbonato de sódio (1 a 2 mEq/kg IV em 4 a 6 horas), com o objetivo de aumentar o pH urinário (ao nível de 7,5 a 8,0). Essa alcalinização aumenta a fração ionizada no lúmen tubular, prevenindo a sua reabsorção, sendo, portanto, recomendada para eliminação de substâncias com pKa ácida (3,0 a 7,2), tais como clorpropamida, isoniazida, fenobarbital e salicilatos.

> Hemodiálise. Tem valor terapêutico para overdoses de alta porcentagem sanguínea da substância na forma livre e volume de distribuição baixo, ou quando a molécula é pequena (menor que 500 dáltons), hidrossolúvel e com baixa ligação proteica (p. ex., ácido acetilsalicílico, ácido valproico, carbamazepina, etanol, metanol, etilenoglicol, teofilina e lítio).

> Hemoperfusão. Processo de circulação extracorpórea do sangue através de uma coluna com material adsorvente (resina ou carvão) que liga eletrostaticamente as moléculas. A hemoperfusão é indicada para remover moléculas lipossolúveis, ligadas a proteínas e pouco dialisáveis, como em pacientes com lesão renal ou nos casos em que a metabolização produz metabólitos mais tóxicos (fenobarbital, paraquate, teofilina e metotrexato).

A Tabela 15.4 indica quais tóxicos podem ser removíveis por hemodiálise ou hemoperfusão.

Tabela 15.14 Tóxicos removíveis por hemodiálise ou hemoperfusão.

Confirmados
Ácido valproico, atenolol, barbitúricos, etilenoglicol, lítio, metanol, salicilatos, teofilina

Duvidosos
Ácido bórico, aminoglicosídios, brometos, carbamazepina, dietilenoglicol, etanol, hidrato de cloral (tricloroetanol), álcool isopropílico, magnésio, metformina, metotrexato, N-acetilprocainamida, paraquate (precoce), procainamida, sotalol, tálio

Antídotos

Os antídotos usados em tempo adequado podem melhorar a sobrevida dos pacientes com overdoses. Os principais mecanismos de ação dos antídotos contra os tóxicos são:

- Neutralização por ligação à substância (fragmento de anticorpo específico contra a digoxina e agentes quelantes para metais pesados)
- Antagonismo no local receptor (flumazenil para os benzodiazepínicos e naloxona para os opioides)

- Sarar as lesões causadas por tóxicos (fitomenadiona nos casos de varfarina)
- Modificação de metabólitos tóxicos (N-acetilcisteína para o paracetamol).

Apesar do grande número de tóxicos e produtos químicos que podem acarretar overdoses ou intoxicações, há poucos antídotos específicos disponíveis. Sua importância extrapola a finalidade terapêutica, pois muitas vezes são usados em serviços de emergências para triagem diagnóstica (Tabela 15.15).

CONSIDERAÇÕES FINAIS

Na abordagem emergencial de pacientes comatosos por possível overdose ou intoxicação, é preciso, de início, verificar a glicemia do paciente, pois vários medicamentos podem acarretar ou contribuir para hipoglicemia. Caso seja difícil obter a glicemia, deve se administrar 25 g de glicose diluída a 25%, em *bolus*. Se houver suspeita de etilismo crônico, com

Tabela 15.15 Antídotos e triagem diagnóstica.

Agente	Antídoto	Dose
Benzodiazepínicos	Flumazenil	0,01 a 0,02 mg/kg/dose (máx: 0,2 mg/dose) IV, ET
Carbamato e organofosforados	Atropina	Teste: 0,05 mg/kg Depois: 0,1 mg/kg (máx: 4 mg) a cada 10 min IV, IM, IO, ET
Dicumarínico	Vitamina K_1 (fitomenadiona)	0,5 mg/kg (máx: 10 mg) IM, IV
Digitálico	Anticorpo monoclonal Fab	5 a 10 ampolas IV: 1 ampola (38 mg) liga 0,5 mg de digoxina
Fenotiazida	Difenidramina	1 a 2 mg/kg (máx: 50 mg) IV lenta ou IM
Ferro	Desferroxamina	10 a 15 mg/kg/h (máx: 2 g) IV, até resolução da acidose
Insulina	Glicose	1 g/kg IV lenta a solução a 20% veia central
Isoniazida	Piridoxina (vitamina B_6)	5 a 10 g IV lenta (1 h) solução a 5 a 10%
Opiáceo	Naloxona	0,1 mg/kg (máx: 2 mg) IV
Betabloqueador	Glucagon	*Bolus* 0,1 mg/kg; infusão 0,07 mg/kg/h
Etilenoglicol/metanol	Etanol	Ataque: 10 mℓ/kg Manutenção: 1 a 2 mℓ/kg/h (Obter até nível sérico: 100 mg/dℓ)
Cianeto	Hidroxocobalamina	5 a 15 g IV (70 mg/kg)
Antidepressivos tricíclicos	Bicarbonato de sódio	1 mEq/kg, manter pH: 7,50 a 7,55
Paracetamol	N-acetilcisteína	150 mg/kg IV em 15 h
Heparina	Protamina	1 mg/90 a 115 U heparina (máx: 50 mg)
Metais pesados	EDTA	20 a 30 mg/kg/dia IM
Sulfonilureia	Octreotida	1 a 2 µg/kg IV/SC, a cada 6 a 8 h
Varfarina	Vitamina K_1 (fitomenadiona)	1 a 5 mg a cada 6 a 8 h, IM, IV

IV: via intravenosa; ET: via endotraqueal; IO: via intraóssea; IM: via intramuscular; SC: via subcutânea; EDTA: ácido etilenodiamino tetra-acético.

possível encefalopatia de Wernicke, deve-se administrar 250 mg de tiamina (vitamina B) por dia, intravenosa ou intramuscular, por 3 dias para repor o estoque.

Na suspeita de intoxicação por opioide (miose, depressão respiratória), deve-se administrar naloxona 0,2 a 0,4 mg intravenosa, e repetir até 4 a 5 mg. O paciente deve despertar em 2 a 3 minutos. Com relação à metadona, por apresentarem ação prolongada, deve-se atentar às recaídas, podendo ser necessárias doses extras. No entanto, com relação aos já dependentes dessa substância, deve-se aplicar 2/3 da dose para reverter o quadro, pelo risco de acarretar sintomas de abstinência.

O flumazenil deve ser usado para reverter coma induzido por benzodiazepínicos; no entanto, têm sido relatados eventos adversos relacionados com o seu uso em indivíduos dependentes de benzodiazepínicos, incluindo ressedação, convulsões, aspiração e instabilidade autonômica.

É preciso, portanto, conhecer bem a farmacocinética e a farmacodinâmica dos medicamentos envolvidos nas situações de overdose e prestar a assistência adequada, visando à estabilização hemodinâmica e à manutenção das vias respiratórias livres, promovendo oxigenação eficiente. Devem-se manter monitoradas as funções hepáticas, funções renais, gasometria, estado metabólico e hidreletrólito. Como já mencionado, os antídotos podem acarretar efeitos colaterais adversos, e esses imprevistos devem ser identificados o quanto antes para que se tomem medidas rápidas e adequadas. Não se deve esquecer, também, de solicitar apoio aos Centros de Informações Toxicológicas, que auxiliam no diagnóstico e no manejo terapêutico para cada tipo de produto envolvido.

BIBLIOGRAFIA

Brent J, Wallace KL, Burkhart KK et al. Critical care toxicology – Diagnosis and management of the critically poisoned patient. Philadelphia: Elsevier Mosby; 2005.

Boxtel CJ, Santoso B, Edwards IR. Drug benefits and risks – International textbook of clinical pharmacology. Chichester: John Wiley & Sons; 2001.

Brunton LL, Dandan RH, Knollmann BC. Goodman & Gilman's the pharmacological basis of therapeutics. 13. ed. New York: McGraw-Hill; 2018.

Klaassen CD. Casarett & Doll's toxicology: the basic science of poisons. 5. ed. New York: McGraw-Hill; 1996.

Wiegand TJ, Patel MM, Olson KR. Management of poisoning and drug overdose. ACP Medicine. 2008; 1-34.

Parte 4

Emergências Cardiovasculares

Capítulo 16 Emergências Hipertensivas, 141

Capítulo 17 Síndromes Aórticas, 146

Capítulo 18 Emergências Neurológicas, 150

Emergências Hipertensivas

CAPÍTULO 16

Luiz Ernâni Meira Júnior e Brendow Ribeiro Alencar

DEFINIÇÃO

A hipertensão arterial aflige mais de 25% da população adulta mundial, sendo causa comum de procura aos serviços de emergência. De acordo com as diretrizes do American College of Cardiology (ACC) e da American Heart Association (AHA) sobre prevenção, detecção, avaliação e manejo da hipertensão arterial publicadas em 2018, consideram-se normais os níveis pressóricos nos quais a pressão arterial sistólica está abaixo de 120 mmHg, e a pressão arterial diastólica, abaixo de 80 mmHg (Tabela 16.1). Acima desses níveis, o paciente é considerado hipertenso. Quando a pressão sistólica está acima de 180 mmHg e/ou a diastólica está acima de 120 mmHg, configura-se uma crise hipertensiva, o que pode determinar a necessidade de intervenções e indicação de internação.

CLASSIFICAÇÃO

Quando um paciente se apresenta ao departamento de emergência com um quadro de crise hipertensiva, é necessário classificá-lo de acordo com a presença ou não de lesão de órgão-alvo (Figura 16.1). Essa classificação é importante, pois define as condutas terapêuticas a serem tomadas.

➤ **Emergência hipertensiva.** Caracteriza-se por sinais ou sintomas de lesão de órgão-alvo na vigência de níveis pressóricos elevados.

➤ **Urgência hipertensiva.** Enquadram-se aqui os casos de crise hipertensiva sem sinais ou sintomas de lesão de órgão-alvo, porém com fatores de risco para esse tipo de lesão (p. ex., história prévia de insuficiência cardíaca, síndrome coronariana, acidente vascular cerebral, insuficiência renal).

➤ **Hipertensão grave não controlada/pseudo-crise hipertensiva.** Nos casos de crises hipertensivas sem sinais ou sintomas de lesão de órgão-alvo e sem fatores de risco prévio, na ausência de sintomas, ou com sintomas inespecíficos, configura-se o quadro de hipertensão grave não controlada ou de pseudo-crise hipertensiva (na qual fatores externos são os responsáveis pela elevação dos níveis pressóricos).

Principais emergências hipertensivas

- Encefalopatia hipertensiva
- Acidente vascular cerebral
  - Isquêmico
  - Hemorrágico: intraparenquimatoso ou hemorragia subaracnóidea
- Edema agudo de pulmão
- Síndrome coronariana aguda
- Dissecção aguda de aorta
- Eclâmpsia
- Hipertensão acelerada-maligna (com retinopatia).

Tabela 16.1 Classificação dos níveis pressóricos.

Classificação	PAS (mmHg)	PAD (mmHg)
Pressão normal	< 120	< 80
Pressão elevada	120 a 129	< 80
Hipertensão estágio 1	130 a 139	80 a 89
Hipertensão estágio 2	≥ 140	≥ 90
Crise hipertensiva	> 180	> 120

PAS: pressão arterial sistólica; PAD: pressão arterial diastólica.

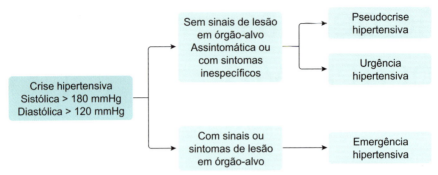

Figura 16.1 Classificação das crises hipertensivas.

Vale lembrar que as crises hipertensivas podem estar associadas a situações como crise de feocromocitoma, intoxicação catecolaminérgica (p. ex., cocaína) e patologias renais, como glomerulonefrite aguda.

QUADRO CLÍNICO | EXAME FÍSICO

Ao examinar um paciente em crise hipertensiva, é preciso, por meio da história clínica direcionada (SAMPLE) e do exame físico, buscar sinais e sintomas de lesão de órgão-alvo. Com o ABCDE primário, avaliam-se e abordam-se situações de instabilidade imediata, buscando:

- Sinais e sintomas cardiovasculares e respiratórios
  - Dispneia, sinais de congestão pulmonar
  - Dor torácica
  - Sinais de má perfusão
  - Assimetria de pulsos e de pressão entre os membros, sopros e bulhas alteradas
- Sinais e sintomas neurológicos
  - Alterações do nível de consciência
  - Sinais neurológicos focais (sensitivos e/ou motores)
  - Convulsões
- Alterações urinárias
  - Hematúria (p. ex., glomerulonefrite aguda)*
  - Diminuição do débito urinário (oligúria)
- Alterações visuais
  - Escotomas, diplopia, hemianopsia, perda visual etc.

- Outros
  - Dor e massas abdominais, edemas de membros inferiores, alterações cutâneas etc.
  - Gravidez.*

Na avaliação secundária, complementam-se os dados da história e repete-se o exame físico mais detalhado em busca de outras alterações e acompanhando a resposta às intervenções iniciais.

> **Atenção**
>
> **SAMPLE**
> - S: sinais e sintomas
> - A: alergias
> - M: medicações
> - P: passado médico
> - L: líquidos/última refeição
> - E: eventos
>
> **ABCDE**
> - A: vias aéreas
> - B: respiração
> - C: circulação
> - D: disfunção
> - E: exposição

EXAMES COMPLEMENTARES

Os exames complementares são solicitados conforme suspeita clínica para auxiliarem o diagnóstico e embasarem novas decisões terapêuticas. Resultados de exames não devem atrasar condutas terapêuticas de suporte inicial ao paciente crítico. Exames de maior complexidade são solicitados de acordo com a hipótese diagnóstica da lesão de órgão-alvo. Os principais exames complementares são:

- Laboratoriais: hemograma, íons, coagulograma, glicemia
- Cardiorrespiratórios: radiografia de tórax, eletrocardiograma, ecocardiograma, angiotomografia computadorizada de tórax, troponinas

---

*Importante ressaltar que a elevação pressórica pode não ser tão intensa nos casos de emergências hipertensivas relacionadas com eclâmpsia e glomerulonefrite aguda.

- Neurológicos: tomografia computadorizada de crânio sem contraste
- Visuais: fundo de olho (fundoscopia)
- Renais: função renal, elementos anormais e sedimentoscopia, ultrassonografia de rins e vias urinárias
- Outros: ultrassonografia abdominal.

ABORDAGEM E CONDUÇÃO CLÍNICA

A Figura 16.2 apresenta o fluxograma de tomada de decisão em caso de crise hipertensiva.

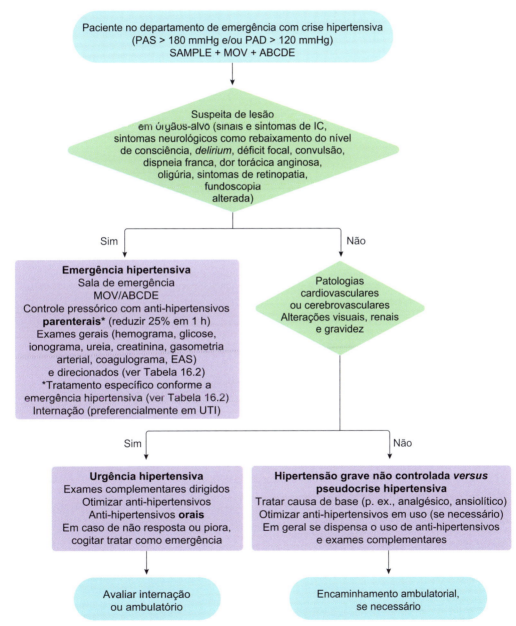

Figura 16.2 Sequência de decisões em caso de crise hipertensiva. PAS: pressão arterial sistólica; PAD: pressão arterial diastólica; MOV: monitoramento, oxigênio e veia; IC: insuficiência cardíaca; EAS: elementos anormais e sedimentoscopia; UTI: unidade de terapia intensiva.

144 Parte 4 | Emergências Cardiovasculares

Tabela 16.2 Esquema de tratamentos específicos para crise hipertensiva.*

Diagnóstico	Exames direcionados	Tratamento específico
Edema agudo de pulmão hipertensivo	Rx de tórax, ECG, US *point of care*, marcadores de necrose miocárdica	Ventilação não invasiva CPAP precoce; diuréticos de alça; preferência pela nitroglicerina.* Betabloqueadores devem ser evitados
Síndrome coronariana aguda	Rx de tórax, ECG, marcadores de necrose miocárdica	Terapia antiplaquetária, terapia anti-isquêmica; morfina, se necessário; preferência pela nitroglicerina* (caso não haja contraindicações). Angioplastia ou fibrinólise (se indicado)
Dissecção aguda de aorta	Rx de tórax, ECG, marcadores de necrose miocárdica; angio-TC de tórax, se estável hemodinamicamente; ECO TT ou TE, se instável hemodinamicamente	Betabloqueadores objetivando queda da FC < 60 bpm, se tolerados; depois, administração de nitroprussiato de sódio objetivando queda da PAS para < 120 mmHg na primeira hora (de preferência em até 20 min). Morfina, se necessário
Acidente vascular cerebral	TC de crânio sem contraste ou RM de encéfalo	AVEi: redução da PA apenas se > 220/110 mmHg objetivando queda de 15% em 24 h. Caso se opte por terapia trombolítica, a PA deve ser reduzida para < 185/110 e mantida < 180/105 pelo menos nas primeiras 24 h pós-trombólise AVEh: se a PAS estiver entre 150 e 220 mmHg, deve-se reduzir para 140 mmHg em 1 h. Se PAS > 220 mmHg, é necessária redução agressiva com medicação IV contínua
Encefalopatia hipertensiva	TC de crânio sem contraste ou RM de encéfalo	Nitroprussiato de sódio* (ver alternativas na Tabela 16.3)
Hipertensão acelerada-maligna	Fundoscopia	Nitroprussiato de sódio* (ver alternativas na Tabela 16.3)
Eclâmpsia	Hemograma, ionograma, ureia, creatinina, TGO, TGP, bilirrubinas, LDH, EAS, proteinúria	Objetiva-se queda da PAS para < 140 mmHg na primeira hora; preferência pela hidralazina venosa

Objetivando queda máxima de 25% da pressão arterial (PA) na primeira hora, queda para 160/100-110 mmHg nas 2 a 6 h seguintes, e normalização da PA nas 24 a 48 h seguintes (AHA, 2017). *Os referidos diagnósticos são temas específicos abordados em outros capítulos, que detalham seus tratamentos. Rx: radiografia; ECG: eletrocardiograma; US: ultrassonografia; CPAP: pressão positiva contínua nas vias aéreas; TC: tomografia computadorizada; ECO TT: ecocardiograma transtorácico; ECO TE: ecocardiograma transesofágico; FC: frequência cardíaca; PAS: pressão arterial sistólica; RM: ressonância magnética; AVCi: acidente vascular cerebral isquêmico; AVCh: acidente vascular cerebral hemorrágico; IV: via intravenosa; TGO: transaminase glutâmico-oxalacética; TGP: transaminase glutâmico-pirúvica; LDH: lactato desidrogenase; EAS: elementos anormais e sedimentoscopia.

Tabela 16.3 Medicações mais usadas e disponíveis no Brasil.

Fármacos	Dosagem	Contraindicações
Nitroprussiato de sódio (ampola de 50 mg/2 mℓ)	Dose: 0,5 a 10 μg/kg/min Diluição sugerida: 1 ampola + SF0,9% ou SG5% 248 mℓ	Apenas contraindicações relativas: DRC e insuficiência hepática
Nitroglicerina (ampolas de 25 mg/5 mℓ ou 50 mg/10 mℓ)	Dose: 5 a 20 μg/min (USP: 5 a 200 μg/min), não é pelo peso em kg Diluições sugeridas: 1 ampola (5 mℓ) + SG5% ou SF0,9% 245 mℓ 1 ampola (10 mℓ) + SG5% ou SF0,9% 240 mℓ	–
Betabloqueadores	Metoprolol: 5 mg IV (repita 10/10 min, se necessário, até 20 mg) Esmolol: ataque de 500 μg/kg por infusão intermitente; 25 a 50 μg/kg/min 25 μg/kg/min a cada 10 a 20 min. Máximo de 300 μg/kg/min	BAV 2º e 3º graus, IC grave, choque cardiogênico, asma

(continua)

Tabela 16.3 Medicações mais usadas e disponíveis no Brasil. (*continuação*)

Fármacos	Dosagem	Contraindicações
Bloqueadores de canais de cálcio	Anlodipino: máximo de 10 mg/dia *[Nifedipino: uso proscrito por risco de taquifilaxia e hipertensão rebote]*	
IECA	Captopril VO: máximo de 150 mg/dia Enalapril VO: máximo de 40 mg/dia	Estenose bilateral de artérias renais ou unilateral de artéria renal única; hiperpotassemia > 5,5
BRA	Losartana VO: máximo de 100 mg/dia	Estenose bilateral de artérias renais ou unilateral de artéria renal única; hiperpotassemia
Inibidores adrenérgicos	Clonidina VO: 0,1 a 0,2 mg, podendo repetir a cada hora até máximo de 0,7 mg Metildopa: máximo de 3.000 mg/dia	–
Vasodilatador direto	Hidralazina 10 a 20 mg IV, ou 10 a 40 mg IM a cada 4 a 6 h	Dissecção de aorta; SCA
Diuréticos (úteis para pacientes hipervolêmicos)	Furosemida IV 20 a 80 mg (repita após 30 min)	Anúria; hipopotassemia; hiponatremia grave, hipovolemia ou desidratação

DRC: doença renal crônica; USP: United States Pharmacopeia; IV: via intravenosa; VO: via oral; IM: via intramuscular; BAV: bloqueio atrioventricular; IC: insuficiência cardíaca; IECA: inibidores da enzima conversora de angiotensina; BRA: bloqueadores de receptores da angiotensina; SCA: síndrome coronariana aguda.

BIBLIOGRAFIA

American College of Cardiology/American Heart Association Task Force on Clinical Practice Guidelines. 2017 High Blood Pressure Clinical Practice Guideline. Guideline for the prevention, detection, evaluation, and management of high blood pressure in adults. 2017.

Malachias MVB, Souza WKSB, Plavnik FL et al. 7ª Diretriz Brasileira de Hipertensão Arterial. Arq Bras Cardiol. 2016; 107(3 Supl 3):1-83.

Martins HS, Brandão Neto RA et al. Medicina de emergências: abordagem prática. 12. ed. Barueri: Manole; 2017.

Moura CGG, Queiroz C, Souza MMC. Yellowbook: fluxos e condutas de medicina interna. Salvador: Sanar; 2017.

CAPÍTULO 17

Síndromes Aórticas

Sthefano Atique Gabriel, Camila Baumann Beteli, Leticia Nascimento Machado e Jessica Aparecida Marcinkevicius

DEFINIÇÃO

Síndromes aórticas são emergências não traumáticas da aorta torácica, aparentemente progressivas e inter-relacionadas, com risco iminente à vida do paciente. Incluem-se nesse quadro: hematoma intramural, úlcera penetrante de aorta e dissecção aórtica aguda.

FORMAS CLÍNICAS

As síndromes aórticas agudas podem se manifestar como hematoma intramural (10 a 30%), úlcera penetrante de aorta (2 a 7%) e dissecção aórtica aguda (85 a 95%).

Hematoma intramural

Hematoma intramural consiste em sangramento na camada média da aorta proveniente da ruptura dos *vasa vasorum*. Não se observa ponto de ruptura identificável entre a íntima e a camada média. Estudos recentes sugerem microtraumatismos (pequenos pontos de dissecção) na camada média. Menos de 10% dos hematomas intramurais regridem espontaneamente, e até 47% podem evoluir para dissecção aórtica aguda.

Úlcera penetrante de aorta

Úlcera penetrante de aorta ocorre quando uma placa de ateroma progride pela lâmina elástica interna no sentido da camada média, delaminando a parede da aorta. A progressão da úlcera penetrante de aorta pode resultar em hematoma intramural, dissecção aórtica aguda, pseudoaneurisma de aorta torácica (quando ocorre acometimento da camada adventícia) e ruptura da aorta.

Dissecção aórtica aguda

Dissecção aórtica aguda é a delaminação das camadas da parede da aorta com ponto de dissecção identificável (único ou múltiplo). O septo intimal divide o lúmen da aorta em lúmen verdadeiro e lúmen falso. A dissecção aórtica aguda pode ser o resultado da evolução fisiopatológica do hematoma intramural e da úlcera penetrante de aorta.

ETIOLOGIA

As principais causas de síndrome aórtica aguda variaram com o decorrer do tempo: no século XIX, eram as infecciosas, como sífilis; no século XX, aterosclerose e hipertensão arterial sistêmica; e, no século XXI, causas traumáticas (acidentes automobilísticos), uso de drogas ilícitas (cocaína) e aterosclerose.

De modo geral, as principais etiologias associadas à síndrome aórtica aguda são:

- Doença aterosclerótica (degeneração da camada média)
- Hipertensão arterial sistêmica
- Traumatismo
- Infecção
- Doença do tecido conectivo (colagenoses)
  - Síndrome de Marfan
  - Síndrome de Ehlers-Danlos
- Uso de drogas ilícitas (cocaína)
- Doenças vasculares hereditárias
  - Válvula aórtica bicúspide
  - Coarctação de aorta

- Doenças vasculares inflamatórias
  - Arterite de Takayasu
  - Arterite de células gigantes
  - Doença de Behçet
- Iatrogenia
  - Procedimentos percutâneos (cateter/fio-guia)
  - Cirurgia aórtica/valvular (fragilidade da parede aórtica, local de clampeamento aórtico, aortotomia, anastomoses proximal e distal, ponto de canulação aórtica e confecção de *patch* protético).

CLASSIFICAÇÃO

Quanto ao início dos sintomas

- Hiperaguda: < 24 horas
- Aguda: 2 a 7 dias
- Subaguda: 8 a 30 dias
- Crônica: > 30 dias.

Classificação de dissecção de aorta

Classificação de DeBakey

A classificação de DeBakey toma a laceração inicial da íntima como referência:

- Tipo I: envolvimento da aorta ascendente e do arco aórtico e, frequentemente, também da aorta descendente
- Tipo II: envolvimento apenas da aorta ascendente
- Tipo III: envolvimento da aorta descendente distal à artéria subclávia esquerda.

Classificação de Stanford

A classificação de Stanford considera o acometimento de determinado segmento da aorta:

- Tipo A: acometimento da aorta ascendente
- Tipo B: ausência de acometimento da aorta ascendente.

QUADRO CLÍNICO | EXAME FÍSICO

O principal sintoma é dor torácica abrupta, contínua e lancinante, que pode ser acompanhada por sudorese intensa, palidez cutânea, agitação psicomotora e fácies de dor. A dor pode irradiar-se para as regiões dorsal, lombar ou abdominal. Déficit de pulso periférico, assimetria da pressão arterial em mais de 20 mmHg entre os membros superiores, hipotensão, síncope e síndrome de má absorção também podem ser observados.

Atenção

O exame físico dos pacientes com síndrome aórtica aguda deve englobar as seguintes ações:
- Avaliação dos sinais de choque (palidez, sudorese, hipotensão e cianose)
- Aferição da pressão arterial em ambos os membros superiores
- Avaliação da intensidade e da simetria dos pulsos periféricos (femoral, braquial e carotídeo)
- Detecção de sopro diastólico e sinais de insuficiência cardíaca
- Detecção de sinais de má perfusão periférica (isquemia de membros inferiores, tempo de enchimento capilar prolongado, alteração de força e sensibilidade).

EXAMES COMPLEMENTARES

- Eletrocardiograma: alterações inespecíficas no segmento ST e na onda T. Alterações isquêmicas em 10 a 15% dos pacientes
- Radiografia de tórax: baixas sensibilidade e especificidade. Alargamento de mediastino (63% na dissecção de tipo A e 56% no tipo B)
- Ecocardiograma transtorácico: exame inicial na avaliação da síndrome aórtica aguda. Exame à beira do leito em emergências ou eletivo. Sensibilidade menor que o ecocardiograma transesofágico para avaliação da linha de dissecção
- Ecocardiograma transesofágico: avaliação à beira do leito e no intraoperatório. Depende do operador. Exame de escolha no paciente instável. Pouco disponível nos serviços de emergência. Dificuldade na visualização da parte distal da aorta ascendente, do arco aórtico e da aorta abdominal
- Angiotomografia de aorta torácica e abdominal: método de escolha no paciente estável com suspeita de síndrome aórtica aguda. Boa definição da anatomia e da extensão da delaminação aórtica. Importante na avaliação da progressão da dissecção e da isquemia dos órgãos-alvo

- Angiorressonância de aorta torácica e abdominal: boa definição da anatomia e da extensão da delaminação aórtica. Boa alternativa à angiotomografia de aorta em pacientes com alergia ao contraste iodado, insuficiência renal e para evitar a radiação ionizante.

DIAGNÓSTICO DIFERENCIAL

O diagnóstico diferencial considera as seguintes doenças e condições clínicas:

- Síndrome coronariana aguda
- Pneumotórax
- Tromboembolismo pulmonar
- Perfuração esofágica
- Pericardite
- Aneurisma sem dissecção
- Úlcera gastroduodenal perfurada
- Tumores do mediastino
- Abdome agudo inflamatório (pancreatite aguda, colecistite aguda).

COMPLICAÇÕES

- Hemotórax
- Síndrome de Horner
- Disfonia por compressão do nervo laríngeo recorrente

> **Atenção**
>
> **Preditores de complicação do hematoma intramural na fase aguda**
> - Dor torácica persistente e recorrente apesar do tratamento clínico agressivo
> - Hipertensão arterial sistêmica de difícil controle
> - Acometimento da aorta ascendente
> - Diâmetro aórtico máximo > 50 mm
> - Espessamento máximo da parede aórtica > 11 mm
> - Crescimento do diâmetro aórtico
> - Derrame pleural recorrente
> - Isquemia de órgãos-alvo
> - Úlcera penetrante de aorta no segmento envolvido.
>
> **Preditores de progressão da úlcera penetrante de aorta e do risco de ruptura da aorta**
> - Diâmetro da úlcera > 20 mm
> - Profundidade da úlcera > 20 mm.

- Ruptura da aorta com tamponamento cardíaco
- Choque hemorrágico.

ABORDAGEM E CONDUÇÃO CLÍNICA

A Figura 17.1 apresenta a sequência de atendimento em caso de suspeita de síndrome aórtica aguda.

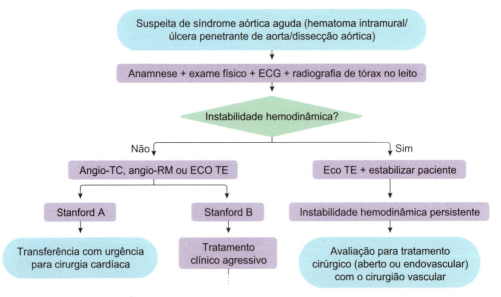

Figura 17.1 Sequência de atendimento em caso de suspeita de síndrome aórtica aguda. ECG: eletrocardiograma; angio-TC: angiotomografia computadorizada; angio-RM: angiorressonância magnética; ECO TE: ecocardiograma transesofágico; IV: via intravenosa; FC: frequência cardíaca; PA: pressão arterial. (continua)

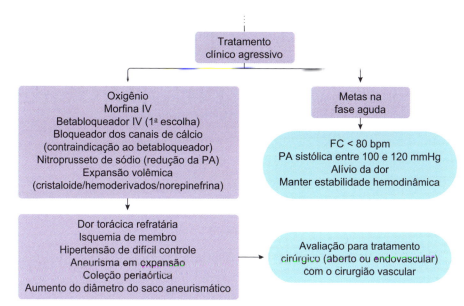

Figura 17.1 (*Continuação.*) Sequência de atendimento em caso de suspeita de síndrome aórtica aguda. ECG: eletrocardiograma; angio-TC: angiotomografia computadorizada; angio-RM: angiorressonância magnética; ECO TE: ecocardiograma transesofágico; IV: via intravenosa; FC: frequência cardíaca; PA: pressão arterial.

BIBLIOGRAFIA

Baliyan V, Parakh A, Prabhakar AM et al. Acute aortic syndromes and aortic emergencies. Cardiovasc Diagn Ther. 2018; 8(Suppl 1):S82-96.

Bonaca MP, O'Gara PT. Diagnosis and management of acute aortic syndromes: dissection, intramural hematoma, and penetrating aortic ulcer. Curr Cardiol Rep. 2014; 16(10):536.

Clough RE, Nienaber CA. Management of acute aortic syndrome. Nat Rev Cardiol. 2015; 12(2):103-14.

Morris JH, Mix D, Cameron SJ. Acute aortic syndromes: update in current medical management. Curr Treat Options Cardiovasc Med. 2017; 19(4):29.

Ridge CA, Litmanovich DE. Acute aortic syndromes: current status. J Thorac Imaging. 2015; 30(3):193-201.

CAPÍTULO 18

Emergências Neurológicas

Maria Julia Machline Carrion

Seção 1
Traumatismo Cranioencefálico

DEFINIÇÃO

Traumatismo cranioencefálico (TCE) é uma lesão do encéfalo ou dos ossos do crânio secundária a um evento traumático.

CLASSIFICAÇÃO

De acordo com a escala de coma de Glasgow (ECG) (Tabela 18.1), o TCE pode ser classificado em:

- Leve: 14 a 15 pontos
- Moderado: 9 a 13 pontos
- Grave: ≤ 8 pontos.

Tabela 18.1 Escala de coma de Glasgow.

Parâmetro	Pontuação/resposta
Abertura ocular	4 – Espontânea 3 – Após estímulo verbal 2 – Após estímulo doloroso 1 – Nenhuma
Resposta verbal	5 – Normal 4 – Confusão 3 – Palavras inapropriadas 2 – Sons incompreensíveis 1 – Nenhuma
Melhor resposta motora	6 – Obedece a comandos 5 – Localiza a dor 4 – Flexão à dor 3 – Decorticação à dor 2 – Descerebração 1 – Nenhuma

EXAMES COMPLEMENTARES

Todo paciente vítima de TCE deve ser submetido a exames preconizados pelo *Advanced Trauma Life Support* (ATLS) e a um exame neurológico mínimo (ECG, exames das pupilas e de motricidade). A avaliação clínica deve ser imediata para pacientes com ECG < 15, em até 15 minutos para pacientes com TCE leve (ECG = 15).

Critérios para exames de neuroimagem

- ECG < 15
- Suspeita de fratura de crânio
- Sinais de fratura de base de crânio (sinal da Battle, sinal do guaxinim, fístula de líquido cefalorraquidiano)
- Convulsões
- Déficit neurológico focal
- Vômito recorrente
- Amnésia
- Idosos ou crianças pequenas
- Coagulopatia ou uso de anticoagulantes ou antiagregantes
- Mecanismos de traumatismos graves, como acidentes automotivos
- Intoxicação alcoólica.

Critérios para avaliação neurocirúrgica

- ECG < 15; principalmente pacientes com ECG < 8 ou com piora progressiva
- Déficits neurológicos focais
- Lesões penetrantes
- Sinais de fístula liquórica
- Convulsões
- Alterações no exame de imagem.

DIAGNÓSTICO DIFERENCIAL

- Hematoma extradural
- Hematoma subdural agudo
- Hematoma subdural crônico
- Contusão
- Lesão axonal difusa.

ABORDAGEM E CONDUÇÃO CLÍNICA

A Figura 18.1 apresenta o fluxograma de tomada de decisão em caso de TCE.

Atenção

ABCDE
- A: vias aéreas
- B: respiração
- C: circulação
- D: disfunção
- E: exposição

Atenção

Retorne ao pronto-atendimento em caso de:
- Cefaleia
- Sonolência excessiva
- Irritabilidade e ansiedade
- Desmaio, fraqueza, perda de força muscular e parestesia
- Dificuldade na fala ou de compreensão e memória
- Transtornos de personalidade
- Confusão mental ou rebaixamento do nível de consciência
- Náuseas, vômito ou tontura
- Déficit auditivo ou visual

Seção 2
Coma

DEFINIÇÃO

Considera-se em coma o paciente em estado não responsivo, no qual permanece de olhos fechados e não desperta mesmo diante de estímulos vigorosos, não tendo percepção de si ou do meio à sua volta.

Há alterações do nível de consciência que antecedem o coma e são classificadas por Plum e Posner da seguinte maneira:

- Alerta: o paciente está desperto e responsivo
- Sonolência: o paciente está adormecido, mas desperta prontamente e responde adequadamente aos estímulos sonoros
- Obnubilação: nível mais profundo de sonolência, no qual o despertar dá-se a estímulos mais intensos, com dificuldade para atender adequadamente aos estímulos
- Torpor: o paciente desperta apenas diante de estímulos dolorosos vigorosos, com abertura ocular e emissão de sons.

ETIOLOGIA

- Lesões supratentoriais
  - Hemorragia (intracerebral, epidural, subdural)
  - Isquemia
  - Neoplasia
  - Infecção (abscessos, empiema, meningite, AIDS)
  - Traumatismo
- Lesões infratentoriais
  - Neoplasia
  - Distúrbios vasculares (hemorragia, isquemia)
  - Encefalite
- Causas toxicometabólicas
  - Hipoxia
  - Hipoglicemia
  - Encefalopatia hepática
  - Encefalopatia urêmica
  - Encefalopatia séptica

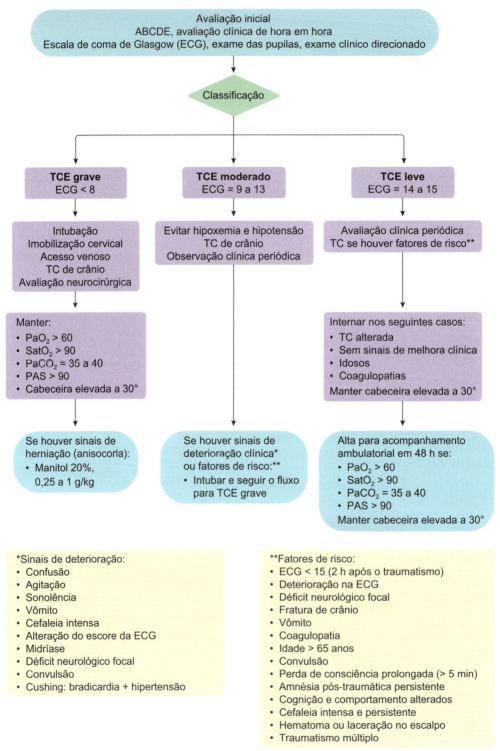

Figura 18.1 Sequência de decisões em caso de traumatismo cranioencefálico (TCE). TC: tomografia computadorizada; PaO_2: pressão parcial de oxigênio; $SatO_2$: saturação de oxigênio; $PaCO_2$: pressão parcial de gás carbônico; PAS: pressão arterial sistólica.

- Coma mixedematoso
- Insuficiência suprarrenal
- Intoxicações exógenas
- Hipotermia
- Hipertermia maligna
- Distúrbios hidreletrolíticos.

QUADRO CLÍNICO | EXAME FÍSICO

A Tabela 18.2 apresenta as manifestações clínicas do paciente em coma que podem ser encontradas ao exame geral. A Tabela 18.3 descreve o exame físico-neurológico desse paciente.

Tabela 18.2 Exame geral do paciente em coma.

Parâmetro	Achado	Implicações possíveis
Pressão arterial	Hipotensão	Hipovolemia, intoxicações, sepse
	Hipertensão	AVC, HIC, encefalopatia hipertensiva
Frequência cardíaca	Bradicardia	Cardiopatia, intoxicação, HIC
	Taquicardia	Hipovolemia, intoxicação, infecção
Cabeça	Laceração do couro cabeludo	Traumatismo
	Rigidez de nuca	Meningite, HSA
Temperatura	Febre	Infecção, inflamação, neoplasia, HSA
	Hipotermia	Coma mixedematoso, hipoglicemia
Pele	Cianose	Hipoxia, doenças cardíacas, intoxicação por cianeto
	Icterícia	Encefalopatia hepática, hemólise
	Petéquias	CID, PTT, meningococcemia
	Equimoses	Traumatismo, coagulopatias

AVC: acidente vascular cerebral; HIC: hipertensão intracraniana; HSA: hemorragia subaracnóidea; CID: coagulação intravascular disseminada; PTT: púrpura trombocitopênica trombótica.

Manifestações clínicas de lesões subjacentes

A seguir são apresentadas algumas condições clínicas que podem causar coma e suas respectivas manifestações, para auxiliar o diagnóstico diferencial entre elas:

- Lesão supratentorial
  - Déficit motor contralateral à lesão
  - Desvio ocular contralateral à plegia
  - Padrão respiratório normal ou de Cheyne-Stokes
  - Pupilas e reflexos do tronco normais (exceto se houver hérnias)
- Lesão infratentorial
  - Déficit motor contralateral (hemiplegia alterna) ou ipsilateral (se abaixo da decussação das pirâmides bulbares)
  - Padrão respiratório e reflexos pupilares e de tronco alterados, respeitando o nível da lesão

Tabela 18.3 Exame físico-neurológico do paciente em coma.

Avaliação da consciência
- Escala de coma de Glasgow

Ritmo respiratório
- Respiração periódica de Cheyne-Stokes: ocorre em lesões hemisféricas bilaterais profundas ou diencefálicas, mas também em doenças sistêmicas (doença broncopulmonar obstrutiva crônica, insuficiência cardíaca congestiva)
- Hiperventilação neurogênica central: sugere lesões da porção inferior do mesencéfalo ou do tegumento pontino
- Respiração apnêustica: pausas inspiratórias prolongadas intercaladas com pausas expiratórias
- Respiração atáxica: sugere lesões bulbares

Fundoscopia

Nervos cranianos
- Exame das pupilas
- Movimentação ocular extrínseca, movimentos espontâneos (p. ex., nistagmo)
- Reflexo oculocefálico
- Reflexo córneo-palpebral
- Reflexo da tosse

Motricidade
- Movimentos involuntários e posturas anormais
- Força muscular e tônus
- Reflexos profundos e superficiais

Sinais de irritação meningorradicular

Avaliação autonômica

- Lesão metabólica
  - Em geral, não há déficit dimidiado
  - Reflexos de tronco íntegros e pupilas comportando-se de acordo com a causa subjacente
- Hérnia uncal
  - Rebaixamento do nível de consciência
  - Midríase ipsilateral por comprometimento do nervo oculomotor
  - Déficit motor no dimídio contralateral
- Hérnia central
  - Rebaixamento do nível de consciência, com deterioração rostrocaudal
- Ritmo respiratório de Cheyne-Stokes seguido de hiperventilação central
- Pupilas médias não reativas
- Postura de decorticação seguida de descerebração
- Hérnia amigdaliana
  - Descerebração seguida de tetraplegia
  - Respiração atáxica ou apneia e bradicardia.

ABORDAGEM E CONDUÇÃO CLÍNICA

A Figura 18.2 apresenta o fluxograma de tomada de decisão em caso de coma.

Seção 3
Estado de Mal Epiléptico

DEFINIÇÃO

Tradicionalmente, o estado de mal epiléptico era definido como a ocorrência de crises epilépticas contínuas intermitentes com duração de pelo menos 30 minutos, sem recuperação completa dos níveis de consciência. No entanto, a urgência em tratá-lo, com base nas evidências de que raramente uma crise tônico-clônica generalizada dura mais do que poucos minutos, levou ao desenvolvimento de uma definição operacional, considerando como padrão o período mínimo de 5 minutos.

CLASSIFICAÇÃO

- Convulsivo: em adultos ou crianças com mais de 5 anos de idade, é caracterizado por atividade epiléptica convulsiva (abalos) contínua e com duração maior que 5 minutos ou por duas ou mais crises entre as quais não haja recuperação da consciência
- Não convulsivo: é caracterizado por alteração do estado mental associada a descargas epilépticas no eletroencefalograma, com duração de pelo menos 30 minutos. O estado de mal epiléptico não convulsivo pode se apresentar muitas vezes apenas como um quadro confusional

- Refratário: é definido como atividade epiléptica clínica ou eletrográfica prolongada que não responde aos regimes de tratamento padrão com antiepilépticos de primeira e segunda linhas em doses adequadas.

ETIOLOGIA

- Etiologias gerais
  - Distúrbios hidreletrolíticos
  - Hipoglicemia
  - Infecções sistêmicas ou sepse
  - Infecções do sistema nervoso central
  - Acidente vascular cerebral
  - Intoxicação exógena
  - Parada cardíaca
  - Encefalopatia hipertensiva
  - Abstinência alcoólica
  - Neoplasias do sistema nervoso central
- Em pacientes com história de epilepsia
  - Suspensão, redução ou modificação dos medicamentos antiepilépticos
  - Intoxicação exógena por medicamentos ou substâncias psicoativas
  - Agravamento paradoxal por alguns antiepilépticos (p. ex., carbamazepina, vigabatrina, gabapentina)
- Em pacientes com estado de mal epiléptico inaugural

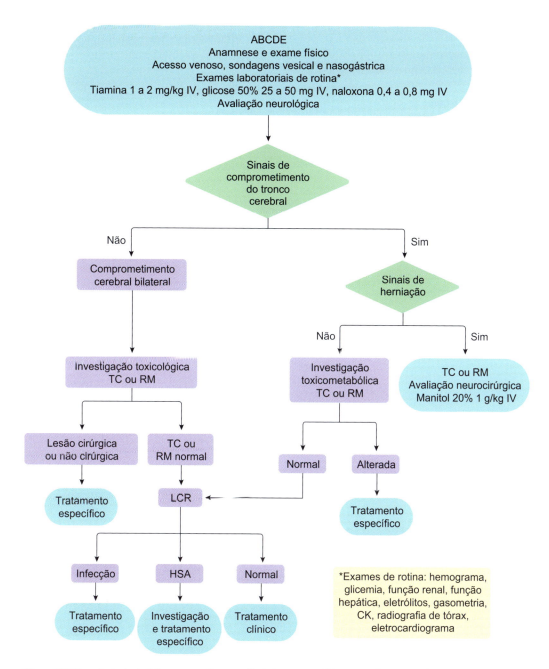

Figura 18.2 Sequência de decisões em caso de coma. IV: via intravenosa; TC: tomografia computadorizada; RM: ressonância magnética; LCR: líquido cefalorraquidiano; HSA: hemorragia subaracnóidea; CK: creatinoquinase.

- Distúrbios metabólicos, hidreletrolíticos ou tóxicos
- Lesão estrutural do sistema nervoso central
- Privação de benzodiazepínicos
- Impregnação por psicotrópicos
• Em pacientes na unidade de terapia intensiva
  - Hipoxia/isquemia
  - Farmacotoxicidade ou uso de substâncias psicoativas
  - Privação de álcool ou drogas ilícitas
  - Alterações metabólicas
- Sequelas cirúrgicas
- Uso de fármacos pró-convulsivantes, como metilxantinas (aminofilina, teofilina), carbapenêmicos (imipeném > ertapeném > meropeném), quinolonas (ciprofloxacino, levofloxacino).

ABORDAGEM E CONDUÇÃO CLÍNICA

A Figura 18.3 apresenta o fluxograma de tomada de decisão em caso de estado de mal epiléptico.

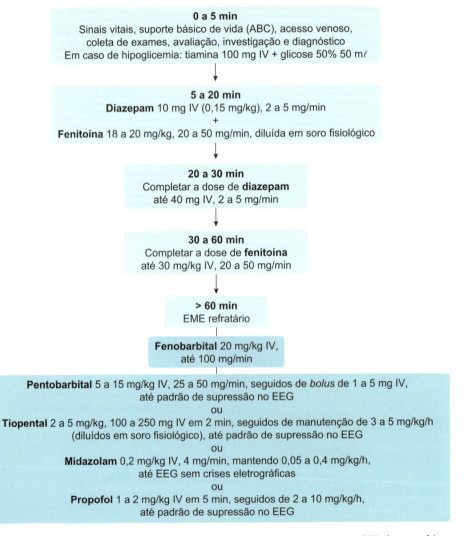

Figura 18.3 Sequência de decisões em caso de estado de mal epiléptico (EME). IV: via intravenosa; EEG: eletroencefalograma.

Seção 4
Acidente Vascular Cerebral Isquêmico

DEFINIÇÃO

O acidente vascular cerebral isquêmico caracteriza-se, tipicamente, por déficit neurológico focal súbito decorrente de oclusão temporária ou permanente, parcial ou total de território vascular cerebral.

QUADRO CLÍNICO | EXAME FÍSICO

Os sinais e sintomas incluem paresia, parestesia, ataxia, entre outros, e dependem da topografia do insulto vascular.

A escala do National Institutes of Health para avaliação de acidente vascular cerebral serve como base para a abordagem diagnóstica (Tabela 18.4).

DIAGNÓSTICO DIFERENCIAL

- Transtorno conversivo: ausência de déficits objetivos de nervos cranianos, achados neurológicos em distribuição não vascular, exame neurológico inconsistente
- Epilepsia: histórico de convulsões, convulsão presenciada, paralisia pós-ictal (paralisia de Todd)
- Hipoglicemia: histórico de diabetes, glicose sérica baixa
- Enxaqueca com aura (enxaqueca complicada): história de eventos similares, aura precedente, cefaleia
- Encefalopatia hipertensiva: cefaleia, delírios, hipertensão significativa, cegueira cortical, edema cerebral, convulsões

- Encefalopatia de Wernicke: história de uso abusivo de álcool, ataxia, oftalmoplegia, confusão
- Abscesso cerebral: história de uso abusivo de substâncias psicoativas, endocardite, implante de dispositivo médico com febre
- Tumor do sistema nervoso central: progressão gradual dos sintomas, outro tumor primário, apresentação clínica com convulsões
- Intoxicação medicamentosa: lítio, fenitoína, carbamazepina.

ABORDAGEM E CONDUÇÃO CLÍNICA

A Figura 18.4 apresenta o fluxograma de tomada de decisão em caso de suspeita de acidente vascular cerebral isquêmico.

Hipertensão arterial

Em pacientes com hipertensão grave e que não são candidatos a fibrinólise, sugere-se reduzir a pressão arterial em 15% durante as primeiras 24 horas após o início do acidente vascular cerebral. Há consenso de que os anti-hipertensivos só devem ser iniciados quando a pressão arterial sistólica estiver acima de 220 mmHg ou a pressão arterial diastólica for maior que 120 mmHg.

A Tabela 18.5 apresenta os cuidados ao paciente com hipertensão arterial antes da infusão de fator ativado de plasminogênio tecidual (rtPA).

Tabela 18.4 Escala do National Institutes of Health para avaliação dos casos de acidente vascular cerebral.

Parâmetro	Pontuação/resposta
1A. Nível de consciência	0 – Alerta 1 – Sonolento 2 – Obnubilado 3 – Coma/não responsivo
1B. Perguntas de orientação (mês e idade)	0 – Responde a ambas corretamente 1 – Responde a uma corretamente 2 – Nenhuma resposta correta

(continua)

Tabela 18.4 Escala do National Institutes of Health para avaliação dos casos de acidente vascular cerebral. (*continuação*)

Parâmetro	Pontuação/resposta
1C. Resposta a comandos (abrir e fechar os olhos; e abrir e fechar a mão não parética)	0 – Executa ambas as tarefas corretamente 1 – Executa uma tarefa corretamente 2 – Não executa nenhuma tarefa
2. Melhor olhar conjugado (somente movimentos oculares horizontais são testados)	0 – Normal 1 – Paralisia parcial do olhar 2 – Paralisia completa do olhar
3. Campos visuais (quadrantes superiores e inferiores são testados mediante contagem dos dedos)	0 – Nenhum defeito no campo visual 1 – Hemianopsia parcial 2 – Hemianopsia completa 3 – Hemianopsia bilateral
4. Paralisia facial (mostrar os dentes e fechar os olhos)	0 – Normal 1 – Paralisia facial leve 2 – Paralisia facial parcial (paralisia facial central, parte inferior da face) 3 – Paralisia facial unilateral completa (regiões superior e inferior da face)
5. Função motora (braços): esquerdo e direito Braços estendidos a 90° (sentado) ou 45° (deitado) com palmas para baixo por 10 s	0 – Sem queda 1 – Queda antes dos 10 s 2 – Algum esforço contra a gravidade 3 – Nenhum esforço contra a gravidade 4 – Nenhum movimento
6. Função motora (pernas): esquerda e direita Extensão a 30° na posição supina por 5 s	0 – Sem queda 1 – Queda antes dos 5 s 2 – Algum esforço contra a gravidade 3 – Nenhum esforço contra a gravidade 4 – Nenhum movimento
7. Ataxia dos membros Testes índex-nariz e calcanhar-joelho	0 – Ausente 1 – Ataxia em um membro 2 – Ataxia nos dois membros
8. Sensibilidade Avalie a mímica facial ao beliscar ou a resposta de retirada ao estímulo doloroso (avalie braços, pernas, tronco e face)	0 – Sem perda sensorial 1 – Perda sensorial leve a moderada 2 – Perda sensorial grave ou total
9. Melhor linguagem (imagens e frases em lista anexa)	0 – Normal 1 – Afasia leve a moderada 2 – Afasia grave 3 – Mudo (afasia global)
10. Disartria	0 – Normal 1 – Disartria leve a moderada 2 – Disartria grave
11. Extinção ou desatenção (anteriormente negligência) Informações obtidas nos testes anteriores	0 – Nenhuma anormalidade 1 – Desatenção visual, tátil, auditiva, espacial ou pessoal, ou extinção à estimulação simultânea em uma das modalidades sensoriais 2 – Profunda hemidesatenção ou hemidesatenção para mais de uma modalidade

Até 4,5 h Trombólise endovenosa: alteplase	
Até 3 h (indicações) →	• Idade > 18 anos • Tempo de evolução de até 3 h • AVC grave • AVC leve, mas incapacitante • PA < 185 × 110 mmHg • Glicose > 50 mg/dℓ • Hipodensidade < 1/3 do território da artéria cerebral média • Pacientes com doença renal terminal e em hemodiálise, mas com provas de coagulação normais

Até 3 h
(contraindicações) →
	• Tempo de evolução incerto
	• "*Wake up stroke*" com tempo de evolução > 4,5 h
	• Hemorragia intracraniana
	• AVC prévio nos 3 meses anteriores
	• Traumatismo craniano nos 3 meses anteriores
	• AVC pós-traumático
	• Cirurgia intracraniana ou intraespinal nos últimos 3 meses
	• Hemorragia subaracnóidea
	• Neoplasia maligna ou sangramento no sistema digestório nos últimos 21 dias
	• Plaquetas < 100.000/mm³, INR > 1,7, TTPA > 40 s ou TP > 15 s
	• Uso de heparina de baixo peso molecular nas últimas 24 h
	• Uso de inibidores diretos do fator Xa ou de inibidores diretos da trombina,
	  exceto se TTPA, INR, plaquetas, tempo de protrombina ou provas diretas da
	  atividade desses agentes estiverem dentro da normalidade ou se o paciente
	  não recebeu essas medicações nas últimas 48 h
	• Uso de inibidores do receptor de glicoproteína IIb/IIa
	• Endocardite infecciosa
	• Dissecção aórtica
	• Neoplasia intracraniana intra-axial

Entre 3 e 4,5 h (indicações) →	• Idade < 80 anos (mas é razoável considerar também para pacientes > 80 anos) • Com história de diabetes ou AVC prévio • Sem uso prévio de novos anticoagulantes orais
Até 6 h Trombectomia mecânica (*stent retriever*)	
Elegibilidade (todos os critérios → devem ser atendidos)	• Idade > 18 anos • Tempo de evolução de até 6 h • Oclusão de ACM M1 como lesão causal • NIHSS ≥ 6 • ASPECTS ≥ 6 • mRankin pré-AVC entre 0 e 1 • Tratamento pode ser iniciado em até 6 h do início dos sintomas
Entre 6 e 16 h* Trombectomia mecânica *Entre 16 e 24 h: utilizar os critérios DAWN	• Idade > 18 anos • Tempo de evolução entre 6 e 24 h • Oclusão de ACM M1 como lesão causal • mRankin pré-AVC entre 0 e 1 • *Mismatch* clínico/volume do infarto:
Elegibilidade (critérios DAWN) →	– Idade > 80 anos: NIHSS ≥ 10 + volume do infarto < 21 mℓ – Idade < 80 anos: NIHSS ≥ 10 + volume do infarto < 31 mℓ – Idade < 80 anos: NIHSS ≥ 20 e volume do infarto entre 31 e 51 mℓ

Elegibilidade
(critérios DEFUSE 3) →
	• Idade entre 18 e 90 anos
	• Sinais e sintomas sugestivos de AVC de circulação anterior
	• NIHSS ≥ 6
	• mRankin pré-AVC ≤ 2
	• Oclusão de ACM M1 ou artéria carótida interna + *mismatch* por perfusão visto
	  por TC ou RM (volume do infarto < 70 mℓ, razão de *mismatch* > 1,8 e
	  volume do *mismatch* > 15 mℓ)
	• Exclusão: tratamento com rtPA > 4,5 h, idade > 80 anos, uso de
	  anticoagulantes, diabetes, AVC prévio e NIHSS > 25

Figura 18.4 Sequência de decisões em caso de suspeita de acidente vascular cerebral (AVC) isquêmico. NIHSS: escala do National Institutes of Health para avaliação de AVC. TC: tomografia computadorizada; RM: ressonância magnética; PA: pressão arterial; INR: razão normalizada internacional; TTPA: tempo parcial de tromboplastina ativada; TP: tempo de protrombina; ASPECTS: *Alberta Stroke Program Early CT Score*; mRankin: escala de Ramkin modificada; ACM M1: artéria cerebral média, segmento M1; rtPA: fator ativado do plasminogênio tecidual.

Parte 4 | Emergências Cardiovasculares

Tabela 18.5 Cuidados ao paciente com hipertensão arterial antes da infusão de rtPA.

Informações gerais
- Evite a infusão de rtPA até o controle da PA
- Monitore a PA a cada 15 min por 2 h a partir do início da terapia com rtPA; em seguida, a cada 30 min durante 6 h e, depois, a cada hora por 16 h
- Objetivo: PAS < 185 mmHg ou PAD < 110 mmHg

Metoprolol (1 ampola = 5 mℓ; 1 mg/mℓ): 5 mg IV lenta (1 mg/min) a cada 10 min; dose máxima de 20 mg

Esmolol (1 ampola = 10 mℓ; 10 mg/mℓ): dilua 1 ampola em 90 mℓ de solução salina a 0,9% (concentração = 1.000 µg/mℓ)
- *Bolus* de 500 µg/kg (0,5 mℓ/kg) em 1 min, seguido por infusão contínua a 50 µg/kg/min (0,05 mℓ/kg/min) por 4 min
- Se PA ainda inadequada: novo *bolus* de 500 µg/kg (0,5 mℓ/kg) em 1 min, dobrando a velocidade de infusão contínua (100 µg/kg/min ou 0,1 mℓ/kg/min) durante mais 4 min
- Se PA ainda inadequada: novo *bolus* de 500 µg/kg (0,5 mℓ/kg) em 1 min, aumentando a infusão contínua para 150 µg/kg/min (0,15 mℓ/kg/min) durante mais 4 min
- Se PA ainda inadequada: novo *bolus* de 500 µg/kg (0,5 mℓ/kg) em 1 min, aumentando a infusão contínua para 200 µg/kg/min ou 0,2 mℓ/kg/min (dose máxima)
- Em caso de hipotensão, sua ação é rapidamente revertida pela diminuição ou interrupção da infusão
- Precauções:
  - Irritação venosa, incluindo tromboflebite; extravasamento pode acarretar reação local grave e possível necrose de pele
  - Metabólito do esmolol é excretado primariamente pelos rins; administre com precaução a pacientes com função renal prejudicada

Nitroprussiato de sódio (frasco-ampola liofilizado com 50 mg): dilua 1 FA em 250 a 500 mℓ de solução salina a 0,9% (concentrações de 200 µg/mℓ e 100 µg/mℓ, respectivamente)
- Inicie com 0,1 a 0,2 µg/kg/min (na prática, 5 a 10 mℓ/h), com aumentos de 0,2 µg/kg/min a cada 3 a 5 min até alcançar resposta clínica (dose máxima: 5 µg/kg/min)
- Em caso de hipotensão, sua ação é rapidamente revertida pela diminuição ou interrupção da infusão
- A solução é fotossensível e deve ser trocada a cada 3 a 6 h

rtPA: fator ativado do plasminogênio tecidual; PA: pressão arterial; PAS: pressão arterial sistólica; PAD: pressão arterial diastólica; IV: via intravenosa; FA: frasco-ampola.

Seção 5
Cefaleia

Cefaleia é um dos motivos mais comuns de consulta ao neurologista. Entende-se por cefaleia a percepção de dor na cabeça.

ETIOLOGIA

A International Headache Society (IHS) divide, na sua International Classification of Headache Disorders, 3ª edição, a cefaleia em primária ou secundária. Na cefaleia primária, a dor e as manifestações associadas constituem a condição e na cefaleia secundária a dor tem causas exógenas.

CLASSIFICAÇÃO

Migrânea

Migrânea (também denominada enxaqueca) é uma cefaleia primária, que tende a ser incapacitante. É mais frequente em mulheres do que em homens, na proporção de 3:1, e geralmente acomete pessoas entre a 2ª e a 3ª década de vida. Contudo, também pode ter início na infância ou na 3ª idade. Os dois subtipos mais importantes são a migrânea sem aura e a migrânea com aura.

Migrânea sem aura

A migrânea sem aura é caracterizada como cefaleia recorrente que se manifesta em crises de dor com duração de 4 a 72 horas, unilateral, pulsátil, de moderada a alta intensidade, agravada por atividades físicas de rotina e associada a náuseas e fotofobia ou fonofobia.

Migrânea com aura

Segundo a Academia Brasileira de Neurologia, migrânea com aura consiste na ocorrência de fenômenos sensitivos ou visuais antes da cefaleia. Mais frequentemente a aura consiste em imagens brilhantes, halos, perda de parte do campo visual ou *flashes* luminosos. Ocasionalmente o paciente refere dormência na mão, no braço e, até mesmo, na metade da língua. Essas manifestações podem ser confundidas com AVC. Vale mencionar que as mulheres que apresentam enxaqueca com aura devem evitar o uso de anovulatórios orais e tabaco.

Cefaleia em salvas

A cefaleia em salvas costuma afetar mais homens do que mulheres, em uma relação de 2,5:1. O diagnóstico é clínico. Porém, muitas vezes os pacientes são submetidos a exames complementares desnecessários, talvez por não ser um diagnóstico tão lembrado.

As crises são graves, estritamente unilaterais. Refere-se dor na região orbital, supraorbital, temporal ou em combinação, com duração média de 15 a 180 minutos, 1 a 8 vezes/dia. Pode estar associada a hiperemia conjuntival ipsilateral, congestão nasal, rinorreia, sudorese facial, miose, ptose ou edema palpebral e/ou agitação ou inquietação.

Cefaleia tensional

A cefaleia tensional episódica afeta até 80% das pessoas ao longo da vida. É caracterizada pelos pacientes como um sintoma normal ou comum, o que pode levar à automedicação e

> ### Atenção
>
> **Sinais de alerta para cefaleia**
> A cefaleia deve ser investigada quando associada a:
> - História não sugestiva de cefaleia primária
> - Primeiro episódio de cefaleia aguda
> - Mudança no padrão da cefaleia
> - Cefaleia de instalação súbita
> - Relato de pior dor já sentida
> - Cefaleia desencadeada por atividade física ou sexual
> - Cefaleia associada a qualquer déficit neurológico focal, mesmo que transitório
> - Cefaleia de início recente (menos de 1 ano)
> - Cefaleia associada a febre
> - Cefaleia associada a outros sintomas incapacitantes
> - Cefaleia associada a alteração do nível de consciência
> - Cefaleia iniciada após traumatismo cranioencefálico recente
> - Cefaleia de evolução progressiva e noturna
> - Cefaleia iniciada após os 50 anos de idade
> - História de imunodeficiência, discrasia sanguínea (ou uso de anticoagulantes), neoplasia, doenças genéticas (como síndrome de Marfan)
> - Estado de mal migranoso ou enxaquecoso refratário ao tratamento

ao uso abusivo de analgésicos sem orientação médica.

ABORDAGEM E CONDUÇÃO CLÍNICA

A Figura 18.5 apresenta o fluxograma de tomada de decisão em caso de cefaleia.

Seção 6
Paralisias Flácidas Agudas

DEFINIÇÃO

Paralisias flácidas agudas são síndromes clínicas caracterizadas por fraqueza de início rápido, podendo incluir (menos frequentemente) fraqueza dos músculos da respiração e da deglutição, com progressão em poucos dias ou semanas, apresentando em seu quadro mais extremo fraqueza generalizada, que impede a deambulação, associada a insuficiência respiratória.

ETIOLOGIA

- Neuropatias
  - Síndrome de Guillain-Barré e suas variantes
  - Porfirias agudas
  - Difteria
  - Metabólicas e carenciais (vitaminas B_1 e B_{12})
  - Intoxicação exógena (tálio e arsênio)
- Doenças da junção neuromuscular

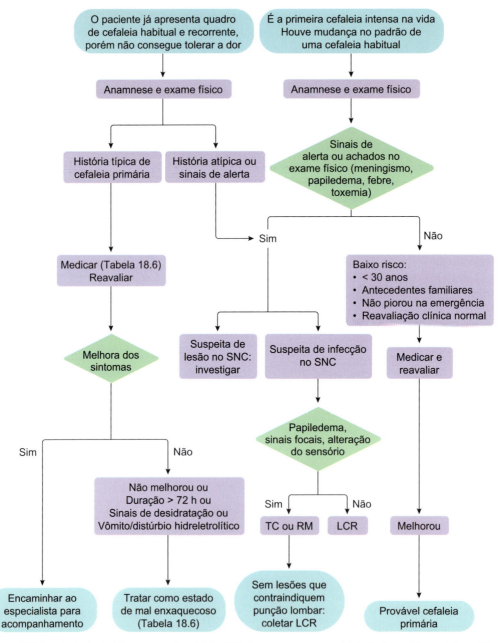

Figura 18.5 Sequência de decisões em caso de cefaleia. SNC: sistema nervoso central; LCR: líquido cefalorraquidiano; TC: tomografia computadorizada; RM: ressonância magnética.

Tabela 18.6 Esquema medicamentoso para tratamento das cefaleias na emergência.

Esquema 1 | Migrânea fraca
- Um dos seguintes fármacos:
  - Ácido acetilsalicílico
  - Paracetamol
  - Dipirona
  - Naproxeno sódico
  - Diclofenaco sódico
  - Ácido tolfenâmico
- Não respondendo em 1 h: use o esquema 2

Esquema 2 | Migrânea moderada
- Um dos seguintes fármacos:
  - Ácido acetilsalicílico*
  - Ácido tolfenâmico*
  - Tartarato de ergotamina*
  - Di-hidroergotamina*
  - Sumatriptana**
  - Naratriptana**
  - Zolmitriptana**
  - Rizatriptana**
- Não respondendo em 1 h: use o esquema 3

Esquema 3 | Migrânea forte
- Um dos seguintes fármacos:
  - Dipirona*
  - Sumatriptana**
  - Rizatriptana**
  - Zolmitriptana**
  - Indometacina
  - Clorpromazina
  - Dexametasona
  - Haloperidol
- Não respondendo: use o esquema 4

Esquema 4 | Migrânea refratária ou estado migranoso
- Internar
- Investigar cefaleias secundárias
- Hidratar e repor eletrólitos
- Dexametasona 10 mg IV
- Persistindo a dor: dexametasona 6 mg de 6/6 h (até 48 h) + clorpromazina 0,1 mg/kg IV em 3 min, manter infusão de SF 0,9% e repita a cada 4 h se necessário

*Associar metoclopramida em caso de náuseas ou vômito. **Não usar nas migrâneas com aura. IV: via intravenosa; SF: soro fisiológico.

- Miastenia *gravis*
- Botulismo
- Síndrome de Eaton-Lambert
- Miopatias
  - Rabdomiólise aguda
  - Paralisias periódicas
  - Polimiosite
  - Miopatias metabólicas (glicogenoses)
- Doença do neurônio motor inferior
  - Poliomielite (incluindo pós-vacinal)
  - Poliomielite-*like* – vírus do Nilo Ocidental
- Distúrbios eletrolíticos
  - Hipomagnesemia
  - Hipermagnesemia
  - Hipofosfatemia acentuada
  - Hipopotassemia
  - Hiperpotassemia
- Complicação neuromuscular do paciente crítico (pode adotar qualquer padrão): neuropatia, miopatia, comprometimento da junção neuromuscular ou quadros mistos.

QUADRO CLÍNICO | EXAME FÍSICO

O esquema da Figura 18.6 simplifica o raciocínio de abordagem diagnóstica nos casos de paralisia flácida.

Neuropatias

Comprometimentos isolados ou mistos podem ser observados:

- Fibras motoras: ↑ força muscular (FM), predomínio distal para proximal (evolução ascendente), hipotrofia ou atrofia (dependendo do tempo de evolução), hipotonia
- Fibras sensitivas: hipoestesia ou anestesia de predomínio distal para proximal (ascendente), parestesias, dor neuropática
- Fibras autonômicas: hipotensão postural, disfunção erétil, alteração da sudorese, alteração do ritmo cardíaco, entre outros.

Polirradiculoneuropatias

Comprometimento simétrico inicial de músculos proximais e distais com arreflexia. É mais frequente na forma ascendente (membros inferiores para os membros superiores), mas pode ter início bulbar e descendente. Casos raros de normorreflexia são observados.

Doenças da junção neuromuscular

↑ FM flutuante com períodos de melhora ou piora ao longo dos dias e semanas. Sensação de fadiga, com piora da FM com atividade muscular repetitiva, geralmente com piora ao longo do dia. Hipotrofia e hipotonia podem estar presentes. Podem apresentar comprometimento inicial de musculatura bulbar e respiratória, isolada ocular ou generalizada. Não há comprometimento sensitivo.

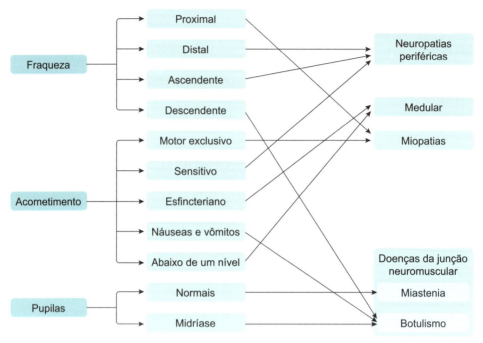

Figura 18.6 Raciocínio de abordagem diagnóstica nos casos de paralisia flácida.

Miopatias

O comprometimento costuma ser mais acentuado nos grandes grupos musculares, com predomínio da redução da FM proximal das cinturas pélvica e escapular. Formas distais existem. O paciente pode se queixar de mialgia. Não há comprometimento sensitivo.

Doenças com comprometimento do neurônio motor inferior

Redução da FM com diversos padrões de comprometimento. Atrofia muscular importante com fasciculação. Comprometimento sensitivo incomum.

EXAMES COMPLEMENTARES

Os exames subsidiários gerais para avaliação inicial são:

- Hemograma
- Eletrólitos: sódio, potássio, cálcio total e iônico, magnésio, fósforo
- Glicemia
- Gasometria arterial

> **Atenção**
>
> Hiporreflexia ou arreflexia, hipotonia e alteração da marcha e do equilíbrio podem ocorrer nos diversos tipos de comprometimento e, muitas vezes, como sinais muito característicos das síndromes com as quais estão relacionadas.

> **Atenção**
>
> **Sinais de alerta para insuficiência respiratória**
> - Tempo de início de sintomas até admissão < 7 dias (síndrome de Guillain-Barré)
> - Rápida progressão
> - Disfunção bulbar
> - Fraqueza facial bilateral (síndrome de Guillain-Barré))
> - Incapacidade para deambular
> - Incapacidade de sustentar a cabeça
> - Capacidade vital < 20 mℓ/kg
> - Pressão inspiratória máxima < 30 cmH$_2$O
> - Pressão expiratória máxima < 40 cmH$_2$O
> - Declínio na avaliação seriada da capacidade vital, pressão inspiratória máxima, pressão expiratória máxima > 30%
> - Incapacidade para contar até 20 com uma única inspiração

- Creatinina e ureia
- Hormônio tireoestimulante (TSH) e T4 livre
- Creatinofosfoquinase (CPK)
- Velocidade de hemossedimentação (VHS), proteína C reativa
- Urina tipo 1
- Eletrocardiograma
- Radiografia de tórax.

Os exames específicos para avaliação das paralisias flácidas agudas (PFA) estão apresentados na Tabela 18.7.

ABORDAGEM E CONDUÇÃO CLÍNICA

Em situações de emergência, não há um direcionamento específico para a abordagem e a conduta clínica. Porém, recomenda-se instituir medidas de suporte, caso seja necessário.

Tabela 18.7 Exames específicos para avaliação das paralisias flácidas agudas.

Exame	O que avalia	Indicações mais comuns
Eletroneuromiografia	• Condução nervosa (fibras motoras e sensitivas) • JNM (estimulação repetitiva) • Musculatura (eletromiografia)	• Neuropatias (incluindo as polirradiculoneuropatias) • Doenças da JNM • Miopatias • Doenças do NMI
Líquido cefalorraquidiano	• Aumento e padrão da celularidade • Aumento de proteínas e padrão de imunoglobulinas • Testes imunológicos • Identificação de patógenos	• Avaliação de dissociação proteíno-citológica (proteína com citologia normal) • Aumento da citologia em etiologias infecciosas • Reações imunológicas para doenças específicas • Reação em cadeia da polimerase para patógenos específicos
Biopsia de músculo	• Comprometimento das fibras musculares por processo inflamatório, destruição das fibras (rabdomiólise) etc.	• Miopatias inflamatórias (polimiosite e dermatopolimiosite) • Paralisias periódicas • Miopatias metabólicas
Testes específicos dependendo da hipótese diagnóstica aventada	–	–

JNM: junção neuromuscular; NMI: neurônio motor inferior.

Seção 7
Delirium

DEFINIÇÃO

Segundo a 5ª edição do Manual Diagnóstico e Estatístico de Transtornos Mentais (DSM-5) da American Psychiatric Association, cinco condições caracterizam o quadro de *delirium*:

- Perturbação da atenção (reduzida capacidade de dirigir, focar, manter e desviar a atenção) e consciência
- A perturbação desenvolve-se ao longo de um curto período de tempo (geralmente horas a dias), e ocorre como uma alteração no estado basal do paciente, tendendo a flutuar no decorrer do dia

- Comprometimento adicional da cognição (déficit de memória, desorientação, linguagem, habilidade visuoespacial, ou percepção)
- As perturbações não são mais bem explicadas por um transtorno cognitivo preexistente em evolução ou já estabelecido, e não ocorrem no contexto de um nível muito reduzido de vigília, tal como no coma
- Há evidências a partir da história, do exame físico ou dos achados laboratoriais, de que a perturbação é causada por uma condição médica, intoxicação por substância psicoativa ou retirada dela, ou efeito colateral de medicamentos.

Algumas características adicionais que podem acompanhar *delirium* e confusão incluem:

- Distúrbios comportamentais psicomotores, tais como hipoatividade, hiperatividade com o aumento da atividade simpática, e prejuízo na duração e na arquitetura do sono
- Distúrbios emocionais variáveis, incluindo medo, depressão, euforia ou perplexidade.

ETIOLOGIA

- Fármacos, substâncias psicoativas (lícitas e/ou ilícitas) e tóxicas
  - Opioides, hipnóticos sedativos, antipsicóticos, lítio, relaxantes musculares, anti-histamínicos
  - Etanol, heroína, alucinógenos
  - Síndrome de abstinência (etanol, benzodiazepínicos)
  - Efeitos adversos: ácido valproico (hiperamonemia), quinolonas (confusão), síndrome serotoninérgica
  - Envenenamento ou intoxicação: etilenoglicol, etanol, monóxido de carbono, cianeto
- Infecções
  - Sepse
  - Infecções sistêmicas, *delirium* relacionado com febre
- Distúrbios metabólicos
  - Eletrolíticos: sódio, cálcio, magnésio, fosfato
  - Endócrinos: tireoide, paratireoides, pâncreas, hipófise, suprarrenal
  - Hipercarbia
  - Hiper e hipoglicemia
  - Estados hiper e hipo-osmolares
  - Hipoxemia
  - Erros inatos do metabolismo: porfiria, doença de Wilson etc.
  - Nutricionais: encefalopatia de Wernicke, deficiência de vitamina B_{12}, deficiência de folato e niacina
- Distúrbios do sistema nervoso central
  - Infecções do sistema nervoso central: encefalite, meningite, abscesso cerebral ou epidural
  - Crises epilépticas, especialmente estado de mal não convulsivo
  - Traumatismo cranioencefálico
  - Encefalopatia hipertensiva
  - Transtornos psiquiátricos
- Distúrbios sistêmicos
  - Insuficiência cardíaca

- Hematológicos: trombocitose, hipereosinofilia, policitemia
- Insuficiência renal aguda e crônica
- Doença pulmonar, incluindo hipercarbia e hipoxemia
- Insuficiência hepática aguda e crônica
- Distúrbios físicos
  - Queimaduras
  - Traumatismo elétrico
  - Hipertermia
  - Hipotermia
  - Traumatismo com síndrome da resposta inflamatória sistêmica.

CRITÉRIOS DIAGNÓSTICOS

A Tabela 18.8 apresenta o Confusion Assessment Method, instrumento para avaliação diagnóstica do *delirium*.

ABORDAGEM E CONDUÇÃO CLÍNICA

A Figura 18.7 apresenta o fluxograma de tomada de decisão em caso de *delirium*.

Tabela 18.8 Confusion Assessment Method, instrumento para avaliação diagnóstica do *delirium*.

1. Início agudo e curso flutuante
Geralmente obtido com familiar ou cuidador.
Demonstrado quando a resposta é *sim* às seguintes perguntas:
- Há evidências de modificação aguda no estado mental basal do paciente?
- O comportamento anormal flutua durante o dia, ou seja, tende a ir e vir ou aumentar ou diminuir de intensidade?

2. Desatenção
Demonstrada quando a resposta é *sim* à seguinte pergunta:
- O paciente teve dificuldade em focar atenção, por exemplo, estando distraído com facilidade ou tendo dificuldade em acompanhar o que está sendo falado?

3. Pensamento desorganizado
Demonstrado quando a resposta é *sim* à seguinte pergunta:
- O pensamento do paciente estava desorganizado ou incoerente, ou a conversa era irrelevante, ou o fluxo de ideias era ilógico, com troca de assuntos abrupta?

4. Nível de consciência alterado
Demonstrado por qualquer resposta que não seja *alerta* à seguinte pergunta:
- De modo geral, como você graduaria o nível de consciência do paciente?
  - Normal = alerta
  - Hiperalerta = vigilante
  - Sonolento, desperta com facilidade = letárgico
  - Difícil de despertar = estupor
  - Não desperta = coma

O diagnóstico de *delirium* requer a identificação das características **1 E 2 + 3 OU 4**

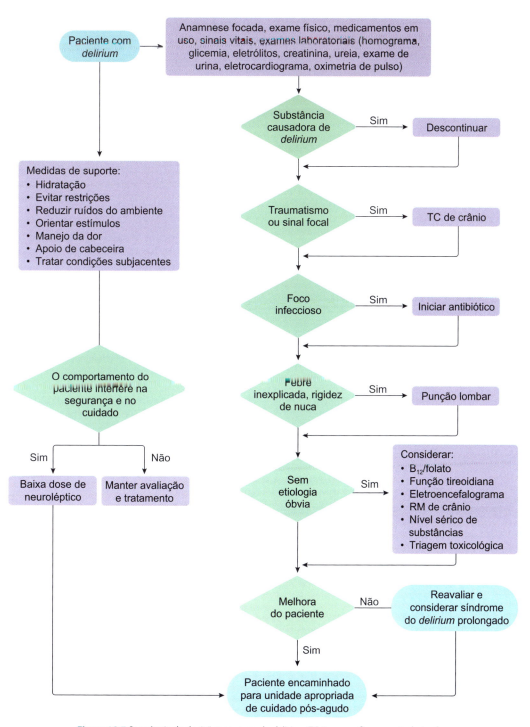

Figura 18.7 Sequência de decisões em caso de *delirium*. TC: tomografia computadorizada.

BIBLIOGRAFIA

Adams RD, Victor M, Ropper AH. Delirium and other confusional states. In: Adams RD, Victor M (Eds.). Principles of neurology. 6. ed. New York: McGraw-Hill; 1997.

Albuquerque MCF, Cendes F. Estado de mal epiléptico: revisão e proposta de protocolo. J Epilepsy Clin Neurophysiol. 2011; 17(4):164-75.

Barr J, Fraser GL, Puntillo K et al. Clinical practice guidelines for the management of pain, agitation, and delirium in adult patients in the intensive care unit. Crit Care Med. 2013; 41(1):263-306.

Bigal ME, Bordini CA, Speciali JG. Intravenous chlorpromazine in the acute treatment of episodic tension-type headache: a randomized, placebo controlled, double-blind study. Arq Neuropsiquiatr. 2002; 60(3-A):537-41.

Bigal ME, Bordini CA, Speciali JG. Intravenous dipyrone for the acute treatment of episodic tension-type headache: a randomized, placebo-controlled double-blind study. Braz J Med Biol Res. 2002; 35(10):1139-45.

Bigal ME, Speciali JG. Protocolos para tratamento da cefaleia aguda em unidade de emergência. Medicina (Ribeirão Preto). 1999; 32:486-91.

Brain Trauma Foundation. Guidelines for prehospital, surgical, combat related management of head injuries. Disponível em: www.braintrauma.org.

Brain Trauma Foundation. Guidelines for the management of severe traumatic brain injury. 3. ed. J Neurotrauma. 2007. Disponível em: www.braintrauma.org.

Brasil. Ministério da Saúde. Secretaria de Atenção à Saúde. Departamento de Atenção Especializada. Manual de rotinas para atenção ao AVC. Brasília: Ministério da Saúde; 2013.

Brasil. Ministério da Saúde. Secretaria de Vigilância em Saúde. Departamento de Vigilância Epidemiológica. Manual integrado de vigilância epidemiológica do botulismo. Brasília: Ministério da Saúde; 2006.

Brophy GM, Bell R, Claassen J et al. Guidelines for the evaluation and management of status epilepticus. Neurocrit Care. 2012; 17(1):3-23.

Carrion MJM. Estado de mal epiléptico. In: Carrion MJM, Félix EPV (Eds.). Guia prático de emergências neurológicas. São Paulo: Atheneu; 2015. pp. 115-22.

Chaudhry R. Botulismo: a diagnostic challenge. Indian J Med Res. 2011; 134(1):10-2.

Felix EPV, Oliveira ASB. Diretrizes para abordagem diagnóstica das neuropatias em serviço de referência em doenças neuromusculares. Rev Neurocienc. 2010; 18(1):74-80.

Francis J Jr. Delirium and acute confusional states: prevention, treatment, and prognosis. Disponível em: www.uptodate.com/contents/delirium and-acute-confusional-states-prevention-treatment-and-prognosis.

Francis J Jr, Young GB. Diagnosis of delirium and confusional states. Disponível em: www.uptodate.com/contents/diagnosis-of-delirium-and-confusional-states.

Friedman BW, Lipton RB. Headache emergencies: diagnosis and management. Neurol Clin. 2012; 30(1):43-59.

Garzon E. Estado de mal epiléptico. J Epilepsy Clin Neurophysiol. 2008; 14(Suppl 2):7-11.

Gilchrist NA, Asoh I, Greenberg B. Atypical antipsychotics for the treatment of ICU delirium. J Intensive Care Med. 2012; 27(6):354-61.

Girard TD, Pandharipande PP, Carson SS et al. Feasibility, efficacy, and safety of antipsychotics for intensive care unit delirium: the MIND randomized, placebo-controlled trial. Crit Care Med. 2010; 38(2):428-37.

Godoy DA, Vaz de Mello LJ, Masotti L et al. The myasthenic patient in crisis: an update of the management in Neurointensive Care Unit. Arq Neuropsiquiatr. 2013; 71(9-A):627-39.

Growdon JH, Fink JS. Paralysis and movement disorder. In: Isselbacher KJ, Braunwald E, Wilson JD (Eds.). Harrison's principle of internal medicine. New York: McGraw-Hill; 1994. pp. 115-25.

Headache Classification Committee of the International Headache Society (IHS). The International Classification of Headache Disorders, 3rd edition (beta version). Cephalalgia. 2013; 33(9):629-808.

Holtkamp M, Meierkord H. Nonconvulsive status epilepticus: a diagnostic and therapeutic challenge in the intensive care setting. Ther Adv Neurol Disord. 2011; 4(3):169-81.

Hutchinson D, Whyte K. Neuromuscular disease and respiratory failure. Pract Neurol. 2008; 8:229-37.

Inouye SK, van Dyck CH, Alessi CA et al. Clarifying confusion: the confusion assessment method. A new method for detection of delirium. Ann Intern Med. 1990; 113(12):941-8.

International League Against Epilepsy. Disponível em: www.ilae.org/visitors/documents/10-status-epilepticus.pdf. Acesso em: 13/08/13.

Jauch EC, Saver JL, Adams Jr HP et al. Guidelines for the early management of patients with acute ischemic stroke: a guideline for healthcare professionals from the American Heart Association/American Stroke Association. Stroke. 2013; 44:870-947.

Krymchantowski AB, Topczewski A, Bordini CA et al. Recomendações para o tratamento da crise migranosa – Consenso da Sociedade Brasileira de Cefaleia. Arq Neuropsiquiatr. 2000; 58(2-A): 371-89.

Latronico N, Bolton CF. Critical illness polyneuropathy and myopathy: a major cause of muscle weakness and paralysis. Lancet Neurol. 2011; 10:931-41.

Lonergan E, Britton AM, Luxenberg J et al. Antipsychotics for delirium. Cochrane Database Syst Rev. 2007; (2):CD005594.

Martins SCO, Freitas GR, Pontes-Neto OM et al.; Executive Committee from the Brazilian Stroke Society and the Scientific Department in Cerebrovascular Diseases of the Brazilian Academy of Neurology. Guidelines for acute ischemic stroke treatment – part II: stroke treatment. Arq Neuro-Psiquiatr. 2012; 70:885-93.

Meierkord H, Boon P, Engelsen B et al. EFNS guideline on the management of status epilepticus in adults. Eur J Neurol. 2010; 17(3):348-55.

National Clinical Guideline Centre (UK). Headaches: diagnosis and management of headaches in young people and adults [Internet]. London: Royal College of Physicians; 2012.

Paiva Neto MLF. Traumatismo cranioencefálico. In: Carrion MJM, Félix EPV (Eds.). Guia prático de emergências neurológicas. São Paulo: Atheneu; 2015. pp. 173-84.

Paranhos E. Avaliação do paciente em coma. In: Carrion MJM, Félix EPV (Eds.). Guia prático de emergências neurológicas. São Paulo: Atheneu; 2015. pp. 123-34.

Powers WJ, Rabinstein AA, Ackerson T et al. 2018 Guidelines for the Early Management of Patients with Acute Ischemic Stroke: A Guideline for Healthcare Professionals from the American Heart Association/American Stroke Association. Stroke. 2018; 49(3):e46-110.

Veras KN. Acidente vascular cerebral isquêmico. In: Carrion MJM, Félix EPV (Eds.). Guia prático de emergências neurológicas. São Paulo: Atheneu; 2015. pp. 145-58.

Winer JB. An update in Guillain-Barré syndrome. Autoimmune Dis. 2014; 2014:1-6.

Parte 5

Emergências Respiratórias

Capítulo 19 Insuficiência Respiratória Aguda, 173

Capítulo 20 Manejo Emergencial de Asma, DPOC e Bronquite Aguda, 177

Insuficiência Respiratória Aguda

CAPÍTULO 19

Olivia Meira Dias

DEFINIÇÃO

A insuficiência respiratória aguda é uma síndrome caracterizada pelo aparecimento de disfunção súbita de qualquer setor do sistema fisiológico responsável pela troca gasosa.

ETIOLOGIA E FISIOPATOLOGIA

A insuficiência respiratória aguda pode se originar de uma anormalidade em qualquer componente do sistema respiratório, incluindo vias aéreas, alvéolos, sistema nervoso central e periférico, músculos respiratórios e parede torácica. Pacientes com hipoperfusão secundária a choque cardiogênico, hipovolêmico ou séptico também podem apresentar insuficiência respiratória.

Insuficiência respiratória hipoxêmica | Tipo I

Forma mais comum de insuficiência respiratória, caracteriza-se por alteração nas trocas gasosas pulmonares na região da barreira alvéolo-arterial, acarretando hipoxemia. A pressão arterial de oxigênio (PaO_2) está abaixo de 60 mmHg.

As causas mais comuns de insuficiência respiratória tipo I são:

- Doença pulmonar obstrutiva crônica (DPOC)
- Pneumonia
- Edema pulmonar
- Fibrose pulmonar
- Asma
- Pneumotórax
- Embolia pulmonar
- Hipertensão arterial pulmonar
- Pneumoconioses
- Bronquiectasias
- Cardiopatias congênitas cianogênicas
- Síndrome do desconforto respiratório agudo (SDRA)
- Embolia gordurosa
- Cifoescoliose
- Obesidade.

Insuficiência respiratória ventilatória | Tipo II

Caracteriza-se por diminuição da ventilação alveolar e consequente hipercapnia. Os valores de pressão parcial de gás carbônico ($PaCO_2$) encontram-se acima de 50 mmHg.

As causas mais comuns de insuficiência respiratória tipo II são:

- DPOC
- Asma grave
- Intoxicação por substâncias psicoativas
- Miastenia *gravis*
- Polineuropatias
- Poliomielite

> **Atenção**
>
> A insuficiência respiratória hipercápnica aguda ou compensada pode ser diferenciada da seguinte maneira:
> - Insuficiência respiratória crônica agudizada: $PaCO_2$ > 45 mmHg e pH < 7,35
> - Insuficiência respiratória crônica compensada: $PaCO_2$ > 45 mmHg e pH compensado (geralmente entre 7,33 e 7,35).

- Distúrbios musculares primários
- Lesões medulares ou traumatismos cranianos
- Hipoventilação alveolar primária
- Hipoventilação da obesidade
- Mixedema.

QUADRO CLÍNICO | EXAME FÍSICO

Na síndrome de insuficiência respiratória, os sinais e sintomas refletem os efeitos da hipoxemia e/ou da hipercapnia sobre o sistema nervoso central e o sistema cardiovascular, além daqueles pertinentes à doença responsável pela condição. Entretanto, por serem inespecíficos, esses sinais e sintomas não definem o diagnóstico, especialmente na insuficiência respiratória ventilatória (ou tipo II). Em ambas as condições, os pacientes podem apresentar:

- Agitação
- Confusão mental
- Taquipneia ou bradipneia
- Dispneia
- Uso de musculatura acessória
- Taquicardia ou bradicardia
- Hipotensão
- Cianose central ou de extremidades
- Asterixe (principalmente na hipercapnia)
- Coma.

EXAMES COMPLEMENTARES

A confirmação diagnóstica deve ser feita com gasometria arterial, incluindo a análise dos valores de PaO_2, $PaCO_2$ e pH, que devem ser interpretados em conjunto com os achados clínicos. Uma das fórmulas que podem ser usadas para identificar a etiologia da insuficiência respiratória aguda consiste no cálculo do gradiente alvéolo-arterial [D(A-a)], sumariamente representado pela fórmula a seguir, válida apenas para coletas de gasometria arterial em ar ambiente:

$$D(A\text{-}a) = 130 - (PaO_2 + PaCO_2)$$

Em que:

- D(A-a) O_2 normal: indica hipoventilação como mecanismo responsável pela hipoxemia (insuficiência respiratória tipo II)
- D(A-a) O_2 aumentado: indica distúrbio V/Q e/ou desequilíbrio na oferta e consumo (DO_2/VO_2) como mecanismos para hipoxemia (insuficiência respiratória tipo I).

Na prática clínica, também podem ser encontradas insuficiências respiratórias mistas também (p. ex., DPOC com pneumonia).

ABORDAGEM E CONDUÇÃO CLÍNICA

Tipo I

A abordagem da insuficiência respiratória tipo I consiste em tratar a causa de base e fornecer O_2 (Figura 19.1 e Tabela 19.1). Na maioria dos casos, o alvo de saturação deve ser mantido entre 94 e 98%.

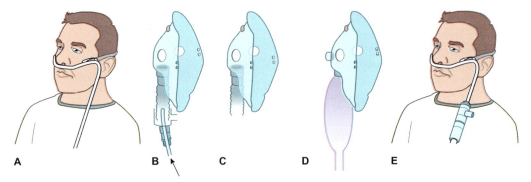

Figura 19.1 Dispositivos de oxigenoterapia: cateter nasal de oxigênio (**A**), máscara facial de Venturi (**B**), máscara facial de aerossol (**C**), máscara facial com reservatório (**D**), cateter nasal de alto fluxo (**E**).

Tabela 19.1 Dispositivos de oxigenoterapia e suas principais indicações.

Dispositivo de oxigenoterapia	Fração inspirada de O_2 (FIO_2) ofertada e fluxos	Principais indicações

Cateter nasal de oxigênio	• Cada ℓ/min aumenta em 3 a 4% a FIO_2:
	  • 1 ℓ/min: 21 a 24%
	  • 2 ℓ/min: 25 a 28%
	  • 3 ℓ/min: 29 a 32%
	  • 4 ℓ/min: 33 a 36%
	  • 5 ℓ/min: 37 a 40%
	  • 6 ℓ/min: 41 a 44%
		• Casos menos graves de insuficiência respiratória
		• Qualquer insuficiência respiratória aguda sem *shunt* como mecanismo predominante (p. ex., pneumonias extensas, SDRA etc.)

Máscara facial de Venturi	• Mistura de ar e oxigênio • FIO_2 precisa (24 a 50%) • Uso de altos fluxos	• Necessidade de precisão na titulação de O_2 • Ideal para insuficiência respiratória hipercápnica, como em casos de exacerbação de DPOC ou insuficiência respiratória aguda mista
Máscara facial de aerossol	• Combinações variáveis de O_2 e fluxos moderados: • 6 a 10 ℓ/min: 35 a 60%	• Qualquer insuficiência respiratória aguda hipoxêmica não refratária a O_2
Máscara facial com reservatório	• Alta concentração (90 a 100%) de O_2 e altos fluxos	• Insuficiência respiratória aguda hipoxêmica com predomínio de *shunt* (SDRA, pneumonias graves)
Cateter nasal de alto fluxo	• Fornecimento de oxigênio aquecido e umidificado a altos fluxos (5 a 60 ℓ/min) e altas concentrações de oxigênio (21 a 100%) • Possibilidade de diminuir o espaço morto da nasofaringe e gerar uma pequena pressão positiva ao fim da expiração • Melhora do conforto e umidificação de secreções	• Uso tanto na insuficiência respiratória hipercápnica como na hipoxêmica em quadros graves • Uso equivalente à VNI em alguns contextos clínicos (?) – ainda em estudo • Contraindicado em pacientes com anormalidades ou traumatismos faciais

SDRA: síndrome do desconforto respiratório agudo; DPOC: doença pulmonar obstrutiva crônica; VNI: ventilação não invasiva.

Tipo II

O tratamento da insuficiência respiratória tipo II consiste em:

- Tratamento, quando possível, das doenças neuromusculares
- Repouso temporário da musculatura respiratória fatigada
- Suporte nutricional
- Correção de distúrbios hidreletrolíticos
- Uso de fármacos que possam melhorar o desempenho muscular, como xantinas
- Evitar medicamentos que possam prejudicar o desempenho muscular, como corticosteroides, relaxantes musculares, aminoglicosídeos
- Na insuficiência respiratória tipo II, o objetivo é alcançar saturação entre 88 e 92%
- Adicionalmente, na insuficiência respiratória tipo II, deve-se oferecer uma modalidade de assistência ventilatória (ventilação não invasiva ou invasiva) ao paciente.

Candidatos à ventilação não invasiva

- À beira do leito:
  - Dispneia moderada a acentuada
  - Frequência respiratória > 24 irpm em obstruídos; > 30 irpm em restritivos
  - Sinais de aumento do trabalho respiratório, uso de musculatura acessória, respiração paradoxal
- Parâmetros gasométricos:
  - Insuficiência respiratória aguda ou crônica agudizada
  - $PaCO_2$ > 45 mmHg, pH < 7,35
  - Uso com cautela em hipoxêmicos, PaO_2/FIO_2 < 200.

Contraindicações à ventilação não invasiva

- Absolutas:
  - Parada respiratória franca ou iminente
  - Incapacidade de ajuste da interface

- Relativas:
  - Instabilidade cardiovascular (choque, arritmias graves, isquemia etc.), sangramento no sistema digestório
  - Inabilidade de proteção à via aérea
  - Dificuldade de deglutição
  - Excesso de secreções ou tosse ineficaz
  - Paciente agitado ou não colaborativo
  - Traumatismo, queimadura ou cirurgia facial
  - Cirurgia torácica ou abdominal recente.

CONDUTA GERAL

A Figura 19.2 apresenta o fluxograma de tomada de decisão em caso de suspeita de insuficiência respiratória aguda.

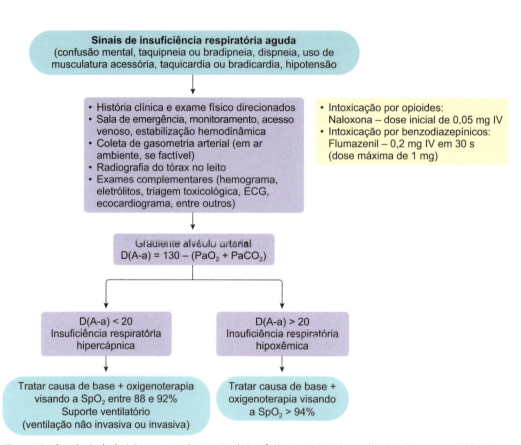

Figura 19.2 Sequência de decisões em caso de suspeita de insuficiência respiratória aguda. IV: via intravenosa; ECG: eletrocardiograma; D(A-a): gradiente alvéolo-arterial; PaO$_2$: pressão arterial de oxigênio; PaCO$_2$: pressão parcial de gás carbônico; SpO$_2$: saturação do oxigênio no sangue.

BIBLIOGRAFIA

Kane B, Decalmer S, O'Driscoll BR. Emergency oxygen therapy: from guideline to implementation. Breathe. 2013(9):246-53.

Kaynar AM. Respiratory failure. Disponível em: https://emedicine.medscape.com/article/167981-overview.

Nava S, Hill N. Non-invasive ventilation in acute respiratory failure. Lancet. 2009; 374(9685): 250-9.

Spoletini G, Alotaibi M, Blasi F et al. Heated humidified high-flow nasal oxygen in adults: mechanisms of action and clinical implications. Chest. 2015; 148(1):253-61.

Manejo Emergencial de Asma, DPOC e Bronquite Aguda

CAPÍTULO 20

Andréia Kist Fernandes e Leonardo Lucena Borges

DEFINIÇÕES

Asma e DPOC são doenças pulmonares de relevante morbimortalidade, as quais possuem em comum o aumento da resistência nas vias aéreas inferiores.[1]

A combinação fisiopatológica, em diferentes graus, de bronquite crônica (doença marcada pela produção aumentada de muco) e enfisema (marcado pela destruição dos septos alveolares) é clinicamente denominada doença pulmonar obstrutiva crônica (DPOC).[1,2]

Na asma, a obstrução das vias aéreas é tipicamente intermitente e reversível, enquanto na DPOC é progressiva e frequentemente irreversível.

A ocorrência concomitante de asma e DPOC configura a síndrome de sobreposição asma/DPOC.[3]

EXACERBAÇÕES AGUDAS DE ASMA E DPOC | QUADRO CLÍNICO

➤ **Asma.** Episódio agudo ou subagudo de agravamento dos sintomas, com consequente agravo de dispneia, sibilância, ou tosse. Ocorre a diminuição do valor basal das medidas objetivas do funcionamento pulmonar, como a aferição do pico de fluxo expiratório (PFE) ou do volume expiratório forçado no primeiro segundo (VEF_1).

➤ **DPOC.** Piora da dispneia basal, alteração no aspecto ou volume do escarro, aumento da tosse.

Atenção

Alguns pacientes são pouco sensíveis à percepção de piora dos sintomas asmáticos, percebendo a piora da dispneia apenas quando a obstrução do fluxo aéreo já está grave. Para tal grupo, a queda do PFE pode ser o único sinal de que a asma está piorando (percepção tardia de dispneia).[4]

Os principais sinais de *exacerbação grave* de asma ou DPOC são:

- Taquipneia (> 30 mpm)
- Taquicardia (> 120 bpm)
- Uso de musculatura cervical e abdominal acessória
- Diaforese
- Incapacidade de pronunciar sentenças ou frases completas
- Intolerância ao decúbito devido à dispneia
- Mioclonias (por hipercapnia)
- Alteração de sensório.

Atenção

Os sinais de gravidade manifestam-se em apenas 50% dos casos de asma grave, o que implica o risco de subestimar sua gravidade.

EXAMES COMPLEMENTARES

- Radiografia de tórax pode ajudar na avaliação de diagnósticos diferenciais (p. ex., broncopneumonias, insuficiência cardíaca) ou de complicações, como pneumotórax

- Angiotomografia computadorizada em caso de tromboembolismo pulmonar suspeito
- Eletrocardiograma para avaliação de arritmias, identificar sinais de sobrecarga de câmaras direitas ou de isquemia miocárdica
- Gasometria arterial em casos graves (pressão parcial de gás carbônico [P_{CO_2}] normal na asma exacerbada com hiperventilação sugere broncospasmo grave)
- Avaliação de P_{CO_2} e pH na DPOC ($P_{CO_2} > 45$ ou pH < 7,35 sugere maior gravidade)
- *Peak-flow* (asma): estimativa de gravidade; avaliação da resposta ao tratamento; auxílio para a tomada de decisão sobre tratamento ambulatorial *versus* hospitalar
- Culturas de escarro (DPOC exacerbada com necessidade de internação)
- Outros (conforme comorbidades existentes, se necessário).

DIAGNÓSTICO DIFERENCIAL

O diagnóstico diferencial de exacerbação de asma ou DPOC considera as seguintes doenças e condições clínicas:

- Broncopneumonias
- Tromboembolismo pulmonar
- Insuficiência cardíaca
- Aspiração de corpo estranho
- Pneumonites por hipersensibilidade
- Vasculites
- Disfunção de corda vocal
- Traqueomalacia
- Bronquiectasias
- Malignidades
- Pneumotórax
- Parasitoses
- Anafilaxia.

ABORDAGEM E CONDUÇÃO CLÍNICA

Asma

Etapa 1

A primeira etapa consiste em avaliar a gravidade da crise:

- Se paciente estiver cooperativo, meça o fluxo expiratório com medidas de pico de fluxo

expiratório (melhor marcador de gravidade do que a clínica). PFE < 40% = obstrução grave; pacientes em crise grave frequentemente não conseguem fazer o teste, devendo-se tratar e reavaliar depois, ou providenciar suporte ventilatório
- $SatO_2$ < 95% apesar de alto fluxo de O_2 (máscara Hudson 10 ℓ/min) sugere possível complicação (pneumotórax) ou risco de falência respiratória iminente
- Radiografia de tórax deve ser realizada apenas em caso de dúvida no diagnóstico, suspeita de comorbidade (p. ex., broncopneumonias e insuficiência cardíaca) ou complicação (pneumotórax)
- Em caso de falência respiratória iminente, deve-se realizar intubação orotraqueal. Pode-se tentar ventilação não invasiva em pacientes selecionados, porém não há benefícios comprovados como na DPOC.

Etapa 2

Na segunda etapa, devem-se administrar broncodilatadores e corticosteroides (Tabela 20.1):

- β-agonistas de curta duração (fenoterol, salbutamol), associados com antimuscarínicos de curta ação (ipratrópio): efeito sinérgico, diminui internações
- Ipratrópio demora para fazer efeito; não há benefício em manter após 3 h da admissão no manejo da asma (ao contrário da DPOC, na qual há benefício)
- Manutenção de β-agonistas, corticosteroides e antileucotrienos de longa duração, se já estiverem em uso
- Corticosteroide sistêmico: se disponível, é preferível a via oral; sem diferença entre a oral e a intravenosa. Deve ser mantido por 5 a 14 dias, podendo ser interrompido sem necessidade de descalonamento (prednisona 40 a 60 mg/dia)
- Em crises graves, deve-se considerar o sulfato de magnésio
- β-agonistas parenterais não são recomendados pelas diretrizes mais recentes, em função do aumento de toxicidade e da ausência de benefício à via inalatória[5]

Tabela 20.1 Medicamentos administrados no manejo da asma aguda e da doença pulmonar obstrutiva crônica.

Medicação	Apresentação	Dosagem	Intervalo
β_2-agonistas de curta duração			
Salbutamol	Spray (100 µg/jato)	4 a 8 jatos	20/20 min, por 3 doses; e depois 1/1 h
	Solução (5 mg/mℓ)	10 a 20 gotas	
Fenoterol	Spray (100 µg/jato)	4 a 8 jatos	
	Solução (5 mg/mℓ)	10 a 20 gotas	
Agentes anticolinérgicos			
Bromento de ipratrópio	Spray (0,020 mg/jato)	4 a 8 jatos	20/20 min, por 3 doses; e depois a cada 4 h
	Solução (0,25 mg/mℓ)	40 gotas	
Corticosteroides sistêmicos			
Prednisona	VO (20 mg/cp)	40 a 60 mg	1 vez/dia
Metilprednisolona	IV	60 a 125 mg	12/12 até 6/6 h
Sulfato de magnésio*	IV	2 g (dilua em 50 mℓ SF0,9% e administre em 30 min)	

*Uso aprovado apenas em casos de asma aguda grave. VO: via oral; IV: via intravenosa; SF: solução fisiológica.

- Metilxantinas (aminofilina, teofilina): não constituem tratamento de primeira linha. Devido à alta toxicidade, seu uso deve ser restrito a casos graves refratários, em infusão
- Aerossol *versus* nebulização, sem diferença em efeito broncodilatador. A formulação em aerossol (jatos) oferece menos paraefeitos (taquicardia, tremores, hipocalemia), devido à dose menor necessária, porém a dificuldade de se sincronizarem os jatos com a inspiração durante crises mais graves torna muitas vezes mais cômodo o uso da nebulização.

Etapa 3

Na terceira etapa, deve-se avaliar a resposta ao tratamento (*peak-flow*) após 1 a 2 h:

- Defina a alta com tratamento ambulatorial, internação ou transferência para unidade de terapia intensiva
- Considere fatores de risco e comorbidades na decisão sobre o local mais adequado para o tratamento. Os fatores associados ao aumento de risco de eventos adversos futuros (reinternação/necessidade de suporte ventilatório invasivo) em casos de asma são:
  - Exacerbações frequentes e uso de medicações em doses elevadas

- Admissão prévia em unidade de terapia intensiva (com intubação e ventilação mecânica)
- Hospitalização e/ou visita à emergência por asma no último ano
- Não uso de corticosteroide inalatório
- Uso muito frequente de β_2-agonista de curta ação
- História de doença psiquiátrica ou problemas sociais
- Pouca adesão ao tratamento da asma
- Ausência de um plano de ação escrito para crise de asma
- Alergia alimentar
- Tabagismo
- Uso atual ou recente de corticosteroide oral.

A Figura 20.1 apresenta o manejo da asma exacerbada (primeira hora).

DPOC

O manejo inicial na primeira hora é semelhante ao da asma, diferindo na vantagem da ventilação não invasiva precoce em exacerbações graves, na cautela na oferta de O_2 suplementar, no benefício dos bloqueadores muscarínicos a longo prazo e na indicação mais ampla de antibióticos nas exacerbações da DPOC. O sulfato de magnésio

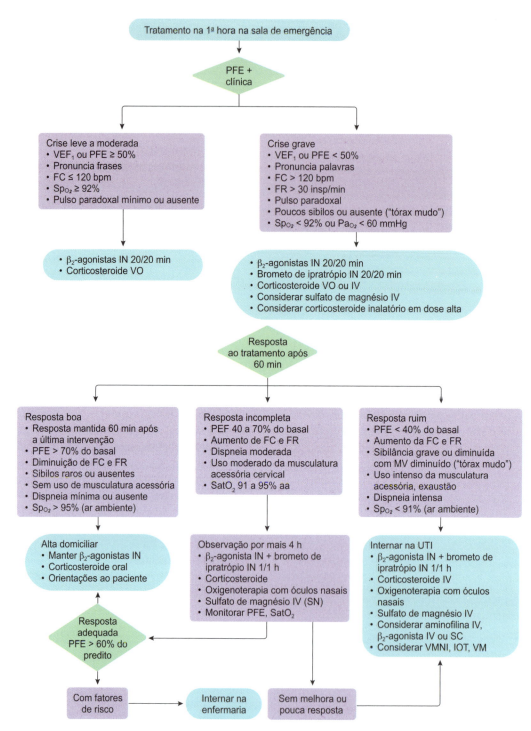

Figura 20.1 Manejo da asma exacerbada (primeira hora). VEF$_1$: volume expiratório forçado no primeiro segundo; PFE: pico de fluxo expiratório; FC: frequência cardíaca; FR: frequência respiratória; aa: ar ambiente; Sp$_{O_2}$: saturação de oxigênio pela oximetria de pulso; Pa$_{O_2}$: pressão parcial de oxigênio no sangue arterial; SatO$_2$: saturação de oxigênio; IN: inalatório; VO: via oral; IV: via intravenosa; SC: via subcutânea; UTI: unidade de terapia intensiva; VM: ventilação mecânica; VMNI: ventilação mecânica não invasiva; IOT: intubação orotraqueal; SN: se necessário.

não é usado na DPOC. O uso do pico de fluxo expiratório como medida confiável do fluxo expiratório nesses pacientes ainda é discutido.[6]

Atenção

Exacerbações são mais frequentemente derivadas de causas virais, sendo recomendada a administração de antibióticos nos cenários a seguir:[7]

- Pelo menos *dois* critérios de exacerbação:
  - Aumento de dispneia OU volume de escarro OU purulência de escarro
- *E* pelo menos um dos seguintes:
  - Uso recente de antibióticos
  - $VEF_1 < 50\%$
  - Mais de 3 exacerbações no último ano
  - Doença cardiovascular

O tempo de tratamento antimicrobiano usual é de 7 dias, sendo os agentes bacterianos causais mais comuns no Brasil: *Moraxella catarrhalis, Streptococcus pneumoniae, Haemophilus influenzae, Pseudomonas aeruginosa* e *Klebsiella pneumoniae.*[8] Os fatores de risco para *Pseudomonas* devem ser avaliados da seguinte maneira.

- Mais de três cursos de antimicrobianos
- $VEF_1 < 50\%$
- Internação hospitalar nos últimos 90 dias
- Uso de corticosteroide sistêmico
- Exacerbação ou colonização prévia por *Pseudomonas.*[7]

Se não houver fatores de risco para *Pseudomonas*, são opções: amoxicilina (500 mg VO 8/8 h), amoxicilina-clavulanato (500 mg VO 8/8 h), levofloxacino 500 mg/dia. Caso existam fatores de risco, iniciar tratamento empírico para infecção nosocomial: cefepima 2 g IV 8/8 h é uma opção empírica inicial (ou conforme protocolo da instituição).

Os bloqueadores muscarínicos de longa duração (tiotrópio) melhoram os sintomas e a efetividade da reabilitação respiratória, reduzindo as exacerbações e hospitalizações. O ipratrópio tem efeito sinérgico aos β-agonistas durante exacerbações da DPOC.

Deve-se titular O_2 com cautela, utilizando-se máscara de Venturi 35% ou óculos ou cateter nasal a no máximo 3 ℓ/min,

objetivando-se alcançar $SatO_2$ de 88 a 92%. Alto fluxo de O_2 pode aumentar a taxa de mortalidade, em função da hipercapnia. Deve-se recorrer à gasometria para se realizar a titulação adequada (P_{O_2} mínima de 60 mmHg), sem agravar acidose respiratória, coletando-se de 30 min a 1 h após ajuste de oxigênio.[8]

Diferentemente do que ocorre na asma, na DPOC a ventilação não invasiva (VNI) traz benefícios importantes, como a redução da taxa de mortalidade em até 48% e da necessidade de intubação orotraqueal em até 59%.[8] A ventilação mecânica não invasiva está indicada nas exacerbações quando o paciente apresenta dispneia moderada a grave, com uso de musculatura acessória e movimentação paradoxal do abdome, ou na vigência de acidose respiratória de pH < 7,30 ou $P_{CO_2} > 45$.

Atenção

Contraindicações à ventilação não invasiva
- Instabilidade hemodinâmica
- Parada cardiorrespiratória
- Paciente não cooperativo
- Rebaixamento do nível de consciência
- Grande volume de secreção ou tosse ineficaz
- Hemorragia digestiva alta intensa
- Traumatismo craniofacial.

A fisioterapia respiratória na fase aguda ainda não tem benefício comprovado, porém a reabilitação respiratória após 3 semanas da exacerbação é, de fato, útil.[9]

A administração de corticosteroide na alta, por 5 a 14 dias, previne novas exacerbações

---

Atenção

Critérios para encaminhamento à UTI em caso de DPOC
- Hipoxemia persistente ou com sinais de piora ($P_{O_2} < 50$ mmHg)
- Hipercapnia persistente ou piorando ($P_{CO_2} > 60$ mmHg)
- Acidose respiratória grave (pH < 7,25)
- Dependência de ventilação mecânica não invasiva ou necessidade de ventilação invasiva
- Confusão mental grave
- Instabilidade hemodinâmica

(prednisona 40 a 60 mg/dia) e seu uso pode ser interrompido sem a necessidade de descalonamento.

Piora progressiva de função pulmonar pode ocorrer ao longo do tempo, sendo importante definir o acompanhamento multidisciplinar especializado, com interrupção de tabagismo e reabilitação respiratória.

MANEJO INICIAL EMERGENCIAL DE EXACERBAÇÕES DE DPOC | RESUMO[10]

1. Avaliar via respiratória, respiração e circulação: estabilizar, se necessário
2. Prover O_2 suplementar com alvo de $SatO_2$ de 88 a 92% ou P_{O_2} 60 a 70 mmHg; FI_{O_2} alta geralmente não é necessária e pode contribuir para a hipercapnia (se FI_{O_2} elevada for necessária, aventar a possibilidade de causas alternativas, como tromboembolismo pulmonar
3. Providenciar combinação de terapia broncodilatadora agressiva + corticoterapia (ver Tabela 20.1) e suporte ventilatório (VNI) ou intubação orotraqueal (IOT), se necessário
4. VNI: apropriada para a maioria das exacerbações graves, a não ser que a IOT seja imediatamente indicada ou VNI contraindicada:
   - Parâmetros iniciais: BIPAP, P_{insp} 8 cmH$_2$O (até 15 cmH$_2$O, se necessário – ajuste conforme necessidade), PEEP 3 cmH$_2$O
   - Uso de aerossol com adaptador em linha é possível e preferível; nebulização faz necessária a interrupção de VNI para poder ser administrada
5. IOT: indicada se falência respiratória aguda, instabilidade hemodinâmica ou VNI contraindicada:
   - Usar sequência rápida para intubação; atentar para risco de deterioração hemodinâmica
   - Usar maior calibre de tubo orotraqueal viável
   - Parâmetros iniciais: manter P_{O_2} em alvo (60 a 70 mmHg), parâmetros de ventilação protetora (volume corrente 6 a 8 mℓ/kg, FR 10 a 12, I:E 1:3 a 1:3, 5, PEEP 5), tolerar aumento de P_{CO_2} para evitar barotrauma (hipercapnia permissiva)
   - Manter uso de aerossol via adaptador de linha.

BRONQUITE AGUDA

A definição ampla de bronquite aguda é a inflamação autolimitada das grandes vias aéreas, caracterizada por tosse sem evidência de pneumonia, sem um outro distúrbio clínico alternativo para explicar os sintomas, ou a ausência de história de doença pulmonar crônica (como asma ou DPOC). Os agentes causadores mais frequentes são os vírus respiratórios (p. ex., *influenza*, *parainfluenza*, adenovírus, vírus sincicial respiratório, coronavírus, rinovírus). Dentre as causas bacterianas, pneumococo corresponde à principal causa (30%), com destaque à importância de considerar bactérias atípicas como *Bordetella pertussis* (1%) no diagnóstico etiológico diferencial.

O sintoma-chave da bronquite aguda é a tosse, cuja duração média é de 18 dias, podendo chegar a 4 semanas. Sintomas como dispneia leve, sibilância, febre, roncos e crepitantes também podem surgir, o que torna importante o diagnóstico diferencial de pneumonia, a fim de evitar a prescrição desnecessária de antibióticos na bronquite aguda. Deve-se suspeitar de *Bordetella pertussis* como etiologia em todo paciente com surtos de tosse com êmese associada, ou com ruído inspiratório típico ("tosse de cachorro" ou "tosse de foca"), ou com tosse que dure mais de 2 semanas em casos de exposição a casos da doença identificados ou durante epidemias. O uso de azitromicina, nestes casos, pode ser benéfico devido ao fato de se evitar a transmissão para contatos.

Apesar da etiologia bacteriana para alguns casos, o uso rotineiro de antibióticos para pacientes com diagnóstico de bronquite aguda não é indicado. Apesar de tal alerta, o uso de antibióticos no contexto de bronquite aguda é frequentemente indicado, especialmente em idosos ou tabagistas.

Para pacientes com sibilância associada, o uso de β-agonistas pode ser benéfico no alívio sintomático. Anti-histamínicos não oferecem benefício no controle da tosse, assim como codeína não foi superior ao placebo neste propósito. Tampouco existem evidências que demonstrem benefício de corticosteroides em pacientes não asmáticos com bronquite aguda.[11]

REFERÊNCIAS BIBLIOGRÁFICAS

1. Husain AN. The Lung. In: Kumar V, Abbas A, Aster JC (Orgs.). Robbins and Cotran pathologic basis of disease. 9. ed. Philadelphia: Elsevier; 2015. pp. 674-5.
2. Global Initiative for Chronic Obstructive Lung Disease. Global Initiative for Chronic Obstructive Lung Disease – 2018 Report. Global Obstructive Lung Disease; 2018. Disponível em: https://goldcopd.org/wp-content/uploads/2017/11/GOLD-2018-v6.0-FINAL-revised-20-Nov_WMS.pdf.
3. Reis AP, Stirbulov R. Síndrome de sobreposição asma e DPOC. Arq Asma Alerg Imunol. 2017; 1(2):189-94.
4. Ziegler B, Fernandes AK, Sanches PRS et al. Variabilidade da percepção da dispneia medida através de um sistema de cargas resistivas inspiratórias em indivíduos saudáveis. J Bras Pneumol. 2015; 41(2):143-50.
5. Global Initiative for Asthma. Global Strategy for Asthma Management and Prevention. GINA Report; 2018. Disponível em: https://ginasthma.org/wp-content/uploads/2018/04/wms-GINA-2018-report-tracked_v1.3.pdf.
6. So JY, Lastra AC, Zhao H et al. Daily peak expiratory flow rate and disease instability in chronic obstructive pulmonary disease. Chronic Obstr Pulm Dis. 2016; 3(1):398-405.
7. Costa AAFA, Azevedo LCP. Descompensação da doença pulmonar obstrutiva crônica. In: Azevedo LCP, Taniguchi LU, Ladeira JP (Orgs.). Medicina intensiva: abordagem prática. 2. ed. São Paulo: Manole; 2015. pp. 754-71.
8. Lundgren F, Maranhão B, Jardim J et al. Projeto Diretrizes – Doença Pulmonar Obstrutiva Crônica: Exacerbação Projeto Diretrizes. São Paulo: Associação Médica Brasileira; 2012.
9. Wedzicha JA, Miravitlles M, Hurst JR et al. Management of COPD exacerbations: A European Respiratory Society/American Thoracic Society guideline. Eur Respir J. 2017; 49(3).
10. Stoller JK. Management of exacerbations of chronic obstructive pulmonary disease – UpToDate [Internet]. [citado 12 de agosto de 2019]. Available at: https://www.uptodate.com/contents/management-of-exacerbations-of-chronic-obstructive-pulmonary-disease
11. Lefevre CW. Acute Bronchitis and Upper Respiratory Tract Infections. In: Tintinalli's Emergency Medicine: a comprehensive study guide. 2016. p. 440-2.

Parte 6

Traumatismos e Ortopedia

Capítulo 21 Traumatismos, 187

Capítulo 22 Lesões Musculoesqueléticas e Vertebrais, 199

Capítulo 23 Queimaduras, 208

Traumatismos

CAPÍTULO 21

Luiz Ernâni Meira Junior e Brendow Ribeiro Alencar

INTRODUÇÃO

Condição ainda negligenciada, o traumatismo é a segunda maior causa global de mortes no Brasil e no mundo, e a primeira causa de morte nas primeiras quatro décadas de vida. No Brasil, são mais de 130.000 óbitos por ano, dos quais aproximadamente 60.000 estão relacionados com assassinatos e 50.000 com acidentes automotivos.

O atendimento ao paciente vítima de traumatismo deve ser sistematizado, em um formato de atendimento por prioridades, com base no protocolo ATLS (*Advanced Trauma Life Support*) do American College of Surgeons. Estabelecido há mais de 37 anos, este protocolo tem sido atualizado ao longo do tempo e norteia tanto o atendimento pré-hospitalar quanto o atendimento hospitalar.

O protocolo ATLS, adaptado no ambiente pré-hospitalar sob a forma do protocolo PHTLS (*Pre-Hospital Trauma Life Support*), estipula uma sequência de prioridades para se identificar o que mata mais rápido e, com isso, sistematiza o primeiro atendimento. O mnemônico ABCDE é a base dessa sistematização, por meio de focos de avaliação:

- A: vias aéreas
- B: respiração
- C: circulação
- D: disfunção (avaliação do sistema neurológico)
- E: exposição (avaliação global e proteção contra hipotermia).

Observando-se cada item dessa avaliação, é possível encontrar situações que coloquem a vida do paciente em risco, o que viabiliza a instituição imediata de medidas corretivas. Além do exame primário, são realizadas avaliações secundárias, terciárias e quantas outras necessárias, repetindo-se o ABCDE e detalhando o exame físico. Os cenários pré e intra-hospitalar têm suas particularidades, discutidas neste capítulo, que visa apresentar de maneira global o protocolo do primeiro atendimento, deixando para capítulos posteriores os detalhes de tratamento e condução das lesões específicas.

CUIDADO PRÉ-HOSPITALAR

O atendimento pré-hospitalar segue algumas premissas importantes:

- Avaliação da segurança da cena (o socorrista não pode se tornar mais uma vítima)
- Respeito à "hora de ouro", ou seja, não se deve perder tempo na cena
- Identificação com uma abordagem sistematizada (ABCDE) de situações de risco à vida com ações imediatas de controle
- Transporte rápido ao centro de tratamento adequado mais próximo (com contato prévio).

Em geral, no atendimento pré-hospitalar os objetivos mais relevantes são:

- Garantir vias aéreas pérvias
- Ofertar oxigênio
- Imobilizar a coluna cervical
- Avaliar a respiração, descomprimindo um pneumotórax, se presente
- Não hiperventilar o paciente
- Acesso venoso e reposição volêmica criteriosa, se necessário (evitando excesso de

reposição volêmica – conceito de hipotensão permissiva)

- Registro do estado neurológico
- Estabilização e imobilização de fraturas
- Proteção contra hipotermia.

No que diz respeito a não perder tempo na cena, é importante que, no transporte rápido, sejam feitas reavaliações durante o trajeto, com relatos sobre o estado do paciente ao centro que irá recebê-lo. Alguns procedimentos e exames podem ser feitos durante o transporte, como a ultrassonografia *point of care* (UPoC), ou no local de atendimento, realizada pelo emergencista dentro da ambulância, trazendo mais informações sobre o quadro do paciente.

É importante saber quando e como intubar um paciente no atendimento pré-hospitalar com segurança e sem perda de tempo, sendo necessário ter acesso a dispositivos supraglóticos como alternativa à intubação.

Atenção

Hipotensão permissiva

Segundo Nascimento et al. (2007), como se infere pelo nome, a hipotensão permissiva trata-se, literalmente, de permitir mínima pressão arterial suficiente apenas para perfundir e oxigenar o cérebro e as artérias coronárias, postergando reposição adicional de líquido até se estabelecer o controle cirúrgico das lesões. O objetivo principal é prevenir sangramentos adicionais ou ressangramento, com base no princípio de que a reposição volêmica maciça produz altas pressões hidrostáticas nos vasos sanguíneos e, consequentemente, tende a causar maior sangramento. Entretanto, nos casos de traumatismos cranianos, tal estratégia é contraindicada.

No cuidado pré-hospitalar é fundamental avaliar o mecanismo de traumatismo. Entendendo a dinâmica do traumatismo e a energia cinética envolvida, podem-se prever as lesões ocorridas mesmo quando ainda não evidentes. Cabe ao emergencista esta avaliação e seu registro no atendimento pré-hospitalar, a ser compartilhado com o hospital que receberá o paciente.

RECEPÇÃO

Antes da chegada do paciente ao hospital, a equipe já está avisada pelo pré-hospitalar e se prepara para o atendimento. De acordo com as informações passadas, devem-se solicitar todos os insumos necessários, avaliar a necessidade de alertar o banco de sangue, avisar o serviço de imagem e os especialistas que poderão ser envolvidos no atendimento (cirurgião geral, ortopedista, neurocirurgião, cirurgião vascular etc.). Deixa-se um *box* da sala vermelha preparado, testam-se fontes de oxigênio, material de intubação, monitores, material de drenagem e qualquer outro que se julgue necessário.

Atenção

O preparo depende da complexidade do caso a ser atendido, mas não se pode deixar de considerar que mesmo casos repassados como aparentemente estáveis podem se revelar graves e, portanto, o preparo excessivo pode ser importante para evitar surpresas.

O primeiro atendimento ao paciente politraumatizado deve ser realizado pelo emergencista do pronto-socorro, que recebe a equipe do pré-hospitalar, avalia todas as informações passadas e inicia sua avaliação primária intra-hospitalar (conforme protocolo ATLS) com o objetivo de observar a estabilidade do paciente, descartar lesões de risco à vida e decidir sobre a solicitação de exames e acionamento de especialistas para o tratamento definitivo. O emergencista deve coordenar o atendimento do paciente, sendo responsável por sua estada no pronto-socorro.

AVALIAÇÃO INICIAL

Assim como no atendimento pré-hospitalar, o atendimento inicial segue um protocolo de prioridades estabelecidas no ATLS, na sequência ABCDE, de maneira mais abrangente. O profissional deve estar devidamente paramentado com equipamento de proteção individual (EPI) e, atuando em equipe, deve abordar o paciente em busca de sinais de instabilidade e situações de risco imediato à vida. O atendimento é dinâmico, simultâneo e multiprofissional, mas é apresentado neste capítulo de maneira linear, conforme a sequência preconizada de prioridades.

A | Manutenção das vias aéreas com proteção da coluna cervical

Hipoxia é a causa mais rápida de óbito e, portanto, deve-se garantir vias aéreas pérvias, oferecer oxigênio suplementar com ventilação adequada e proteger a coluna cervical (Figura 21.1).

A técnica de intubação orotraqueal pode ser utilizada (regra dos 7 Ps, intubação assistida por medicamentos). Em algumas situações

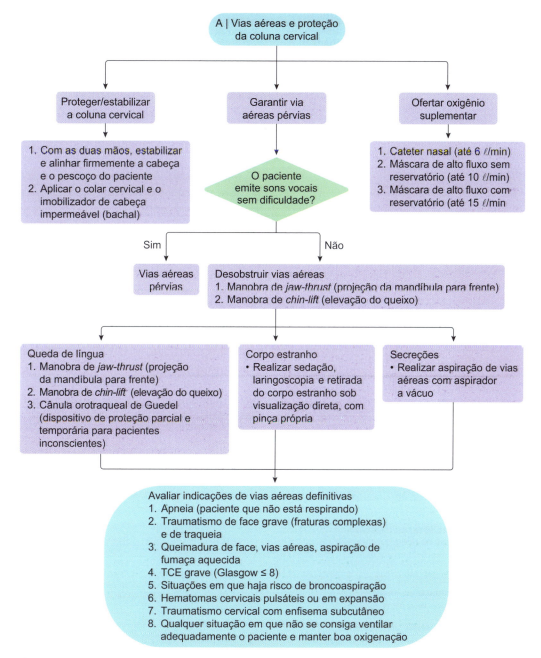

Figura 21.1 Manutenção das vias aéreas e proteção da coluna cervical. Sempre avaliar posição da traqueia e antecipar sinais de via aérea difícil. TCE: traumatismo cranioencefálico. (Assista ao vídeo explicativo sobre esse assunto, disponível no GEN-IO, o ambiente virtual de aprendizagem do GEN.)

pode ser necessária intubação nasotraqueal, em outras, técnicas alternativas de obtenção de vias aéreas (p. ex., dispositivos supraglóticos) ou via aérea cirúrgica (cricotireoidostomia).

B | Boa respiração e ventilação

O traumatismo torácico (contuso ou penetrante) é o principal responsável por óbitos em pacientes politraumatizados. Quadros de contusão e/ou colapso alveolar, alterações nas pressões intratorácicas, hemorragias e fraturas têm como consequências hipoxia e/ou hipercarbia, acidose e choque, podendo levar a estados de instabilidade fatais.

Na avaliação primária do tórax, deve-se realizar uma pesquisa com base nas lesões de maior mortalidade (Figura 21.2) para que sejam descartados (e tratados):

- Problemas nas vias aéreas (avaliação cervicotorácica)
  - Obstrução de vias aéreas
  - Lesões traqueobrônquicas
- Problemas respiratórios
  - Pneumotórax hipertensivo
  - Pneumotórax aberto
  - Hemotórax maciço
- Problemas circulatórios
  - Hemotórax maciço
  - Tamponamento cardíaco.

Na avaliação secundária, outras lesões devem ser avaliadas e tratadas:

- Tórax instável
- Contusão pulmonar
- Pneumotórax simples
- Hemotórax
- Lesão diafragmática
- Ruptura aórtica
- Contusão cardíaca
- Lesão esofágica.

O tórax instável, anteriormente avaliado no exame primário, agora faz parte do exame secundário, mas a avaliação do quadro clínico deve ser feita o mais rapidamente possível para que as condutas sejam tomadas de maneira precoce a fim de reduzir os riscos da insuficiência respiratória gerada (Tabela 21.1).

A UPoC tem papel importante na avaliação das lesões torácicas no traumatismo, auxiliando o diagnóstico e orientando o tratamento (Tabela 21.2).

Menos de 10% dos traumatismos contusos de tórax necessitam de tratamento cirúrgico, e 15 a 30% das lesões penetrantes de tórax exigem toracotomia aberta. A maioria dos pacientes com traumatismo torácico (85%) pode ser tratada com procedimentos simples, como drenagem torácica. Porém, vale ressaltar que a toracocentese com agulha apresenta riscos potenciais de fracasso, como os indicados na Figura 21.3.

A chamada região toracoabdominal compreende o quarto espaço intercostal anterior, o sexto espaço intercostal lateral e o sétimo espaço intercostal posterior. Lesões nesta região devem ser avaliadas, dado o risco de lesão diafragmática e/ou abdominal. Objetos empalados não devem ser retirados.

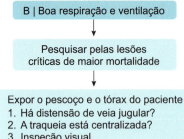

Figura 21.2 Avaliação para manutenção da boa respiração e ventilação.

Tabela 21.1 Quadro clínico e condutas no tórax instável/contusão pulmonar.

Quadro clínico	Condutas
- Dois ou mais arcos costais consecutivos, fraturados em dois ou mais pontos distintos - Dor torácica ventilatório-dependente intensa - Dispneia com hipoxemia grave e progressiva - Sinais de choque circulatório - Movimento paradoxal do tórax - Murmúrio vesicular reduzido ou abolido à ausculta	- Analgesia potente - Oferta de O_2 suplementar - Ventilação mecânica (intubação orotraqueal) se $SatO_2 < 90\%$ - Reposição cuidadosa de volume - Estabilização do segmento instável

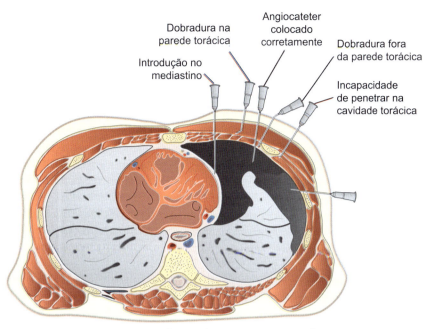

Figura 21.3 Riscos potenciais de fracasso da toracocentese com agulha.

Tabela 21.2 Identificação de lesões potencialmente fatais.

Lesão crítica	Quadro clínico	Conduta
Pneumotórax hipertensivo	• Dispneia progressiva • Dor torácica ventilatório-dependente • Desvio de traqueia • Distensão de veias do pescoço • Ausculta: murmúrio vesicular reduzido ou abolido • Percussão: timpanismo • UPoC: linhas A com ausência de deslizamento pleural	• Descompressão com agulha no 2º EIC na linha hemiclavicular, na borda superior da 5ª costela ou no 5º EIC entre a linha axilar anterior e a média (toracocentese de alívio) • Drenagem torácica no 5º EIC
Pneumotórax aberto	• Dispneia/tosse • Dor torácica ventilatório-dependente • Ferida soprante (fluxo de ar)	• Oclusão da ferida soprante com curativo de três pontas • Drenagem torácica
Hemotórax maciço	• Desvio de traqueia • Veias do pescoço sem distensão • Ausculta: murmúrio vesicular abolido • Percussão: macicez	• Acesso venoso • Reposição volêmica • Consulta ao cirurgião/toracotomia • Drenagem torácica • Toracotomia de reanimação (em caso de drenagem direta de 1.000 a 1.500 mℓ de sangue ou > 200 mℓ/h em 3 a 4 h)
Lesões traqueobrônquicas	• Enfisema subcutâneo cervicotorácico • Pneumotórax hipertensivo com grande escape de ar após a drenagem • Hemoptise • Lesões associadas (esôfago, artéria carótida, veia jugular, aorta)	• Garantia de vias aéreas pérvias • Drenagem torácica • Broncoscopia nas lesões menores • Toracotomia imediata nas lesões maiores
Tamponamento cardíaco	• Tríade de Beck • Distensão de veias do pescoço • Bulhas cardíacas abafadas • Hipotensão arterial	• Acesso venoso • Reposição volêmica • Pericardiocentese • Toracotomia

UPoC: ultrassonografia *point of care*; EIC: espaço intercostal.

> ### Atenção
>
> **Complicações**
> - Pneumotórax simples pode se tornar hipertensivo
> - Hemotórax simples retido pode evoluir para empiema
> - Há risco de lesões diafragmáticas no traumatismo penetrante toracoabdominal
> - Alargamento de mediastino demanda esclarecimento diagnóstico (lesão de grandes vasos)
> - Contusão pulmonar pode ter evolução insidiosa
> - Drenagem torácica deve ser realizada em casos de cirurgia, transporte, dúvida
> - Fraturas/mecanismo de traumatismo
>   - Primeiros arcos costais e escápula = alta energia cinética com risco de lesões vasculares
>   - Arcos costais inferiores = lesões abdominais
>   - Fratura de esterno = lesão miocárdica.

C | Circulação com controle da hemorragia

O objetivo é identificar se o paciente está em choque e, caso esteja, deve-se identificar sua causa, iniciar o tratamento específico e monitorizar a resposta.

Dentre as causas de choque no traumatismo, o choque hemorrágico é a mais comum. Por isso, presume-se que toda vítima de traumatismo esteja em choque hemorrágico, até que se prove o contrário, ou seja, prioritariamente devem ser pesquisados sinais de choque hipovolêmico para que sejam iniciadas as condutas emergenciais e a avaliação das possíveis fontes de sangramento (Figura 21.4). A hemorragia é a causa de morte evitável mais comum no traumatismo.

Sangramentos externos devem ser controlados e tratados. Deve-se pesquisar fontes de sangramento interno, avaliar transfusão precoce e acionar o especialista responsável pelo controle do sangramento (considere os conceitos de hipotensão permissiva e controle de dano).

As demais ações nesse estágio são:

- Descartar causas não hemorrágicas de choque
  - Obstrutivo, como pneumotórax hipertensivo, tamponamento cardíaco, tromboembolismo pulmonar

  - Cardiogênico
  - Distributivo
- Seguir os princípios do ABCDE (oxigenar e ventilar, parar o sangramento, repor volume, monitorizar a resposta e transportar rápido para tratamento definitivo com o cirurgião, prevenindo hipotermia)
- Realizar reposição volêmica criteriosa (balanceada)
- Avaliar a possibilidade de transfusão precoce (protocolo de transfusão maciça), uso de vasopressores e uso do antifibrinolítico (ácido tranexâmico) (inclusive no atendimento pré-hospitalar)
- Monitorizar atentamente a tríade da morte (hipotermia + coagulopatia + acidose)
- Associar o já conhecido conceito de controle do dano na cirurgia ao conceito de controle do dano na ressuscitação adotando as estratégias de ressuscitação hipotensiva e ressuscitação hemostática
- Evitar a ressuscitação agressiva, tornando-a balanceada e com uso precoce de hemoderivados
- Limitar o uso de soluções cristaloides
- Iniciar a reposição de hemácias: plasma fresco congelado, plaquetas na relação 1:1:1
- Por meio de tromboelastograma, avaliar a função plaquetária, o nível de fibrinogênio e a fibrinólise para escolher de maneira adequada o elemento a ser reposto (plaqueta, plasma fresco congelado, crioprecipitado/fibrinogênio)

O pré-hospitalar deve se ater a conter sangramentos externos, descartar e tratar causas não hemorrágicas de choque e conduzir rapidamente o paciente para avaliação cirúrgica hospitalar. A Tabela 21.3 detalha a perda estimada de sangue com base na condição inicial do paciente, o que é extremamente útil para a realização da abordagem inicial. Se for iniciada no pré-hospitalar, a reposição volêmica deve ser criteriosa, seguindo os preceitos da hipotensão permissiva.

A UPoC é fundamental na avaliação do paciente em choque, tanto no diagnóstico quando no acompanhamento durante e após o tratamento (discutida no Capítulo 8, *Choque*).

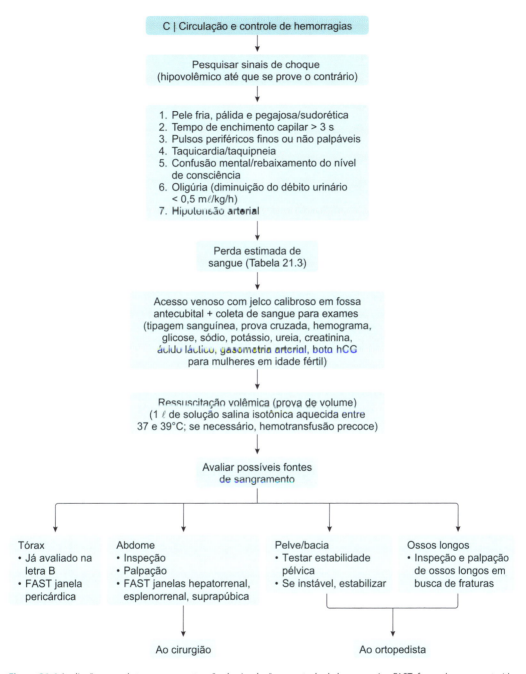

Figura 21.4 Avaliação e condutas para manutenção da circulação e controle de hemorragias. FAST: *focused assessment with sonography for trauma*.

Tabela 21.3 Perda estimada de sangue com base na condição inicial do paciente.

	Classe I	Classe II	Classe III	Classe IV
Perda sanguínea	< 750 mℓ	750 a 1.500 mℓ	1.500 a 2.000 mℓ	> 2.000 mℓ
Perda sanguínea	< 15%	15 a 30%	30 a 40%	> 40%
Frequência cardíaca	< 100 bpm	100 a 120 bpm	120 a 140 bpm	> 140 bpm
Pressão arterial	Normal	Normal	Hipotenso	Hipotenso
Pressão de pulso	Normal ou aumentada	Diminuída	Diminuída	Diminuída
Frequência respiratória	14 a 20 irpm	20 a 30 irpm	30 a 40 irpm	> 35 irpm
Diurese (mℓ/h)	> 30 mℓ/h	20 a 30 mℓ/h	5 a 15 mℓ/h	Desprezível
Estado mental/SNC	Ansioso leve	Ansioso médio	Ansioso/confuso	Confuso/letárgico
Reposição volêmica	Soluções cristaloides	Soluções cristaloides	Soluções cristaloides + sangue	Soluções cristaloides + sangue

SNC: sistema nervoso central.

D | Disfunção neurológica

Para identificar e intervir precocemente na disfunção neurológica, deve-se realizar a avaliação neurológica que se baseia principalmente em classificar o paciente na escala de coma de Glasgow, avaliar suas pupilas e identificar sinais de lateralização e nível de medula espinal (Figura 21.5).

Deve-se investigar se há traumatismo cranioencefálico, podendo-se solicitar tomografia de crânio e avaliação do neurocirurgião, se necessário. Medidas para controle de lesão secundária devem ser adotadas para se garantirem boa oxigenação, boa ventilação e boa perfusão. O paciente deve ter suas vias aéreas pérvias e protegidas (intubação se escala de coma de Glasgow < 8), normocápnico e normovolêmico. Evite hipoxia e hiperoxia, hipocarbia e hipercarbia, hipertermia, hipoglicemia e hiperglicemia, trate febre e convulsões. Condutas como hiperventilação e usos de soluções hiperosmolares (p. ex., manitol ou solução salina hipertônica) ficam a cargo da avaliação do neurocirurgião ou do emergencista, caso haja sinais de herniação.

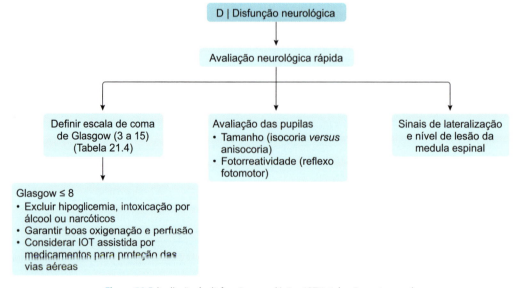

Figura 21.5 Avaliação da disfunção neurológica. IOT: intubação orotraqueal.

Tabela 21.4 Escala de coma de Glasgow.

Variáveis		Escore
Abertura ocular	Espontânea	4
	À voz	3
	À dor	2
	Nenhuma	1
Resposta verbal	Orientada	5
	Confusa	4
	Palavras inapropriadas	3
	Palavras incompreensíveis	2
	Nenhuma	1
Resposta motora	Obedece a comandos	6
	Localiza a dor	5
	Movimentos inespecíficos	4
	Flexão anormal (postura de decorticação)	3
	Extensão anormal (postura de descerebração)	2
	Nenhuma	1

E | Exposição do paciente e controle do ambiente

Nesta etapa realizam-se a inspeção e a palpação do paciente totalmente despido a fim de se localizarem outras alterações ainda não identificadas. Para prevenir a hipotermia, o controle do ambiente faz-se necessário por meio do uso de cobertores, infusões intravenosas aquecidas e controle da temperatura (Figura 21.6).

Pacientes instáveis devem ser estabilizados o quanto possível e encaminhados para tratamento definitivo imediatamente. Pacientes estáveis ou estabilizados viabilizam propedêutica (se indicada) para melhor avaliação do caso em conjunto com os especialistas envolvidos. A UPoC é importante neste contexto e deve ser realizada pelo emergencista na sala vermelha durante a avaliação inicial, o que promove uma abordagem mais completa do paciente e orienta condutas neste primeiro atendimento, minimizando deslocamentos e a solicitação de outros exames.

Exames como tomografia computadorizada devem ser solicitados, quando necessário, após a avaliação primária, estando o paciente

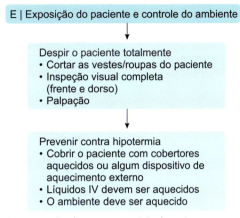

Figura 21.6 Condutas para exposição do paciente e controle do ambiente. IV: via intravenosa.

já estabilizado e em concordância com os especialistas envolvidos no tratamento definitivo. Exames radiológicos também podem ser necessários, devendo ser solicitados quando possível e de acordo com a suspeita. Sondagens e monitorizações também são realizadas na condução do paciente.

É importante estar atento a alterações no quadro do paciente e, por isso, a avaliação primária não se encerra, sendo repetido o ABCDE toda vez que houver alguma alteração, de maneira que são necessárias novas avaliações secundárias e terciárias mais completas durante o atendimento.*

Enquanto permanecer na sala de emergência, o paciente estará sob a responsabilidade do emergencista, responsável pela interface entre os especialistas envolvidos no processo. O paciente deve ser monitorizado e preparado para o tratamento definitivo.

ANALGESIA E SEDAÇÃO

Os traumatismos caracterizam-se por quadros reconhecidamente dolorosos e, por isso, o controle da dor pode evitar situações potencialmente prejudiciais ao organismo do paciente, tais como: alteração da pressão arterial, piora

---

*Muitas vezes essas avaliações secundária e terciária são realizadas no bloco cirúrgico ou na recuperação anestésica quando pacientes graves são atendidos; após avaliação primária, estando instáveis, são encaminhados pelo emergencista diretamente ao bloco cirúrgico.

do padrão respiratório, aumento do consumo de oxigênio, além de representar risco aumentado para o transtorno de estresse pós-traumático. Sendo assim, a avaliação e o controle da dor com analgesia e sedação adequadas podem auxiliar na estabilização hemodinâmica. As Tabelas 21.5 e 21.6 detalham, respectivamente, os analgésicos e os sedativos mais utilizados em caso de traumatismos.

Dado o risco de agravamento da lesão renal e de disfunção plaquetária, é preciso cuidado ao administrar anti-inflamatórios no paciente traumatizado, principalmente os ortopédicos.

SITUAÇÕES ESPECIAIS

Discussões aprofundadas sobre a conduta no paciente em choque ou no grande queimado, assim como particularidades no traumatismo em populações especiais como idosos, crianças e gestantes, não fazem parte do escopo da descrição global do protocolo proposta neste capítulo. Da mesma maneira, a abordagem do traumatismo abdominal e pélvico merece atenção especial, e a Figura 21.7 apresenta um fluxograma simplificado de avaliação abdominal.

CONSIDERAÇÕES FINAIS

Cabe ao profissional que atende o paciente politraumatizado, seja no ambiente pré-hospitalar seja no pronto-socorro, realizar uma avaliação sistematizada com base em protocolos específicos (ATLS/PHTLS) a fim de identificar situações de risco imediato à vida e proceder com as condutas específicas conforme os achados. O paciente politraumatizado pode vir a óbito por comprometimento de suas vias aéreas, por comprometimento de sua ventilação ou por instabilidade hemodinâmica (sangramento), sendo necessária a identificação e a correção dos referidos agravos. O tempo é fundamental, e, para ter maiores chances de sobrevida, o paciente deve ser atendido no tempo certo, no lugar adequado e pelo profissional mais capacitado.

Tabela 21.5 Analgésicos e anti-inflamatórios não esteroides (AINEs) mais usados em caso de traumatismo.

Medicamento	Dose recomendada
Dipirona (ampola de 1.000 mg/2 mℓ)	10 a 15 mg/kg/dose IV (máx.: 1 g/dose)
Tenoxicam (frasco-ampola de 20 mg pó)	20 a 40 mg IV/IM
Cetoprofeno (ampola de 100 mg/2 mℓ)	100 a 300 mg IV
Tramadol (ampola de 50 mg/1 mℓ ou 100 mg/2 mℓ)	100 mg IV/IM
Morfina (ampola de 1 mg/1 mℓ ou 10 mg/1 mℓ)	IM: 5 a 20 mg/70 kg de peso IV: 2 a 10 mg/70 kg de peso
Fentanila (ampola de 50 µg/mℓ)	100 a 200 µg IV (2 a 4 mℓ)

IV: via intravenosa; IM: via intramuscular.

Tabela 21.6 Sedativos mais usados em caso de traumatismo.

Medicamento	Dose recomendada	Observações
Midazolam (ampola de 5 mg/5 mℓ ou 15 mg/3 mℓ ou 50 mg/10 mℓ)	0,1 a 0,3 mg/kg IV	• Evite em pacientes hemodinamicamente instáveis, com falência de bomba cardíaca, idosos ou com doença hepática • Pode ser usado IM, na mesma dosagem, em pacientes sem acesso venoso
Etomidato (ampola de 20 mg/10 mℓ)	0,2 a 0,3 mg/kg IV	• Evite em pacientes com choque séptico • Considere o uso em pacientes hemodinamicamente instáveis
Cetamina (ampola de 100 mg/2 mℓ ou 500 mg/10 mℓ)	2 a 3 mg/kg IV	• Evite em pacientes hipertensos, com muita secreção oral • Considere o uso em pacientes asmáticos ou hemodinamicamente instáveis • Evite em PIC elevada e iminência de herniação de tronco • Uso favorável em pacientes com doença restritiva do pericárdio (pericardite, tamponamento cardíaco)
Propofol (frasco-ampola de 200 mg/10 mℓ)	1,5 a 2,5 mg/kg IV	• Evite em pacientes hemodinamicamente instáveis e com falência de bomba cardíaca

IV: via intravenosa; IM: via intramuscular; PIC: pressão intracraniana.

Capítulo 21 ❖ Traumatismos 197

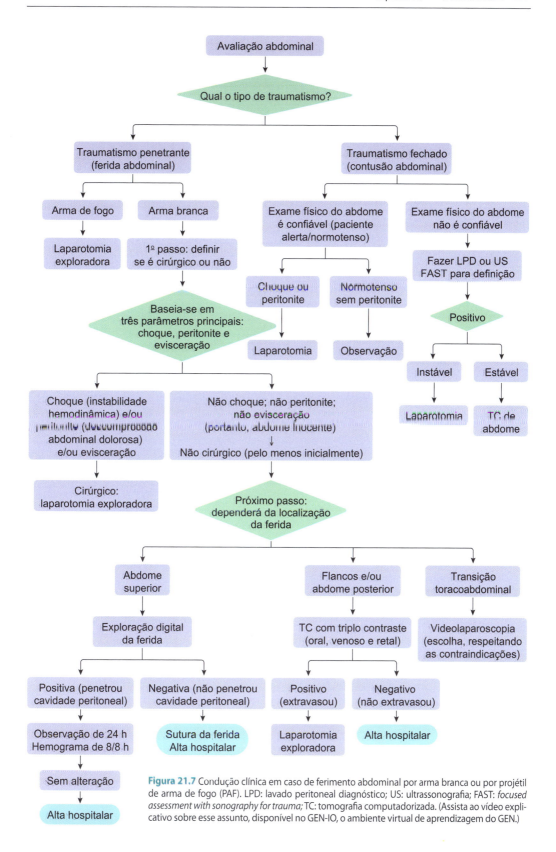

Figura 21.7 Condução clínica em caso de ferimento abdominal por arma branca ou por projétil de arma de fogo (PAF). LPD: lavado peritoneal diagnóstico; US: ultrassonografia; FAST: *focused assessment with sonography for trauma;* TC: tomografia computadorizada. (Assista ao vídeo explicativo sobre esse assunto, disponível no GEN-IO, o ambiente virtual de aprendizagem do GEN.)

BIBLIOGRAFIA

American College of Surgeons. ATLS – Advanced Trauma Life Support® student course manual. 10. ed. Chicago, IL: American College of Surgeons; 2018.

Brasil. Ministério da Saúde. Programa de Apoio ao Desenvolvimento Institucional do Sistema Único de Saúde. SAMU 192 – Protocolos de suporte avançado de vida. Brasília: Ministério da Saúde; 2014.

Chiara O, Cimbanassi S. Protocolo para atendimento intra-hospitalar do trauma grave. Rio de Janeiro: Elsevier; 2009.

Falcão LFR (Org.). Manual de anestesiologia – Manual do residente da Universidade Federal de São Paulo (Unifesp). São Paulo: Roca; 2010.

Häske D et al. Analgesia in patients with trauma in emergency medicine. Dtsch Arztebl Int. 2017; 114:785-92.

Leatherman ML, Held JM, Fluke LM et al. Relative device stability of anterior versus axillary needle decompression for tension pneumothorax during casualty movement: preliminary analysis of a human cadaver model. J Trauma Acute Care Surg. 2017; 83(1 Suppl 1):S136-41.

Nascimento B Jr, Scarpelini S, Rizoli S. Coagulopatia no trauma. Medicina (Ribeirão Preto). 2007; 40(4):509-17.

National Association of Emergency Medical Technicians; American College of Surgeons. PHTLS – Atendimento pré-hospitalar ao traumatizado. 8. ed. Rio de Janeiro: Elsevier; 2016.

Lesões Musculoesqueléticas e Vertebrais

CAPÍTULO 22

Ricardo Teixeira e André Pedrinelli

ASPECTOS GERAIS

O traumatismo do esqueleto axial abrange um grupo extenso e complexo de lesões às estruturas ósseas, vasculares, discoligamentares e/ou neurológicas da coluna. Pode ser causado por traumatismos diretos e indiretos, decorrentes de lesões de alta ou mesmo de baixa energia.

O traumatismo raquimedular (TRM) refere-se especificamente ao acometimento abrupto da medula espinal, do cone medular e da cauda equina, resultando em dano temporário ou permanente sensitivo e/ou motor, excluindo as condições de natureza não traumática.

De acordo com Organização Mundial da Saúde (OMS), a incidência global do TRM é estimada em 40 a 80 novos casos anuais por milhão de habitantes. A lesão medular ocorre em cerca de 15 a 20% das fraturas vertebrais, e 48% dos pacientes falecem no local do acidente ou após a admissão hospitalar.

Por não ser obrigatória a notificação e pelo reduzido número de estudos nacionais acerca do tema, é desconhecida a real incidência do TRM no Brasil. Estima-se que ocorram a cada ano cerca de 11.000 novos casos no país, sendo 86% do sexo masculino na faixa etária dos 15 aos 40 anos. As principais causas são os acidentes de trânsito, violência (principalmente por arma de fogo), quedas de altura e mergulhos em água rasa.

Além dos elevados custos em saúde e da importante perda de força de trabalho de uma população economicamente ativa, o TRM tem importantes implicações psicológicas, familiares e de independência pessoal.

Dessa maneira, é fundamental destinar esforços e recursos para melhor entendimento, prevenção e tratamento do TRM no Brasil, bem como para agilizar a reabilitação de pacientes com lesão medular.

ANATOMIA E FISIOLOGIA

A coluna vertebral é formada por 33 vértebras (7 cervicais, 12 torácicas, 5 lombares, 5 sacrais e 4/5 coccígeas). Entre as vértebras são encontrados os discos intervertebrais, com a função de amortecimento e estabilização do esqueleto axial. A medula espinal e a cauda equina encontram-se protegidas pelo arcabouço ósseo vertebral, no canal vertebral (Figuras 22.1 e 22.2).

A medula espinal tem cerca de 45 cm de comprimento e estende-se do forame magno à região de L1, onde se afila para formar o cone medular. Distalmente ao cone medular, encontram-se a cauda equina (raízes dos nervos espinais) e o *filum terminale*.

As raízes nervosas emergem da medula espinal em cada nível vertebral bilateralmente e são discriminadas por algarismos em relação ao segmento da coluna onde se encontram. Dessa maneira, existem 31 pares de nervos espinais, sendo 8 cervicais, 12 torácicos, 5 lombares, 5 sacrais e 1 coccígeo.

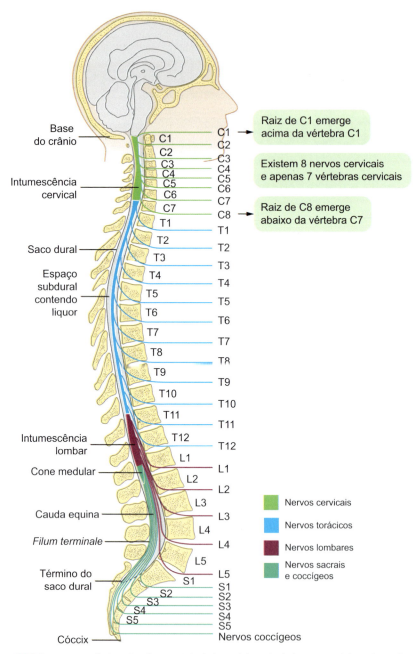

Figura 22.1 Aspectos anatômicos da coluna vertebral, da medula espinal, do cone medular e da cauda equina.

O primeiro par de nervos espinais situa-se entre o occipício e a 1ª vértebra cervical, e, por conseguinte, os demais nervos cervicais emergem acima da vértebra de mesma numeração (ver Figuras 22.1 e 22.3). Para exemplificar, entre a 5ª e a 6ª vértebra cervical, situa-se o nervo C6. Entre C7 e T1, encontra-se a raiz de C8 que não possui vértebra correspondente. Dessa maneira, a partir do segmento torácico e também na região lombar, a raiz nervosa emerge abaixo da vértebra de mesma numeração, ou seja, entre T1-T2 emerge a raiz de T1 e entre L2-L3,

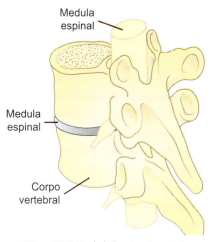

Figura 22.2 Unidade funcional espinal.

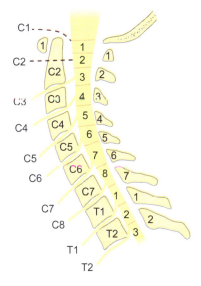

Figura 22.3 Relação entre as raízes nervosas e as vértebras na região cervical e torácica proximal.

a raiz de L2. Essa informação é relevante para a correlação entre o local da lesão e a clínica observada no paciente.

As raízes nervosas são compostas de fibras motoras e sensitivas, sendo a sensibilidade de determinada região aferida por uma raiz nervosa específica denominada dermátomo, e o conjunto de músculos inervados por tal raiz nervosa recebe o nome de miótomo.

A medula espinal possui tratos distribuídos longitudinalmente (substância branca), subdivididos em funículos, circundando áreas centrais (substância cinzenta), com grande concentração de corpos celulares dos neurônios espinais (Figura 22.4). Ao corte axial, a substância cinzenta apresenta formato de H, subdividida em cornos anterior, lateral e posterior.

No corno anterior são encontrados os corpos celulares dos neurônios motores e visceromotores (eferentes). No corno lateral, principalmente os neurônios autonômicos. O corno posterior é formado pelos corpos celulares do sistema sensitivo (aferente).

Os tratos da substância branca constituem vias de condução de estímulos tanto do cérebro para as estruturas periféricas quanto no sentido inverso. Os tratos mais relevantes são:

- Trato espinotalâmico anterior: responsável por sensações de tato e pressão
- Trato espinotalâmico lateral: transmite as sensações de dor e temperatura
- Trato espinocerebelar: responsável pela propriocepção
- Tratos corticospinais lateral e anterior: sistema piramidal responsável pelo controle motor
- Tratos grácil e cuneiforme: propriocepção consciente, tato epicrítico, sensibilidade vibratória e estereognosia
  - Trato grácil: metade inferior do tronco e membros inferiores
  - Trato cuneiforme: metade superior do tronco e membros superiores.

FISIOPATOLOGIA

Os traumatismos que incidem sobre a coluna vertebral podem produzir diferentes tipos de lesões, como contusões, luxações e fraturas que, quando acompanhadas de déficits neurológicos, constituem o TRM.

O TRM é um evento complexo subdividido em duas etapas principais. A lesão primária é ocasionada pela transferência direta da energia cinética para a medula espinal com dano aos axônios e corpos celulares e rompimento dos vasos sanguíneos, acarretando hemorragia e necrose. A lesão secundária ocorre em virtude de um processo celular complexo em resposta ao traumatismo inicial, culminando na expansão

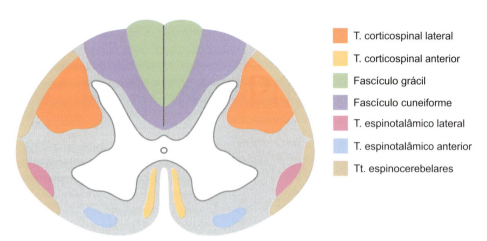

Figura 22.4 Corte transversal da medula espinal.

da zona de lesão neurológica para além do local do traumatismo. Isquemia reflexa, migração de células inflamatórias, liberação de radicais livres e citocinas inflamatórias, desequilíbrio hidreletrolítico e peroxidação lipídica são algumas das vias implicadas neste evento.

QUADRO CLÍNICO | EXAME FÍSICO

O atendimento adequado no local do acidente é fundamental para se reconhecerem as lesões existentes e para evitar lesões adicionais. A lesão da coluna vertebral deve sempre ser considerada até que o paciente possa ser avaliado com segurança e de maneira apropriada.

Os pacientes com maior risco de lesões da coluna vertebral, como os politraumatizados e inconscientes, também são os que estão sob maior risco de lesões adicionais durante o primeiro atendimento e o resgate. Aproximadamente um terço das fraturas vertebrais não são suspeitadas na avaliação inicial.

Os pacientes com suspeita de lesão neurológica devem ser transportados com prancha rígida e imobilização cervical, mantidos em decúbito dorsal e em repouso. A prancha rígida deve ser usada para o transporte, sendo dispensado seu uso no ambiente hospitalar sob risco de úlceras de pressão. O colar cervical deve ser mantido até segunda ordem, assim como o decúbito dorsal e a mobilização em bloco.

A avaliação clínica do paciente compreende história clínica, exame físico geral e exame neurológico. A aplicação de protocolos, como o do atendimento avançado do paciente politraumatizado (ATLS, *Advanced Trauma Life Support*), é obrigatória. Frequentemente, o paciente apresenta outras lesões concomitantes que podem pôr sua vida em risco e/ou piorar a lesão neurológica existente, como o choque circulatório.

As medidas do ATLS têm efeito neuroprotetor comprovado. A garantia de oxigenação adequada evitando a hipoxemia, o combate ao choque e à hipoperfusão tissular são exemplos de medidas que diminuem a lesão secundária do TRM. Posteriormente, são realizados o exame neurológico e a exposição para diagnóstico de fraturas.

As duas escalas de avaliação neurológica mais empregadas são as da ASIA (American Spinal Injury Association) e a de Frankel. A escala da ASIA sistematiza o exame neurológico em dermátomos e miótomos-chave, atribuindo pontuações específicas para cada item (Figura 22.5). A escala de Frankel (Tabela 22.1), por sua vez, demonstra o estado clínico e funcional do paciente.

A classificação da força muscular é aferida de 0 a 5:

- Grau 0: ausência de contração
- Grau 1: fasciculação ou contração palpável/visível

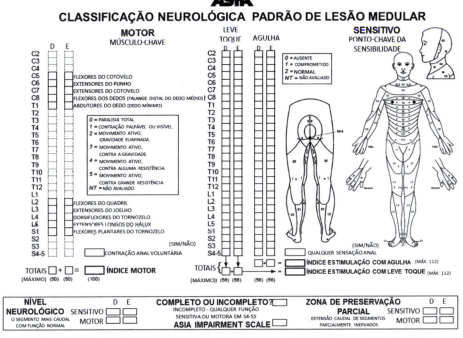

Figura 22.5 Escala de traumatismo raquimedular da American Spinal Injury Association (ASIA).

- Grau 2: movimentação no plano horizontal sem vencer a gravidade
- Grau 3: a força da gravidade é vencida, porém não é capaz de suportar carga extra
- Grau 4: vence força da gravidade e alguma resistência
- Grau 5: força muscular normal.

A força motora graus 4 e 5 é considerada útil. Abaixo disso, é considerada não funcional. A sensibilidade é dividida em 0 (ausente), 1 (alterada) e 2 (normal).

É importante ressaltar que essas escalas têm papel importante na compreensão do estado neurológico do paciente e de sua evolução, principalmente em caso de choque neurológico. Portanto, devem ser realizadas avaliações seriadas e bilaterais.

A partir do exame neurológico, é possível diferenciar as lesões incompletas (pacientes com alguma atividade neurológica distal ao nível da lesão) das completas, de pior prognóstico.

Outro aspecto de relevância é a presença ou ausência do choque medular. O choque medular é provisório, com duração média de 24 a 48 horas, e se caracteriza pela despolarização abrupta da medula espinal abaixo do nível da lesão em decorrência do traumatismo, cursando com arreflexia, ausência de sensibilidade e paralisia motora temporárias.

Tabela 22.1 Escala de Frankel.

Gradação	Tipo de lesão	Descrição
A	Completa	Não há função motora ou sensitiva abaixo da lesão
B	Incompleta	Há função sensitiva abaixo da lesão, porém não há função motora
C	Incompleta	Há função sensitiva e função motora não funcional abaixo do nível da lesão
D	Incompleta	Há função sensitiva e função motora funcional abaixo do nível da lesão
E	Normal	Funções neurológicas preservadas

Após o término do choque medular, os reflexos são novamente observados. O reflexo bulbocavernoso, o primeiro a ser restabelecido, é considerado o marcador do fim do choque medular.

Os principais dermátomos-chave a serem testados estão na escala da ASIA. O nível sensitivo refere-se ao último dermátomo com função normal. Alguns pontos de relevância semiológica são o mamilo (T4), o processo xifoide (T7), a cicatriz umbilical (T10), a região inguinal (T12-L1) e a região perineal (S2-S3-S4).

Os principais miótomos-chave a serem avaliados estão elencados na Tabela 22.2. O nível motor refere-se ao último miótomo com força preservada.

O nível neurológico refere-se ao último nível com funções sensitivas e motoras preservadas. O nível esquelético refere-se à vértebra lesionada.

O reflexo bulbocavernoso (Figura 22.6) é testado no homem por meio da pressão na glande e, na mulher, pela tração da sonda vesical de demora ou pela pressão do clitóris, sendo observada a contração anal reflexa. Conforme explicado anteriormente, sua ausência, na maioria dos casos, representa a vigência do choque medular.

A seguir, é apresentado um guia prático e conciso para a avaliação de pacientes com suspeita de TRM:

- História clínica sugestiva em decorrência de mecanismo de traumatismo e sintomas referidos pelo paciente. Considera-se o TRM presente em todos os pacientes inconscientes ou com intoxicação ou desorientados
- Mobilização em bloco. Devem-se realizar ectoscopia e palpação dos processos espinhosos e da musculatura paravertebral de toda a coluna. Hematomas, escoriações e dor aumentam a probabilidade de lesões do esqueleto axial, sendo aconselhável a realização de exames de imagem
- Pacientes com respostas confiáveis, sem dor à palpação e à mobilização ativa e passiva da região cervical, podem ter o colar cervical retirado sem necessidade de exames de imagem

Tabela 22.2 Principais miótomos.

Raiz	Função	Grau	
		Direita	Esquerda
C5	Flexão do cotovelo	0 a 5	0 a 5
C6	Extensão do punho	0 a 5	0 a 5
C7	Extensão do cotovelo	0 a 5	0 a 5
C8	Flexão dos dedos	0 a 5	0 a 5
T1	Abdução dos dedos	0 a 5	0 a 5
L2	Flexão do quadril	0 a 5	0 a 5
L3	Extensão do joelho	0 a 5	0 a 5
L4	Dorsiflexão do pé	0 a 5	0 a 5
L5	Extensão do hálux	0 a 5	0 a 5
S1	Flexão plantar	0 a 5	0 a 5

- A sensibilidade e a motricidade devem ser avaliadas pela escala de ASIA, conforme explicado anteriormente
- Avaliação do reflexo bulbocavernoso e toque retal devem ser realizados para definir presença ou ausência de choque medular.

Caso sejam observadas lesões neurológicas ou vertebrais, é indicada a pronta avaliação do paciente por um especialista em coluna. As lesões agudas apresentam melhor prognóstico caso o tratamento específico seja realizado em até 24 a 48 horas.

EXAMES COMPLEMENTARES

Nos pacientes conscientes e orientados, sem dor e sem déficits neurológicos, os exames de imagem são dispensáveis. Os demais pacientes que não contemplem essas condições devem ter toda a coluna vertebral avaliada, pois fraturas vertebrais em múltiplos níveis estão presentes em até 20% dos casos.

As incidências necessárias são a anteroposterior e perfil de toda a coluna, além da transoral da região cervical. Quando bem realizadas, as radiografias apresentam valor preditivo negativo próximo a 93%. Infelizmente, as áreas de transição cervicotorácica e toracolombar nem sempre apresentam qualidade de imagem satisfatória nos exames radiográficos e são

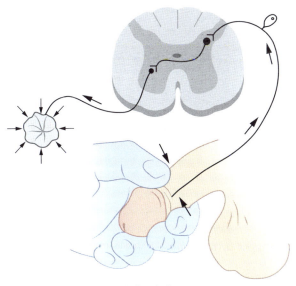

Figura 22.6 Reflexo bulbocavernoso.

justamente as áreas com maior porcentagem de fraturas e luxações.

Nos casos duvidosos e de alta suspeita clínica, a tomografia computadorizada é fundamental, com sensibilidade próxima a 100%. Este exame está cada vez mais acessível nos hospitais brasileiros e tem ganhado maior espaço na avaliação inicial desses pacientes.

O papel e o benefício da ressonância magnética nos casos de TRM ainda não estão bem definidos, sendo indicada principalmente em caso de lesão neurológica para avaliação de hérnia discal traumática concomitante e programação cirúrgica, além da suspeita de lesão ligamentar. Não deve ser considerada indispensável na avaliação inicial desses pacientes.

De modo geral, durante a avaliação dos exames de imagem, é necessário observar o alinhamento e a simetria adequados das vértebras, a continuidade da cortical óssea (excluindo a presença de linhas de fratura) e o posicionamento adequado das facetas articulares para afastar o diagnóstico de luxação (Figuras 22.7 a 22.9).

ABORDAGEM E CONDUÇÃO CLÍNICA

O tratamento do TRM ainda é desafiador, dados o seu caráter permanente e os elevados impactos social e pessoal. A prevenção primária é fundamental para reduzir sua incidência.

Diante do elevado número de TRM registrado atualmente no Brasil, políticas públicas pertinentes devem ser encorajadas.

A correta abordagem inicial (Figura 22.10), o resgate e a imobilização desses pacientes são fundamentais para evitar o surgimento de lesões neurológicas em pacientes vulneráveis e a piora das lesões já estabelecidas. Suplementação de oxigênio e controle pressórico, evitando-se a hipotensão, são essenciais nesse sentido.

Em termos gerais, as fraturas da coluna vertebral sem déficits neurológicos são passíveis de tratamento conservador por meio de órteses e repouso relativo, caso sejam estáveis do ponto de vista mecânico. As fraturas e luxações instáveis sem déficits neurológicos devem ser abordadas por meio do tratamento cirúrgico, em caráter não urgente. O tratamento preconizado é a artrodese vertebral específica para cada tipo de lesão.

Nos pacientes com déficit neurológico agudo, o tratamento mais comum é a cirurgia descompressiva seguida de artrodese. A sua realização nas primeiras 48 horas é a modalidade terapêutica com melhores resultados clínicos.

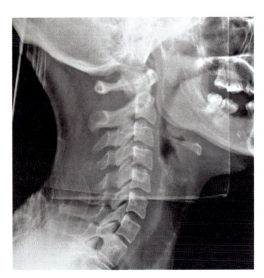

Figura 22.7 Radiografia cervical em perfil. Correto alinhamento dos corpos vertebrais e processos espinhosos, articulações facetárias sem luxações, ausência de linhas de fratura.

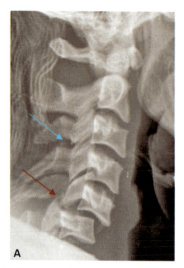 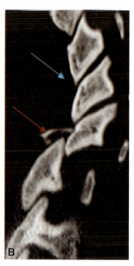

Figura 22.8 Radiografia (**A**) e tomografia computadorizada (**B**) da coluna cervical. Articulação facetária normal (*setas azuis*) e luxação facetária cervical (*setas vermelhas*). Observe o desalinhamento dos corpos vertebrais na primeira imagem.

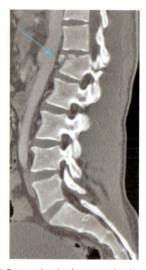

Figura 22.9 Fratura de vértebra toracolombar. Note a ruptura da cortical óssea de LI (*seta*).

Desse modo, é fundamental que os profissionais reconheçam prontamente tais pacientes para não se perder essa janela terapêutica.

Por outro lado, o estudo contínuo da fase secundária e o melhor entendimento de seus múltiplos mecanismos de lesão possibilitaram o desenvolvimento de diferentes estratégias de tratamento neuroprotetor, principalmente em modelos animais. Diversos estudos em período pré-clínico com ação em diferentes componentes da fase secundária já estão em andamento, sendo as terapias mais promissoras o riluzol, a minociclina, o magnésio, o fator de crescimento derivado de fibroblasto, o fator estimulador de colônias de granulócitos, o fator de crescimento de hepatócito e a glibenclamida.

O uso de corticosteroide na fase aguda do TRM é motivo de controvérsias e se fundamenta principalmente nos estudos NASCIS I, II e III. A sua prescrição seria preconizada nas primeiras 8 horas pós-traumatismo, excluindo condições como gravidez, fratura exposta, imunossupressão, crianças ou infecção grave. Por essa restrição e pelas complicações advindas de seu uso, a Associação Médica Brasileira não mais recomenda seu emprego.

A reabilitação precoce multiprofissional contempla a fase final da abordagem terapêutica visando à reintegração social e à adaptação às deficiências adquiridas. Profilaxia de tromboembolismo pulmonar e trombose venosa profunda, tratamento da bexiga neurogênica, espasticidade, prevenção de úlceras, acompanhamento psicológico, fisioterapia motora e respiratória são exemplos desse processo.

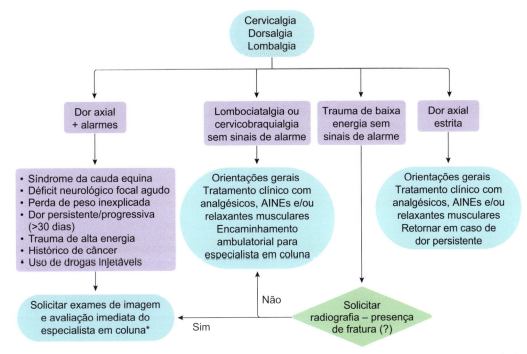

Figura 22.10 Abordagem inicial de pacientes com lesões musculoesqueléticas e vertebrais. *Nesses casos, a ressonância magnética é o exame de escolha. Se houver suspeita ou fratura já diagnosticada em radiografias, sem déficts neurológicos, solicita-se a tomografia computadorizada.

BIBLIOGRAFIA

Ahuja CS, Nori S, Tetreault L et al. Traumatic spinal cord injury-repair and regeneration. Neurosurgery. 2017; 80(3S):S9-22.

American Spinal Injury Association (ASIA). International standards for neurological classification of spinal cord injury (ISNCSCI).

Badhiwala JH, Ahuja CS, Fehlings MG. Time is spine: a review of translational advances in spinal cord injury. J Neurosurg Spine. 2018; 30(1):1-18.

Cristante AF, Barros Filho TE, Marcon RM et al. Therapeutic approaches for spinal cord injury. Clinics (Sao Paulo). 2012; 67(10):1219-24.

Defino HLA. Spinal cord injuries. Medicina (Ribeirão Preto). 1999; 32:388-400.

Kretzer RM. A clinical perspective and definition of spinal cord injury. Spine (Phila Pa 1976). 2016; 41(Suppl 7):S27.

Kumar R, Lim J, Mekary RA et al. Traumatic spinal injury: global epidemiology and worldwide volume. World Neurosurg. 2018; 113:e345-63.

Mordie JH, Gillis CC. Cervical spine fractures overview. In: StatPearls [Internet]. Treasure Island: StatPearls Publishing; 2019. Disponível em: www.ncbi.nlm.nih.gov/books/NBK448129. Acesso em 10/04/19.

Pereira C, Jesus RM. Epidemiologia do traumatismo raquimedular. J Bras Neurocirurg. 2011; 22(2):26-31.

Tator CH. Review of treatment trials in human spinal cord injury: issues, difficulties, and recommendations. Neurosurgery. 2006; 59(5):957-82.

Tins BJ. Imaging investigations in spine trauma: the value of commonly used imaging modalities and emerging imaging modalities. J Clin Orthop Trauma. 2017; 8(2):107-15.

Varma AK, Das A, Wallace G et al. Spinal cord injury: a review of current therapy, future treatments, and basic science frontiers. Neurochem Res. 2013; 38(5):895-905.

Verheyden AP, Spiegl UJ, Ekkerlein H et al. Treatment of fractures of the thoracolumbar spine: recommendations of the Spine Section of the German Society for Orthopaedics and Trauma (DGOU). Global Spine J. 2018; 8(2 Suppl):34S-45S.

Wajchenberg M, Puertas EB, Martins DE. Clínica da coluna vertebral. São Paulo: Atheneu; 2015.

Yisheng W, Fuying Z, Limin W et al. First aid and treatment for cervical spinal cord injury with fracture and dislocation. Indian J Orthop. 2007; 41(4):300-4.

Zaveri G, Das G. Management of sub-axial cervical spine injuries. Indian J Orthop. 2017; 51(6):633-52.

CAPÍTULO 23

Queimaduras

André Paggiaro e Bruno Baptista do Nascimento

DEFINIÇÃO

Queimadura é uma lesão tecidual causada por trauma térmico, elétrico, químico ou radioativo. Otimizar o atendimento na fase aguda é essencial para reduzir a morbimortalidade.

CLASSIFICAÇÃO

As queimaduras podem ser classificadas quanto à espessura em:

- Queimadura epidérmica ou de 1º grau: apresenta eritema, calor e dor, e não apresenta flictenas
- Queimadura superficial de espessura parcial ou 2º grau superficial: apresenta flictenas, dor e enchimento capilar preservado
- Queimadura profunda de espessura parcial ou 2º grau profundo: apresenta flictenas, são dolorosas, têm coloração mais esbranquiçada e enchimento capilar lento
- Queimadura de espessura total ou 3º grau: apresenta coloração cerosa ou amarronzada, não apresenta enchimento capilar e é indolor.

ABORDAGEM E CONDUÇÃO CLÍNICA

Atendimento inicial

O paciente vítima de queimadura é um politraumatizado, e seu atendimento deve seguir a sistematização do suporte avançado de vida no trauma (ATLS, *Advanced Trauma Life Support*), com algumas particularidades relacionadas ao queimado.

Vias aéreas e colar cervical

Os sinais clínicos que sugerem acometimento das vias aéreas são:

- História de queimadura por chama em local fechado
- Queimadura dérmica de espessura total em face ou pescoço
- Pelos nasais chamuscados
- Escarro carbonáceo ou partícula de carvão em orofaringe
- Voz rouca.

Em caso de suspeita de lesão térmica das vias aéreas, deve-se proceder à intubação orotraqueal prontamente. Caso ocorra demora em instituir uma via aérea definitiva, o edema decorrente do trauma pode dificultar ou até impedir a intubação, exigindo uma cricostomia.

Outro motivo para a intubação é o rebaixamento de nível de consciência, que pode ter sido ocasionado por intoxicação por monóxido de carbono, choque circulatório ou traumatismo cranioencefálico. Devem ser usados colar cervical e mobilização em bloco até ser afastada a hipótese de trauma raquimedular.

Ventilação

A ventilação pode ser prejudicada por redução da expansibilidade do tórax em casos de queimadura de espessura total circular nessa região. O tratamento deve ser realizado com escarotomias (Figura 23.1).

Circulação

A reposição volêmica deve ser instituída de maneira ágil, pois previne o aprofundamento

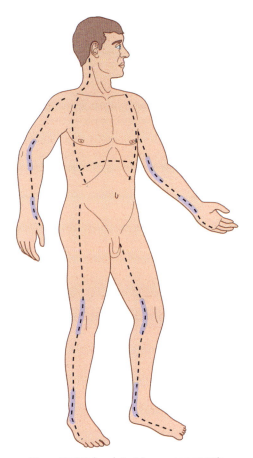

Figura 23.1 Linhas de incisão para escarotomia.

de queimaduras superficiais. A hiper-hidratação pode aumentar a morbidade, e deve ser evitada. Os acessos venosos são idealmente nos dois membros superiores e calibrosos, porém, em caso de falha de acessos venosos periféricos, o acesso intraósseo é uma opção.

O volume hídrico a ser reposto depende do cálculo da superfície corporal queimada (SCQ), que pode ser estimada pela regra da palma da mão, segundo a qual a superfície palmar do próprio paciente equivale a 1% de SCQ. Essa regra, no entanto, é muito imprecisa. Outro cálculo simples é pela regra dos nove, ilustrada na Figura 23.2.

A partir da estimativa de SCQ, são usadas fórmulas para determinar o volume necessário de infusão para ressuscitação hídrica. A solução de escolha nas primeiras 24 h deve ser o cristaloide. As duas fórmulas mais empregadas são:

Brooke modificada: volume a ser infundido em 24 h = 2 × peso × SCQ%

Parkland: volume a ser infundido em 24 h = 4 × peso × SCQ%

Em ambas, metade do volume total é usada nas primeiras 8 h, e o restante, nas 16 h seguintes.

Após a reanimação inicial, a hidratação é guiada pela diurese, objetivando ao menos os valores de 0,5 ml/kg/h em adultos e 1 ml/kg/h em crianças.

Os casos de queimadura elétrica em que a corrente atravessa o mediastino devem ser monitorizados continuamente por 48 h, realizando-se dosagem seriada de marcadores de necrose miocárdica, devido ao risco de arritmias e lesões miocárdicas.

Avaliação neurológica

Em vítimas de queimadura em ambiente fechado com rebaixamento de nível de consciência, deve-se suspeitar de intoxicação por monóxido de carbono. A avaliação da oximetria de pulso é imprecisa, sendo necessária uma gasometria para confirmação. O tratamento é realizado com oxigênio a 100%.

Outra causa de rebaixamento de nível de consciência é a associação de queimaduras com traumatismos cranioencefálicos, que devem ser investigados por tomografias de crânio.

Exposição

É necessário retirar a roupa do paciente para se avaliarem a extensão e a profundidade da queimadura, além de se pesquisarem outros traumas. As flictenas devem ser desbridadas e deve ser realizada limpeza com soro fisiológico aquecido em ambiente estéril para retirada de tecido desvitalizado e para a avaliação correta da profundidade das queimaduras.

Adornos como brincos, anéis e colares devem ser retirados, pois prolongam o dano térmico além de poderem, após a instalação do edema, causar garroteamento.

A avaliação dos membros deve focar na pesquisa de síndrome compartimental. Os casos de queimadura de 3º grau circunferencial

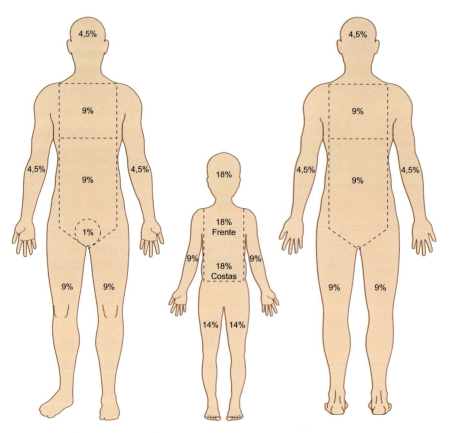

Figura 23.2 Regra dos nove para cálculo da superfície corporal queimada.

em membros e os casos de queimadura elétrica podem precisar de abordagem cirúrgica para prevenção ou tratamento da síndrome compartimental, por meio de escarotomia e fasciotomia, respectivamente. O primeiro sinal da instalação da síndrome compartimental é o aparecimento de parestesias, e o tratamento deve ser precoce.

Diversos curativos podem ser utilizados no tratamento das queimaduras. A definição do melhor curativo depende da espessura da queimadura, da SCQ, do local e da idade do paciente.

Devido ao trauma ao tegumento, esses pacientes tendem a desenvolver hipotermia. Após a avaliação, deve-se prevenir a mesma com o auxílio de cobertores ou mantas térmicas.

Mecanismo do trauma

Para se determinar o mecanismo de trauma, é preciso estabelecer o agente causador da queimadura, pois ele determina a profundidade provável da queimadura, a sua evolução e o tratamento mais indicado. Escaldadura com água, por exemplo, costuma gerar queimadura superficial; já escaldadura com óleo, queimaduras profundas. Pelo mecanismo do trauma pode-se inferir a existência de outros traumas associados. Em casos de queimaduras químicas, deve-se identificar o agente, pois pode existir tratamento específico.

Principalmente nos extremos de idade, devem-se pesquisar sinais e sintomas que sugiram queimaduras não acidentais.

Destino após estabilização

Após a estabilização inicial, recorre-se aos seguintes critérios para definir se o paciente necessita de cuidados em uma unidade especializada em queimaduras:

- Queimadura de espessura parcial > 10% SCQ
- Queimaduras que acometam mãos, pés, períneo, genitais ou grandes articulações
- Queimaduras de espessura parcial profundas ou queimaduras de espessura total em qualquer faixa etária
- Queimaduras circunferenciais em qualquer faixa etária
- Queimaduras elétricas
- Queimaduras químicas
- Queimaduras com suspeita de lesão inalatória
- Queimaduras em pacientes com comorbidades que possam prolongar a recuperação ou aumentar a morbidade
- Queimaduras com outros traumas associados
- Queimaduras em pacientes que necessitam de intervenção social, emocional ou de reabilitação a longo prazo
- Suspeita de lesão não acidental.

As queimaduras que não se enquadram nos critérios anteriores podem ser tratadas com curativos ambulatorialmente até a restauração ou regeneração da mesma.

ABORDAGEM E CONDUÇÃO CLÍNICA

A Figura 23.3 apresenta o fluxograma de abordagem e condução clínica ao paciente queimado.

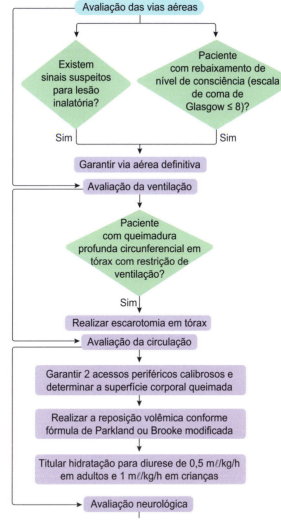

Figura 23.3 Abordagem e condução clínica ao paciente queimado. (*continua*)

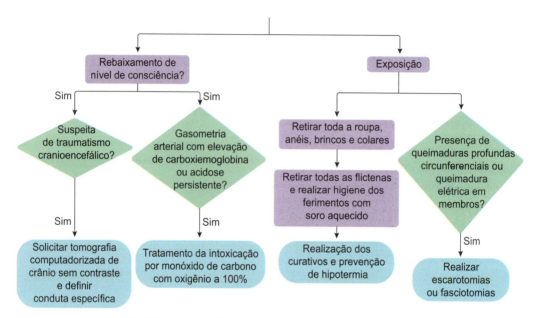

Figura 23.3 (*Continuação.*) Abordagem e condução clínica ao paciente queimado.

BIBLIOGRAFIA

Bezuhly M, Fish JS. Acute burn care. Plast Reconstr Surg. 2012; 130:349e-58e.

Greenbaum AR, Horton JB, Williams CJ et al. Burn injuries inflicted on children or the elderly: a framework for clinical and forensic assessment. Plast Reconstr Surg. 2006; 118:46e-58e.

Greenhalgh DG. Management of burns. New England Journal of Medicine. 2019; 380(24): 2349-59.

Grunwald TB, Garner WL. Acute burns. Plast Reconstr Surg. 2008; 121:311e-9e.

Orgill DP, Ogawa R. Current methods of burn reconstruction. Plast Reconstr Surg. 2013; 131:827e-36e.

Thom D. Appraising current methods for preclinical calculation of burn size – A pre-hospital perspective. Burns. 2017; 43:127-36.

Tsoutsos D, Rodopoulou S, Keramidas E et al. Early escharotomy as a measure to reduce intraabdominal hypertension in full-thickness burns of the thoracic and abdominal area. World J Surg. 2003; 27:1323-8.

Zuo KJ, Medina A, Tredget EE. Important developments in burn care. Plast Reconstr Surg. 2017; 139:120e-38e.

Parte 7

Emergências Endócrinas e Metabólicas

Capítulo 24 Hiponatremia, 215

Capítulo 25 Hipernatremia, 221

Capítulo 26 Hipoglicemia, 224

Capítulo 27 Hiperglicemia, 230

Capítulo 28 Hipocalcemia, 234

Capítulo 29 Hipercalcemia, 237

Capítulo 30 Hipopotassemia, 242

Capítulo 31 Hiperpotassemia, 244

Capítulo 32 Crise Tireotóxica, 248

Capítulo 33 Insuficiência Adrenal Aguda | Crise Adrenal, 251

Capítulo 34 Lesão Renal Aguda, 254

Capítulo 35 Distúrbios do Equilíbrio Acidobásico, 258

Hiponatremia

CAPÍTULO 24

Lucas Kloeckner de Andrade, Evandro Portes e Thiago Fraga Napoli

DEFINIÇÃO

Hiponatremia é definida como concentração sérica de sódio ([Na]) < 135 mEq/ℓ e ocorre em até 30% dos pacientes hospitalizados. Alguns conceitos importantes para o entendimento do tema são apresentados a seguir.

Osmolaridade plasmática

Osmolaridade plasmática é determinada pelo total de solutos diluídos no total de água do plasma (mOsm/ℓ),

Pode ser calculada pela fórmula:

POsm = 2 × sódio + glicose/18 + ureia/16

em que a concentração de sódio é o principal determinante.

A redução da osmolaridade plasmática é responsável pelo fluxo de água do espaço extracelular para o intracelular, originando as manifestações clínicas da hiponatremia (ver "Quadro clínico | Exame físico", adiante).

Adaptação cerebral

Os neurônios têm a capacidade de realizar extrusão de seus solutos intracelulares a fim de igualar sua osmolaridade à do plasma.

Esse processo ocorre ao longo de 48 horas, ao fim das quais a adaptação cerebral estará completa.

Qualquer correção muito rápida da natremia realizada após esse período provocará aumento da osmolaridade plasmática, que se tornará maior do que a osmolaridade intracelular neuronal, ocasionando a saída de água do espaço intracelular para extracelular, causando desidratação celular e consequente desmielinização osmótica (ver "Síndrome de desmielinização osmótica", adiante).

ETIOLOGIA

A hiponatremia é classificada etiologicamente como pseudo-hiponatremia e hiponatremia verdadeira.

Pseudo-hiponatremia

Resultado laboratorial em que a natremia relatada não é real – ela é falseada com baixos índices de sódio devido às concentrações elevadas de proteínas e/ou triglicerídios plasmáticos. Ou seja, é um erro de aferição inerente aos métodos laboratoriais de dosagem de sódio.

Por esse motivo, é importante sempre considerar hiperproteinemia e hipertrigliceridemia na avaliação de pacientes com hiponatremia.

Hiponatremia verdadeira

Hiponatremia hipertônica/isotônica

Devido às altas concentrações plasmáticas de algum soluto osmoticamente ativo, a água do espaço intracelular é atraída para o extracelular, provocando hiponatremia por mecanismo dilucional. Portanto, nessas situações, como o mecanismo da hiponatremia é a saída de água do espaço intracelular para o extracelular, *não há edema cerebral* – não há manifestações clínicas.

▶ Hiperglicemia. É a principal causa, sendo responsável por até 20% dos casos de hiponatremia em pacientes hospitalizados. Os estudos atuais estimam que para cada 100 mg/dℓ de elevação da glicemia ocorra uma queda de 2,4 na concentração de sódio, em oposição ao valor de 1,6 estimado previamente.

> **Manitol, sorbitol e glicina.** Componentes de soluções usadas para irrigação vesical durante ressecção transuretral de próstata e histeroscopia. Além disso, o manitol também é utilizado por via intravenosa para redução de hipertensão intracraniana.

> **Sacarose e maltose.** Componentes de formulações de imunoglobulina intravenosa.

Hiponatremia hipotônica

Trata-se da forma mais comum de hiponatremia, ocorrendo mediante dois mecanismos:

- Ingestão de água acima da capacidade excretória renal
  - Polidipsia primária
  - Potomania de cerveja
  - Doença renal crônica (DRC) avançada
- Antidiurese/excesso de hormônio antidiurético (ADH)
  - Apropriada: é uma resposta fisiológica a reduções do volume arterial efetivo, que podem ser absolutas ou relativas
    - Absolutas: depleção dos volumes intra e extravasculares, com perdas por:
      - Sistema digestório: diarreia, vômito
      - Pele: fibrose cística, queimados
      - Rins: diuréticos tiazídicos, insuficiência adrenal primária, síndrome cerebral perdedora de sal, nefropatias tubulares
    - Relativas: depleção do volume intravascular e aumento do volume extravascular ou do terceiro espaço
      - Aumento do volume extravascular: insuficiências cardíaca e hepática, síndrome nefrótica
      - Aumento do terceiro espaço: sepse, pancreatite aguda, síndrome compartimental, rabdomiólise, obstrução intestinal
  - Inapropriada: secreção de ADH aumentada de forma não fisiológica. São duas as causas principais:
    - Síndrome de antidiurese inapropriada (SIAD): anteriormente conhecida como síndrome da secreção inapropriada de ADH (SIADH), esta condição ocorre por causas distribuídas em quatro grupos, conforme a Tabela 24.1
    - Insuficiência adrenal secundária/hipocortisolismo: o cortisol é um inibidor da secreção de ADH.

> **Atenção**
>
> Nos últimos anos, observou-se que paciente hipotireóideos apresentam hiponatremia discreta a moderada apenas em casos muito graves (p. ex., hormônio tireoestimulante [TSH] > 100 mUI/ℓ provocaria redução aproximada de 1 mEq/ℓ na concentração de sódio). A insuficiência cardíaca, que pode ocorrer nesses casos, seria o mecanismo responsável por quedas mais importantes da natremia.

QUADRO CLÍNICO | EXAME FÍSICO

As manifestações clínicas da hiponatremia são neurológicas, decorrentes de edema cerebral secundário à redução da osmolaridade plasmática. São classificadas conforme sua gravidade:

- Moderadas: náuseas sem vômito, confusão mental, cefaleia

Tabela 24.1 Causas de síndrome de antidiurese inapropriada (SIAD).

Neoplasias malignas
- Pequenas células do pulmão
- Cabeça e pescoço
- Sistema digestório
- Trato geniturinário

Doenças do SNC
- Hemorragia subaracnoide
- Meningite
- Eventos cerebrovasculares

Doenças pulmonares
- Tuberculose
- Pneumonia
- DPOC exacerbada
- Ventilação mecânica

Fármacos e substâncias psicotrópicas
- Anticonvulsivantes (p. ex., carbamazepina)
- Quimioterápicos (p. ex., ciclofosfamida)
- Antidepressivos (p. ex., inibidores seletivos de recaptação de serotonina, antidepressivos tricíclicos)
- Anti-inflamatórios não esteroides
- Amiodarona
- *Ecstasy*

SNC: sistema nervoso central; DPOC: doença pulmonar obstrutiva crônica.

- Graves: vômito, rebaixamento do nível de consciência, convulsões, coma, parada cardiorrespiratória.

Essas manifestações são mais comuns em quedas agudas e intensas da natremia, cujo período de 48 horas necessário para adaptação cerebral ainda não ocorreu.

CRITÉRIOS DIAGNÓSTICOS

O algoritmo diagnóstico atual (Figura 24.1) alterou a abordagem tradicional da hiponatremia, com diminuição do valor de referência na avaliação inicial da volemia do paciente.

ABORDAGEM E CONDUÇÃO CLÍNICA

Para se realizar a abordagem terapêutica adequada da hiponatremia, deve-se conhecer suas três classificações principais (Tabela 24.2), que são utilizadas no algoritmo de tratamento.

O algoritmo terapêutico para a hiponatremia está apresentado na Figura 24.2.

Tabela 24.2 Classificação da hiponatremia.

Quanto ao grau de alteração bioquímica
- Leve: 130 a 135 mEq/ℓ
- Moderada: 125 a 129 mEq/ℓ
- Grave: < 125 mEq/ℓ

Quanto à velocidade de instalação
- Aguda: evolução documentada em menos de 48 h
- Crônica: evolução documentada em 48 h ou mais
- Desconhecida: deve ser considerada como crônica, para se evitar a síndrome de desmielinização osmótica (ver texto)

Quanto à gravidade dos sintomas
- Moderadamente sintomática: manifestações clínicas moderadas (ver "Quadro clínico | Exame físico")
- Gravemente sintomática: manifestações clínicas graves (ver "Quadro clínico | Exame físico")

Síndrome de desmielinização osmótica

A correção muito rápida e/ou intensa da hiponatremia crônica, cujo período de 48 horas necessário para adaptação cerebral já ocorreu, provoca quebra da barreira hematencefálica, levando à destruição de oligodendrócitos

(células produtoras da bainha de mielina neuronal) pelo sistema complemento. Essa condição, anteriormente conhecida como mielinólise pontina, atualmente é chamada de síndrome de desmielinização osmótica (SDO), visto ter sido comprovado que as lesões resultantes afetam qualquer área da substância branca encefálica.

As manifestações clínicas da SDO são decorrentes de lesão da substância branca cerebral e incluem distúrbios motores, cognitivos, comportamentais e neuropsiquiátricos.

Montagem da salina hipertônica a 3%

A forma mais fácil de montar 1 ℓ de solução salina hipertônica a 3% é com NaCl 20% 110 mℓ + NaCl 0,9% 890 mℓ.

Cálculo para estimar as taxas de correção

Para se calcularem as taxas de correção com a salina hipertônica a 3%, utiliza-se a fórmula de Adrogué-Madias:

$$\Delta Na = \frac{Nas - Nap}{\text{Água corporal total} + 1}$$

em que:

ΔNa = variação da natremia com 1 ℓ da solução

Nas = quantidade de sódio em 1 ℓ da solução, em mEq (1 ℓ de salina hipertônica a 3% contém 510 mEq de sódio)

Nap = concentração de sódio do paciente

Água corporal total = calculada conforme idade e sexo:

- Homens < 60 anos: peso × 0,6
- Homens > 60 anos: peso × 0,5
- Mulheres < 60 anos: peso × 0,5
- Mulheres > 60 anos: peso × 0,45.

É importante ressaltar que essa fórmula frequentemente subestima a correção real, ou seja, a variação da natremia pode ser maior que a calculada.

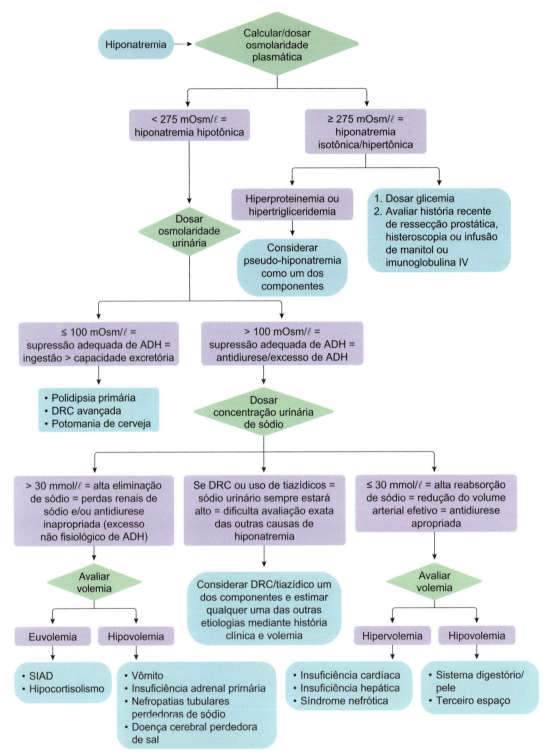

Figura 24.1 Algoritmo diagnóstico da hiponatremia. IV: via intravenosa; ADH: hormônio antidiurético; DRC: doença renal crônica; SIAD: síndrome de antidiurese inapropriada.

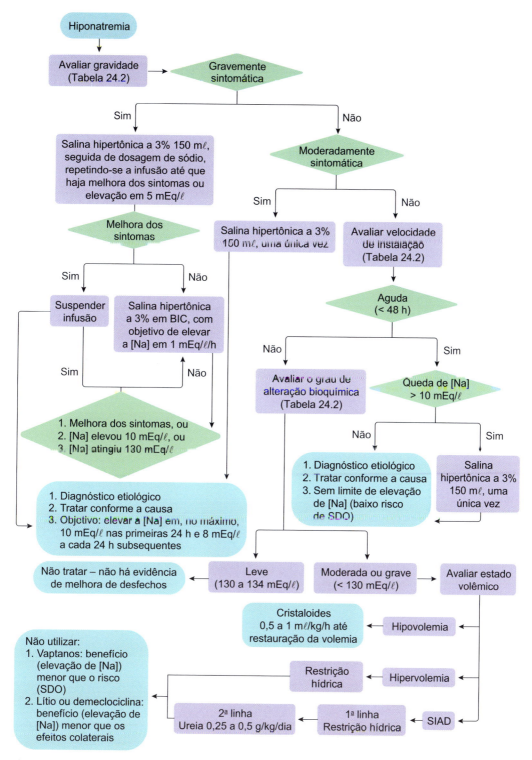

Figura 24.2 Sequência de decisões em caso de hiponatremia. SDO: síndrome de desmielinização osmótica; BIC: bomba de infusão contínua; SIAD: síndrome de antidiurese inapropriada.

BIBLIOGRAFIA

Melmed S, Polonsky K, Larsen PR et al. Williams textbook of endocrinology. 12. ed. Elsevier; 2011. pp. 304-15.

Spasovski G, Vanholder R, Allolio B et al.; Hyponatraemia Guideline Development Group. Clinical practice guideline on diagnosis and treatment of hyponatraemia. Eur J Endocrinol. 2014; 170(3):G1-47.

Sterns RH. Causes of hyponatremia in adults. UpToDate. 2016. Disponível em: www.uptodate.com/contents/causes-of-hypotonic-hyponatremia-in-adults.

Sterns RH. Diagnostic evaluation of adults with hyponatremia. UpToDate. 2015. Disponível em: www.uptodate.com/contents/diagnostic-evaluation-of-adults-with-hyponatremia.

Sterns RH. Overview of the treatment of hyponatremia in adults. UpToDate. 2017. Disponível em: www.uptodate.com/contents/overview-of-the-treatment-of-hyponatremia-in-adults.

Sterns RH. Pathophysiology and etiology of the syndrome of inappropriate antidiuretic hormone secretion (SIADH). UpToDate. 2017. Disponível em: www.uptodate.com/contents/pathophysiology-and-etiology-of-the-syndrome-of-inappropriate-antidiuretic-hormone-secretion-siadh.

Sterns RH. Treatment of hyponatremia: syndrome of inappropriate antidiuretic hormone secretion (SIADH) and reset osmostat. UpToDate. 2017. Disponível em: www.uptodate.com/contents/treatment-of-hyponatremia-syndrome-of-inappropriate-antidiuretic-hormone-secretion-siadh-and-reset-osmostat.

Hipernatremia

CAPÍTULO 25

Ana Mari David Fernandes, Evandro Portes e
Thiago Fraga Napoli

DEFINIÇÃO

O sódio é o eletrólito mais importante do espaço extracelular, sendo fundamental para o correto ajuste do volume do líquido extracelular. Seu nível sérico ideal está entre 136 e 145 mEq/ℓ. Hipernatremia é definida como concentração de sódio maior que 145 mEq/ℓ e considerada uma alteração hidreletrolítica relativamente comum.

A principal consequência fisiopatológica da hipernatremia é a hiperosmolaridade. Quando o paciente mantém os mecanismos de defesa da sede preservados, e há livre acesso à água, a elevação sérica do sódio pode não ocorrer.

ETIOLOGIA

São várias as etiologias relacionadas ao desenvolvimento da hipernatremia e incluem:

- Diabetes insípido central (secundário a patologias da região hipotalâmica/hipofisária)
  - Tumores (p. ex., germinoma, craniofaringioma)
  - Traumatismos (p. ex., traumatismo cranioencefálico, cirurgia da região hipofisária/hipotalâmica)
  - Infecção/inflamação (p. ex., encefalite, meningite)
  - Doenças granulomatosas (p. ex., sarcoidose, histiocitose)
  - Aneurismas
  - Doenças autoimunes (p. ex., infundibulite)
  - Secundária a doenças genéticas (p. ex., síndrome de Wolfram)
  - Idiopáticas

- Diabetes insípido nefrogênico
  - Doença cística medular
  - Rins policísticos
  - Obstrução do sistema urinário
  - Hipercalcemia
  - Hipopotassemia
  - Doença falciforme
  - Sarcoidose
  - Amiloidose
  - Mieloma múltiplo
  - Síndrome de Sjögren
  - Medicações (p. ex., lítio, anfotericina B)
- Outras
  - Lesão hipotalâmica que comprometa o mecanismo de sede ou a função dos osmorreceptores
  - Diurese osmótica (p. ex., uso de manitol, hiperglicemia)
  - Diarreia osmótica (p. ex., uso de lactulose)
  - Síndromes mal-absortivas
  - Sudorese excessiva
  - Queimaduras
  - Convulsão
  - Rabdomiólise
  - Administração excessiva de NaCl ou bicarbonato de sódio
  - Hiperaldosteronismo
  - Síndrome de Cushing
  - Uso de diuréticos (p. ex., furosemida)
  - Dieta enteral hipertônica.

QUADRO CLÍNICO | EXAME FÍSICO

A hipernatremia pode ser sintomática ou assintomática. Quando sintomática, as manifestações são predominantemente neurológicas. Ela é dividida em dois subgrupos: aguda, quando iniciada há menos de 48 horas; e crônica, quando iniciada há mais tempo. É importante ressaltar que, quanto maior a velocidade de instalação, mais intensos serão os sintomas. Dentre estes, encontram-se: letargia, irritabilidade, agitação, confusão, rebaixamento do nível de consciência, convulsão, espasmos musculares, hiper-reflexia e espasticidade. A avaliação dos sintomas pode ser dificultada pelo fato de muitos adultos afetados apresentarem doença neurológica subjacente.

Quando aguda, ela pode ocasionar redução do volume cerebral devido a rápida desidratação e diminuição do volume celular, provocando ruptura de vasos cerebrais com sangramento. Também são relatadas congestão venosa, hemorragia subaracnóidea e subcortical e trombose de seios venosos.

Os pacientes com hipernatremia crônica podem apresentar alteração aguda do estado mental ou ser oligossintomáticos ou mesmo assintomáticos.

EXAMES COMPLEMENTARES

A causa da hipernatremia é geralmente evidenciada na história clínica (ver "Etiologia"). Porém, há pacientes que não têm etiologia bem estabelecida, sendo necessários exames adicionais para melhor avaliação. O primeiro passo é medir a osmolaridade urinária.

Em pacientes com produção, secreção e ação do hormônio antidiurético (ADH) normais, a hipernatremia estimula a liberação desse hormônio, que aumenta a absorção de água livre, concentrando a urina. Nesses pacientes, os níveis de osmolaridade urinária aumentam para valores superiores a 600 mOsm/ℓ. Pacientes com perdas gastrintestinais ou perdas insensíveis são exemplos dessa situação clínica. Geralmente, apresentam sódio urinário baixo (< 20 a 25 mEq/ℓ) e fração de excreção de sódio (FENa) baixa.

O achado de osmolaridade urinária menor que a plasmática (normalmente < 300 mOsm/ℓ) sugere falência do sistema concentrador, evidenciando diabetes insípido central ou nefrogênico. Para essa distinção pode ser realizado teste com ADH, o qual não tem muita aplicabilidade no setor de emergência.

Paciente com hipovolemia, osmolaridade urinária isotônica ou discretamente hipotônica e sódio urinário alto (> 20 a 25 mEq/ℓ) pode ter como causa diurese osmótica, desidratação por uso de diuréticos ou perdas devido a doenças renais.

Paciente hipervolêmico com osmolaridade urinária isotônica ou hipertônica e sódio urinário elevado (> 20 a 25 mEq/ℓ) pode ter como causa hiperaldosteronismo primário, síndrome de Cushing ou infusão excessiva de sódio.

ABORDAGEM E CONDUÇÃO CLÍNICA

Deve-se tratar não apenas a hipernatremia, mas, sempre que possível, o fator desencadeante.

Se o paciente estiver hipovolêmico, a medida inicial mais importante é corrigir a instabilidade hemodinâmica mediante infusão de soro fisiológico a 0,9% intravenoso.

Quando se tem certeza de que a hipernatremia é aguda, o tratamento deverá ser implementado de modo a tentar normalizar o sódio em até 24 horas, pois o aumento agudo da concentração plasmática de sódio pode causar lesão neurológica grave. Nesse caso, opta-se pelo soro glicosado a 5%. Diálise pode ser necessária em alguns casos. Deve-se calcular o déficit de água usando a fórmula:

Água corporal total $\times$ [(Na sérico/140) – 1)]

A Tabela 25.1 mostra como calcular a água corporal total. Este volume deve ser reposto em 24 horas. Em pacientes diabéticos, SG 2,5% pode ser utilizado. É necessário dosar o sódio sérico a cada 1 ou 2 horas, até a normalização dos níveis séricos de sódio.

Na hipernatremia crônica (desenvolvida há mais de 48 horas), a correção rápida pode causar sérias complicações, tais como edema

Tabela 25.1 Cálculo da água corporal total.

Sexo e idade	Água corporal total
Homem < 65 anos	Peso (kg) $\times$ 0,6
Homem idoso	Peso (kg) $\times$ 0,5
Mulher < 65 anos	Peso (kg) $\times$ 0,5
Mulher idosa	Peso (kg) $\times$ 0,45

cerebral, convulsões, coma e herniação do sistema nervoso central (SNC).

Muitos casos de hipernatremia crônica se devem à limitação ao acesso à água, seja por doença neurológica prévia do paciente ou por sua condição clínica atual. Este subgrupo de pacientes pode ser tratado com SG 5%, soro com NaCl 0,45% ou 0,22%, sempre após a restauração hemodinâmica.

A fórmula usada na Figura 25.1 possibilita calcular a variação esperada do sódio com 1 ℓ de qualquer solução (ver na Tabela 25.2 a quantidade de sódio nas soluções). É importante ressaltar que a queda rápida do sódio pode ser mais prejudicial que a própria hipernatremia, podendo levar às complicações citadas.

Nas soluções que contêm dextrose, uma complicação é a hiperglicemia, principalmente em pacientes diabéticos, podendo levar à diurese osmótica, limitando a redução do sódio sérico. Por isso, pode-se preparar a solução hipotônica da seguinte maneira:

Tabela 25.2 Concentração de sódio nas soluções.

Preparação	Quantidade de sódio
Soro glicosado 5%	Zero
NaCl 0,9%	154 mEq/ℓ
NaCl 0,45%	77 mEq/ℓ

- Soro com 68 mEq/ℓ de sódio: 980 mℓ de água destilada + 20 mℓ de NaCl a 20%
- Soro com 34 mEq/ℓ de sódio: 990 mℓ de água destilada + 10 mℓ de NaCl a 20%.

A redução segura do sódio é de no máximo 8 a 10 mEq/ℓ em 24 horas, com uma taxa média de 0,5 mEq/ℓ/h. Deve-se coletar o sódio sérico inicialmente a cada 4 a 6 horas.

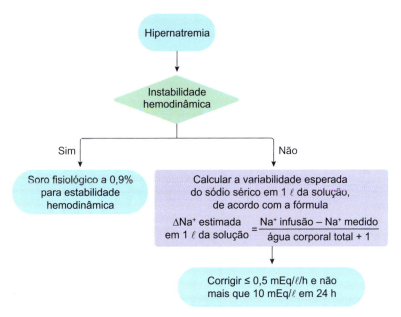

Figura 25.1 Conduta clínica em caso de hipernatremia.

BIBLIOGRAFIA

Azevedo LCP, Taniguchi LU, Ladeira JP. Medicina intensiva: abordagem prática. 3. ed. Manole; 2017.
Behar N, Badessa GG, Falcão LFR. Anestesia: abordagem prática. Rio de Janeiro: Roca; 2014.
Knobel E. Condutas no paciente grave. 3. ed. Rio de Janeiro: Atheneu; 2016.
Saraiva H, Brandão Neto RA, Veloso IT. Medicina de emergência: abordagem prática. 11. ed. Barueri: Manole; 2016.
Sterns RH. Etiology and evaluation of hypernatremia in adults. UpToDate. 2017.
Vieira Neto O. Distúrbios do equilíbrio hidroeletrolítico. Medicina (Ribeirão Preto). 2003; 36:325-37.

CAPÍTULO 26

Hipoglicemia

Saulo E. F. Sandes Santos, Mateus Augusto dos Reis, Marcio F. Vendramini e Thiago Fraga Napoli

DEFINIÇÃO

A hipoglicemia é uma condição clínica frequente no tratamento de pacientes diabéticos, porém bastante incomum em não diabéticos. Trata-se de uma alteração laboratorial caracterizada por baixa concentração de glicose plasmática capaz de provocar vários sinais e sintomas. No entanto, não se deve estabelecer o diagnóstico de hipoglicemia apenas com uma medida de glicemia alterada, sendo necessária a presença da tríade de Whipple para sua confirmação:

- Sinais e/ou sintomas consistentes com hipoglicemia
- Baixa concentração plasmática de glicose (< 55 mg/dℓ)
- Resolução dos sintomas após aumento da glicemia.

ETIOLOGIA

Pacientes com diabetes melito

A principal causa de hipoglicemia é o tratamento do diabetes melito. Resulta da interação do excesso de insulina com o comprometimento das defesas fisiológicas à hipoglicemia, principalmente no diabetes melito tipo 1 (DM1) e tipo 2 (DM2) de longa data.

Glicemia sérica ou capilar ≤ 70 mg/dℓ é considerada medida de alerta de hipoglicemia, muitas vezes sintomática, e requer tratamento com carboidrato de absorção rápida e ajuste da dose terapêutica (ver "Abordagem e condução clínica").

Hipoglicemia grave é definida como hipoglicemia associada ao rebaixamento do nível de consciência e requer assistência de outra pessoa para sua recuperação e o uso de glicose a 50% ou glucagon (ver "Abordagem e condução clínica").

Pacientes não diabéticos

Existem várias causas de hipoglicemia com diferentes fisiopatologias em pacientes não diabéticos, como descrito a seguir.

Pacientes doentes ou em uso de medicações

Fármacos e substâncias

É a causa mais comum de hipoglicemia. Os principais agentes são:

- Fármacos: insulina, sulfonilureias, glinidas
- Álcool: inibe a gliconeogênese, reduz as defesas fisiológicas à hipoglicemia e pode causar hipoglicemia de jejum em estados de depleção de glicogênio
- Outros fármacos, além de agentes antidiabéticos ou álcool, em virtude de:
  - Moderada qualidade de evidência: cibenzolina, gatifloxacino, pentamidina, quinina, indometacina, glucagon (durante endoscopia)
  - Baixa qualidade de evidência: fator de crescimento similar à insulina tipo 1 (IGF-1), lítio, propoxifeno, artesunato
  - Grau de evidência muito baixo (fármacos com mais de 25 casos de hipoglicemia identificados): inibidores da conversão da angiotensina, antagonistas do receptor da angiotensina, betabloqueadores,

levofloxacino, mifepristona, disopiramida, sulfametoxazol-trimetoprima, heparina, 6-mercaptopurina.

Doenças graves

É a segunda causa mais comum de hipoglicemia e inclui:

- Insuficiências cardíaca, renal e hepática
- Sepse
- Inanição.

Deficiência hormonal

- Hipocortisolismo, deficiência de hormônio do crescimento (GH)
- Deficiência de glucagon e epinefrina (em diabéticos com neuropatia autonômica).

Tumor de células não ilhotas

- Tumores mesenquimais (neurofibroma, fibrossarcoma, mesotelioma, lipossarcoma, rabdomiossarcoma, hemangiopericitoma, neurofibroma e linfossarcoma), em sua maioria, e tumores epiteliais (hepatomas, neoplasias adrenocorticais e tumores carcinoides)
- A hipoglicemia resulta, na maior parte dos casos, do aumento da produção de fator de crescimento similar à insulina 2 (IGF-2) em virtude desses tumores e do consumo excessivo de glicose pelo tumor.

Pacientes aparentemente saudáveis

Insulinoma

- Tumor neuroendócrino raro (incidência de 1 em 250.000 pacientes/ano)
- Mais comum em mulheres (60% dos casos)
- Pode ocorrer em qualquer idade, sendo mais prevalente entre 30 e 60 anos
- Localizado no pâncreas em cerca de 98% dos casos; menos de 10% são malignos
- Provoca geralmente hipoglicemia em jejum.

Nesidioblastose

- Caracterizada por hipertrofia das ilhotas; pode cursar com hiperplasia associada a núcleos de células beta aumentados e hipercromáticos

- Quadros clínico e laboratorial similares ao insulinoma
- Geralmente, inicia-se na infância, porém estima-se que seja causa de hipoglicemia hiperinsulinêmica em 0,5 a 5% dos adultos
- Provoca geralmente hipoglicemia em jejum.

Síndrome de hipoglicemia pancreatogênica não insulinoma (NIPHS)

- Síndrome rara, com predomínio em homens
- Caracteriza-se pelo envolvimento difuso das ilhotas pancreáticas apresentando nesidioblastose
- Hipoglicemia geralmente acontece após as refeições.

Hipoglicemia autoimune

- Distúrbio raro, associado a outras doenças autoimunes
- Ocorre produção de autoanticorpos contra a insulina (ou proinsulina) ou contra o receptor de insulina
- Produção de autoanticorpos contra a insulina (ou doença de Hirata): ocorre mais frequentemente entre pessoas de etnia japonesa ou coreana; hipoglicemia resulta da dissociação não controlada de insulina previamente ligada ao complexo insulina-anticorpo e geralmente se inicia 3 a 4 horas após as refeições
- Decorrente da produção de autoanticorpos contra o receptor de insulina: os episódios podem ocorrer em jejum e/ou no pós-prandial, e resultam do efeito agonista do anticorpo sobre o receptor.

Hipoglicemia factícia

- Uso intencional ou equivocado de hipoglicemiantes
- Geralmente associado a transtornos psiquiátricos.

Hipoglicemia pós-cirurgia gástrica

- Síndrome similar à NIPHS
- Acredita-se que a secreção aumentada de peptídio similar ao glucagon 1 (GLP-1) esteja envolvida, o que acarreta hiperplasia ou hipertrofia das células beta.

QUADRO CLÍNICO | EXAME FÍSICO

Os sintomas de hipoglicemia são classificados como:

- Neurogênicos (descarga simpático-adrenérgica desencadeada pela hipoglicemia): palpitações, tremor, excitação, ansiedade, suor, fome e parestesias
- Neuroglicopênicos (resultado da privação de glicose cerebral *per se*): mudança de comportamento, fadiga, confusão, apreensão, perda de consciência.

EXAMES COMPLEMENTARES

Em pacientes não diabéticos que apresentam a tríade de Whipple, recomenda-se revisar histórico, achados físicos e todos os dados laboratoriais disponíveis que demonstrem indícios de uso de fármacos, doenças graves e deficiências hormonais. A possibilidade de hipoglicemia factícia deve ser considerada em todo paciente submetido à avaliação.

A avaliação laboratorial consiste em coleta de sangue durante o episódio de hipoglicemia, dosando simultaneamente glicemia, insulina,

peptídio C e, se disponível, proinsulina, sulfonilureia e beta-hidroxibutirato. Deve-se observar a resposta da glicose plasmática à injeção intravenosa de 1,0 mg de glucagon (Tabela 26.1).

Se episódio hipoglicêmico espontâneo não for observado, deve-se realizar o teste de jejum prolongado de 72 horas ou teste da refeição mista (em casos de hipoglicemia pós-prandial), a fim de que a hipoglicemia se manifeste.

ABORDAGEM E CONDUÇÃO CLÍNICA

Recomenda-se a seguinte abordagem:

- Verificar a glicemia capilar em qualquer paciente que chegue ao pronto-socorro com sinais e/ou sintomas neurogênicos ou neuroglicopênicos (ver "Quadro clínico | Exame físico"). Caso confirmada a hipoglicemia, deve-se seguir a Figura 26.1
- Identificar a etiologia da hipoglicemia (Figura 26.2)
- Instituir o tratamento conforme a causa da hipoglicemia (Figura 26.3).

Tabela 26.1 Exames complementares para avaliação diagnóstica de hipoglicemia.

	Insulina exógena	Insulinoma, NIPHS, hipoglicemia pós-BGYR	Agente hipoglicemiante oral	Hipoglicemia autoimune
Sintomas e/ou sinais	Sim	Sim	Sim	Sim
Glicose plasmática (mg/dℓ)	< 55	< 55	< 55	< 55
Insulina (µU/mℓ)	≥ 3	≥ 3	≥ 3	≥ 3
Peptídio C (ng/mℓ)	< 0,2	≥ 0,2	≥ 0,2	≥ 0,2
Proinsulina (pmol/ℓ)	< 5	≥ 5	≥ 5	≥ 5
Beta-hidroxibutirato (mmol/ℓ)	≤ 2,7	≤ 2,7	≤ 2,7	≤ 2,7
Aumento de glicose após administração de glucagon IV (mg/dℓ)	> 25	> 25	> 25	> 25
Agente hipoglicemiante	Não	Não	Sim	Não
Anticorpo anti-insulina	Negativo (positivo)	Negativo	Negativo	Sim

NIPHS: síndrome de hipoglicemia pancreatogênica não insulinoma; BGYR: *bypass* gástrico em Y de Roux; IV: via intravenosa. Fonte: Cryer et al., 2009.

Capítulo 26 ❖ Hipoglicemia 227

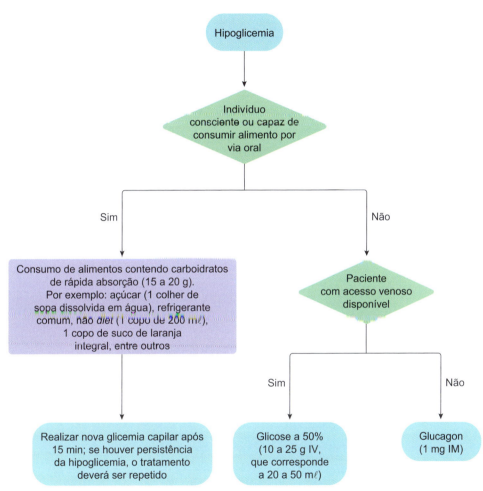

Figura 26.1 Tratamento inicial da hipoglicemia. IV: via intravenosa; IM: via intramuscular.

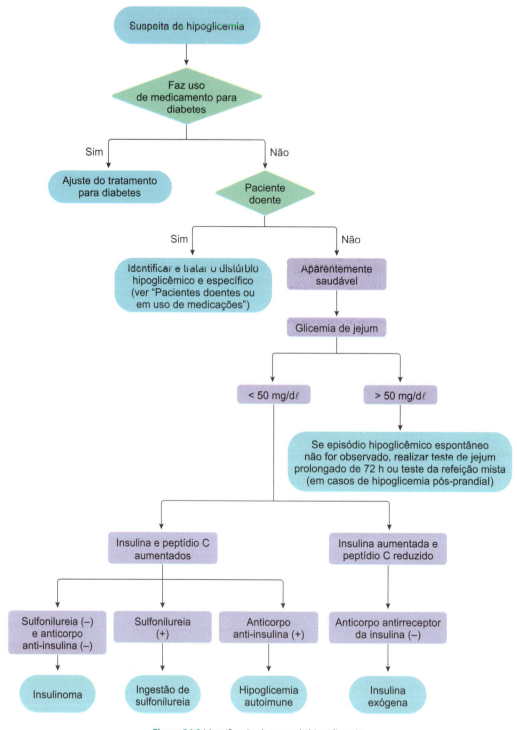

Figura 26.2 Identificação da causa da hipoglicemia.

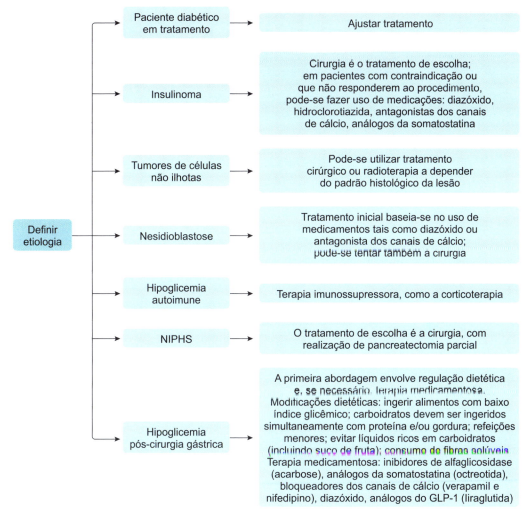

Figura 26.3 Tratamento com base na etiologia da hipoglicemia. GLP-1: peptídio similar ao glucagon 1; NIPHS: síndrome de hipoglicemia pancreatogênica não insulinoma.

BIBLIOGRAFIA

American Diabetes Association. Standards of Medical Care in Diabetes-2017: Summary of Revisions. Diabetes Care. 2017; 40(Suppl 1):S4-5.

Cryer PE, Axelrod L, Grossman AB et al. Evaluation and management of adult hypoglycemic disorders: an Endocrine Society Clinical Practice Guideline. J Clin Endocrinol Metab. 2009; 94(3):709-28.

Melmed S, Polonsky KS, Larsen PR et al. (Eds.). Williams textbook of endocrinology. 13. ed. Philadelphia: Elsevier; 2016.

Murad MH, Coto-Yglesias F, Wang AT et al. Drug-induced hypoglycemia: a systematic review. J Clin Endocrinol Metab. 2009; 94:741-5.

Vilar L. Endocrinologia clínica. 6. ed. Rio de Janeiro: Guanabara Koogan; 2016.

Villani M, de Courten B, Zoungas S. Emergency treatment of hypoglycaemia: a guideline and evidence review. Diabet Med. 2017; 34(9):1205-11.

CAPÍTULO 27

Hiperglicemia

Caroline Sancho, Laura Chaparro da Costa Neves,
Marcio F. Vendramini e Thiago Fraga Napoli

DEFINIÇÕES

A cetoacidose diabética (CAD) e o estado hiperglicêmico hiperosmolar (EHH) representam as emergências hiperglicêmicas mais sérias e ameaçadoras à vida nos pacientes diabéticos. Enquanto a CAD é mais comum em pacientes jovens com diabetes melito tipo 1 (DM1), o EHH é mais relatado em pacientes adultos e com doença de longa data.

ETIOLOGIA

Em geral, alguns eventos precipitantes podem ser identificados em pacientes com CAD ou EHH e incluem infecções (geralmente pneumonia ou infecção do sistema urinário) e descontinuação ou inadequação da terapia insulínica. A ingestão hídrica deficiente em virtude de patologias diversas, principalmente em pacientes idosos, pode causar desidratação grave e EHH.[1-5]

Outras condições e fatores associados a CAD e EHH são:

- Lesões agudas como infarto agudo do miocárdio (IAM), acidente vascular cerebral (AVC), sepse ou pancreatite
- Primeira descompensação de DM1
- Omissão ou má adesão à terapia com insulina
- Uso de inibidores de cotransportador de sódio-glicose 2 (SGLT2) cursando com quadro atípico de cetoacidose euglicêmica
- Fármacos que afetam o metabolismo dos carboidratos (como os glicocorticoides), altas doses de diuréticos tiazídicos, agentes simpaticomiméticos (como dobutamina e

terbutalina)[6] e agentes antipsicóticos atípicos de segunda geração[7]
- Consumo de cocaína[8,9]
- Problemas psicológicos associados a transtornos alimentares, medo de hipoglicemia, rebelião de autoridade e estresse de doença crônica[10]
- Mau funcionamento de dispositivos contínuos de infusão de insulina subcutânea.[11]

QUADRO CLÍNICO | EXAME FÍSICO

Geralmente a CAD evolui de forma rápida, em um período de 24 horas. Em contraste, o EHH se desenvolve de forma insidiosa, com o paciente apresentando poliúria, polidipsia e perda ponderal geralmente persistindo por alguns dias antes de sua admissão no hospital. Podem ocorrer sintomas neurológicos, incluindo letargia, sinais focais e obnubilação, que são mais frequentes no EHH. Hiperventilação e dor abdominal são primariamente restritas aos pacientes com CAD, assim como náuseas e vômito.

CRITÉRIOS DIAGNÓSTICOS

A tríade que compõe a síndrome da CAD inclui hiperglicemia, cetonemia e acidose metabólica. Pode ser classificada em leve, moderada e grave, a depender do grau de acidose e do comprometimento do nível de consciência (Tabela 27.1).

Os pacientes em EHH apresentam-se, em sua maioria, com poliúria, polidipsia, fraqueza e declínio progressivo do estado mental. Os critérios diagnósticos incluem: glicose

Tabela 27.1 Critérios diagnósticos de cetoacidose diabética e estado hiperglicêmico hiperosmolar.

	CAD			
	Leve	**Moderada**	**Grave**	**EHH**
Glicose	> 250	> 250	> 250	> 600
pH arterial	7,25 a 7,3	7 a 7,24	< 7	> 7,3
Bicarbonato	15 a 18	10 a 14	< 10	> 18
Cetonas	Positivo	Positivo	Positivo	Pequena concentração
β-hidroxibutirato	> 3	> 3	> 3	< 3
Osmolalidade sérica efetiva	Variável	Variável	Variável	> 320
Anion gap	> 10	> 12	> 12	Variável
Estado mental	Alerta	Alerta/sonolento	Estupor/coma	Estupor/coma

CAD: cetoacidose diabética; EHH: estado hiperglicêmico hiperosmolar. Fonte: Vilar, 2013;[12] Fayfman et al., 2017.[13]

plasmática superior a 600 mg/dℓ, osmolalidade efetiva superior a 320 mOsm/kg e ausência de cetoacidose.

Outros achados laboratoriais podem estar presentes, como:

- Leucocitose de 10.000 a 15.000 (contagens superiores a 25.000 ou neutrofilia > 10% devem ser consideradas infecções bacterianas, a depender da correlação com dados clínicos)
- Pseudo-hiponatremia (adicionar 1,6 mg/dℓ no sódio sérico para cada 100 mg/dℓ acima de 100 mg/dℓ de glicemia)
- Pseudo-hiperpotassemia e pseudo-hiperfosfatemia.

Atenção

Critérios de resolução
- CAD
  - Glicemia < 250 mg/dℓ
  - pH venoso > 7,3
  - Bicarbonato > 18 mEq/ℓ.
- EHH
  - Glicemia ≤ 200 mg/dℓ
  - Osmolalidade sérica efetiva < 310 mOsm/kg.

ABORDAGEM E CONDUÇÃO CLÍNICA

Devem-se corrigir a desidratação, a hiperglicemia, a hiperosmolaridade e os distúrbios hidreletrolíticos/cetonemia, além de identificar e tratar os fatores precipitantes.

A Figura 27.1 apresenta o diagrama para manejo das emergências hiperglicêmicas.

Complicações

As principais complicações do tratamento incluem:

- Hipoglicemia: para reduzir o risco, recomenda-se adequada monitorização de glicemias capilares e diminuição de infusão de insulina com substituição por solução glicosada quando a glicemia alcançar 200 mg/dℓ
- Edema cerebral (raro em adultos): medidas preventivas abrangem evitar hidratação excessiva com redução rápida da osmolalidade plasmática e manter a glicemia entre 250 e 300 mg/dℓ até a normalização da osmolalidade plasmática e do estado mental
- Outras: hipopotassemia, rabdomiólise, acidose hiperclorêmica, trombose vascular, mucormicose.

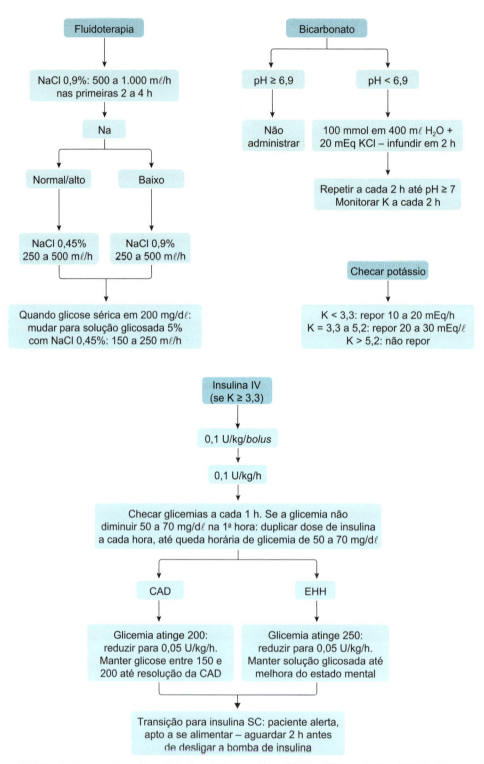

Figura 27.1 Manejo das emergências hiperglicêmicas. CAD: cetoacidose diabética; EHH: estado hiperglicêmico hiperosmolar; IV: via intravenosa; SC: via subcutânea. (Adaptada de Vilar, 2013;[12] Fayfman et al., 2017.)[13]

REFERÊNCIAS BIBLIOGRÁFICAS

1. Kitabchi AE, Razavi L. Hyperglycemic crises: diabetic ketoacidosis (DKA), and hyperglycemic hyperosmolar statc (HHS). 2018. Disponível em: www.endotext.org/diabetes/diabetes24/diabetesframe24.htm.
2. Randall L, Begovic J, Hudson M et al. Recurrent diabetic ketoacidosis in inner-city minority patients: behavioral, socioeconomic, and psychosocial factors. Diabetes Care. 2011; 34(9):1891-6.
3. Wachtel TJ, Tetu-Mouradjian LM, Goldman DL et al. Hyperosmolarity and acidosis in diabetes mellitus: a three-year experience in Rhode Island. J Gen Intern Med. 1991; 6(6):495-502.
4. Wachtel TJ. The diabetic hyperosmolar state. Clin Geriatr Med. 1990; 6(4):797-806.
5. Wachtel TJ, Silliman RA, Lamberton P. Prognostic factors in the diabetic hyperosmolar state. J Am Geriatr Soc. 1987; 35(8):737-41.
6. Kitabchi AE, Murphy MB. Consequences of insulin deficiency. In: Skyler J (Ed.). Atlas of diabetes. 4. ed. New York: Springer; 2012. p. 39.
7. Newcomer JW. Second-generation (atypical) antipsychotics and metabolic effects: a comprehensive literature review. CNS Drugs. 2005; 19(Suppl 1):1-93.
8. Warner EA, Greene GS, Buchsbaum MS et al. Diabetic ketoacidosis associated with cocaine use. Arch Intern Med. 1998; 158(16):1799-802.
9. Nyenwe EA, Loganathan RS, Blum S et al. Active use of cocaine: an independent risk factor for recurrent diabetic ketoacidosis in a city hospital. Endocr Pract. 2007; 13(1):22-9.
10. Polonsky WH, Anderson BJ, Lohrer PA et al. Insulin omission in women with IDDM. Diabetes Care. 1994; 17(10):1178-85.
11. Peden NR, Braaten JT, McKendry JB. Diabetic ketoacidosis during long-term treatment with continuous subcutaneous insulin infusion. Diabetes Care. 1984; 7(1):1-5.
12. Vilar L (Ed.). Endocrinologia clínica. 5. ed. Rio de Janeiro: Guanabara Koogan; 2013.
13. Fayfman M, Pasquel F, Umpierrez G. Management of hyperglycemic crises – diabete ketoacidosis and hyperglicemyc hyperosmolar state. Med Clin North Am. 2017; 101(3):587-606.

CAPÍTULO 28

Hipocalcemia

Raphael Sanches Veloso, Paula Paes Batista da Silva,
Thiago Fraga Napoli e Ricardo A. Guerra

DEFINIÇÃO

Distúrbio eletrolítico importante da prática clínica, definido por valores séricos de cálcio total < 8,5 mg/dℓ. É importante ressaltar que o cálcio pode ser encontrado no plasma, ligado a proteínas carreadoras, complexos difusíveis ou íons livre (cálcio ionizado), que é a forma biologicamente ativa. A manutenção da calcemia é importante para funcionamento celular, transmissão nervosa, estabilidade das membranas, além de homeostase óssea. Algumas situações clínicas podem interferir nos valores séricos de cálcio total, dentre elas a hipoalbuminemia, portanto, é importante sempre corrigir os níveis de cálcio conforme a fórmula a seguir:

Cálcio corrigido: cálcio sérico + 0,8 × (4 – albumina)

ETIOLOGIA

A investigação etiológica é essencial para o paciente com hipocalcemia, pois a sua correção previne complicações. As causas de hipocalcemia podem se dividitas entre aquelas que se associam a níveis baixos de fósforo (como deficiência de vitamina D, hipomagnesemia e pancreatite aguda) ou a níveis elevados de fósforo, sendo a cirurgia cervical (paratireoidectomia e tireoidectomia) a principal causa.

As principais causas de hipocalcemia são:

- Paratireoidectomia
- Tireoidectomia
- Hemodiálise
- Doença renal crônica em estágio avançado
- Hipoparatireoidismo autoimune
- Indução por quimioterápicos
- Hipovitaminose D
- Deficiência de magnésio
- Pancreatite aguda
- Rabdomiólise
- Transfusão sanguínea maciça
- Radioterapia cervical.

QUADRO CLÍNICO | EXAME FÍSICO

Hipocalcemia aguda sintomática geralmente ocorre em pacientes críticos com níveis de cálcio inferiores a 7,6 mg/dℓ. Na maioria dos casos a hipocalcemia de instalação insidiosa é assintomática. Os sinais e sintomas ocorrem devido à queda rápida da concentração plasmática de cálcio, levando a irritabilidade neuromuscular e parestesias, além de fraqueza. No exame físico podem ser observados hiper-reflexia e sinais de tetania. São comuns os sinais de Trousseau (contração de músculo do punho e flexão articular decorrente de insuflação, por 3 minutos, do manguito 20 mmHg acima da pressão arterial [PA] sistólica) e de Chvostek (contração dos músculos perilabiais, ipsilateral, após percussão do nervo facial anterior ao pavilhão auditivo). Alterações eletrocardiográficas e de fundo de olho também podem ser relatadas.

Entre os sinais e sintomas de hipocalcemia sintomática, destacam-se:

- Parestesia digital e/ou perioral
- Laringospasmo
- Sinal de Trousseau (+)
- Sintomas psiquiátricos (psicose, ansiedade e depressão)
- Hipotensão arterial

- Eletrocardiograma (ECG): intervalo QT prolongado
- Cãibra
- Crise convulsiva
- Sinal de Chvostek (+)
- *Delirium*
- Hiper-reflexia
- Fundo de olho: papiledema.

EXAMES COMPLEMENTARES

Os principais exames que auxiliam a identificação etiológica e o acompanhamento do paciente com hipocalcemia são:

- Cálcio total
- Albumina sérica
- Cálcio ionizado
- Paratormônio (PTH)
- 25-OH-vitamina D
- Fósforo
- Magnésio
- Ureia
- Creatinina.

ABORDAGEM E CONDUÇÃO CLÍNICA

O tratamento deve considerar os valores plasmáticos de cálcio e a velocidade de instalação dos sinais e sintomas e deve ser estabelecido de acordo com a emergência do caso (casos graves, pacientes sintomáticos; casos leves, pacientes assintomáticos). É importante identificar os casos graves para imediata instituição de tratamento específico. A Figura 28.1 mostra a sequência de decisões em caso de hipocalcemia aguda e crônica.

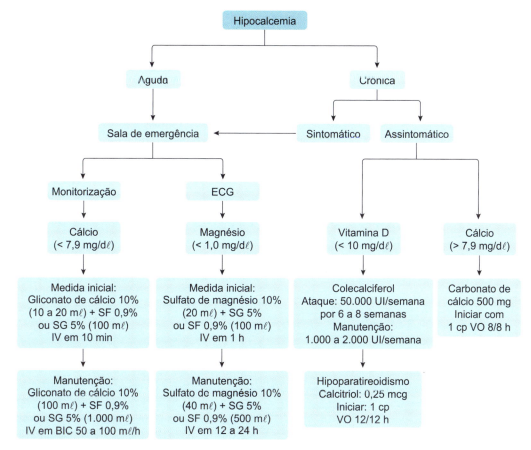

Figura 28.1 Sequência de decisões em caso de hipocalcemia. ECG: eletrocardiograma; IV: via intravenosa; BIC: bomba de infusão contínua; cp: comprimido; VO: via oral.

Hipocalcemia grave/sintomática

- Transferência para a sala de emergência
- Monitoramento cardíaco
- Reposição de cálcio por via intravenosa (IV)
  - Medida inicial: gliconato de cálcio a 10% (10 a 20 mℓ) + SG 5% ou SF 0,9% (100 mℓ) – IV em 10 minutos
  - Manutenção: gliconato de cálcio a 10% (100 mℓ) + SG 5% ou SF 0,9% (1.000 mℓ) – IV em bomba de infusão contínua (50 a 100 mℓ/h). Titular dose até normalização dos níveis de cálcio ou correção da causa
- Reposição de magnésio (< 1,0 ng/dℓ) IV
  - Medida inicial: sulfato de magnésio a 10% (20 mℓ) + SF 0,9% ou SG 5% (100 mℓ) – IV em 1 hora
  - Manutenção: sulfato de magnésio a 10% (40 mℓ) + SF 0,9% ou SG 5% (500 mℓ) – IV em 12 a 24 horas.

Hipocalcemia leve/assintomática

- Carbonato de cálcio 500 mg por via oral (VO) a cada 8 horas

- Vitamina D < 10 ng/mℓ → colecalciferol
  - Ataque: 50.000 UI VO semanalmente por 6 a 8 semanas
  - Manutenção: 1.000 a 2.000 UI VO semanalmente
- Hipoparatireoidismo
  - Calcitriol 0,25 μg: iniciar com 1 comprimido a cada 12 horas.

BIBLIOGRAFIA

Azevedo LCP, Taniguchi LU, Ladeira JP. Medicina intensiva: abordagem prática. 2. ed. Manole; 2015.

Carroll R, Matfin G. Endocrine and metabolic emergencies: hypocalcaemia. Ther Adv Endocrinol Metab. 2010; 1(1):29-33.

Maeda SS, Silva DMW. Guia prático em osteometabolismo. Segmento Farma; 2014.

Martins MA. Manual do residente de clínica médica. 2. ed. Manole; 2017.

Saad MJA, Maciel RMB, Mendonça BB. Endocrinologia: princípios e prática. 2. ed. Atheneu; 2017.

Turner J, Gittoes N, Selby P. Society for Endocrinology Clinical Committee. Emergency management of acute hypocalcaemia in adult patients. Endocr Connect. 2016; 5(5):G7-8.

Hipercalcemia

CAPÍTULO 29

Andres Lau Rodriguez, Paula Paes Batista da Silva,
Thiago Fraga Napoli e Ricardo A. Guerra

DEFINIÇÃO

Definida como aumento do cálcio total corrigido pela albumina acima de 10,5 mg/dℓ ou cálcio iônico acima do limite superior do laboratório.

Até 45% do cálcio é ligado à albumina. O excesso de albumina ou de proteína anômala, como no mieloma múltiplo, pode elevar o cálcio total sem alterar o cálcio iônico. Isto é conhecido como pseudo-hipercalcemia. Em doenças crônicas ou desnutrição que cursem com deficiência de albumina, os níveis de cálcio total podem estar normais, mas os de cálcio iônico estarão aumentados. Por estes motivos, sempre se deve corrigir os níveis de cálcio considerando os da albumina sérica, como a seguir:

Cálcio medido + [(4 – albumina) × 0,8]

ETIOLOGIA

Em 90% dos casos, a hipercalcemia decorre do hiperparatireoidismo (HPT) primário ou secundário a alguma malignidade.

As hipercalcemias podem ser classificadas de acordo com sua fisiopatogenia em dependentes de paratormônio (PTH) e independentes de PTH.

Hipercalcemia dependente de PTH

- Hiperparatireoidismo primário (HPT 1)
- Hiperparatireoidismo terciário
- Hipercalcemia hipocalciúrica familiar (HHF)/intoxicação por lítio: para diferenciar estas duas condições do HPT 1, deve-se calcular a fração de excreção de cálcio (FEC), como exposto na Figura 29.1, mais adiante. Essas condições evoluem com hipocalciúria, ou seja, FEC < 1,5%, o que significa que, apesar da hipercalcemia, 98,5% do cálcio é reabsorvido. No HPT 1, o PTH promove maior excreção de cálcio, apresentando, assim, FEC > 1,5%.

Hipercalcemia independente de PTH

- Hipercalcemia da malignidade: secundária a um dos seguintes mecanismos
  - Produção tumoral de proteína relacionada ao paratormônio (PTH-rp)
  - Níveis de calcitriol aumentados (expressão de α1-hidroxilase em linfomas)
  - Metástases ósseas osteolíticas e produção local de citocinas
- Excesso de vitamina D
- Doenças granulomatosas crônicas
- Medicações
  - Diuréticos tiazídicos
  - Intoxicação por vitamina A
  - Lítio
  - Teriparatida
  - Intoxicação por teofilina
- Causas endocrinológicas
  - Tireotoxicose
  - Acromegalia
  - Insuficiência adrenal
  - Feocromocitoma
- Outras causas
  - Doença de Paget
  - Rabdomiólise em fase de recuperação
  - Imobilização
  - Nutrição parenteral.

QUADRO CLÍNICO | EXAME FÍSICO

A manifestação clínica depende da gravidade da hipercalcemia, de sua instalação aguda ou crônica e da doença de base.

Podemos classificar a gravidade segundo o nível sérico de cálcio em:

- Leve: < 12 mg/dℓ
- Moderada: 12 a 14 mg/dℓ
- Grave: > 14 mg/dℓ.

Hipercalcemia aguda

As manifestações podem ser:

- Neuropsiquiátricas: alteração na concentração, fadiga, confusão mental e coma
- Cardiovasculares: encurtamento do intervalo QT, bradicardia, hipertensão
- Renais: poliúria, polidipsia, desidratação, insuficiência renal
- Musculoesqueléticas: fraqueza muscular
- Gastrintestinais: anorexia, náuseas, vômito, constipação intestinal, pancreatite.

Hipercalcemia crônica

Os pacientes com hipercalcemia crônica podem apresentar-se assintomáticos ou com complicações mais crônicas, como nefrolitíase, nefrocalcinose, osteoporose, osteíte fibrosa cística, úlcera péptica, hipertensão, cardiomiopatia.

EXAMES COMPLEMENTARES

Após confirmação da hipercalcemia, o próximo passo é medir o PTH para diferenciar os dois grandes grupos.

Nas causas dependentes de PTH, este pode estar aumentado ou inapropriadamente normal. Quando está aumentado, estamos diante de um caso de HPT primário ou terciário. Quando o PTH estiver no limite superior da normalidade, isto é, inapropriadamente normal, deve-se pensar, além do HPT primário, na HHF.

Com PTH diminuído (< 20 pg/mℓ), devem-se medir vitamina D, calcitriol e, se possível, PTH-rp.

Níveis diminuídos de PTH, PTH-rp e vitamina D e seus metabólitos sugerem outras causas, como hipertireoidismo e intoxicação por vitamina A (Figura 29.1).

O eletrocardiograma demonstra intervalo QT curto.

ABORDAGEM E CONDUÇÃO CLÍNICA

Dependem da gravidade da hipercalcemia.

Em caso de hipercalcemia leve, menor que 12 mg/dℓ, assintomática ou oligossintomática, como no caso de um HPT primário, pode ser acompanhada ambulatorialmente.

A hipercalcemia moderada, de 12 a 14 mg/dℓ, também pode ser acompanhada ambulatorialmente caso seja um caso crônico e pouco sintomático. No entanto, elevações rápidas desses níveis provocam sintomas mais graves e requerem tratamento imediato, tal como na hipercalcemia grave (Figura 29.2).

A hipercalcemia grave, com cálcio > 14 mg/dℓ, deve ser sempre tratada. As medidas terapêuticas incluem as descritas a seguir.

Reidratação

Administrar SF 0,9% geralmente entre 4 e 6 ℓ nas primeiras 24 horas, infundindo-se 200 a 300 mℓ/h e ajustando para que seja obtida diurese de 100 a 150 mℓ/h. Deve-se atentar para os seguintes tópicos:

- Cuidado com pacientes com insuficiência renal crônica ou cardiopatas, que não tolerem volume
- Diuréticos de alça não devem ser prescritos de rotina, devendo ser usados apenas em caso de hipervolemia
- Em caso de piora progressiva da função renal, considerar hemodiálise.

Bifosfonatos

- Ácido zoledrônico (ZA) 4 mg em 15 minutos: é o bifosfonato de escolha, já que é o mais potente. Consegue normalizar a calcemia em 48 a 72 horas em 88% dos casos contra os 70% do pamidronato 90 mg. A duração do controle da calcemia com ZA é de 32 a 43 dias em comparação aos 18 dias com pamidronato

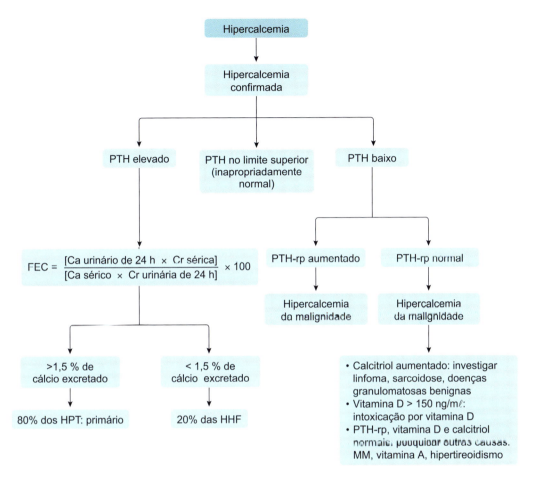

Figura 29.1 Investigação de hipercalcemia. PTH: paratormônio; PTH-rp: proteína relacionada ao PTH; FEC: fração de excreção de cálcio; Cr: creatinina; HPT: hiperparatireoidismo; HHF: hipercalcemia hipocalciúrica familiar; MM: mieloma múltiplo.

- Pamidronato: a máxima resposta da calcemia ocorre com 90 mg. Deve ser infundido em 2 a 4 horas. Mantém normocalcemia por 2 a 3 semanas. Nova dose não deve ser repetida em até 7 dias
- Ibandronato 4 mg: seu efeito pode ser diretamente comparado com o pamidronato
- Nenhum bifosfonato é recomendado com *clearance* de creatinina (ClCr) menor de 30 devido ao risco de deterioração da função renal; no entanto, devem-se pesar os riscos e benefícios, e, caso seu uso seja necessário, deve-se infundir lentamente em até 60 minutos para diminuir o risco.

Calcitonina

- Aumenta a excreção renal de cálcio e diminui a reabsorção óssea
- Dose inicial: 4 UI/kg por via intramuscular (IM) ou subcutânea (SC) → dosar cálcio depois de 6 horas. Se tiver diminuído, então o paciente é calcitonina-sensível → manter calcitonina (4 a 8 UI/kg a cada 6 a 12 horas)
- Segura, não tóxica: náuseas e reação de hipersensibilidade
- Início de ação: 4 a 6 horas
- Eficácia limitada por 48 horas: taquifilaxia por *down-regulation* dos receptores
- Diminui o cálcio em torno de 1 a 2 mg/dℓ.

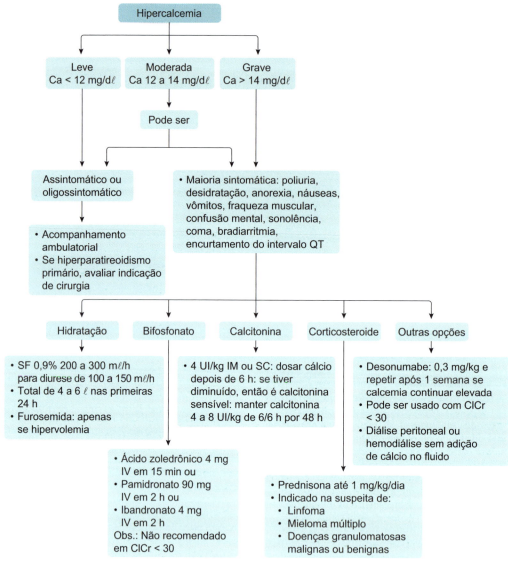

Figura 29.2 Sequência de decisões em caso de hipercalcemia. HPT: hiperparatireoidismo; IV: via intravenosa.

Outras opções

Denosumabe

- Anticorpo monoclonal contra o ativador receptor do fator nuclear kappa B ligante (RANKL)
- Indicado em pacientes com hipercalcemia persistente apesar de bifosfonatos e em pacientes com contraindicação ao bifosfonato por disfunção renal (ClCr menor que 30)
- A dose não está bem estabelecida. Pode-se iniciar com 0,3 mg/kg e, se não houver resposta após 1 semana, uma segunda dose pode ser administrada
- Em um estudo, 33 pacientes que permaneciam com hipercalcemia persistente após uso de bifosfonato (> 12,5 mg/dℓ) foram tratados com denosumabe 120 mg SC semanalmente por 4 semanas e depois mensalmente. Após 10 dias do tratamento, 64% dos pacientes apresentaram níveis de cálcio < 11,5 mg/dℓ.

Glicocorticoide

- Diminui a produção de calcitriol pelas células mononucleares ativadas. Assim, apenas é indicado na suspeita de linfomas, mieloma múltiplo ou doenças granulomatosas malignas ou benignas
- Prednisona 20 a 40 mg/dia até 1 mg/kg/dia.

Diálise peritoneal ou hemodiálise sem adição de cálcio no fluido

Devem ser consideradas em casos totalmente refratários ou quando houver oligoanúria e hipervolemia com piora da função renal.

BIBLIOGRAFIA

Adhikaree J, Newby Y, Sundar S. Denosumab should be the treatment of choice for bisphosphonate refractory hypercalcemia of malignancy. BMJ Case Rep. 2014; 2014.

Bilezikian JP. Management of acute hypercalcemia. N Engl J Med. 1992; 326(18):1196-203.

Body JJ. Hypercalcemia of malignancy. Semin Nephrol. 2004; 24(1):48-54.

Shane E, Berenson JR. Treatment of hypercalcemia. UpToDate. 2017. Disponível em: www.uptodate.com/contents/treatment-of-hypercalcemia?source=search_result&search=hipercalcemia&selectedTitle=2~150.

Vaughn CB, Vaitkevicius VK. The effects of calcitonin in hypercalcemia in patients with malignancy. Cancer. 1974; 34(4):1268-71.

CAPÍTULO 30

Hipopotassemia

Camila S. Olmos

DEFINIÇÃO

Distúrbio hidreletrolítico caracterizado por concentração de potássio no sangue menor que 3,5 mEq/ℓ, que leva ao aumento de morbimortalidade.

ETIOLOGIA

A hipopotassemia ocorre devido a diferentes mecanismos fisiopatológicos, que incluem:

- Maior entrada de potássio nas células, como ocorre quando há maior disponibilidade de insulina, que atua nas bombas de Na-K-ATPase; aumento de atividade dos receptores beta-adrenérgicos; alcalose metabólica ou respiratória promovem a saída de íon hidrogênio para o meio extracelular e, por conseguinte, o potássio entra nas células para manter o equilíbrio acidobásico
- Perda gastrintestinal, no caso de diarreia e/ou vômito, em que a perda de ácido clorídrico pode causar alcalose metabólica
- Aumento de excreção urinária, sendo mais comum pelo uso de diuréticos, com exceção dos poupadores de potássio; eliminação passiva de potássio em virtude de hiperaldosteronismo primário ou secundário – a aldosterona atua no túbulo coletor, levando a maior reabsorção de sódio, no qual o lúmen fica eletronegativo e passivamente o potássio é secretado; estenose de artéria renal, por aumento da atividade renina-angiotensina-aldosterona; alterações tubulares como o uso de substâncias nefrotóxicas (cisplatina, anfotericina), acidose tubular renal, síndromes genéticas com Bartter e Gitelman; e hipomagnesemia.

QUADRO CLÍNICO | EXAME FÍSICO

Alterações neuromusculares, como paresia e paralisia; cardiovasculares, como arritmias e alterações no eletrocardiograma (depressão do segmento ST, diminuição da amplitude da onda T e aumento da amplitude das ondas U que ocorrem no final da onda T (Figura 30.1) e prolongamento do intervalo QT).

ABORDAGEM E CONDUÇÃO CLÍNICA

A Figura 30.2 apresenta o fluxograma de tomada de decisão em caso de evidência de hipopotassemia.

Para reestabelecer os níveis normais de potássio no sangue, deve ser administrado cloreto de potássio. As formas de apresentação disponíveis do mercado brasileiro são:

- Cloreto de potássio por via intravenosa (IV)
  - 10%: 13 mEq em 10 mℓ
  - 15%: 20 mEq em 10 mℓ
  - 19,1%: 25 mEq em 10 mℓ

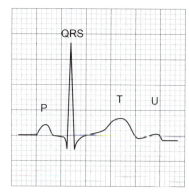

Figura 30.1 Aparecimento de onda U.

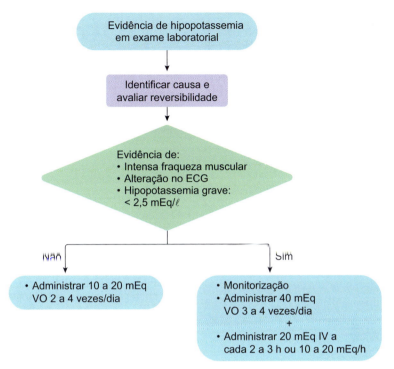

Figura 30.2 Sequência de decisões em caso de evidência de hipopotassemia. ECG: eletrocardiograma; VO: via oral; IV: via intravenosa.

- Cloreto de potássio por via oral (VO)
  - Xarope 6%: 8 mEq em 10 mℓ
  - Drágea de 600 mg: 8 mEq.

Recomenda-se dosar o potássio sérico a cada 2 a 4 horas durante terapia de reposição intravenosa até reversão de hipopotassemia grave; após melhora, administrar medicamento por via oral. Deve-se suspender o tratamento se houver estabilidade nos níveis de potássio entre 3 e 3,5 mEq/ℓ e os sinais e sintomas forem revertidos. Como o K é um íon de distribuição intracelular, o restabelecimento de seu estoque pode levar alguns dias após reposição. Há risco de dor e flebite se a quantidade infundida ultrapassar 10 mEq/h em via periférica; acima de 20 mEq/h, indica-se infusão por veia central. Orienta-se no máximo 20 mEq/h, porém já foi descrita dose de 40 mEq/h em caso de hipopotassemia grave. Dê preferência à solução salina em detrimento da glicosada, devido à possibilidade de piora de hipopotassemia por transferência de potássio para o meio intracelular com a glicose. É importante dosar o magnésio para avaliar necessidade de reposição. O uso de cloreto de potássio para reposição é adequado na maioria dos casos, exceto para pacientes com acidose metabólica (nesse caso, indica-se acetato de potássio) e hipofosfatemia (nesse caso, indica-se fosfato de potássio).

BIBLIOGRAFIA

Gennari FJ. Hypokalemia. N Engl J Med. 1998; 339(7):451-8.
Kim GH, Han JS. Therapeutic approach to hypokalemia. Nephron. 2002; 92(Suppl 1):28.
Kruse JA, Carlson RW. Rapid correction of hypokalemia using concentrated intravenous potassium chloride infusions. Arch Intern Med. 1990; 150:613.
Moura LRR, Alves MAR, Santos DR et al. Tratado de nefrologia. São Paulo: Atheneu; 2017.
Riella MC. Princípios de nefrologia e distúrbios hidreletrolíticos. 5. ed. Rio de Janeiro: Guanabara Koogan; 2010.
Singer AJ, Thode HC Jr, Peacock WF. A retrospective study of emergency department potassium disturbances: severity, treatment, and outcomes. Clin Exp Emerg Med. 2017; 4(2):73-9.
Zatz R. Bases fisiológicas da nefrologia. São Paulo: Atheneu; 2012.

CAPÍTULO 31

Hiperpotassemia

Maria Ines Clemente Perestrelo

DEFINIÇÃO

Distúrbio hidreletrolítico caracterizado por aumento sérico de potássio acima de 5,5 mmol/ℓ, que pode ser súbito ou crônico, acompanhado ou não de sintomas, e que acarreta aumento da mortalidade devido à possível ocorrência de arritmias cardíacas.

ETIOLOGIA

Retenção de potássio

- Insuficiência renal crônica: pacientes com taxa de filtração glomerular menor que 15 mℓ/min/1,73 m² com baixo fluxo urinário apresentam diminuição da excreção de potássio
- Insuficiência renal aguda: queda abrupta da taxa de filtração glomerular e lesões tubulares dificultam a eliminação do potássio
- Medicamentos que interferem na eliminação renal de potássio: diuréticos poupadores de potássio, como a espironolactona e amilorida, ciclosporina, tacrolimo e trimetoprima, pentamidina; anti-inflamatórios não hormonais e inibidores da enzima conversora de angiotensina; e heparina, que por meio da diminuição da aldosterona também pode acarretar retenção de potássio (Tabela 31.1)
- Ureterojejunostomia: a derivação do ureter no jejuno faz com que o potássio da urina seja reabsorvido nesse segmento
- Diminuição do volume circulante efetivo: insuficiência cardíaca congestiva (ICC), cirrose
- Hipoaldosteronismo (tanto primário como secundário): a deficiência de aldosterona acarreta a perda de sódio e ao mesmo tempo a retenção de potássio, como na doença de Addison, uropatia obstrutiva, acidose tubular renal tipo IV
- Pseudo-hipoaldosteronismo: quando a aldosterona está normal ou elevada e há uma resistência à sua ação nos rins, em decorrência de alterações genéticas, ocorrem hiperpotassemia e acidose metabólica em paciente com função renal normal, sendo classificadas nos tipos I e II. Destaque para a síndrome de Gordon (tipo II), na qual há excessiva reabsorção de sódio, o que suprime a secreção de aldosterona
- Constipação intestinal: síndrome VACTERL (associação de anomalias congênitas); neste caso, quando o paciente apresenta anomalias retais e renais, visto que a porcentagem de eliminação de potássio por via intestinal é menor que a renal.

Aumento da liberação de potássio pelas células

- Acidose metabólica: como forma de tampão do sistema acidobásico, o hidrogênio em excesso no meio extracelular é trocado por potássio no meio intracelular. Para cada redução de 0,1 no pH, há elevação de 0,7 mEq/ℓ na concentração de potássio
- Deficiência de insulina, hiperglicemia e hiperosmolaridade: a insulina é o promotor da entrada de potássio nas células; sua deficiência leva à inativação da bomba Na-K ATPase e à saída de potássio para o meio extracelular
- Maior catabolismo celular: traumatismos, transfusões, hemólise intravascular, radio-

terapia, exercício físico extenuante e qualquer processo que ocasione alta lise celular acarreta hiperpotassemia por liberar o estoque de potássio do meio intracelular para o extracelular

- Fármacos: aqueles que atuam na bomba Na-K-ATPase e promovem a saída de potássio da célula, como succinilcolina (suxametônio), digitálicos, betabloqueadores e aminoácidos (ver Tabela 31.1).

Aumento do aporte de potássio

- Infusão de penicilina G potássica
- Suplementos nutricionais
- Sal de cloreto de potássio (ver Tabela 31.1).

Tabela 31.1 Fármacos e substâncias causadores de hiperpotassemia de acordo com seu mecanismo de ação.

Fármacos que acarretam movimento transmembrana do K
- Betabloqueadores
- Aminoácidos catiônicos
- Digoxina
- Manitol
- Verapamil
- Succinilcolina (suxametônio)

Fármacos que afetam a secreção de aldosterona
- Inibidores da enzima conversora de angiotensina
- Inibidores de angiotensina II
- Inibidores diretos de renina
- Inibidores de calcineurina

Fármacos que aumentam a resistência tubular à aldosterona
- Antagonistas da aldosterona
- Diuréticos poupadores de potássio
- Trimetoprima
- Pentamidina

Produtos que contenham potássio
- Produtos sanguíneos estocados
- Penicilina G
- Sais alternativos contendo potássio

Atenção

Pseudo-hiperpotassemia
Condições que causam saída de potássio da célula durante o processo de coleta ou estocagem do sangue podem causar falsas elevações nas dosagens de potássio.

QUADRO CLÍNICO | EXAME CLÍNICO

Um grande número de pacientes é assintomático, principalmente se ocorrerem elevações leves do íon. Não há relação direta entre os níveis séricos de potássio e os sintomas. Quando sintomáticos, os pacientes podem se queixar de distúrbios neuromusculares, como fraqueza muscular, parestesias, hiporreflexias e paralisias que se iniciam distalmente em membros. Também podem ocorrer distúrbios cardíacos, como palpitações, arritmias e sincopes, que podem até causar parada cardíaca. O eletrocardiograma deve ser o primeiro exame solicitado se constatada hiperpotassemia, ainda que assintomática, devido à possibilidade de este distúrbio acarretar alterações (Tabela 31.2).

Tabela 31.2 Relação possível entre as alterações eletrocardiográficas e a dosagem de potássio.

Nível de potássio	Alteração eletrocardiográfica
5,5 a 6,5	Onda T apiculada ("em tenda")
6,5 a 8,0	Intervalo PR prolongado Achatamento da onda T Alargamento do QRS
> 8,0	Ausência da onda P Bloqueio intraventricular Onda sinusoidal Fibrilação ventricular, assistolia

EXAMES COMPLEMENTARES

Os exames complementares, como as dosagens de aldosterona e renina, são importantes para investigação das causas de hiperpotassemia e podem confirmar hipoaldosteronismo ou mesmo possíveis substâncias que possam agir no sistema renina-angiotensina-aldosterona.

A Figura 31.1 apresenta o algoritmo para investigação de hiperpotassemia.

ABORDAGEM E CONDUÇÃO CLÍNICA

Reversão de efeitos cardiotóxicos

A utilização de sais de cálcio tem como objetivo estabilizar a membrana das células cardíacas, evitando arritmias, e será utilizada

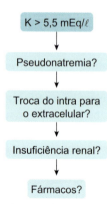

Figura 31.1 Algoritmo para investigação de hiperpotassemia.

apenas se houver alterações eletrocardiográficas. Não promovem redução do potássio sérico. Deve ser administrada uma ampola de 10 mℓ de gliconato de cálcio a 10%, diluída em 100 mℓ de cloreto de sódio a 0,9% ou soro glicosado a 5%, entre 2 e 5 minutos, podendo ser repetida a dosagem após 5 minutos, se necessário.

Translocação de potássio para dentro da célula

▶ **Solução polarizante.** Utilização de insulina para facilitar a entrada do potássio na célula. A glicose é utilizada conjuntamente, para evitar hipoglicemia. No caso de paciente hiperglicêmico, a glicose pode ser evitada. Em geral, infunde-se uma solução que contenha 10 UI de insulina regular diluídas em soro com 50 gramas de glicose (500 mℓ de soro glicosado a 10% ou 100 mℓ de glicose a 50%) em até 2 horas, podendo ser repetida.

▶ **Agonistas beta-adrenérgicos.** Utilização de salbutamol ou fenoterol. Devido ao efeito taquicardizante, devem ser evitados em pacientes com miocardiopatia grave. Realiza-se inalação com 10 gotas de salbutamol ou fenoterol diluídas em 5 mℓ de soro fisiológico a 0,9% a cada 4 horas.

▶ **Alcalinização.** Em pacientes acidóticos, pode-se utilizar 1 mℓ de bicarbonato de sódio a 8,4%, o que corresponde a 1 mEq de reposição. Emprega-se a fórmula peso × 0,3 × (24 − bicarbonato plasmático) para calcular a quantidade a ser infundida. Outra maneira é utilizar 1 mEq/kg até de 4/4 horas. É necessário atentar para as possíveis complicações, como a ocorrência de edema agudo de pulmão em pacientes com insuficiência cardíaca e a ocorrência de alcalose e hipocalcemia.

Aumento da excreção de potássio

▶ **Diuréticos.** Os diuréticos tiazídicos, apesar de apresentarem potência diurética menor, são úteis em casos de hipoaldosteronismo hiporreninêmico. Já os diuréticos de alça, como a furosemida, são efetivos mesmo em pacientes com taxas de filtração glomerular baixas. A dose sugerida é de 1 mg/kg ou 40 a 80 mg até 4/4 horas. A fludrocortisona é um análogo da aldosterona, que também pode ser utilizado em casos de hipoaldosteronismo na dose de 0,1 a 0,4 mg/dia. Lembrando que, para utilização de qualquer uma dessas medicações, é necessária função residual mínima.

▶ **Resinas de troca.** Utilizado no Brasil, o poliestirenossulfonato de cálcio (Sorcal®) age sequestrando o potássio, com o cálcio, no lúmen intestinal. É obstipante, portanto necessita ser utilizado com manitol para estabelecer diarreia osmótica e eliminação do íon: 15 a 30 mg de resina de troca em 50 a 100 mℓ de manitol a 20% até 4/4 horas. Pode ser administrada por via retal, embora seja menos efetiva e mais propensa a complicações. É uma redução do potássio mais lenta. Nos EUA já está aprovado o uso de patirômero, que promove a troca do cálcio por potássio no lúmen intestinal. Em fase de desenvolvimento estão as resinas de zircônio, que trocam os íons sódio e hidrogênio pelo potássio.

▶ **Diálise.** É o meio mais rápido e efetivo para a retirada de potássio, mas devido à sua complexidade e aos possíveis riscos, é reservada aos casos de hiperpotassemias refratárias que não responderam a outras medidas. A hemodiálise é mais rápida para eliminação do potássio que a diálise peritoneal.

A Figura 31.2 apresenta a sequência de decisões em caso de hiperpotassemia.

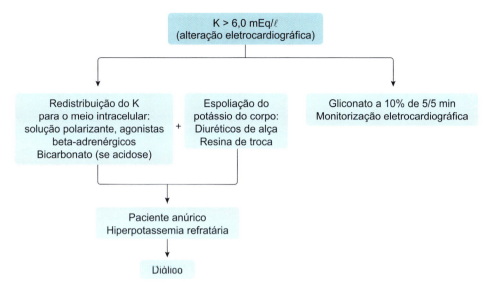

Figura 31.2 Sequência de decisões em caso de hiperpotassemia.

BIBLIOGRAFIA

Ayach T, Nappo RW, Paught-Miller JL et al. Postoperative hyperkalemia. Eur J Intern Med. 2015; 26(2):106-11.

Chaker BS, Badreddine A, Fathallah N et al. Drug-induced hyperkalemia. Drug Saf. 2014; 15-9.

Ellison DH, Terker AS, Gamba G. Potassium and its discontents: new insight, new treatments. J Am Soc Nephrol. 2016; 27:981 9.

Gumz ML, Lawrence R, Wingo CS. an integrated view of potassium homeostasis. N Engl J Med. 2015; 373(1):60-72.

Kovesdy CP. Management of hyperkalemia: an update for the internist. Am J Med. 2015; 128(12):1281-7.

MacDonald TJ, Oram RA, Vaidya B. Investigating hyperkalaemia in adults. BMJ. 2015; 351:1-6.

Maxwell AP, Linden K, O'Donell S et al. Management of hyperkalaemia. J R Coll Physicians Edinb. 2013; 43:246-51.

Meghan JE, Ronsksley E, Clase C et al. Management of patients with acute hyperkalemia. Canadian Medical Association. 2010; 182(15):1631-5.

Montford JR, Linas S. How dangerous is hyperkalemia? J Am Soc Nephrol. 2017; 28:1-11.

Moura LRR, Alves MAR, Santos DR et al. Tratado de nefrologia. Rio de Janeiro: Atheneu; 2017.

Skorecki K, Chertow GM, Marsden PA et al. Brenner & Rector's the kidney. Philadelphia: Elsevier; 2016.

Sterns RH, Grieff M, Bernstein P. Tratament of hyperkalemia: something old, something new. Kidney International. 2016; 89:546-54.

CAPÍTULO 32

Crise Tireotóxica

Marjorie Valderrama Padilha, Ana Beatriz Pinotti
Pedro Miklos e Thiago Fraga Napoli

DEFINIÇÃO

Condição grave de exacerbação clínica de hipertireoidismo, potencialmente fatal em torno de 10% dos casos se não tratada adequadamente. Ocorre em pacientes com hipertireoidismo prévio ou não, submetidos a eventos agudos precipitantes.

É tipicamente associada à doença de Graves, porém pode acontecer com bócio multinodular tóxico ou qualquer forma de hipertireoidismo endógeno.

ETIOLOGIA

Os fatores precipitantes mais comuns são: infecção, traumatismo, cirurgias, indução anestésica, sobrecarga aguda de iodo (uso de contraste iodado, terapia com radioiodo), gestação e parto.

Os mecanismos responsáveis pelo agravamento da tireotoxicose em virtude desses fatores precipitantes não são totalmente compreendidos, mas parecem estar relacionados a liberação de citocinas inflamatórias e alterações imunológicas.

QUADRO CLÍNICO | EXAME FÍSICO

As manifestações clássicas incluem febre, taquicardia, sudorese, tremores, náuseas, diarreia, desidratação, inquietação, agitação extrema, *delirium* e até coma. Do ponto de vista cardiovascular, o paciente pode apresentar arritmias, insuficiência cardíaca e edema pulmonar agudo.

Há uma forma atípica de apresentação, chamada *tempestade apática*, podendo-se manifestar fraqueza extrema, apatia, desorientação e alteração de sensório, mais comumente em idosos.

EXAMES COMPLEMENTARES

Nos achados laboratoriais, incluem-se elevação de tironina (T4) e tri-iodotironina (T3) totais, aumento significativo de T4L e T3L e supressão dos níveis do hormônio tireoestimulante (TSH). Pode-se detectar ainda leucocitose com discreto desvio à esquerda e elevação de enzimas hepáticas com hiperbilirrubinemia (pior prognóstico).

Naqueles pacientes sem diagnóstico prévio de hipertireoidismo, não é recomendada diferenciação de suas causas, pois haverá retardo do início da terapia e esta será a mesma, independentemente da sua etiologia.

CRITÉRIOS DIAGNÓSTICOS

O diagnóstico é clínico. Quadro clínico compatível, associado à história de hipertireoidismo prévio e/ou bócio e/ou oftalmopatia, é suficiente para estabelecer o diagnóstico e iniciar o tratamento. O índice de Burch-Wartofsky (Tabela 32.1) pode ser um guia útil nos casos de dúvida diagnóstica.

DIAGNÓSTICO DIFERENCIAL

Dentre os diagnósticos diferenciais de crise tireotóxica, podem-se citar feocromocitoma, taquiarritmias, insuficiência cardíaca congestiva, síndromes infecciosas agudas, síndrome do pânico/ansiedade, síndromes adrenérgicas agudas (geralmente por uso abusivo de anfetaminas, *crack*, cocaína, dietilamida do ácido lisérgico [LSD]).

ABORDAGEM E CONDUÇÃO CLÍNICA

A Figura 32.1 apresenta o fluxograma de tomada de decisão em caso de suspeita de crise tireotóxica.

Tabela 32.1 Critérios diagnósticos de crise tireotóxica: índice de Burch-Wartofsky.

Parâmetro	Pontuação	Parâmetro	Pontuação
Disfunção termorreguladora | Temperatura (°C)		**Disfunção cardiovascular | Taquicardia (bpm)**	
37,2 a 37,7	5	100 a 109	5
37,8 a 38,3	10	110 a 119	10
38,4 a 38,8	15	120 a 129	15
38,9 a 39,4	20	130 a 139	20
39,5 a 39,9	25	> 140	25
> 40	30	**Insuficiência cardíaca congestiva**	
Efeitos no sistema nervoso central		Ausente	0
Ausentes	0	Leve: edema periférico	5
Leves: agitação	10	Moderada: estertores em base	10
Moderados: *delirium*, psicose	15	Grave: edema pulmonar	20
Graves: crise convulsiva, coma	20	**Fibrilação atrial**	
Disfunção gastrintestinal hepática		Ausente	0
Ausente	0	Presente	10
Moderada: diarreia, náuseas, vômito	10	**Fator desencadeante**	
Grave: icterícia inexplicável	20	Negativo	0
		Positivo	10

Escore (somatório dos pontos): 45 = altamente sugestivo de tireotoxicose; 25 a 44 = sugestivo de tireotoxicose; < 25 = baixa probabilidade de tireotoxicose.

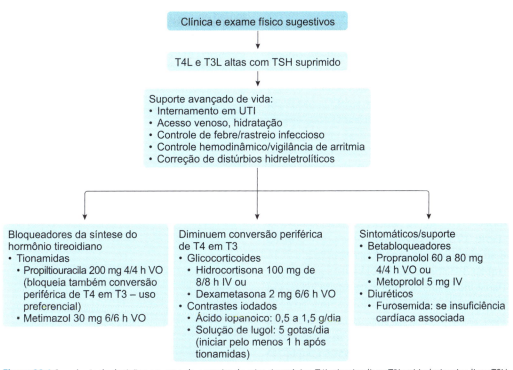

Figura 32.1 Sequência de decisões em caso de suspeita de crise tireotóxica. T4L: tiroxina livre; T3L: tri-iodotironina livre; TSH: hormônio tireoestimulante; UTI: unidade de terapia intensiva; VO: via oral; IV: via intravenosa.

BIBLIOGRAFIA

Melmed S, Polonsky KS, Larsen PR et al. Williams textbook of endocrinology. 12. ed. Philadelphia: Saunders Elsevier; 2011.

Pokhrel B, Bhusal K. Thyroid storm. Disponível em: www.ncbi.nlm.nih.gov/books/NBK448095. Acesso em: 20/11/17.

Ross DS. Thyroid storm. UpToDate. 2017. Disponível em: www.uptodate.com/contents/thyroid-storm. Acesso em: 20/11/17.

Vilar L (Ed.). Endocrinologia clínica. 6. ed. Rio de Janeiro: Guanabara Koogan; 2016.

Insuficiência Adrenal Aguda | Crise Adrenal

CAPÍTULO 33

Renata Leal Adam, Larissa Bianca P. Cunha de Sá
e Thiago Fraga Napoli

DEFINIÇÃO

Síndrome clínica causada pela produção endógena insuficiente dos hormônios esteroides adrenais. Ocorre principalmente em pacientes com insuficiência adrenal (IA) crônica prévia devido a uma situação de estresse (infecção, traumatismo, cirurgia, desidratação etc.), sendo a perda aguda da função adrenal uma causa rara e de pior prognóstico.

ETIOLOGIA

Insuficiência adrenal primária

Doença própria da adrenal, cursando com falha na produção de todos os esteroides adrenocorticais (cortisol, aldosterona e andrógenos adrenais). As principais causas são:

- Adrenalite autoimune
- Doenças infecciosas (tuberculose, paracoccidioidomicose, histoplasmose, vírus da imunodeficiência humana [HIV] etc.)
- Doenças infiltrativas (sarcoidose, hemocromatose etc.)
- Metástases adrenais
- Hemorragia adrenal
- Hiperplasia adrenal congênita
- Adrenoleucodistrofia
- Adrenalectomia bilateral.

Insuficiência adrenal secundária

Ocorre por alteração do eixo hipotálamo-hipófise-adrenal. As principais causas são:

- Corticoterapia crônica (> 3 semanas)
- Tumores selares e perisselares

- Apoplexia hipofisária
- Síndrome de Sheehan
- Hipofisite linfocítica
- Pós-operatório de cirurgias hipotalâmico-hipofisárias.

QUADRO CLÍNICO | EXAME FÍSICO

As manifestações clínicas são inespecíficas, e o diagnóstico deve ser sempre lembrado em pacientes críticos refratários à terapia padrão. Os principais sinais e sintomas são:

- Sintomas: fadiga, sonolência, náuseas, vômito, tontura, dor abdominal
- Sinais: febre, hipotensão, torpor, coma, choque.

Nas causas de IA primária também pode haver hiperpigmentação cutânea, especialmente em áreas de trauma e expostas ao sol. Isso se deve à hiperprodução compensatória da pró-opiomelanocortina (POMC) e de seus subprodutos, como o hormônio adrenocorticotrófico (ACTH) – na tentativa de estimular a esteroidogênese endógena – e fração alfa de hormônio melanócito-estimulante (alfa-MSH), o qual atua estimulando os melanócitos cutâneos.

EXAMES COMPLEMENTARES

Pacientes com insuficiência adrenal costumam apresentar algumas alterações laboratoriais inespecíficas que podem sugerir o diagnóstico, destacando-se:

- Anemia hipo/microcítica
- Linfocitose

- Eosinofilia
- Hiponatremia
- Hipoglicemia
- Insuficiência renal aguda (IRA) pré-renal
- Hiperpotassemia (IA primária).

A dosagem do cortisol basal menor que 3 µg/dℓ ou menor que 15 µg/dℓ em situação de estresse confirma o diagnóstico, porém valores entre 3 e 18 µg/dℓ e 15 e 33 µg/dℓ, respectivamente, tornam o diagnóstico incerto, sendo necessária a realização de testes confirmatórios posteriormente.

A dosagem de ACTH tem como principal objetivo a distinção etiológica: valores > 100 pg/mℓ indicam IA primária e valores diminuídos ou inapropriadamente normais, IA secundária. Da mesma maneira, a dosagem de aldosterona e atividade plasmática de renina podem auxiliar nesta distinção: aldosterona baixa e atividade plasmática de renina alta indicam IA primária; na secundária, ambas estarão normais pois sua regulação ocorre principalmente por causa do sistema renina-angiotensina-aldosterona e não do ACTH.

ABORDAGEM E CONDUÇÃO CLÍNICA

Por se tratar de uma condição grave e potencialmente fatal, o tratamento não deve ser postergado até que se obtenha confirmação diagnóstica. Havendo suspeita, preconiza-se a realização dos exames de bioquímica, cortisol sérico, ACTH, aldosterona e renina e início imediato das medidas de suporte e reposição de glicocorticoide.

A ressuscitação volêmica com 1.000 mℓ de solução salina a 0,9% em 1 hora, seguida de 4 a 6 ℓ em infusão contínua pelas próximas 24 horas, deve ser realizada conforme os parâmetros clínicos e mantida até estabilidade hemodinâmica. Já a reposição de glicocorticoide deve ser feita com hidrocortisona intravenosa na dose de 100 mg em bolus e manutenção com 50 mg a cada 6 horas.

Normalmente a correção dos distúrbios hidreletrolíticos secundários a IA (como a hiponatremia e a hiperpotassemia da IA primária) não é necessária, sendo restrita a casos de hiperpotassemia grave. O uso de mineralocorticoide também não é necessário para o tratamento da IA aguda devido à ação mineralocorticoide da hidrocortisona em doses maiores que 50 mg/dia. Portanto, o uso de fludrocortisona na dose de 100 µg/dia é restrito a pacientes com IA primária já conhecida.

Realizado o tratamento inicial e obtida a estabilidade, deve-se prosseguir a investigação etiológica da IA conforme suspeita clínica. Anamnese detalhada com pesquisa de corticoterapia prévia e antecedentes cirúrgicos, coleta de culturas, avaliação dos demais eixos hipotálamo-hipofisários e imagens da região adrenal e selar poderão auxiliar nesse momento.

O desmame da corticoterapia deve ser feito gradualmente ao longo de 2 a 3 dias após estabilidade clínica e correção do fator precipitante, até que doses fisiológicas sejam alcançadas e a administração intravenosa possa ser substituída pela medicação por via oral.

A Figura 33.1 apresenta o algoritmo de investigação diagnóstica.

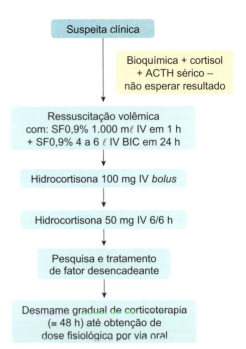

Figura 33.1 Algoritmo de investigação diagnóstica. ACTH: hormônio adrenocorticotrófico; IV: via intravenosa; BIC: bomba de infusão contínua.

BIBLIOGRAFIA

Arlt W, Society for Endocrinology Clinical Committee. Emergency management of acute adrenal insufficiency (adrenal crisis) in adult patients. Endocr Connect. 2016; 5(5):G1-3.

Nieman LK. Clinical manifestation of adrenal insufficiency in adults. UpToDate. 2017. Disponível em: www.uptodate.com/contents/clinical-manifestations-of-adrenal-insufficiency-in-adults.

Nieman LK. Treatment of adrenal insufficiency in adults. UpToDate. 2017 Disponível em: www.uptodate.com/contents/treatment-of adrenal-insufficiency-in-adults.

Sales P, Halpern A, Cercato C. O essencial em endocrinologia. Rio de Janeiro: Roca; 2016.

Vilar L (Ed.). Endocrinologia clínica. 6. ed. Rio de Janeiro: Guanabara Koogan; 2016.

CAPÍTULO 34

Lesão Renal Aguda

Aline Rodrigues de Assis, Aline A. Deus
e Raphael Rebello Santos

DEFINIÇÃO

O KDIGO (Kidney Disease: Improving Global Outcomes) define lesão renal aguda (LRA) como decréscimo abrupto da função renal em um intervalo de até 7 dias, considerando a elevação da creatinina sérica (CrS) em 0,3 mg/dℓ ou mais em menos de 48 horas; aumento da CrS em pelo menos 1,5 vez seu valor basal ou débito urinário menor que 0,5 mℓ/kg/h por no mínimo 6 horas. De acordo com o KDIGO, o estadiamento da LRA é apresentado na Tabela 34.1.

ETIOLOGIA E FISIOPATOLOGIA

O maior determinante para a filtração glomerular advém da pressão da artéria renal; portanto, quando ocorre declínio dessa função, independentemente da causa, os rins tentam manter a pressão do capilar glomerular por meio da vasodilatação da arteríola aferente e da vasoconstrição da arteríola eferente. Sendo assim, qualquer ação que prejudique a autorregulação renal (como o uso de anti-inflamatórios não esteroides [AINE], substâncias inibidoras do sistema renina-angiotensina-aldosterona etc.) também resultará em queda da taxa de filtração glomerular (TFG).

A LRA pode ser dividida etiológica e fisiopatologicamente em:

- Pré-renal ou hemodinâmica: quando ocorre hipovolemia e/ou diminuição do volume arterial efetivo
- Renal ou intrínseca: quando há dano tissular, nos segmentos vascular, glomerular, tubular ou intersticial
- Pós-renal ou obstrutiva: quando ocorre obstrução aguda do sistema urinário.

Fatores de risco

Os fatores de risco para LRA são variados, podendo ser classificados em fatores relacionados a:

- Exposição: sepse, doentes críticos, choque circulatório, queimaduras, trauma, cirurgia cardíaca, grandes cirurgias, substâncias

Tabela 34.1 Estágios da lesão renal aguda (LRA).

Estádio	Creatinina sérica	Débito urinário
1	1,5 a 1,9 vez o valor basal ou aumento ≥ 0,3 mg/dℓ	< 0,5 mℓ/kg/h por 6 a 12 h
2	Aumento de 2 a 2,9 vezes o valor basal	< 0,5 mℓ/kg/h por tempo ≥ 12 h
3	Aumento de 3 vezes o valor basal; ou creatinina sérica ≥ 4 mg/dℓ; ou início de terapia renal substitutiva; ou, em pacientes < 18 anos, decréscimo da taxa de filtração glomerular para < 35 mℓ/min/1,73 m^2	< 0,3 mℓ/kg/h por tempo ≥ 24 h ou anúria por tempo ≥ 12 h

A prevalência da LRA é estimada em cerca de 20 a 200 por milhão de pessoas, ocorrendo em cerca de 7 a 18% de todos os pacientes hospitalizados e em aproximadamente 50% dos pacientes internados em unidades de terapia intensiva (UTI). Aproximadamente 2 milhões de pessoas morrem por ano em decorrência de LRA no mundo. Além disso, tal lesão pode evoluir para doença renal crônica, havendo necessidade de diálise.

nefrotóxicas, contrastes iodados, envenenamento por plantas e animais
- Suscetibilidade individual: desidratação ou depleção de volume, idade avançada, sexo feminino, etnia negra, doença renal crônica, doenças crônicas (coração, pulmão, fígado), diabetes melito, câncer, anemia, lesão renal aguda prévia.

QUADRO CLÍNICO | EXAME FÍSICO

A LRA é assintomática, geralmente sendo apenas diagnosticada por alteração da CrS ou redução do débito de diurese.

EXAMES COMPLEMENTARES

Durante a investigação, é necessário também solicitar exames complementares, como urina tipo I (avaliar pH, densidade, hematúria, proteinúria, cilindrúria etc.), sódio, potássio, gasometria venosa, ureia e exames de imagem de acordo com possibilidade e suspeita etiológica (ultrassonografia de rins e vias urinárias, tomografia computadorizada).

A biopsia renal é indicada em casos específicos, geralmente naqueles que evoluem para LRA de origem intrínseca; quando há dúvidas diagnósticas ou nas suspeitas de lesões sistêmicas como vasculites, glomerulonefrites (p. ex., lúpus) ou nefrites intersticiais agudas.

ABORDAGEM E CONDUÇÃO CLÍNICA

Após a confirmação de LRA, deve-se tentar identificar suas causas, sendo a tentativa de reversão dos fatores desencadeadores o principal pilar do tratamento. Primeiramente, deve-se descartar a LRA pré-renal e pós-renal, já que as medidas terapêuticas (p. ex., hidratação intravenosa e sondagem vesical de demora, respectivamente) são de fácil realização. Simultaneamente deve ser realizada revisão medicamentosa, visando à suspensão de substâncias nefrotóxicas ou que interfiram na autorregulação renal e ao ajuste das doses de medicamentos conforme a TFG.

A hidratação deve ser realizada preferencialmente com soluções cristaloides,

objetivando restaurar a volemia e a estabilidade hemodinâmica do paciente. Caso não haja melhora da pressão arterial, deve-se considerar a introdução de fármacos vasoativos, preferencialmente a norepinefrina.

O distúrbio eletrolítico mais frequentemente relacionado à LRA é a hiperpotassemia, devendo ser identificado e tratado prontamente.

A sobrecarga volêmica é um achado frequente na LRA e seu manejo inicial inclui o uso de diuréticos de alça: o teste é realizado com a administração de 1 a 1,5 mg/kg de furosemida e avaliada a diurese cerca de 2 horas depois. Caso haja menos de 200 mℓ de diurese, deve-se considerar a terapia renal substitutiva (TRS).

Após realizadas as medidas clínicas e medicamentosas sem sucesso, deve-se indicar TRS nos seguintes casos: oligúria (débito urinário < 400 mℓ/24 h), anúria (diurese < 50 mℓ/24 h), hiperpotassemia (K > 6,5 mEq/ℓ), acidemias graves (pH < 7,1), azotemia (ureia > 150 mg/dℓ), hipervolemia, encefalopatia, disnatremias graves (Na > 160 mEq/ℓ ou Na < 115 mEq/ℓ), hipertermia e intoxicações exógenas.

A Figura 34.1 apresenta o fluxograma de tomada de decisão em caso de LRA.

PREVENÇÃO

Como explicado no tópico *Fatores de risco*, existem situações nas quais a ocorrência da LRA torna-se previsível, como em cirurgias de grande porte, uso de medicações nefrotóxicas, uso de contraste iodado intravenoso e nos quadros de sepse, devendo ser prevenida.

A principal medida é assegurar que o volume intravascular efetivo esteja adequado (pressão arterial média > 65 mmHg em pacientes normotensos e > 80 mmHg em pacientes hipertensos; hematócrito > 30%). Além disso, devem-se suspender medicações que interfiram na hemodinâmica renal (bloqueadores de receptores da angiotensina, inibidores da enzima conversora de angiotensina, AINE). Em caso de uso de meios de contraste iodado, a realização de hidratação intravenosa é a medida mais eficaz para a prevenção.

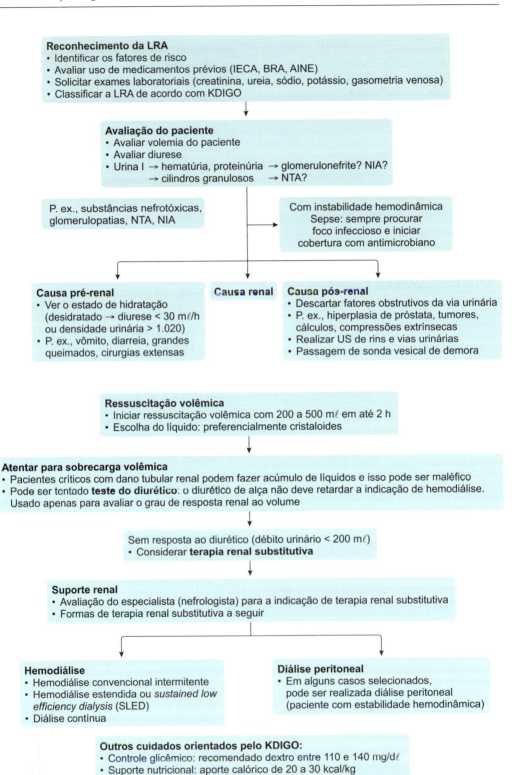

Figura 34.1 Sequência de decisões em caso de lesão renal aguda (LRA). IECA: inibidores da enzima conversora de angiotensina; BRA: bloqueadores de receptores da angiotensina; AINE: anti-inflamatórios não esteroides; KDIGO: Kidney Disease: Improving Global Outcomes; NIA: nefrite intersticial aguda; NTA: necrose tubular aguda; US: ultrassonografia.

BIBLIOGRAFIA

Chawla LS, Bellomo R, Bihorac A et al. Acute Disease Quality Initiative Workgroup 16. Acute kidney disease and renal recovery: consensus report of the Acute Disease Quality Initiative (ADQI) 16 Workgroup. Nat Rev Nephrol. 2017; 13(4):241-57.

Kathuria D, Singh NP. Prevention and management of acute kidney injury: what a physician should know. J Assoc Physicians India. 2017; 65(5):74-8.

KDIGO Clinical Practice Guideline for Acute Kidney Injury. Kidney Int Suppl. 2012; 2:1-138.

Moura LRR, Alves MAR, Santos DR et al. Tratado de nefrologia. Rio de Janeiro: Atheneu; 2018.

Nusshag C, Weigand MA, Zeier M et al. Issues of acute kidney injury staging and management in sepsis and critical illness: a narrative review. Int J Mol Sci. 2017; 18(7).

CAPÍTULO 35

Distúrbios do Equilíbrio Acidobásico

Mariana Sousa Teixeira Nunes, Cynthia Ribeiro de Souza Machado Simões e Larice Barros

DEFINIÇÃO

Distúrbios ocasionados por acúmulo ou diminuição na excreção de ácidos ou bases, alterando a homeostasia corporal. Quando há excesso de ácidos, denomina-se acidose; quando o excesso é de bases, denomina-se alcalose. São subdivididos em: metabólicos, quando a alteração primária ocorre na concentração de bicarbonato (HCO_3), e respiratórios, quando a alteração ocorre na pressão de dióxido de carbono (P_{CO_2}). Podem ocorrer isoladamente ou em associação (distúrbios mistos).

QUADRO CLÍNICO | EXAME FÍSICO

As manifestações clínicas variam de acordo com etiologia, intensidade e duração do distúrbio, e comumente ocorrem nas formas mais graves de acidemia (pH 7,1 a 7,2) e alcalemia (pH > 7,55). Os sinais/sintomas comuns são: alteração do nível de consciência e dos sinais vitais, indícios de infecção, variação respiratória e alterações gastrintestinais. A anamnese é fundamental para suspeita inicial e orientação etiológica.

EXAMES COMPLEMENTARES

Na suspeita de distúrbio acidobásico, é primordial realizar a gasometria arterial, além da medição dos níveis séricos de sódio, potássio, cloreto e albumina. Exames mais específicos devem ser solicitados conforme suspeita etiológica.

ACIDOSE

Acidose metabólica

Distúrbio caracterizado pela redução do pH sanguíneo (pH < 7,38), ocasionada por perda de HCO_3 ou acúmulo de ácidos. São exemplos a cetoacidose diabética, a acidose láctica e a acidose tubular renal. Pode estar associado a menor P_{CO_2} (resposta respiratória compensatória). Para avaliar essa resposta fisiológica, utiliza-se a fórmula:

$$P_{CO_2} \text{ esperada} = 1,5 \times HCO_3 + 8 \,(+/- 2)$$

Para redução de HCO_3 em 10 mEq/ℓ, espera-se que a P_{CO_2} diminua cerca de 12 mmHg; quando o valor sérico difere do intervalo calculado, trata-se de um distúrbio misto. Desse modo, pode-se concluir:

- P_{CO_2} acima do esperado: acidose metabólica + acidose respiratória
- P_{CO_2} dentro do esperado: acidose metabólica simples + resposta compensatória
- P_{CO_2} abaixo do esperado: acidose metabólica + alcalose respiratória.

As respostas compensatórias não são suficientes para normalizar o pH, exceto na alcalose respiratória crônica; portanto, diante de um pH normal (7,38 a 7,42), deve-se suspeitar de distúrbio misto ou de ausência de distúrbio.

A acidose metabólica é subdividida de acordo com o *anion gap* (AG), também denominado hiato iônico, determinado pela diferença entre cátions e ânions não medidos, assim denominados devido a concentrações séricas muito baixas. Quando o AG está dentro dos limites da normalidade (média de 10 a 12 mEq/ℓ), há elevação da concentração sérica do íon cloreto (Cl⁻) para compensar o excesso de ácidos e manter eletroneutralidade sistêmica; por isso também é denominada acidose metabólica hiperclorêmica.

$$AG = Na - (Cl + HCO_3)$$

Em que: AG = *anion gap*; Na = sódio sérico; Cl = cloreto sérico; HCO_3 = bicarbonato. A ausência dos demais íons plasmáticos na fórmula deve-se às suas concentrações não significativas.

Atenção

Causas de acidose metabólica com AG normal
- Diarreia
- Fístulas pancreáticas, intestinais e biliares
- Acidose tubular renal
- Ingestão de cloreto de amônio (NH_4Cl)
- Insuficiência adrenal (hipoaldosteronismo).

Causas de acidose metabólica com AG elevado
- Insuficiência renal
- Cetoacidose diabética
- Inanição
- Cetoacidose alcoólica
- Acidose láctica
- Intoxicação por polietilenoglicol
- Intoxicação por metanol
- Intoxicação por tolueno.

Hipoalbuminemia é a causa mais frequente de redução do *anion gap*; portanto, utiliza-se a seguinte fórmula para correção:

$$AG \text{ (corrigido)} = AG + 2,5 \times (4,4 - [albumina])$$

em que: [albumina] = concentração sérica de albumina.

Nas acidoses hiperclorêmicas, os rins respondem compensatoriamente, aumentando a excreção de amônio (NH_4) e Cl⁻, na forma de NH_4Cl^-, na tentativa de equilibrar o pH. Entretanto, quando o distúrbio metabólico decorre de uma patologia renal, essa resposta é prejudicada, reduzindo, assim, a concentração de cloreto urinário. Esse mecanismo é traduzido pelo AG urinário, calculado pela fórmula:

$$AG \text{ urinário} = (Na + K) - Cl$$

Assim:

- AG urinário negativo: resposta compensatória à acidose com excreção urinária de Cl⁻ → diarreia, infusão de solução salina, acidose tubular renal proximal (hipofosfatemia, hiperuricemia, glicosúria)
- AG urinário positivo: perda da capacidade de acidificar urina → acidose tubular renal (tipo 1: queda de K⁺, pH urinário > 5,5/tipo 4: aumento de K⁺, pH urinário > 5,5, hipoaldosteronismo).

Nas acidoses com AG aumentado, pode haver um ou mais distúrbios acidobásicos ocorrendo concomitantemente. Para identificar o distúrbio misto, utiliza-se a relação entre as variações do AG (delta *anion gap*) e do HCO_3 (delta HCO_3), acima do valor superior de referência (cerca de 12 e 26 mmol/ℓ, respectivamente). Essa variação deve ocorrer proporcionalmente para garantir a eletroneutralidade sanguínea:

$$\Delta AG - \Delta[HCO_3^-] = 0 \ (\pm 5)$$

- $\Delta AG - \Delta[HCO_3^-] > 5$: acidose metabólica + alcalose metabólica (o aumento de HCO_3 é maior que o esperado)
- $\Delta AG - \Delta[HCO_3^-] < -5$: acidose metabólica com AG aumentado + acidose metabólica com íons hidrogênio normal de forma concomitante.

Na acidose láctica, deve-se multiplicar o $[\Delta AG - \Delta HCO_3]$ por 0,6.

Acidose respiratória

Também caracterizada por redução do pH sanguíneo; entretanto, causada por alteração da ventilação alveolar que ocasionará elevação da P_{CO_2}. O mecanismo fisiológico compensatório é a elevação do HCO_3 (compensação renal), respeitando a seguinte proporção:

- Acidose respiratória aguda (ocorre minutos após instalado o distúrbio): aumento de 1 mEq/ℓ para cada 10 mmHg de aumento na P_{CO_2}. Representada pela fórmula:

$$HCO_3 \text{ esperado} = (P_{CO_2} - 40)/10 + 24$$

- Acidose respiratória crônica (ocorre dias após instalado o distúrbio): aumenta 3,5 mEq/ℓ para cada 10 mmHg de aumento na P_{CO_2}. Representada pela fórmula:

HCO_3 esperado = $(P_{CO_2} - 40)/3,5 + 24$

Abordagem e condução clínica

A Figura 35.1 apresenta o fluxograma de tomada de decisão em caso de acidose metabólica ou respiratória.

ALCALOSE

Alcalose metabólica

Consiste em elevação primária da concentração sérica de bicarbonato (HCO_3^-). As causas mais comuns são: uso de diuréticos, perda excessiva de secreções gástricas. Pode ser dividida em alcalose metabólica que responde a cloreto (cloreto urinário < 20 mEq/ℓ), alcalose

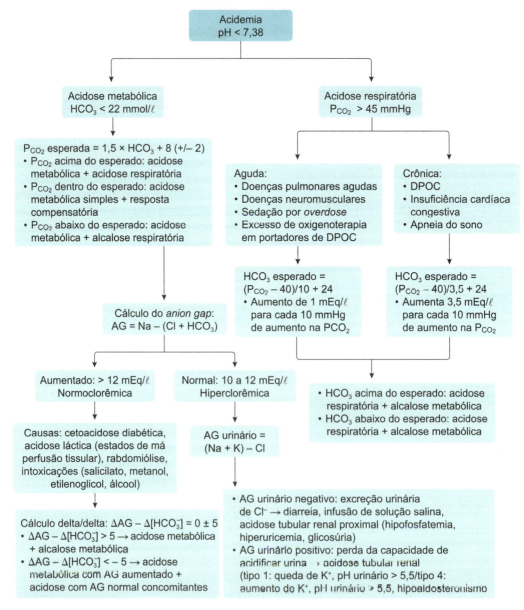

Figura 35.1 Sequência de decisões em caso de acidose metabólica ou respiratória. DPOC: doença pulmonar obstrutiva crônica; AG: *anion gap*.

metabólica resistente a cloreto (cloreto urinário > 20 mEq/ℓ) e outras, como alcalose metabólica com sobrecarga de álcali. O diagnóstico pode ser definido da seguinte maneira:

- pH > 7,42 indica alcalose
- [HCO_3] > 26 mmol/ℓ é compatível com excesso de base fixa e, portanto, com alcalose metabólica
- P_{CO_2} alta indica hipoventilação e que a causa da alcalose não pode ser escassez de CO_2; na verdade, a hipoventilação é compensatória (inibição do centro respiratório para promover retenção de CO_2, baixando o pH sanguíneo)
- Compensação completa, ou quase, sugere acidose respiratória associada
- Para avaliar resposta respiratória secundária, calcula-se a P_{CO_2} esperada da seguinte maneira: P_{CO_2} = 0,7 × ([HCO_3] – 24) + 40 (+/– 2) ou [HCO_3] + 15 +/– 2 ou 0,7 × [HCO_3] + 20 mmHg.

Ocorre resposta adaptativa compensatória completa em 24 a 36 horas. Acidose ou alcalose respiratória sobrepostas podem ser diagnosticadas se a P_{CO_2} calculada for maior ou menor que o predito.

Alcalose respiratória

Hiperventilação é o mecanismo subjacente a todos os casos de alcalose respiratória. Classificada em aguda ou crônica, a alcalose respiratória instala-se quando a ventilação alveolar aumenta em desacordo com as necessidades do organismo, ou seja, quando se estabelece um estado de hiperventilação. As causas de alcalose respiratória dividem-se em três grupos:

- Queda da P_{O_2} plasmática (hipoxia): a hipoxia é um poderoso estímulo ao centro respiratório, levando à hiperventilação compensatória
- Aceleração anômala do centro respiratório por ativação cortical superior: síndrome de ansiedade-hiperventilação, traumatismo cranioencefálico (TCE), uso de analépticos, intoxicação por salicilato

- Estimulação de receptores intrapulmonares: embolia pulmonar, pneumonia, asma, edema pulmonar.

O diagnóstico deste distúrbio pode ser definido da seguinte maneira:

- pH alto > 7,42 indica alcalose
- [HCO_3] ligeiramente diminuída indica que a alcalose não pode ser causada por excesso de base fixa, o que elevaria a [HCO_3], ocasionando alcalose respiratória aguda
- [HCO_3] fortemente diminuída indica que a alcalose não pode ser causada por déficit de ácido fixo, o que aumentaria a [HCO_3], ocasionando alcalose respiratória crônica
- P_{CO_2} baixa (< 38 mmHg) revela hiperventilação como causa da alcalose
- Pequena magnitude da queda da [HCO_3] indica que só houve tempo para uma compensação rápida pelos tampões fixos e que, portanto, a alcalose é aguda
- Grande magnitude da queda da [HCO_3] indica que já houve tempo para uma compensação renal e que, portanto, a alcalose é crônica
- Compensação completa, ou quase, sugere alcalose respiratória associada
- A resposta metabólica secundária pode ser dividida em:
  - Aguda: [HCO_3] diminui em 2 mmol/ℓ para cada redução em 10 mmHg da P_{CO_2} abaixo de 40 mmHg
  - Crônica: [HCO_3] diminui em 4 a 5 mmol/ℓ para cada redução em 10 mmHg da P_{CO_2} abaixo de 40 mmHg.

A resposta adaptativa completa ocorre em 2 a 5 dias. Alcalose ou acidose metabólica sobrepostas podem ser diagnosticadas se a [HCO_3] for maior ou menor que o predito.

Abordagem e condução clínica

A Figura 35.2 apresenta o fluxograma de tomada de decisão em caso de alcalose metabólica ou respiratória.

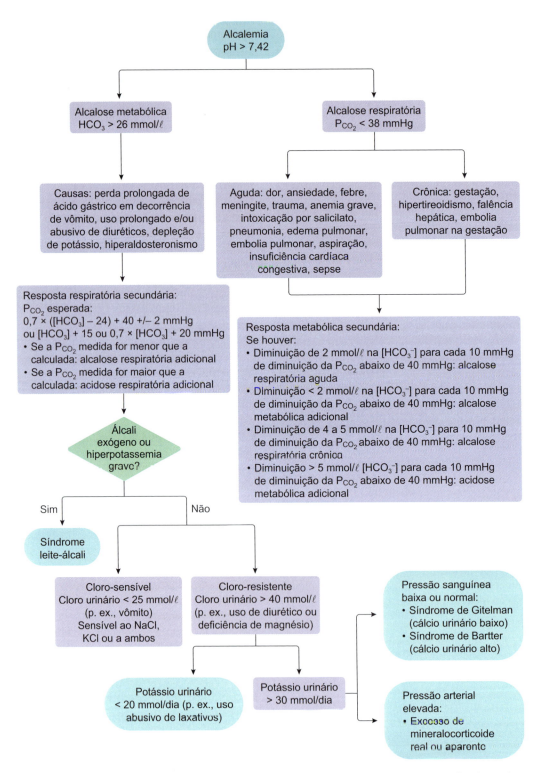

Figura 35.2 Sequência de decisões em caso de alcalose metabólica ou respiratória. (Adaptada de Berend et al., 2014.)

BIBLIOGRAFIA

Berend K, Vries APJ, Gans ROB. Physiological approach to assessment of acid-base disturbances. N Engl J Med. 2014; 371(15):1434-45.

Carlotti APCP. Abordagem clínica dos distúrbios do equilíbrio ácido-base. Rev Medicina (Ribeirão Preto). 2012; 45(2):244-62.

Galla JH et al. Distúrbios do equilíbrio acidobásico. In: Lerma EV, Berns JS, Nissenson AR. Current | Diagnóstico e tratamento: nefrologia e hipertensão. Porto Alegre: AMGH; 2011. pp. 93-113.

Zatz R. Bases fisiológicas da nefrologia. São Paulo: Atheneu; 2011.

Parte 8

Emergências Gastrintestinais, Urológicas e Ginecológicas

Capítulo 36 Emergências Gastrintestinais, 267

Capítulo 37 Emergências Urológicas, 291

Capítulo 38 Emergências Ginecológicas, 304

Emergências Gastrintestinais

CAPÍTULO 36

Edson Luiz Favero Junior, Nádia Rahmeh de Paula e Nataly Sacco

Seção 1
Insuficiência Hepática

DEFINIÇÃO

É a incapacidade do fígado desempenhar suas funções metabólicas e de síntese normais. A insuficiência hepática é uma condição que tende a ser encontrada em portadores de cirrose hepática, podendo manifestar-se, também, de modo menos comum, porém extremamente grave, como falência hepática aguda. Essas condições motivam muitas das procuras ao departamento de emergência.

ETIOLOGIA

➤ Insuficiência hepática crônica. Vírus das hepatites B e C, podendo ser causada, mais raramente, pelos vírus A, D e E; esteato-hepatite não alcoólica (esteatose em geral associada a estados de sobrepeso); abuso de álcool; origem autoimune; esquistossomose; condições vasculares (tromboses pré e pós-portais); entre outras.
➤ Insuficiência hepática aguda. Mais rara, causada principalmente por intoxicações medicamentosas (especialmente por paracetamol); hepatite alcoólica; hepatites virais (especialmente hepatite B); dengue; febre amarela; origem autoimune; entre outras.

QUADRO CLÍNICO | EXAME FÍSICO

A falência hepática associa-se a diversas apresentações no departamento de emergência, como dor abdominal, sangramentos gastrintestinais, vômito, alterações do estado mental e da função renal, dispneia e até mesmo infecções ou mal-estar inespecífico.

É necessário sempre suspeitar quando há sinais e sintomas como: história de transfusões, uso abusivo de substâncias psicoativas ou álcool, história familiar de hepatopatia, icterícia, ascito, edema, ginecomastia, aranhas vasculares, eritema palmoplantar, circulação colateral e alteração mental não explicada.

EXAMES COMPLEMENTARES
Avaliação laboratorial

- Lesão hepática: transaminases glutâmico-oxalacética e glutâmico-pirúvica, fosfatase alcalina
- Provas de função hepática: tempo de ativação de protrombina, tempo de tromboplastina parcial ativada, bilirrubinas, albumina
- Testes de catabolismo hepático: bilirrubinas, amônia, plaquetas
- Investigação etiológica: sorologias para hepatites, dosagem sérica de paracetamol.

Análise do líquido ascítico

O líquido ascítico deve sempre ser coletado no departamento de emergência se houver ascite puncionável. A investigação inclui:

268 Parte 8 | Emergências Gastrintestinais, Urológicas e Ginecológicas

- Dosagem sérica e do líquido ascítico de proteínas
- Dosagem sérica e do líquido ascítico de glicose
- Celularidade do líquido ascítico (> 1.000 leucócitos ou > 250 polimorfonucleares/mm^3 → peritonite bacteriana espontânea)
- Análise de Gram
- Cultura do líquido ascítico
- Na investigação etiológica de ascite, deve-se considerar dosagem de albumina, desidrogenase láctica e marcadores tumorais.

Exames de imagem

- Ultrassonografia à beira do leito: útil para confirmar líquido livre e guiar a paracentese
- Ultrassonografia com Doppler: avaliação detalhada de parênquima hepático, lesões malignas ou infecciosas e estudo vascular (tromboses pré e pós-portal)
- Tomografia computadorizada de abdome: avaliação detalhada de parênquima hepático, lesões malignas ou infecciosas e estudo vascular (tromboses pré e pós-portal)
- Tomografia computadorizada de encéfalo: deve ser considerada em hepatopatas com alteração neurológica focal (menos compatível com esteatose hepática) e maior risco de sangramento pela cirrose hepática.

As indicações tanto para a TC de abdome com contraste (fases venosa, arterial e portal) quanto para a US com Doppler são as mesmas, no entanto, a escolha deverá ser feita de acordo com a disponibilidade no serviço, a experiência da equipe assistente e as características de cada paciente.

DIAGNÓSTICO DIFERENCIAL

Os diagnósticos diferenciais para insuficiência hepática são:

- Sepse
- Insuficiência cardíaca congestiva
- Encefalopatias metabólicas
- Hipertensão portal sem insuficiência hepática
- Síndrome nefrótica.

Além disso, também devem ser considerados os diagnósticos diferenciais para suas principais complicações no departamento de emergência (Tabela 36.1).

Tabela 36.1 Diagnósticos diferenciais das principais complicações de insuficiência hepática do departamento de emergência.

Complicações	Diagnósticos diferenciais
Ascite	Síndrome nefrótica, insuficiência cardíaca, neoplasia abdominal
Peritonite bacteriana espontânea	Peritonite bacteriana secundária, abdome agudo inflamatório
Síndrome hepatorrenal	Lesão renal por sepse, pré-renal
Encefalopatia hepática	Distúrbios da glicemia, cetoacidoses, uremia, causas vasculares do sistema nervoso central, sepse
Hemorragia digestiva alta varicosa	Neoplasia, doença ulcerosa péptica, angiodisplasias

ABORDAGEM E CONDUÇÃO CLÍNICA

À exceção de intoxicação medicamentosa (p. ex., paracetamol), os demais quadros de insuficiência hepática aguda demandam medidas de suporte hemodinâmico, neurológico, metabólico e respiratório, bem como controle de sintomas de dor, náuseas etc. Deve-se ter atenção a distúrbios do sódio, glicemia, síndromes de abstinência e comprometimento neurológico grave com necessidade de intubação orotraqueal e ventilação mecânica.

A Figura 36.1 apresenta a abordagem clínica, a condução e a disposição dos pacientes com suspeita de insuficiência hepática.

Figura 36.1 Fluxograma para abordagem clínica e tomada de decisões em caso de insuficiência hepática aguda no departamento de emergência (DE). US: ultrassonografia; PBE: peritonite bacteriana espontânea; Lc: leucócitos; PMN: polimorfonucleares; ATB: antibiótico; VA: vasoativos; SHR: síndrome hepatorrenal; hipoNA: hiponatremia; SNC: sistema nervoso central; EH: esteatose hepática; DHE: distúrbios hidreletrolíticos; Hc: concentrado de hemácias; RNI: razão normalizada internacional; IBP: inibidores da bomba de prótons; EDA: endoscopia digestiva alta; DUP: doença ulcerosa péptica; AINE: anti-inflamatório não esteroide, IMG: hemograma completo; Ur/Cr: ureia/creatinina; TAP: tempo de ativação de protrombina; TGO/TGP: transaminases glutâmico-oxalacética e glutâmico-pirúvica; FA/GGT: fosfatase alcalina e gamaglutamiltransferase; VA: vasoativos; ECG: eletrocardiograma; PAM: pressão arterial média; HDA: hemorragia digestiva alta; IV: via intravenosa; VO: via oral; VR: via retal.

Capítulo 36 ❖ Emergências Gastrintestinais 269

Evidências ou fatores de risco para insuficiência hepática no DE

Obesidade, abuso de álcool, história de risco para hepatite B ou C, uso de fármacos possivelmente hepatotóxicas, presença de edema, episódios de confusão mental, sangramento digestivo, estigmas de hepatopatia (aranhas vasculares, circulação colateral, eritema palmoplantar, ginecomastia), icterícia, ascite, plaquetopenia

---

A. Garantir via aérea
B. Ofertar O_2 se necessário, resolução de ascite se comprometimento respiratório
C. Ressuscitação com cristaloides, hemoderivados e VA, se necessário
D. ECG e graus de EH

Controle da dor (evitar opioides e AINE) com dipirona, paracetamol (uso curto e doses baixas), fentanila e propofol
Controle de náuseas e outros sintomas

Confirmar diagnóstico e avaliar função orgânica: HMG; Ur/Cr; Na/K; bilirrubinas; TAP (INR); albumina; TGO/TGP; FA/GGT; glicose; rastreio infeccioso (urina 1; radiografia de tórax)

Rastrear e tratar principais complicações no DE

Atenção para distúrbios hidreletrolíticos, suporte respiratório, metabólico e neurológico
Procurar e tratar causas de lesão renal aguda (correção de volume, PAM, infecções, substâncias nefrotóxicas) e atentar para a necessidade de investigar SHR

Ascite: exame físico e/ou US à beira leito. Sempre puncionar após diagnóstico
Pequeno a moderado volume: restrição de hidrossalina; considerar espironolactona e amilorida ou furosemida
Grande volume: paracentese de alívio; retirada de até 4 ℓ.
Se maior volume: reposição de albumina 6 a 8 mg/ℓ retirado

PBE: análise de líquido ascítico: > 1.000 Lc/mm³ ou > 250 PMN/mℓ OU gram-positivo
Iniciar terapia empírica com ATB (cefotaxima ou outra cefalosporina de 3ª geração; fluorquinolona IV em casos selecionados) e profilaxia para SHR (albumina 1,5 mg/kg no 1º dia e 1 mg/kg no 3º dia de tratamento)

Internar: pacientes com ascite volumosa, PBE, encefalopatia graus III e IV ou outros que não responderam às medidas nas primeiras 6 h, todas as HDA, hipoNa grave, hiper ou hipovolemia importante, presença de lesão renal.
Na insuficiência aguda:
bilirrubina > 20 mg/dℓ,
TAP 50% do normal, hipoglicemia, queda de albumina
Considerar internar: pacientes de risco (social, idosos, portadores de demências ou déficits cognitivos, gestantes)
Se alta ou admissão, contatar gastroenterologista para seguimento e avaliação de transplante

---

Encefalopatia hepática: considerar diferenciais de hipoNa; encefalopatia metabólica e sangramento no SNC. Se EH, buscar e tratar causas precipitantes (infecções, sangramentos, uso de drogas e álcool, desidratação, excesso diurético, DHE, constipação intestinal), redução de consumo de proteínas, lactulose (20 g em 300 mℓ de água VO ou 300 mℓ + 700 mℓ de água VR).
Considerar associar metronidazol ou rifaximina na ausência de resposta

---

Hemorragia digestiva alta: transfusão de Hc; reverter uso de anticoagulantes, se possível; considerar plasma (se RNI > 1,5) e plaquetas se < 50.000), IBP (omeprazol 80 mg em *bolus*, seguido e 8 mg/h) até EDA descartar DUP, vasoconstrição esplâncnica (preferencialmente terlipressina em *bolus* 2 mg + 1 a 2 mg a cada 4 h; ou octreotida 50 a 100 µg *bolus* + 25 a 50 µg/h), profilaxia para translocação bacteriana (norfloxacino, ciprofloxacino ou ceftriaxona em casos graves), EDA em até 24 h, balão de Sengstaken-Blakemore se grave sangramento e instabilidade

> **Atenção**
>
> Em relação ao quadro de insuficiência hepática crônica, todos os pacientes, independentemente do motivo que os levou ao departamento de emergência, devem passar por pesquisa exaustiva das principais complicações agudas: ascite, peritonite bacteriana espontânea, encefalopatia hepática, sangramento gastrintestinal, distúrbios de coagulação, síndrome hepatorrenal e outras infecções (maior suscetibilidade a infecções), para, assim, receber as medidas cabíveis imediatamente, reduzindo significativamente a morbimortalidade.

Seção 2
Abdome Agudo

DEFINIÇÃO

Abdome agudo é uma síndrome cuja principal sintomatologia é a dor abdominal, que se apresenta de maneira súbita, intermitente ou gradual, não traumática e com evolução inferior a 24 horas, necessitando de intervenção de urgência. É uma das queixas mais prevalentes no departamento de emergência.

ETIOLOGIA

- Apendicite
- Cólica biliar
- Colecistite
- Retenção urinária por obstrução
- Obstrução intestinal
- Diverticulite
- Isquemia mesentérica
- Isquemia miocárdica
- Pancreatite
- Doença inflamatória pélvica
- Úlcera péptica
- Perfuração visceral
- Cólica renal ou ureteral
- Torção de ovário
- Gravidez ectópica rota
- Aneurisma de aorta abdominal roto
- Abscesso de tubo ovariano.

QUADRO CLÍNICO | EXAME FÍSICO

Para determinar a urgência e as melhores abordagens diagnósticas e terapêuticas, é preciso caracterizar a dor abdominal, o estado clínico do paciente e os fatores de risco envolvidos, além de identificar as populações especiais.

Caracterização da dor abdominal

A dor abdominal constitui o sintoma mais comum e predominante no quadro de abdome agudo e deve ser sistematicamente avaliada durante a anamnese e o exame físico. Durante a anamnese, deve-se atentar às características da dor abdominal:

- Origem
  - Visceral: percebida no sistema nervoso central, instalação lenta, caráter surdo, mal localizada e prolongada (p. ex., distensão luminal, contração da musculatura lisa)
  - Parietal: instalação aguda, bem localizada e distribuída de acordo com os dermátomos acometidos
  - Referida: referida em locais distantes do estímulo primário
- Localização (Figura 36.2)
- Instalação súbita ou gradual
- Progressão e irradiação
- Caráter e intensidade
- Fatores de melhora e/ou piora
- Sintomas associados: vômito, diarreia, febre, diaforese, constipação intestinal, hiporexia, perda ponderal, icterícia, hematêmese, melena, flatulência, queixas urinárias e sintomas respiratórios.

Também é necessário avaliar a história clínica pregressa: comorbidades, cirurgias prévias, uso de medicações, história familiar, viagens recentes e história ginecológica nas mulheres. O exame físico deve ser iniciado pela rápida avaliação cardiovascular e pulmonar,

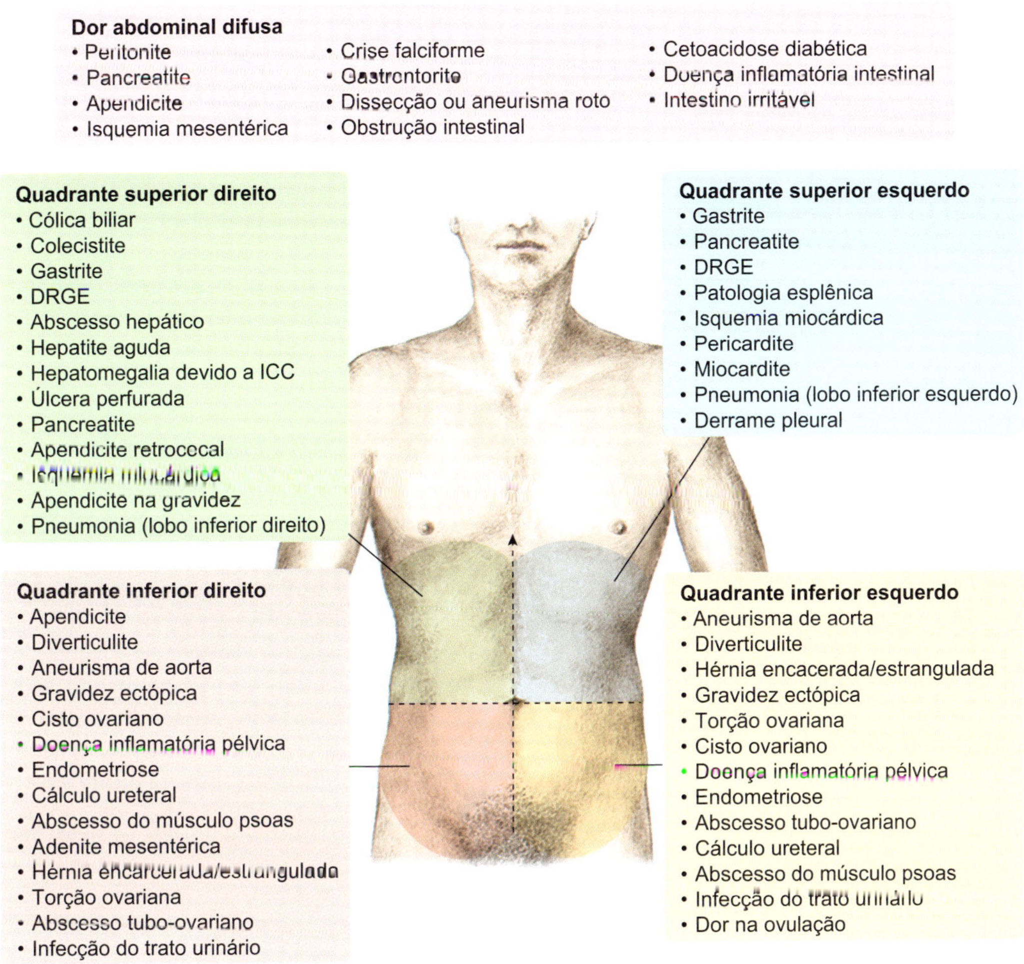

Dor abdominal difusa
- Peritonite
- Pancreatite
- Apendicite
- Isquemia mesentérica
- Crise falciforme
- Gastrenterite
- Dissecção ou aneurisma roto
- Obstrução intestinal
- Cetoacidose diabética
- Doença inflamatória intestinal
- Intestino irritável

Quadrante superior direito
- Cólica biliar
- Colecistite
- Gastrite
- DRGE
- Abscesso hepático
- Hepatite aguda
- Hepatomegalia devido a ICC
- Úlcera perfurada
- Pancreatite
- Apendicite retrocecal
- Isquemia miocárdica
- Apendicite na gravidez
- Pneumonia (lobo inferior direito)

Quadrante superior esquerdo
- Gastrite
- Pancreatite
- DRGE
- Patologia esplênica
- Isquemia miocárdica
- Pericardite
- Miocardite
- Pneumonia (lobo inferior esquerdo)
- Derrame pleural

Quadrante inferior direito
- Apendicite
- Diverticulite
- Aneurisma de aorta
- Gravidez ectópica
- Cisto ovariano
- Doença inflamatória pélvica
- Endometriose
- Cálculo ureteral
- Abscesso do músculo psoas
- Adenite mesentérica
- Hérnia encarcerada/estrangulada
- Torção ovariana
- Abscesso tubo-ovariano
- Infecção do trato urinário

Quadrante inferior esquerdo
- Aneurisma de aorta
- Diverticulite
- Hérnia encacerada/estrangulada
- Gravidez ectópica
- Torção ovariana
- Cisto ovariano
- Doença inflamatória pélvica
- Endometriose
- Abscesso tubo-ovariano
- Cálculo ureteral
- Abscesso do músculo psoas
- Infecção do trato urinário
- Dor na ovulação

Figura 36.2 Dor abdominal e possíveis causas. DRGE: doença do refluxo gastresofágico; ICC: insuficiência cardíaca congestiva.

seguida do exame abdominal direcionado e sequenciado: inspeção, ausculta, percussão e palpação.

Avaliação do estado clínico

Deve ser iniciada imediatamente após a admissão do paciente na sala de emergência. Alterações dos sinais vitais, tais como hipotensão, taquicardia, taquipneia, hipoxemia, confusão mental, palidez extrema, hipotermia/hipertermia e diaforese, indicam necessidade de ressuscitação imediata, permanência no departamento de emergência e reavaliação contínua.

A ressuscitação deve ser iniciada por monitorização cardíaca, garantia de via aérea, suplementação de oxigênio (se necessário), acesso venoso calibroso e *bolus* de fluido intravenoso ajustado para idade, peso e estado cardiovascular do paciente.

Fatores de risco

A avaliação dos fatores de risco constitui uma etapa de extrema importância para o raciocínio clínico na elaboração diagnóstica, pois esses fatores podem camuflar os sintomas e mascarar a evolução da doença. Os principais fatores de risco são:

- Idade > 60 anos
- Cirurgia abdominal prévia
- História de doença inflamatória intestinal

272 Parte 8 | Emergências Gastrintestinais, Urológicas e Ginecológicas

- Recente manipulação (p. ex., colonoscopia, biopsia)
- Neoplasia intestinal, pélvica e/ou retroperitoneal
- Imunossupressão
- Quimioterapia vigente
- Mulheres em idade fértil
- Barreira de linguagem ou cognição.

Populações especiais

Idosos

Os sintomas nessa população podem ser vagos, inespecíficos ou até mesmo não relatados, e a apresentação pode ser tardia ou atípica. Complicações cirúrgicas são mais comuns, tais como: perfuração de vísceras, pancreatite necrosante, obstrução intestinal, hérnia estrangulada, isquemia mesentérica e colecistite gangrenosa. É prudente manter o paciente em observação ou internação quando o diagnóstico for duvidoso. As taxas de morbimortalidade são mais altas, devido a comorbidades clínicas e menor reserva funcional.

Pacientes em pós-operatório de cirurgia bariátrica

Apresentam diagnóstico diferencial específico para abdome agudo e dificuldades anatômicas singulares. Entre as causas mais comuns estão: úlceras marginais, obstrução intestinal secundária a hérnia interna ou aderências, deiscência da anastomose, colelitíase, complicações metabólicas, síndrome de *dumping* e estenose no local da gastrojejunostomia.

Mulheres

Doenças ginecológicas ou não ginecológicas podem ser responsáveis pela dor abdominal aguda. Deve-se dosar a gonadotrofina coriônica humana (β-hCG) em toda mulher em idade fértil sem histórico de histerectomia. Caso a gravidez seja confirmada, a paciente deve ser submetida a ultrassonografia transvaginal para determinar a localização (intra ou extrauterina). A gestação normal pode estar associada a náuseas e vômitos, e o exame físico é dificultado pelo deslocamento dos órgãos, devido ao aumento uterino. A principal causa de abdome agudo em gestantes é a apendicite, cujo tratamento é a intervenção cirúrgica precoce.

Imunocomprometidos

Essa população inclui pacientes com HIV/AIDS, diabetes melito, que estejam submetidos a quimioterapia, transplantados e em tratamento com corticosteroides. O diagnóstico é amplo e deve-se atentar para as infecções oportunistas. Vale lembrar que, em decorrência da falta de reação inflamatória, o exame físico pode ser inocente.

EXAMES COMPLEMENTARES

Em pacientes criticamente doentes, devem ser solicitados exames complementares iniciais: tipagem sanguínea, pesquisa de anticorpos (inibidor do ativador de plasminogênio tipo 1 – PAI-1), eletrólitos, ureia, creatinina, hemograma completo e tempo de coagulação. Quando houver forte suspeita de hemorragia, deve-se considerar transfusão de urgência/emergência. Os exames laboratoriais são solicitados de acordo com a suspeita diagnóstica:

- Amilase: pancreatite (em caso de lipase indisponível)
- Lipase: pancreatite
- β-hCG: gravidez, gravidez ectópica, mola
- Tempo de coagulação (tempo de tromboplastina parcial ativada/tempo de protrombina): sangramento no sistema digestório, falência hepática, coagulopatia
- Eletrólitos: desidratação, distúrbios metabólicos ou endócrinos
- Glicose: cetoacidose diabética, pancreatite
- Hemoglobina: sangramento no sistema digestório
- Lactato: isquemia mesentérica
- Função hepática: colecistite, colelitíase, hepatite
- Plaquetas: sangramento no sistema digestório
- Função renal: desidratação, insuficiência renal, falência renal aguda
- Urina I: infecção do trato urinário, pielonefrite, netrolitíase
- Eletrocardiograma: isquemia miocárdica, infarto agudo do miocárdio.

ABORDAGEM E CONDUÇÃO CLÍNICA

- Estabilização hemodinâmica
- Controle dos sintomas
  - Alívio da dor: analgesia com opioides; não administrar anti-inflamatórios
  - Alívio de náuseas e/ou vômito: administrar antieméticos
- Antibioticoterapia: indicada na suspeita de sepse abdominal e peritonite; iniciar com amplo espectro
- Considerar a passagem de sondas nasogástrica e vesical
- Intervenção cirúrgica, se necessário.

O manejo inicial está contemplado nas Figuras 36.3 e 36.4.

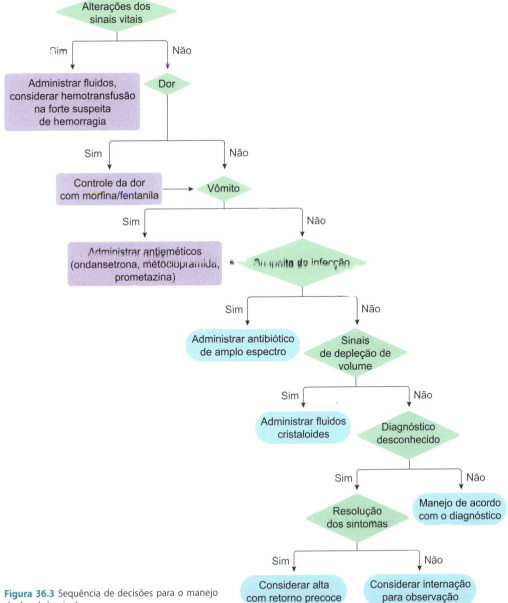

Figura 36.3 Sequência de decisões para o manejo da dor abdominal.

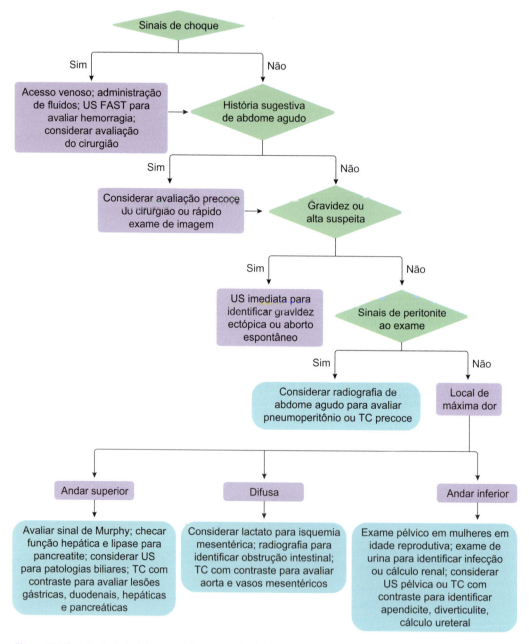

Figura 36.4 Sequência de decisões para o diagnóstico de abdome agudo. US: ultrassonografia; TC: tomografia computadorizada.

Seção 3
Diarreia Aguda

DEFINIÇÃO

Diarreia é confirmada quando há três evacuações em 1 dia com consistência amolecida, sendo considerada aguda se a duração for inferior a 14 dias. Pode ser causada por diversos mecanismos, tais como: aumento da secreção intestinal, redução da absorção, aumento da carga osmótica e aumento da motilidade.

ETIOLOGIA

- Vírus: rotavírus
- Bactérias: *Escherichia coli*, *Salmonella*, *Shigella*, *Clostridium difficile*
- Alimentos: leite e derivados
- Medicamentos: antibióticos, colchicina, laxantes
- Doença intestinal: doença de Crohn, colite ulcerativa.

QUADRO CLÍNICO | EXAME FÍSICO

Todos os pacientes devem ter história clínica detalhada ao serem atendidos no departamento de emergência. Devem-se caracterizar a frequência e a quantidade das evacuações, a presença de produtos patológicos e a duração dos sintomas, além de fatores associados (náuseas, vômito, cefaleia, dor abdominal e febre), uso de medicações, ingesta de determinados alimentos e história clínica recente.

A avaliação física deve ser direcionada com foco no exame abdominal e retal. É preciso atentar a sinais de irritação peritoneal, cicatriz cirúrgica e massas abdominais, além de fissuras e úlceras anais que direcionem o diagnóstico.

EXAMES COMPLEMENTARES

Devem ser solicitados apenas para pacientes com diarreia invasiva, alteração de sinais vitais e comprometimento do estado geral, e para os imunossuprimidos. Quando necessário, devem se solicitar:

- Coprograma
- Coprocultura
- Hemograma
- Eletrólitos (Na, K e Mg)
- Função renal
- Sorologia para *Clostridium* (avaliar pertinência).

ABORDAGEM E CONDUÇÃO CLÍNICA

A Figura 36.5 apresenta o fluxograma de tomada de decisão em caso de diarreia aguda.

Seção 4
Doença Inflamatória Intestinal

DEFINIÇÃO

As doenças inflamatórias intestinais (DIIs) compreendem a doença de Crohn (DC) e a retocolite ulcerativa (RCU) ou colite ulcerativa. Ambas são idiopáticas e suas manifestações clínicas podem persistir por anos e décadas com diarreia de evolução prolongada e recidivante. Apresentam algumas características fisiopatológicas e clínicas peculiares que as diferem tanto na evolução quanto na sensibilidade terapêutica.

ETIOLOGIA

A maior parte das doenças inflamatórias intestinais tem etiologia desconhecida e multifatorial.

QUADRO CLÍNICO | EXAME FÍSICO

Deve-se considerar a doença inflamatória intestinal em pacientes com quadro de diarreia crônica (> 29 dias), especialmente sanguinolenta, e dor abdominal no quadrante inferior

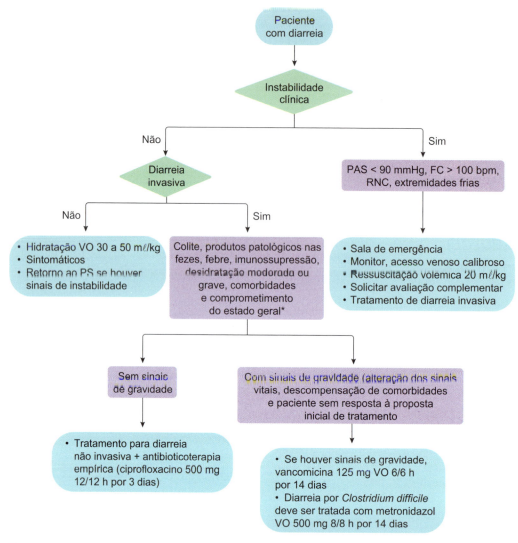

Figura 36.5 Sequência de decisões em caso de diarreia aguda. *Comprometimento do estado geral é uma avaliação subjetiva e está relacionada à preocupação subjetiva do médico com o paciente, mesmo que não haja outras alterações. PAS: pressão arterial sistêmica; FC: frequência cardíaca; RNC: rebaixamento do nível de consciência; PS: pronto-socorro; VO: via oral.

direito tende a estar relacionada com doença de Crohn e no quadrante inferior esquerdo, com retocolite ulcerativa. Lesões perianais, como úlceras e fístulas, também chamam atenção.

As seguintes manifestações extraintestinais são encontradas em até 40% dos casos:

- Artrites: periféricas, espondilite anquilosante, sacroileíte
- Oculares: episclerite, uveíte
- Dermatológicas: eritema nodoso, pioderma gangrenoso
- Hepatobiliares: colelitíase, esteatose hepática, ativação de hepatite crônica, colangite esclerosante primária, colangiocarcinoma, pancreatite
- Vasculares: doenças tromboembólicas.

EXAMES COMPLEMENTARES

O diagnóstico é realizado por colonoscopia e biopsia das lesões.

ABORDAGEM E CONDUÇÃO CLÍNICA

A abordagem da doença inflamatória intestinal consiste em alívio sintomático, indução da remissão e prevenção de complicações, além da avaliação de critérios de gravidade (Figura 36.6).

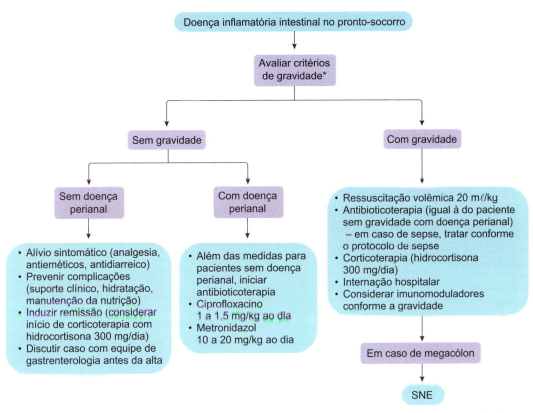

Figura 36.6 Sequência de decisões em caso de doença inflamatória intestinal. *Critérios de gravidade: peritonite, desidratação e distúrbios hidreletrolíticos, sinais de colite ou de complicações (febre, taquicardia > 100 bpm, dor refratária, distensão abdominal importante). SNE: sonda nasoenteral.

Seção 5
Hemorragia Digestiva

DEFINIÇÃO

Quadro de sangramento decorrente de lesões localizadas no sistema digestório e que é causa comum de busca de atendimento no pronto-socorro. Dependendo do local de origem do sangramento, a hemorragia digestiva pode ser classificada em hemorragia digestiva alta (quando ocorre proximal ao ligamento de Treitz) e hemorragia digestiva baixa (quando ocorre distal a este ligamento).

ETIOLOGIA

Hemorragia digestiva alta
- Doença ulcerosa péptica
- Varizes esofagogástricas
- Síndrome de Mallory-Weiss
- Lesões de Dieulafoy
- Gastrite e esofagite erosivas
- Infecção
- Radiação
- Estresse secundário a doenças graves

278 Parte 8 | Emergências Gastrintestinais, Urológicas e Ginecológicas

- Malformações arteriovenosas
- Neoplasias.

Hemorragia digestiva baixa

- Hemorragia digestiva alta
- Angiodisplasia
- Diverticulose
- Isquemia mesentérica
- Neoplasia
- Colite infecciosa, radioativa e autoimune.

QUADRO CLÍNICO | EXAME FÍSICO

Deve-se atentar para hematêmese, melena e sangue vivo nas fezes.

> **Atenção**
>
> Melena não confirma hemorragia digestiva alta, e sangramento vivo nas fezes é sinal inequívoco de hemorragia digestiva baixa.

EXAMES COMPLEMENTARES

- Laboratoriais: hemograma completo, função renal, coagulograma, eletrólitos, glicose, função hepática e tipagem sanguínea. Outros podem ser solicitados conforme o exame clínico inicial
- Radiografia de abdome agudo: quando há suspeita de obstrução, perfuração ou corpo estranho
- Endoscopia digestiva alta: exame de escolha na hemorragia digestiva, mas também podem ser usadas a angiografia e a cintigrafia

- Colonoscopia: pode ser realizada no paciente sem definição da etiologia do sangramento e com apresentação como hemorragia digestiva baixa.

ABORDAGEM E CONDUÇÃO CLÍNICA

A Figura 36.7 apresenta o fluxograma de tomada de decisão em caso de suspeita de hemorragia gastrintestinal.

Tratamento farmacológico

- Transfusão de concentrado de hemácias guiado pela hemoglobina: transfundir se a hemoglobina ≤ 7 g/dℓ na maioria; se ≤ 9 g/dℓ, se idoso ou com comorbidades
- Correção de coagulopatia: em caso de RNI alargada, plaquetas $< 50.000/mm^3$ ou sangramento grave, deve-se corrigir a coagulopatia
- Inibidor de bomba de prótons: inicialmente para toda hemorragia digestiva alta. Omeprazol 80 mg intravenoso em *bolus* seguido de infusão de 8 mg/h
- Análogo da somatostatina ou terlipressina: em caso de etiologia varicosa, octreotida 50 µg em *bolus* seguida de infusão de 25 a 50 µg/h ou terlipressina ataque 2 a 4 mg, seguida de *bolus* de 1 a 2 mg 4/4 h
- Antibióticos no paciente cirrótico: ciprofloxacino 400 mg intravenoso ou ceftriaxona 1 g intravenosa em pacientes cirróticos com sangramento gastrintestinal.

Seção 6

Disfagia

DEFINIÇÃO

Disfagia é a dificuldade de engolir, geralmente diagnóstico etiológico orgânico. Pode ser classificada em disfagia de transferência, com dificuldade à passagem do alimento da orofaringe para o esôfago, e em disfagia de condução, estando a dificuldade na porção distal do esôfago.

ETIOLOGIA

Existem dois tipos de disfagia: orofaríngea e esofágica, em que podem ser observadas causas neuromusculares e estruturais.

Na disfagia orofaríngea, as causas neuromusculares são mais frequentes que as estruturais.

Na disfagia esofágica, as causas estruturais (p. ex., estenose esofágica consequente a refluxo

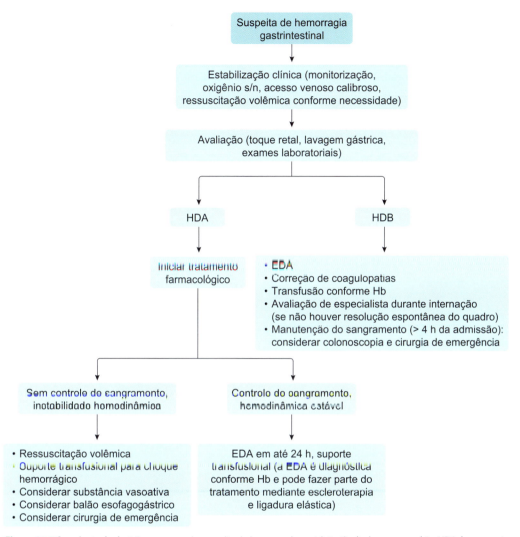

Figura 36.7 Sequência de decisões em caso de suspeita de hemorragia gastrintestinal. s/n: se necessário; HDA: hemorragia digestiva alta; HDB: hemorragia digestiva baixa; EDA: endoscopia digestiva alta; Hb: hemoglobina.

de ácido gástrico, tumores esofágicos, compressão do esôfago por massas torácicas ou por cardiomegalia) são bem mais frequentes que os distúrbios afetando os nervos ou músculos.

QUADRO CLÍNICO | EXAME FÍSICO

Deve-se obter a história clínica detalhada, destacando-se o início e a progressão do quadro. A obstrução para alimentos sólidos seguida por líquidos sugere patologia mecânica obstrutiva, enquanto obstrução para ambos sugere distúrbios de movimentação.

O exame físico deve ser focado em avaliação de perviedade e perviedade da via aérea, bem como em exames cervical e neurológico adequados, em geral normais.

EXAMES COMPLEMENTARES

- Radiografia do tórax
- Tomografia computadorizada do tórax
- Endoscopia digestiva alta
- Videofluoroscopia
- Esofagograma baritado
- Manometria esofágica.

ABORDAGEM E CONDUÇÃO CLÍNICA

O manejo da disfagia é comumente realizado em regime ambulatorial. No departamento de emergência, devem-se observar e minimizar o risco de aspiração e a realização de radiografia cervical posteroanterior e em perfil.

Caso o exame físico neurológico e a laringoscopia estejam normais, o paciente deve ser dispensado para prosseguir a investigação.

Seção 7
Dor Torácica de Origem Esofágica

INTRODUÇÃO

Dor torácica de origem esofágica é um importante diagnóstico diferencial de dor torácica no departamento de emergência. Deve-se ter atenção ao quadro associado a regurgitação, odinofagia, disfagia, dispepsia, mas é preciso lembrar que alguns desses também podem surgir em coronariopatas. A seguir são apresentadas as principais demandas do departamento de emergência associadas à dor torácica.

DOENÇA DO REFLUXO GASTRESOFÁGICO

Definição

Refluxo de conteúdo gástrico para o esôfago, causando variada sintomatologia e consequências a longo prazo.

Etiologia

É multifatorial: genético, aumento da pressão intra-abdominal (ascite, gravidez), obesidade, uso de anti-inflamatórios não esteroides (AINEs), incompetência do esfíncter esofágico inferior, infecção por *H. pilori*.

Quadro clínico | Exame físico

Pirose é a queixa mais comum, embora o único sintoma possa ser dor torácica. Vale atentar à associação com alimentação, decúbito e melhora com antiácidos, podendo também haver irradiação da dor para dorso, pescoço, membros superiores e associação com sudorese, náuseas, vômito e dispneia. Por isso, deve-se sempre considerar o diagnóstico diferencial de isquemia miocárdica.

Pode apresentar-se, ainda, com sintomas respiratórios de hiper-reatividade, sinusite ou tosse crônicas, entre outros.

ESOFAGITE

Definição

Caracteriza-se por lesão inflamatória que pode acometer as regiões bucofaríngea, laríngea, esofágica e gástrica e que pode evoluir com hemorragia, perfuração e estenose cicatricial.

Etiologia

- Doença do refluxo gastresofágico
- Uso abusivo de anti-inflamatórios não esteroides
- Agentes agressivos (hipoclorito, substâncias cáusticas etc.)
- Candidíase esofágica
- Infecção por citomegalovírus
- Infecção por herpes
- Úlceras aftoides.

Quadro clínico | Exame físico

O paciente procura o departamento de emergência por causa de dor torácica intensa e prolongada. O correto estabelecimento diagnóstico e terapêutico costuma ser feito de acordo com a intensidade dos sintomas via regime de internação ou ambulatorial com endoscopia.

PERFURAÇÃO ESOFÁGICA

Definição

Caracteriza-se pela ruptura, total ou parcial, do esôfago.

Etiologia

Associada a elevadíssima mortalidade, tem como principal causa a iatrogenia. Pode ocorrer, ainda, por aumento da pressão intraesofágica com ruptura espontânea (síndrome de Boerhaave), traumatismo, tumor, corpo estranho, patologias aórticas e infecciosas.

Quadro clínico | Exame físico

Dor aguda, lancinante e difusa no peito com irradiação para dorso e pescoço. Pode haver exacerbação ao engolir, hematêmese, enrijecimento abdominal, febre, taquicardia, taquipneia e choque, variando conforme a gravidade da ruptura e o tempo de início dos sintomas. Pode haver enfisema subcutâneo cervical nos casos de ruptura alta.

> **Atenção**
>
> Enfisema mediastinal é de surgimento tardio e pode não ser visto ao exame físico ou à radiografia caso as rupturas sejam baixas, de maneira que sua ausência não exclui o diagnóstico.

CORPO ESTRANHO

Definição

Corpo estranho é qualquer objeto oriundo de fora do corpo. Os corpos estranhos podem ser inertes ou irritantes. Se irritantes (p. ex., objetos metálicos) podem provocar inflamação, infecção e fibrose. Mesmo inertes podem provocar obstrução das vias aéreas em decorrência de seu tamanho ou da fibrose induzida.

Quadro clínico | Exame físico

Esta condição acomete principalmente crianças, pessoas com comprometimento cognitivo e presidiários. Em adultos, o impacto costuma ser distal. Quando o objeto se encontra após o piloro, tende a percorrer o restante do sistema digestório sem intercorrências, exceto por objetos muito irregulares ou pontudos, com mais de 2,5 cm de largura ou 6 cm de comprimento.

ABORDAGEM E CONDUÇÃO CLÍNICA

A Figura 36.8 mostra o fluxograma para avaliação, diagnóstico e tomada de decisão em caso de dor torácica de origem esofágica.

Seção 8
Náuseas e Vômito

DEFINIÇÃO

O vômito é definido como ato coordenado e forçado de expulsão do conteúdo gástrico pela boca, geralmente como resposta transitória a uma doença. Costuma ser precedido de náuseas (enjoo).

ETIOLOGIA

- Causas gastrintestinais: funcional, orgânica, obstrutiva, inflamatória e isquêmica
- Causas neurológicas: hipertensão intracraniana, traumatismo craniano, sangramento no sistema nervoso central, tumores, hidrocefalia, causas inflamatórias e infecciosas
- Causas infecciosas: pneumonia, peritonite, infecções urinárias, toxinas bacterianas
- Fármacos e outras substâncias: digoxina, ácido acetilsalicílico, opioides, paracetamol, álcool etílico, organofosforados e quimioterápicos
- Causas endocrinológicas: gravidez, insuficiência suprarrenal, distúrbios da tireoide e das paratireoides
- Outras causas: isquemia miocárdica, glaucoma, nefrolitíase, dor, transtornos psiquiátricos.

QUADRO CLÍNICO | EXAME FÍSICO

Como diversas patologias apresentam-se com essa sintomatologia, deve-se obter história clínica detalhada, com destaque para o início e a duração dos sintomas, além da frequência dos

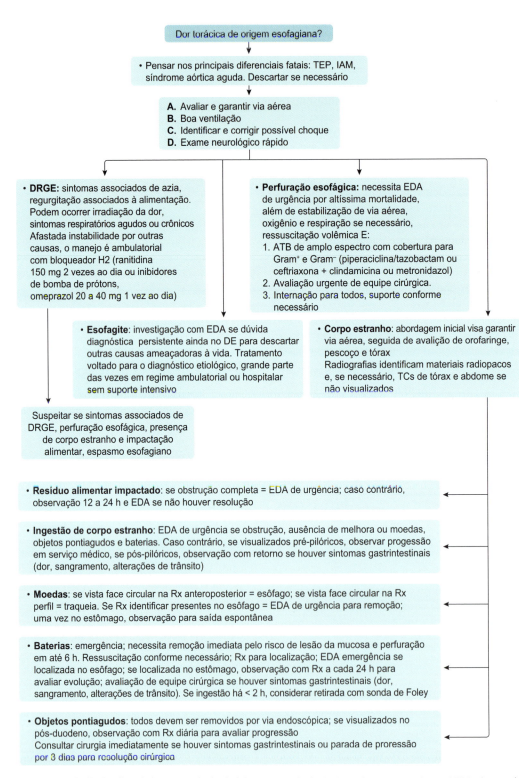

Figura 36.0 Avaliação, diagnóstico e tomada de decisão em caso de dor torácica de origem esofágica. DRGE: doença do refluxo gastroesofágico; EDA: endoscopia digestiva alta; TEP: tromboembolismo pulmonar; IAM: infarto agudo do miocárdio; DE: departamento de emergência; TC: tomografia computadorizada; Rx: radiografia.

episódios e do uso de medicamentos. É preciso atentar a sinais e sintomas associados:

- Dor
- Febre
- Ingestão alimentar
- Perda ponderal
- Cirurgias abdominais prévias
- Relacionados com o sistema nervoso central: cefaleia, alterações visuais, vertigens ou déficits neurológicos agudos.

Devem ser identificados sinais de instabilidade hemodinâmica e grau de hidratação. O exame abdominal deve ser direcionado e sequenciado: inspeção, ausculta, palpação e percussão.

EXAMES COMPLEMENTARES

Laboratoriais

- Hemograma, Na, K, Mg, Ca: avaliação inicial da etiologia e das complicações
- Transaminases glutâmico-oxalacética e glutâmico-pirúvica, bilirrubinas, fosfatase alcalina, gamaglutamiltransferase, amilase: dor em andar superior do abdome
- β-hCG: mulheres em idade fértil não histerectomizadas
- Função tireoidiana: em caso de suspeita de crise tireotóxica
- Dosagem de fármacos (digoxina, salicilatos etc.): em caso de suspeita de intoxicação medicamentosa
- Urina 1: patologias de rins e vias urinárias, cetoacidose, infecção.

Imagem

- Radiografia de abdome em pé e deitado: obstrução (níveis hidroaéreos, empilhamento de moedas etc.)
- Tomografia de abdome: calculose de rins e vias urinárias, processos infecciosos e inflamatórios
- Ultrassonografia de abdome: em caso de suspeita de patologia de vias biliares

- Tomografia computadorizada de crânio: em caso de suspeita de náuseas e vômitos de origem no sistema nervoso central
- Eletrocardiograma: para descartar diagnóstico de síndrome coronariana aguda
- Avaliação das pressões oculares: para descartar diagnóstico de glaucoma.

ABORDAGEM E CONDUÇÃO CLÍNICA

Além de estabilização hemodinâmica (ABCD: vias aéreas, respiração, circulação, disfunção), investigação e correção de distúrbios hidreletrolíticos, bem como da causa de base, é essencial controlar os sintomas. A seguir são listados os principais fármacos indicados para o tratamento medicamentoso:

- Anti-histamínicos: dimenidrinato, difenidramina e meclizina. Indicados principalmente em patologias vestibulares, e também úteis em caso de migrânea
- Benzodiazepínicos: adjuvantes no tratamento de sintomas induzidos por quimioterapia
- Antipsicótico: haloperidol, adjuvante no tratamento de sintomas induzidos por quimioterapia
- Corticosteroide: dexametasona, adjuvante nos casos de sintomas graves associados à quimioterapia
- Antagonista serotoninérgico: ondansetrona, tolerada em todas as etiologias, especialmente pela possibilidade de medicação sublingual no caso de vômito refratário sem indicação de hospitalização
- Prometazina: migrânea, etiologias vestibulares, doenças de motilidade gastrintestinal. Atenção para síndrome neuroléptica maligna e síndromes extrapiramidais
- Metoclopramida: sintomas gastrintestinais agudos, gastroparesia e doença do refluxo gastresofágico, especialmente em crianças. Atenção para síndromes extrapiramidais.

Seção 9
Constipação Intestinal

DEFINIÇÃO

Constipação intestinal é causa muito comum de morbidade entre os pacientes, com incidência aumentada de acordo com a idade. Afeta 80% dos pacientes críticos e está associada diretamente a mortalidade nessa população.

Segundo os critérios de Roma, a constipação intestinal é constatada pela identificação de dois ou mais dos seguintes critérios:

- Força para evacuar em mais de 25% das evacuações
- Fezes endurecidas em mais de 25% das evacuações
- Evacuação incompleta em mais de 25% das evacuações
- Menos de três evacuações por semana
- Sintomatologia por pelo menos 12 semanas no último ano.

ETIOLOGIA

Condição complexa com múltiplas causas sobrepostas. A motilidade intestinal pode ser afetada por diversas condições agudas ou crônicas.

Causas agudas

- Gastrintestinais: rápido crescimento tumoral, constrição, hérnias, aderências, condições inflamatórias e vólvulo
- Medicamentosas: opioides, antipsicóticos, anticolinérgicos, anti-histamínicos e antiácidos
- Atividade física e nutrição: redução do exercício, da ingestão de fibras e de líquidos
- Patologias anais que causam dor: fissura anal, hemorroida, abscesso anorretal e proctite.

Causas crônicas

- Gastrintestinais: crescimento tumoral lento, dismotilidade colônica e patologia anal crônica
- Medicamentosas: uso crônico de laxativos, opioides, antipsicóticos, anticolinérgicos, anti-histamínicos e antiácidos

- Neurológicas: neuropatias, doença de Parkinson, paraplegia e paralisia cerebral
- Endócrinas: hipotireoidismo, hiperparatireoidismo e diabetes melito
- Anormalidades eletrolíticas: hipomagnesemia, hipercalcemia e hipopotassemia
- Reumatológicas: amiloidose e esclerodermia
- Intoxicações: chumbo e ferro.

QUADRO CLÍNICO | EXAME FÍSICO

É necessário realizar anamnese minuciosa e determinar o início dos sintomas e sua temporalidade. Também devem ser investigados a história clínica, o uso de medicações e a história familiar. Sinais de alerta são descritos a seguir e requerem avaliação mais rigorosa.

> **Atenção**
>
> Diarreia não exclui o diagnóstico de constipação intestinal, pois fezes líquidas podem passar pela obstrução.

Além do exame físico abdominal e pélvico direcionado (ruído hidroaéreo, identificação de hérnias, massas abdominais/pélvicas e ascite), o exame retal se faz necessário, incluindo avaliação de fissuras, hemorroidas, protrusão de massas e do tônus esfincteriano.

A investigação laboratorial e a solicitação de exames de imagem dependem do nível de preocupação com uma provável etiologia

> **Atenção**
>
> **Sinais de alerta em caso de constipação intestinal**
> - Início rápido
> - Náuseas e/ou vômito
> - Dificuldade na eliminação de flatos
> - Dor intensa e distensão abdominal
> - Perda ponderal inexplicável
> - Sangramento retal
> - Anemia ferropriva inexplicável
> - História familiar de câncer de cólon

orgânica. Nos quadros agudos associados a distensão e/ou dor abdominal e vômitos, a radiografia em pé e deitado é útil para avaliar nível hidroaéreo e distensão de alças. Caso a suspeita permaneça com a normalidade da radiografia, a tomografia computadorizada de abdome com contraste pode ser útil.

ABORDAGEM E CONDUÇÃO CLÍNICA

No departamento de emergência, o paciente deve ser direcionado ao setor especializado após a identificação da provável causa etiológica. Os pacientes com constipação intestinal orgânica sem obstrução podem ser tratados ambulatorialmente com medicações laxativas e ajustes no plano alimentar. A quebra manual de fecalomas é necessária antes da alta hospitalar. Em caso de suspeita de abdome agudo, deve-se considerar avaliação precoce do cirurgião.

É preciso, ainda, atentar a aspectos importantes, como: doença sistêmica, possibilidade de lesão obstrutiva, efeitos e/ou interações medicamentosas, alterações eletrolíticas e perfuração intestinal após administração de enema.

Seção 10
Gastrite

DEFINIÇÃO

Gastrite se caracteriza por inflamação aguda ou crônica da mucosa gástrica.

ETIOLOGIA

Apresenta diversas etiologias, entre as principais infecção por *Helicobacter pylori* e uso de anti-inflamatórios não esteroides.

QUADRO CLÍNICO | EXAME FÍSICO

Dor caracterizada em queimação, na região epigástrica, normalmente em períodos de esvaziamento gástrico e que alivia após a ingestão alimentar, podendo despertar o paciente durante a noite. Pode ser acompanhada de náuseas e/ou vômito.

Atenção

Paciente com mais de 65 anos de idade pode apresentar-se com sintomatologia atípica.

O exame físico é frustro e o paciente refere dor em região epigástrica. Complicações são indicadas por irradiação para as costas, piora da característica ou da intensidade da dor, rigidez ou distensão abdominal e sangramento retal ou melena.

O diagnóstico é realizado por história clínica rigorosa e por determinação dos diagnósticos diferenciais de acordo com o exame físico. O padrão-ouro é a endoscopia. No entanto, apenas os pacientes sintomáticos com sinais de alerta devem ser submetidos ao exame.

Atenção

Sinais de alerta que requerem endoscopia
- Paciente > 50 anos com novos sintomas
- Perda inexplicável de peso
- Vômito persistente
- Disfagia e/ou odinofagia
- Sangramento gastrintestinal e/ou anemia ferropriva
- Massa abdominal e/ou linfadenopatia
- História familiar de neoplasia no sistema digestório

ABORDAGEM E CONDUÇÃO CLÍNICA

O manejo deve ser direcionado após a identificação das prováveis causas. Deve-se realizar tratamento para *Helicobacter pylori* se for o caso, interromper o uso de anti-inflamatórios não esteroides e instaurar o controle de sintomas com o uso de inibidores de bomba de prótons, antagonistas do receptor H2, sucralfato e antiácidos.

No departamento de emergência, deve ser realizado o teste terapêutico com inibidores de bomba de prótons ou antagonistas do receptor de H2, juntamente com antiácidos. Se houver alívio da dor, o paciente deve ser encaminhado para avaliação e tratamento ambulatorial.

É preciso atentar aos sinais de alarme que requerem investigação minuciosa e às principais complicações: hemorragia, perfuração e obstrução intestinal.

Seção 11
Colecistite Aguda

DEFINIÇÃO

Colecistite aguda é a inflamação da vesícula biliar. Há incidência na 5ª década de vida, sendo mais comum em mulheres.

ETIOLOGIA

- Calculosa: corresponde a 95% dos casos. Causada por cálculos biliares que ocasionam obstrução do ducto cístico, podendo esta ser reversível ou parcial (cólica biliar), mas também total e duradoura (inflamação, distensão e comprometimento vascular da vesícula; colecistite aguda)
- Acalculosa: corresponde a 5% dos episódios, quando a inflamação se deve a uma condição sistêmica grave, como grande queimado, choque séptico, traumatismo grave e permanência prolongada em unidade de terapia intensiva.

Fatores de risco

Os principais fatores são: genética, idade (maior risco quanto maior for a idade), sexo feminino, uso de anticoncepcional (estrógeno), paridade, obesidade, nutrição parenteral prolongada e hemólise crônica.

A regra dos quatro Fs ajuda a lembrar do paciente típico com colecistite: do inglês, *forty*, *female*, *fat* e *fertile* (5ª década de vida, sexo feminino, obesa, fértil).

QUADRO CLÍNICO | EXAME FÍSICO

Dor contínua na região de quadrante superior direito do abdome, podendo haver irradiação para costas. Outros sintomas associados são: anorexia, náuseas, vômitos e febre.

O exame abdominal deve ser direcionado e sequenciado, atentando-se ao sinal de Murphy (ver adiante), que sugere fortemente o diagnóstico.

EXAMES COMPLEMENTARES

Pacientes com cólica biliar recorrente e que apresentam episódio de curta duração (em geral < 6 horas de dor) não necessitam de investigação complementar no departamento de emergência. Casos em que a dor se prolonga e no primeiro episódio a investigação laboratorial e de imagem definem o diagnóstico e recomenda-se avaliar gravidade.

Podem-se realizar exames de função hepática (bilirrubina, tempo de protrombina, albumina), aminotranferases, fosfatase alcalina e gamaglutamiltransferase, sendo que os dois últimos têm relação direta com obstrução e inflamação canaliculares. O hemograma pode mostrar leucocitose, mas é pouco sensível (63%), e a proteína C reativa também se eleva, pela inflamação.

Nos métodos de imagem, o mais usado na avaliação da árvore biliar é a ultrassonografia, que apresenta sensibilidade e especificidade > 80% para colecistite aguda. É possível realizar uma avaliação chamada de sinal de Murphy ultrassonográfico, descrito como dor mais intensa quando o transdutor do ultrassom aponta para a imagem da litíase biliar, sendo a dor menos intensa quando há pressão (gerada pelo transdutor) em outras regiões do quadrante superior direito. O sinal é negativo quando a dor não piora nem é mais forte na visualização do cálculo. Esse sinal tem valor preditivo positivo de 92%. A tomografia computadorizada é pouco sensível e não costuma fazer parte da rotina. A colangiopancreatografia por ressonância magnética tem sensibilidade e especificidade similares às da ultrassonografia na colecistite aguda e tem mais valor na avaliação de obstrução mais distal à vesícula biliar (colangite e coledocolitíase).

A ultrassonografia realizada pelo emergencista à beira do leito exige treinamento e experiência prática e, nesses casos, tem valor diagnóstico próximo ao exame feito pelo radiologista.

DIAGNÓSTICO DIFERENCIAL

O diagnóstico diferencial é amplo, e muitas vezes não é simples descartar alguns deles:

- Pancreatite: apresenta clínica similar, mas a elevação na amilase é mais importante nesse quadro
- Apendicite: a dor é mais comum no quadrante inferior direito
- Gastrite: a dor costuma ter localização mais medial ou epigástrica
- Pneumonia em base D: dor semelhante; diferencia-se pela avaliação clínica completa.

ABORDAGEM E CONDUÇÃO CLÍNICA

A Figura 36.9 apresenta o fluxograma de tomada de decisão em caso de suspeita de colecistite aguda.

Seção 12
Pancreatite

DEFINIÇÃO

Pancreatite é o processo inflamatório do pâncreas que pode estar limitado ao órgão ou afetar os tecidos circundantes com potenciais consequências sistêmicas.

ETIOLOGIA

- Cálculos biliares (35 a 75%)
- Etilismo (25 a 35%)
- Idiopático (10 a 20%)
- Hipertrigliceridemia; triacilglicerol (TAG) > 1.000 mg/dℓ (1 a 4%)
- Pós-colangiopancreatografia retrógrada endoscópica (1,4 a 2%)
- Medicamentos (1,4 a 2%)
- Traumatismo
- Pós-operatório
- Hiperparatireoidismo
- Infecções (bacterianas, virais, parasitárias)
- Doenças autoimunes
- Tumor (pancreático, ampular)
- Hipercalcemia, fibrose cística, isquemia, anormalidades congênitas.

QUADRO CLÍNICO | EXAME FÍSICO

Dor abdominal aguda, intensa e persistente, localizada no epigástrio ou no quadrante superior direito com possível irradiação para as costas, o peito ou os flancos, geralmente associada a náuseas, vômitos, anorexia e diminuição da ingestão oral. Sua associação com a alimentação é variável.

O exame físico deve ser direcionado e sequenciado (inspeção, ausculta, palpação e percussão).

Outros sinais e sintomas incluem distensão abdominal, diaforese, hematêmese, dispneia, icterícia e palidez. É preciso atentar aos sinais vitais e suas alterações, como taquicardia, taquipneia, febre e hipotensão.

CRITÉRIOS DIAGNÓSTICOS

Identificação de dois dos três critérios a seguir:

- Apresentação clínica consistente com pancreatite aguda
- Lipase sérica ou valor de amilase elevado acima do limite superior da normalidade
- Achados de imagem característicos de pancreatite aguda (tomografia computadorizada contrastada, ressonância magnética ou ultrassonografia transabdominal).

ABORDAGEM E CONDUÇÃO CLÍNICA

Os principais exames laboratoriais e de imagem, a abordagem inicial e o manejo do paciente no departamento de emergência estão apresentados na Figura 36.10.

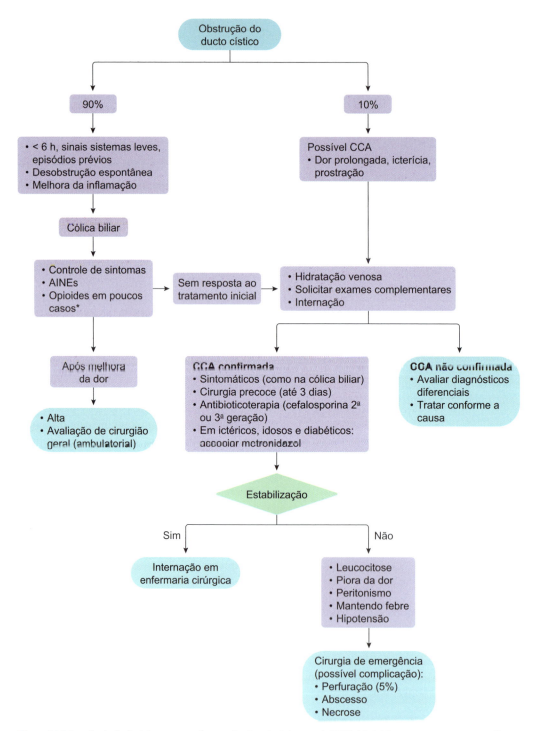

Figura 36.9 Sequência de decisões em caso de suspeita de colecistite aguda (CCA). *Opioides causam espasmo no esfíncter de Oddi, embora a relevância clínica disso não seja conhecida. AINEs: anti-inflamatórios não esteroides.

Capítulo 36 ❖ Emergências Gastrintestinais 289

Sinais e sintomas:
- Dor abdominal em faixa contínua, pior em posição supina, náuseas e vômitos, distensão abdominal. Pode haver febre, taquicardia, taquipneia hipotensão (SIRS)
- Sinais clínicos de gravidade: Gray-Turner: equimose em flancos; Cullen: equimose periumbilical; Fox: equimose perineal

- **A** Garantir perviedade de VA
- **B** Suporte de O_2 se Sat < 95%, suporte respiratório se necessário (importante causa de SDRA – tratamento agressivo)
- **C** Ressuscitação volêmica vigorosa e suporte com Va se necessário (importante causa de SIRS)

Diagnóstico: presença de 2 dos 3 abaixo
- Dor abdominal típica (faixa) + quadro clínico
- Elevação de enzimas pancreáticas
- Exame de imagem evidenciando inflamação pancreática

Escores de gravidade:
- 1. RANSON até 87% S e 77,5% E
- 2. APACHE II até 76% S e 61,5% E
- 3. SAPS II até 87,5% S e 77,8% E
- 4. BALTHAZAR/IGET necessário TC com contraste realizada após 48 a 72 h do início dos sintomas para avaliação de necrose
- 1 e 4: demora para aplicação completa
- 1, 2 e 3: pouca complexidade de aplicação. Não há evidência de superioridade, avaliar e escolher uso caso a caso

Sinais e sintomas sugestivos de pancreatite

- Controle sintomático de dor (opioide como morfina 0,1 mg/kg IV se necessário), náuseas e vômitos (ondansetrona 4 mg IV). Jejum para todos

Investigação laboratorial e avaliação de preditores prognósticos:
- Lipase (preferencialmente + específica) ↑ 2 a 3 × valor de referência ou amilase (elevação precoce) ↑ 2 a 3 × valor de referência; valor normal não descarta o diagnóstico
- Hemograma: hematócrito e leucócitos
- Função renal (Ur, Cr) e eletrólitos (Na, K, Ca_i, Mg)
- Glicose
- TGO/TGP; FA/GGT: sugerem etiologia biliar ou alcoólica
- Gasometria arterial

Investigação por imagem
- US abdome: avaliação da etiologia biliar
- TC de abdome: se dúvida diagnóstica de pancreatite; apresentação inicial muito grave

Antibióticos: não indicados de rotina apesar de possível quadro grave de SIRS. Considera-se:
- Forte suspeita de pseudocisto infectado, abscesso, infecção peripancreática
- Evidência de necrose infectada (vista à TC)
- Imipeném ou meropeném

Disposição:
- Internação em UTI: choque/uso de Va a despeito de ressuscitação volêmica adequada; oligúria; hipoCa (< 7 mg/dℓ); hipoxemia/VM; acidose; queda importante Hb
- Internação: grande maioria, etiologia incerta, dor limitante com necessidade de jejum total e sintomáticos IV; pobre contexto social

Figura 36.10 Sequência de decisões em caso de suspeita de pancreatite. VA: vias aéreas; Sat: saturação; SDRA: síndrome do desconforto respiratório agudo; Va: vasoativos; SIRS: síndrome da resposta inflamatória sistêmica; TC: tomografia computadorizada; US: ultrassonografia; UTI: unidade de terapia intensiva; VM: ventilação mecânica; Hb: hemoglobina; IV: via intravenosa; Ur: ureia; Cr: creatinina; TGO/TGP: transaminases glutâmico-oxalacética e glutâmico-pirúvica; FA/GGT: fosfatase alcalina e gamaglutamiltransferase.

BIBLIOGRAFIA

Bittencourt PL, Zollinger CC, Lopes EPA. Manual de cuidados intensivos em hepatologia – Sociedade Brasileira de Hepatologia e Associação de Medicina Intensiva Brasileira. 2. ed. Barueri: Manole; 2017.

Bock JM, Poetker DM. Reflux and chronic rhinosinusitis. JAMA Otolaryngol Head Neck Surg. 2016; 142(7):633-4.

Brownson EG, Mandell K. Abdome agudo. In: Doherty GM. Current/Cirurgia: diagnóstico e tratamento – cirurgia. New York: AMGH; 2017.

Chalasani N, Younossi Z, Lavine JE et al. The diagnosis and management of non-alcoholic fatty liver disease: practice guideline by the American Association for the Study of Liver Diseases (AASLD), American College of Gastroenterology, and the American Gastroenterological Association. Hepatology. 2012; 55:2005-23.

DuPont HL. Acute infectious diarrhea in immunocompetent adults. N Engl J Med. 2014; 370(16):1532-40.

European Association for the Study of the Liver. EASL Clinical Pratice Guidelines for the management of patients with descompensated cirrhosis. J Hepatol. 2018; 69:406-60.

Ferreira AF, Bartelega JA, Urbando HCA et al. Fatores preditivos de gravidade da pancreatite aguda: quais e quando utilizar? Arq Bras Cir Dig. 2015; 28(3):207-11.

Hirano ES, Fraga GP. Dor abdominal e abdome agudo. In: Guimarães HP et al. Manual de medicina de emergência. Rio de Janeiro: Atheneu; 2016.

Kroepil F, Schauer M, Raffel AM et al. Treatment of early and delayed esophageal perforation. Indian J Surg. 2013; 75(6):469-72.

Lee WM, Stravitz RT, Larson AM. Introduction to the Revised American Association for the Study of Liver Diseases Position Paper on Acute Liver Failure 2011. Hepatology. 2012; 55:965-7.

Marx JA. Rosen's emergency medicine. Concepts and clinical practice. 9. ed. St. Louis: Mosby; 2017.

Runyon BA; AASLD. Introduction to the revised American Association for the Study of Liver Diseases Practice Guideline management of adult patients with ascites due to cirrhosis 2012. Hepatology. 2013; 57:1651-3.

Schweigert M, Solymosi N, Dubecz A et al. Emergency oesophagectomy for oesophageal perforation after chemoradiotherapy for oesophageal cancer. Ann R Coll Surg Engl. 2015; 97(2):140-5.

Stapczynski JS, Tintinalli JE. Tintinalli's emergency medicine: a comprehensive study guide. 8. ed. New York: McGraw-Hill; 2016.

Wolf SJ, Heard K, Sloan EO et al. Clinical policy: critical issues in the management of patients presenting to the emergency department with acetaminophen overdose. Ann Emerg Med. 2007; 50:292-313.

Emergências Urológicas

CAPÍTULO 37

Endric Hasegawa e Daniel Kanda Abe

Seção 1
Trauma Urológico

DEFINIÇÃO

Trauma urológico é uma lesão física ou uma ferida no sistema geniturinário causada por um agente extrínseco. Os principais órgãos acometidos são elencados a seguir.

- Rim: é o mais frequentemente acometido (5% dos casos de trauma)
- Ureter: mais frequente em trauma penetrante ou iatrogenia cirúrgica
- Bexiga: associado a trauma abdominal contuso em bexiga repleta ou fraturas pélvicas
- Uretra anterior: mais comum em traumas contusos ou queda a cavaleiro
- Uretra posterior: mais frequente em fraturas pélvicas.

ABORDAGEM INICIAL

- Avaliação
  - A (*airway*): controle de vias aéreas
  - B (*breathing*): manutenção da ventilação e da oxigenação
  - C (*circulation*): controle de sangramentos externos e hemodinâmicos
- Fluxogramas de atendimento conforme o órgão acometido.

TRAUMA DE RIM

Suspeita-se de trauma renal quando o paciente apresenta trauma abdominal com hematúria macroscópica.

Exames complementares

- Tomografia computadorizada (TC) de abdome e pelve com contraste intravenoso em pacientes estáveis
- Urografia excretora intraoperatória em pacientes com indicação de laparotomia.

Classificação das lesões renais

- Grau 1: contusão ou hematoma subcapsular não expansivo, ausência de laceração
- Grau 2: hematoma perirrenal não expansivo, laceração cortical com menos de 1 cm de profundidade, sem extravasamento
- Grau 3: laceração cortical com mais de 1 cm, sem extravasamento urinário
- Grau 4: laceração pela junção corticomedular para o sistema coletor ou vascular; lesão segmentar da artéria ou veia renal com hematoma contido
- Grau 5: laceração com rompimento renal ou vascular; lesão ou avulsão do pedículo renal.

Abordagem e condução clínica

As Figuras 37.1 e 37.2 apresentam fluxogramas de tomada de decisão em caso de suspeita de trauma renal contuso ou penetrante.

Cuidados pós-trauma

Deve-se manter repouso no leito, com controle de hemoglobina e hematócrito seriados, antibióticos e acompanhamento urológico.

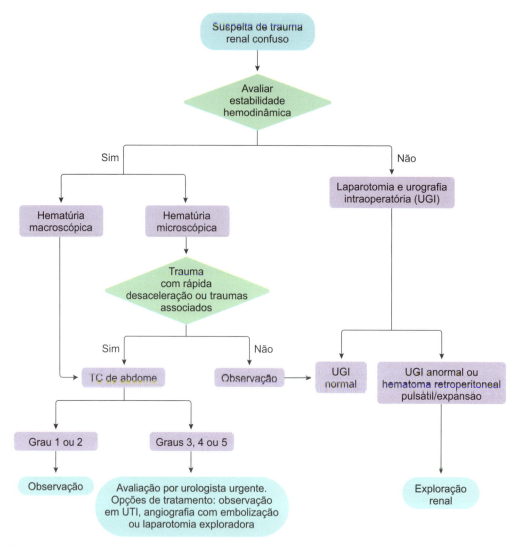

Figura 37.1 Sequência de decisões em caso de suspeita de trauma renal contuso. UGI: urografia intraoperatória; TC: tomografia computadorizada; UTI: unidade de terapia intensiva. (Adaptada de European Association of Urology, 2016.)

Recomenda-se exame de controle de 2 a 4 dias após o trauma.

TRAUMA DE URETER

Costuma ter origem iatrogênica (cirurgias pélvicas ou urológicas endoscópicas) e requer tratamento imediato.

Diagnóstico | Exames complementares

O diagnóstico ocorre no período intraoperatório, quando se evidencia a lesão, ou no pós-operatório. Nessa última situação, o íleo prolongado associado a distensão abdominal, dor lombar e elevação das escórias urinárias (creatinina e ureia) sugere lesão ureteral, que pode ser confirmada por TC ou ressonância magnética (RM) de abdome e pelve, ou por urografia excretora demonstrando extravasamento do contraste.

Abordagem e condução clínica

Uma vez feito o diagnóstico, o trauma deve ser tratado imediatamente conforme avaliação do

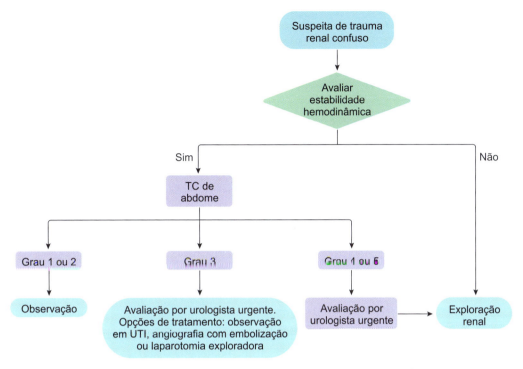

Figura 37.2 Sequência de decisões em caso de suspeita de trauma renal penetrante. TC: tomografia computadorizada; UTI: unidade de terapia intensiva. (Adaptada de European Association of Urology, 2016.)

urologista. São opções de tratamento: colocação de cateter ureteral, nefrostomia, uretero-ureterostomia, reimplante ureteral, interposição ileal ou autotransplante.

TRAUMA DE BEXIGA

Ocorre predominantemente após trauma fechado abdominal em bexiga cheia.

Quadro clínico | Exame físico

- Hematúria macroscópica
- Dor e distensão abdominal
- Anúria
- Sinais de fratura de bacia.

Exames complementares

- Cistografia retrógrada (promove a identificação de lesões de uretra)
- Cistoscopia (invasivo, necessita de anestesia)
- TC de abdome e pelve com contraste intravesical (exame de eleição para trauma estável).

Abordagem e condução clínica

A Figura 37.3 apresenta o fluxograma de tomada de decisão em caso de suspeita de trauma de bexiga.

TRAUMA DE URETRA

Na maioria dos casos é causado por trauma contuso, sendo o trauma penetrante menos comum. Ocorre também de modo iatrogênico após tentativa infrutífera de passagem de sonda vesical de demora.

Quadro clínico | Exame físico

- Dor na micção
- Retenção urinária
- Uretrorragia
- Equimose perineal, na bolsa escrotal, peniana e labial, edema ou ambos
- Elevação da próstata no exame retal.

Exames complementares

Uretrocistografia retrógrada é o exame de eleição na suspeita de trauma de uretra,

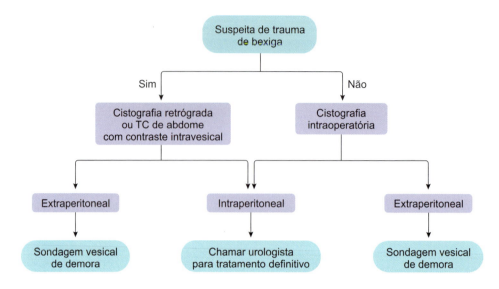

Figura 37.3 Sequência de decisões em caso de suspeita de trauma de bexiga. TC: tomografia computadorizada.

especialmente na masculina. Traumas de uretra feminina são raros, podendo ser diagnosticados no exame físico genital.

Abordagem e condução clínica

A maioria das lesões uretrais pode ser tratada com o realinhamento uretral endoscópico primário e sondagem vesical de demora. As lesões uretrais causadas por agentes penetrantes, como armas brancas ou de fogo, requerem exploração imediata.

As Figuras 37.4 e 37.5 apresentam fluxogramas de tomada de decisão em caso de suspeita de trauma de uretra.

Acompanhamento

Em todos os casos de trauma uretral, a sonda deve ser mantida por pelo menos 2 semanas, sendo necessário acompanhamento urológico, devido aos altos índices de recorrência.

TRAUMA DE TESTÍCULO

Esse tipo de trauma tem sido cada vez mais frequente, em função da expansão volumétrica dos tanques de combustível das motos associada ao aumento das velocidades de trânsito.

Quadro clínico | Exame físico

- Dor testicular
- Equimose ou aumento do volume escrotal
- Escoriações ou lacerações no escroto.

Exames complementares

Ultrassonografia (US) com Doppler da bolsa testicular identifica hematoma escrotal e, principalmente, ruptura da túnica albugínea do testículo.

Abordagem e condução clínica

A Figura 37.6 apresenta o fluxograma de tomada de decisão em caso de suspeita de trauma de testículo.

ACOMPANHAMENTO PÓS-TRAUMA

Todos os casos de trauma urológico diagnosticados devem ser avaliados e acompanhados pelo especialista no hospital ou ambulatorialmente, tendo em vista a possibilidade de progressão das lesões e de suas complicações a longo prazo.

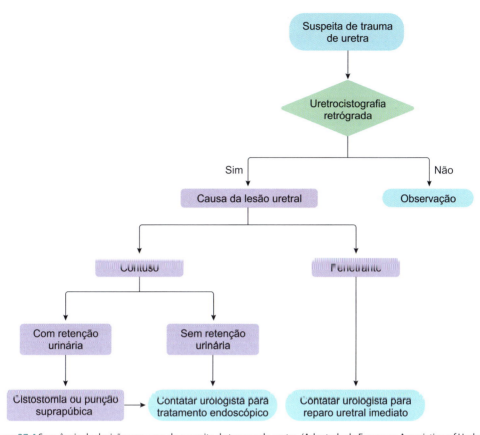

Figura 37.4 Sequência de decisões em caso de suspeita de trauma de uretra. (Adaptada de European Association of Urology, 2016.)

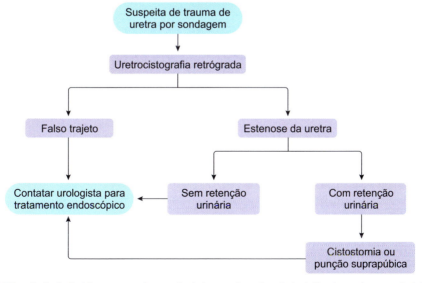

Figura 37.5 Sequência de decisões em caso de suspeita de trauma de uretra pós-tentativa de sondagem vesical. (Adaptada de European Association of Urology, 2016.)

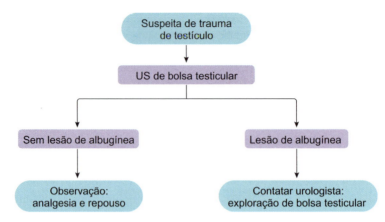

Figura 37.6 Sequência de decisões em caso de suspeita de suspeita de trauma de testículo. US: ultrassonografia.

Seção 2
Cólica Renal

DEFINIÇÃO

Cólica renal é uma dor renal aguda geralmente unilateral secundária a obstrução do sistema urinário, que causa dilatação das vias excretoras e distensão da cápsula renal.

ETIOLOGIA

- Cálculos ureterais
- Coágulos ureterais
- Outras obstruções de ureter (p. ex., estenoses ou compressões extrínsecas).

QUADRO CLÍNICO | EXAME FÍSICO

Dor súbita e de forte intensidade em região lombar unilateral irradiando-se para flanco, fossa ilíaca e genital (Figura 37.7). Essa dor costumar ser acompanhada de náuseas e/ou vômito e sintomas urinários, como disúria ou hematúria. Taquicardia, taquipneia e palidez cutaneomucosa são sintomas bastante comuns devido ao quadro álgico. À palpação abdominal é comum observar dor em flanco e/ou fossa ilíaca e punho-percussão lombar dolorosa (sinal de Giordano) no lado acometido.

EXAMES COMPLEMENTARES

- Análise de urina: pode identificar micro-hematúria ou cristalúria, mas a sensibilidade e a especificidade baixas não possibilitam confirmação diagnóstica
- Exames séricos: exames séricos de hemograma e função renal auxiliam na condução do caso, mas pouco auxiliam na confirmação
- Exames de imagem (Tabela 37.1)

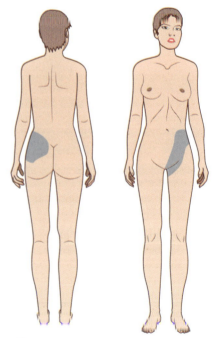

Figura 37.7 Localização da cólica renal típica.

Tabela 37.1 Modalidades de exames de imagem para o diagnóstico de cálculo ureteral.

Radiografia
- Vantagens: acessível e barata
- Limitações: gravidez, cálculo de ureter médio, cálculo radiotransparente, não diferencia de outras calcificações e flebólitos

Ultrassonografia
- Vantagens: acessível, não usa radiação, boa visibilidade renal
- Limitações: não visualiza ureter, cálculo de ureter médio

Tomografia computadorizada helicoidal
- Vantagens: rápida e precisa, diagnóstico diferencial
- Limitações: custo elevado, gravidez

- TC helicoidal: padrão-ouro na detecção de cálculo renal, sendo útil também para a exclusão de diagnósticos diferenciais
- US abdominal: embora tenha baixa sensibilidade, pode ser usada na falta da TC helicoidal. Possibilita a identificação de hidronefrose ou ausência de jato de urina pelo meato ureteral, o que poderia sugerir obstrução
- Radiografia abdominal: tem baixa sensibilidade, limitando-se à tentativa de identificar um cálculo ureteral (50%).

DIAGNÓSTICO DIFERENCIAL

- Torção de ovário
- Gravidez ectópica
- Pielonefrite aguda
- Epididimite
- Prostatite
- Lombalgia
- Lombociatalgia
- Apendicite aguda
- Colecistite aguda
- Diverticulite aguda
- Colite
- Obstipação intestinal
- Hérnias
- Aneurismas vasculares.

ABORDAGEM E CONDUÇÃO CLÍNICA

A prioridade inicial dos casos suspeitos de cólica renal é o tratamento sintomático com analgésicos, anti-inflamatórios e antieméticos, podendo-se recorrer aos analgésicos opioides, se necessário. Uma revisão sistemática da Cochrane demonstrou que tanto os anti-inflamatórios não esteroides como os opioides são efetivos no tratamento da cólica renal, sendo observados mais efeitos colaterais relacionados com os opioides. É preciso cautela na administração de anti-inflamatórios não esteroides em pacientes com insuficiência renal preexistente, alergias e outras contraindicações.

A Figura 37.8 apresenta o fluxograma de tomada de decisão em caso de suspeita de cólica renal.

Tratamento definitivo

Sepse urinária, insuficiência renal e anúria, quando ocorrem, devem ser tratadas urgentemente com cirurgia. A eliminação dos fragmentos de cálculos no ureter depende da localização e da dimensão do cálculo. Por isso, pode-se inferir que quanto mais proximal estiver e maior for a dimensão do cálculo, menor será sua probabilidade de eliminação.

A Figura 37.9 apresenta o fluxograma de tomada de decisão em caso de confirmação de cálculo.

Terapia expulsiva

As taxas de eliminação demonstradas anteriormente podem ser aprimoradas com o uso da chamada terapia expulsiva. Até o momento, somente os bloqueadores de canal de cálcio (nifedipino) e os bloqueadores alfa-adrenérgicos (tansulosina) têm efetividade comprovada na eliminação de fragmentos ureterais. Os corticosteroides não demonstraram eficácia isoladamente, mas estudos clínicos sugerem um possível efeito adicional do nifedipino ou da tansulosina, quando em associação.

Situações especiais

➤ **Em pediatria.** O manejo de urgência dessa população segue os mesmos princípios do atendimento no adulto, sendo observados excelentes resultados de eliminação com a terapia expulsiva.

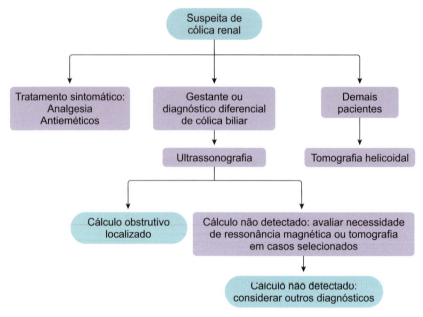

Figura 37.8 Sequência de decisões em caso de suspeita de cólica renal.

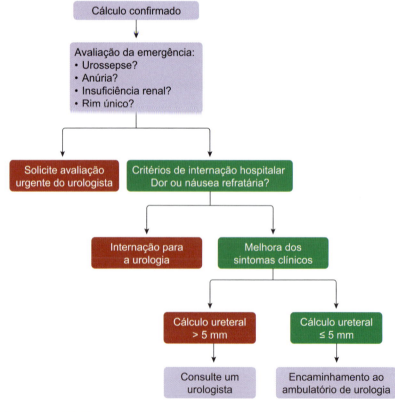

Figura 37.9 Sequência de decisões em caso de confirmação de cálculo.

> Litíase renal na gestante. Em gestantes, a US abdominal é o exame de escolha, devido à contraindicação da TC. Em casos selecionados, pode-se recorrer à RM em busca de sinais de compressão extrínseca da via excretora pelo útero gravídico ou de sinais indiretos de cálculo, como ureterite, periureterite, extravasamento ou edema perirrenal. A literatura médica considera somente a US e a RM como exames seguros para essa população; sendo a TC de baixa dose um exame de exceção.

O tratamento clínico da gestante merece especial atenção devido à limitação no uso de algumas categorias de medicações, conforme demonstrado na Tabela 37.2.

Tabela 37.2 Medicações e perfil de segurança na gestação conforme a Food and Drug Administration (FDA), dos EUA.

Medicação		Categoria FDA
Analgésicos	Paracetamol	B
	Dipirona	N – mas de baixo risco e bastante usado
Antieméticos	Metoclopramida, ondansetrona e dimenidrinato	B
Corticosteroides	Dexametasona, prednisona e prednisolona	C
Opioides	Oxicodona	B
	Tramadol, codeína, morfina	C

A: estudos controlados não demonstram risco; B: risco improvável; C: risco não pode ser descartado; D: evidência de risco; N: fármaco não classificado pela FDA.

Seção 3
Retenção Urinária

DEFINIÇÃO

Retenção urinária aguda é a incapacidade de urinar espontaneamente, o que configura uma emergência urológica. Caracteriza-se por dor suprapúbica e por globo vesical palpável ao exame físico.

ETIOLOGIA

A etiologia da retenção aguda costuma ser multifatorial e inclui as seguintes causas:

- Hiperplasia prostática benigna
- Constipação intestinal
- Câncer de próstata
- Estenose de uretra
- Retenção por coágulos
- Transtornos neurológicos (bexiga do diabetes, esclerose múltipla, trauma raquimedular e outras patologias neurológicas)
- Pós-operatório (principalmente de cirurgias pélvicas)
- Cálculos vesicais
- Substâncias (inibição da contração vesical)
- Infecção (p. ex., prostatite)
- Outras (p. ex., imobilidade, causas psicogênicas).

QUADRO CLÍNICO | EXAME FÍSICO

O quadro clínico da retenção urinária aguda pode incluir as seguintes manifestações e exigir atendimento médico imediato:

- Incapacidade de urinar
- Urgência associada a disúria
- Dor ou desconforto na parte inferior do abdome
- Globo vesical palpável.

EXAMES COMPLEMENTARES

- Exames laboratoriais (hemograma completo, creatinina, ureia e dosagem de proteína C reativa) para avaliar a gravidade da obstrução urinária
- Urina tipo 1 e urocultura
- US de rins e vias urinárias e próstata.

ABORDAGEM E CONDUÇÃO CLÍNICA

A Figura 37.10 apresenta o fluxograma de tomada de decisão em caso de retenção urinária aguda.

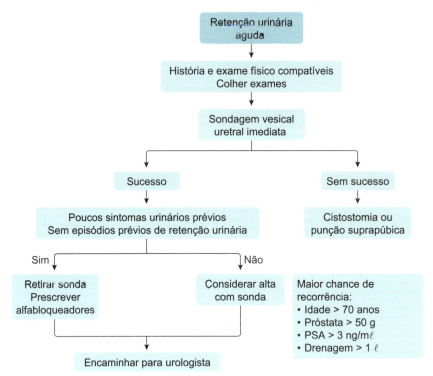

Figura 37.10 Sequência de decisões em caso de retenção urinária aguda. PSA: antígeno prostático específico.

Indicações de internação incluem:

- Urossepse
- Hematúria maciça
- Volume drenado maior que 1 ℓ
- Alteração importante de função renal.

Complicações da retenção urinária e de seu tratamento podem incluir:

- Infecções do sistema urinário
- Falência vesical
- Insuficiência renal
- Incontinência urinária.

Seção 4
Fratura Peniana

DEFINIÇÃO

Trata-se da ruptura da túnica albugínea do corpo cavernoso desencadeada por trauma contuso no pênis ereto.

QUADRO CLÍNICO | EXAME FÍSICO

Os sintomas e sinais característicos da fratura peniana são:

- Estalido durante o ato sexual
- Dor peniana
- Imediata detumescência peniana
- Equimose peniana ou em asa de borboleta
- Uretrorragia, quando há trauma de uretra associado.

EXAMES COMPLEMENTARES

- US peniana: exame de eleição devido à praticidade e à rapidez, pelo qual se pode observar descontinuidade da túnica albugínea adjacente ao hematoma peniano
- Cavernossografia: tem sido abandonada por ser um exame demorado, muito invasivo e com alto índice de falso-negativo.

DIAGNÓSTICO DIFERENCIAL

- Equimose por ruptura de veias superficiais do pênis
- Celulite de pênis
- Secundário a injeção intracavernosa.

ABORDAGEM E CONDUÇÃO CLÍNICA

O tratamento cirúrgico é o de escolha, preferencialmente nas primeiras 24 h após o trauma, a fim de minimizar complicações como disfunção erétil, curvatura peniana e ereções dolorosas. Traumas de uretra associados devem seguir protocolo específico.

A Figura 37.11 apresenta o fluxograma de tomada de decisão em caso de fratura peniana.

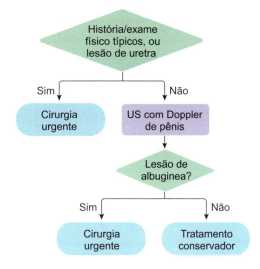

Figura 37.11 Sequência de decisões em caso de fratura peniana. US: ultrassonografia.

Seção 5
Escroto Agudo

DEFINIÇÃO

Caracteriza-se por dor intensa, edema e alteração da consistência da bolsa escrotal.

ETIOLOGIA

- Torção testicular
- Orquiepididimite
- Torção dos apêndices testiculares
- Trauma testicular.

QUADRO CLÍNICO | EXAME FÍSICO

As manifestações clínicas do escroto agudo dependem da condição ou patologia subjacente (Tabela 37.3).

DIAGNÓSTICO DIFERENCIAL

- Peritonite
- Hérnia encarcerada
- Hidrocele
- Dor referida (p. ex., distensão ureteral superior [cálculo renal] pode causar dor referida no testículo ipsilateral)
- Púrpura de Henoch-Schönlein (vasculite que pode envolver o testículo em 2 a 38% dos casos)
- Tumor testicular (frequentemente se caracteriza por massa escrotal indolor com crescimento rápido)
- Lombalgia pode ser secundária à radiculite (T10 a L1, causando irritação da raiz nervosa e subsequente dor escrotal referida)
- Idiopático.

ABORDAGEM E CONDUÇÃO CLÍNICA

A Figura 37.12 apresenta o fluxograma de tomada de decisão em caso de escroto agudo.

Acompanhamento

Deve-se encaminhar para acompanhamento urológico a fim de avaliar a preservação de funções testiculares, como a hormonal e a espermiogênese.

Tabela 37.3 Achados da história e do exame físico em caso de escroto agudo, de acordo com a condição clínica ou patologia subjacente.

Condição clínica ou patologia	História	Exame físico
Torção de testículo	Início súbito, história de dor testicular de forte intensidade (7 a 10), associada a náuseas ou vômito	Testículo endurecido com edema escrotal Testículo alto/horizontalizado Reflexo cremastérico ausente Hidrocele reacional
Torção de apêndice testicular	Início progressivo, história de dor testicular de moderada intensidade (4 a 6)	Endurecimento focal no polo superior do testículo Sinal do "ponto azul" (apêndice necrótico visto através da pele) Hidrocele reativa
Orquiepididimite	Início progressivo História prévia de uretrite ou hiperplasia de próstata Relato de febre Dor testicular moderada (4 a 6)	Hemiescroto avermelhado e inchado Endurecimento do testículo Histórico de uretrite ou hiperplasia de próstata Elevação testicular
Trauma testicular	História de traumatismo Dor moderada (4 a 6) Cuidados com casos de tumor testicular com diagnóstico por trauma	Testículo inchado e endurecido Contusão e edema Hematoma local
Tumor	Início progressivo, história de dor testicular ausente ou leve (1 a 3) associada a aumento rápido do testículo	Aumento de volume Testículo endurecido
Hérnia encarcerada	Início súbito, história de dor de forte intensidade (7 a 10) associada a náuseas ou vômito	Testículo firme com aumento de volume inguinoscrotal À palpação, bolsa escrotal sensível com conteúdo irredutível

Escore numérico de dor: leve (≤ 3), moderada (4 a 6), intensa (≥ 7).

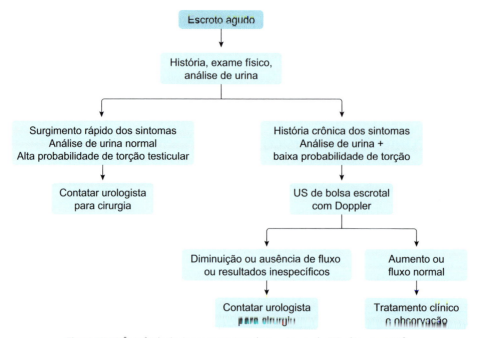

Figura 37.12 Sequência de decisões em caso de escroto agudo. US: ultrassonografia.

BIBLIOGRAFIA

Alan McNeill S. The role of alpha-blockers in the management of acute urinary retention caused by benign prostatic obstruction. Eur Urol. 2004; 45:325-32.

Amer T, Wilson R, Chlosta P et al. Penile fracture: a meta-analysis. Urol Int. 2016; 96:315-29.

Breivik EK, Björnsson GA, Skovlund E. A comparison of pain rating scales by sampling from clinical trial data. Clin J Pain. 2000; 16:22-8.

Carter MR, Green BR. Renal calculi: emergency department diagnosis and treatment. Emerg Med Pract. 2011; 13:1-17.

Choong S, Emberton M. Acute urinary retention. BJU Int. 2000; 85:186-201.

Fergany AF, Angermeier KW, Montague DK. Review of Cleveland Clinic experience with penile fracture. Urology. 1999; 54:352-5.

Fitzpatrick JM, Desgrandchamps F, Adjali K et al.; Reten World Study Group. Management of acute urinary retention: a worldwide survey of 6074 men with benign prostatic hyperplasia. BJU Int. 2012; 109:88-95.

Gordhan CG, Sadeghi-Nejad H. Scrotal pain: evaluation and management. Korean J Urol. 2015; 56:3-11.

Holdgate A, Pollock T. Systematic review of the relative efficacy of non-steroidal anti-inflammatory drugs and opioids in the treatment of acute renal colic. BMJ. 2004; 328:1401.

Jensen MP, Turner JA, Romano JM et al. Comparative reliability and validity of chronic pain intensity measures. Pain. 1999; 83:157-62.

Kervancioglu S, Ozkur A, Bayram MM. Color Doppler sonographic findings in penile fracture. J Clin Ultrasound. 2003; 53:58-42.

Kitrey ND, Djakovic N, Hallscheidt P et al. Urological trauma. Arnhem: European Association of Urology; 2016. Disponível em: http://uroweb.org/guideline/urological-trauma. Acesso em junho de 2019.

Korkes F, Rauen EC, Heilberg IP. Urolithiasis and pregnancy. J Bras Nefrol. 2014; 36:389-95.

Loifman L, Cavalcanti AG, Manes CH et al. Penile fracture – experience in 56 cases. Int Braz J urol 2003; 29:35-9.

Lumen N, Kuehhas FE, Djakovic N et al. Review of the current management of lower urinary tract injuries by the EAU Trauma Guidelines Panel. Eur Urol. 2015; 67:925-9.

Masselli G, Derme M, Bernieri MG et al. Stone disease in pregnancy: imaging-guided therapy. Insights Imaging. 32014; 5:691-6.

McAninch JW, Santucci RA. Genitourinary trauma. In: Walsh PC, Retick AB, Vaughan ED et al. (Eds.). Campbell's urology. 8. ed. Philadelphia: Saunders; 2002. pp. 3707-44.

Muentener M, Suter S, Hauri D et al. Long term experience with surgical and conservative treatment of penile fracture. J Urol. 2004; 172:576-9.

Naber KG, Bergman B, Bishop MC et al. Urinary Tract Infection (UTI) Working Group of the Health Care Office (HCO) of the European Association of Urology (EAU). EAU guidelines for the management of urinary and male genital tract infections. Urinary Tract Infection (UTI) Working Group of the Health Care Office (HCO) of the European Association of Urology (EAU). Eur Urol. 2001; 40:576-88.

Onish S, Choi WS. Varicocele and testicular pain: a review. World J Mens Health. 2019; 37:4-11.

Pais VM, Payton AL, LaGrange CA. Urolithiasis in pregnancy. Urol Clin North Am. 2007; 34:43-52.

Portis AJ, Sundaram CP. Diagnosis and initial management of kidney stones. Am Fam Physician. 2001; 63:1329-38.

Sáenz Medina J, Alarcón Parra RO, Redondo González E et al. Prognostic factors of spontaneous expulsion in ureteral lithiasis Actas Urol Esp. 2010; 34:002-7.

Serafetinides E, Kitrey ND, Djakovic N et al. Review of the current management of upper urinary tract injuries by the EAU Trauma Guidelines Panel. Eur Urol. 2015; 67:930-6.

Tzortzis V, Mamoulakis C, Rioja J et al. Medical expulsive therapy for distal ureteral stones. Drugs. 2009; 69:677-92.

Wright S, Hoffmann B. Emergency ultrasound of acute scrotal pain. Eur J Emerg Med. 2015; 22:2-9.

Ye Z, Yang H, Li H et al. A multicentre, prospective, randomized trial: comparative efficacy of tamsulosin and nifedipine in medical expulsive therapy for distal ureteric stones with renal colic. BJU Int. 2011; 108:276-9.

Yoon PD, Chalasani V, Woo HH. Systematic review and meta-analysis on management of acute urinary retention. Prostate Cancer Prostatic Dis. 2015; 18:297-302.

CAPÍTULO 38

Emergências Ginecológicas

Vanessa Alvarenga Bezerra e Renato Moretti Marques

DEFINIÇÃO

As condições ginecológicas que motivam a mulher a procurar o departamento de emergência são aquelas relacionadas com dor abdominal e pélvica aguda e hemorragias associadas a diferentes diagnósticos e morbimortalidades.

ETIOLOGIA

O diagnóstico etiológico de dor abdominal e pélvica aguda costuma ser de difícil esclarecimento, especialmente entre mulheres na menacma. Dentre as etiologias mais frequentes destacam-se:

- Doença inflamatória pélvica aguda ou abscesso tubo-ovariano
- Torção anexial (trompa e ovário)
- Cisto ovariano roto
- Complicações relacionadas com mioma uterino (ruptura dos vasos superficiais, torção do pedículo vascular, isquemia)
- Endometriose
- Neoplasia maligna de ovário, corpo e colo de útero
- Gravidez ectópica.

QUADRO CLÍNICO | EXAME FÍSICO

Deve-se investigar o quadro clínico da dor, esclarecendo início, localização, intensidade, característica, irradiação, duração, fatores de melhora e piora, além de fatores associados, como febre, náuseas e/ou vômitos e sangramento vaginal. Atenção especial deve ser dispensada ao histórico menstrual, com a data da menarca, da menopausa e da última menstruação (atraso menstrual), além de histórico de menstruações dolorosas, dor no meio do ciclo menstrual, volume e duração do fluxo menstrual. Investiga-se, ainda, a eventual relação da dor com relações sexuais.

No exame físico, avaliam-se estado geral, hidratação, temperatura, pressão arterial, frequência cardíaca e respiratória. Atenta-se às características posturais antálgicas da paciente, ao aumento do volume e à distensão abdominal. Deve-se avaliar se há massa pélvica, mobilidade e irritação peritoneal local ou difusa por todo abdome. Um importante achado propedêutico abdominal é o sinal de Halban, em que se observa percussão ou palpação cada vez mais dolorosa conforme se progride da fossa ilíaca ao hipogástrio para tentar diferenciar apendicite e doença anexial.

O último recurso é o exame ginecológico, especular seguido de toque vaginal bidigital em conjunto com a palpação pélvica com a outra mão e, eventualmente, o toque retal.

O clássico sinal do grito de Douglas caracteriza-se por dor exacerbada ao toque vaginal ao se atingir o fórnice vaginal posterior, sugerindo irritação peritoneal pélvica pela presença de sangue (ruptura de gravidez ectópica ou cisto ovariano) ou pus (abscesso tubo-ovariano).

A Tabela 38.1 apresenta as hipóteses diagnósticas mais prováveis em casos de emergências ginecológicas, a partir das manifestações clínicas.

EXAMES COMPLEMENTARES

➤ Exames laboratoriais. Hemograma, urina tipo 1, proteína C reativa e beta-hCG.
➤ Exames de Imagem. Ultrassonografia transvaginal e abdominal, tomografia computadorizada

Tabela 38.1 Hipóteses diagnósticas em casos de emergências ginecológicas de acordo com as manifestações clínicas.

Manifestações clínicas	Hipóteses diagnósticas
Corrimento purulento vaginal	DIPA
Dor à mobilização do colo uterino	DIPA
Massa anexial ao toque vaginal	Gravidez ectópica, cisto ovariano, cisto endometriótico, abscesso ovariano, mioma
Dor pélvica bilateral	DIPA
Febre	DIPA, apendicite, pielonefrite
Dor na fossa ilíaca direita	Apendicite, litíase urinária, torção anexial, cisto roto, abscesso tubo-ovariano, psoíte
Dor na fossa ilíaca esquerda	Cisto ovariano roto, abscesso ovariano, diverticulite, litíase urinária
Dispareunia (dor profunda à relação sexual)	Endometriose, cisto ovariano roto, DIPA
Dismenorreia	Endometriose, mioma, adenomiose
Sangramento vaginal intenso	Mioma submucoso, tumor de colo de útero avançado, gravidez ectópica/aborto, pólipo endometrial
Hipotensão	Gravidez ectópica, cisto hemorrágico

DIPA: doença inflamatória pélvica aguda.

de abdome e pelve. A ultrassonografia transvaginal e abdominal é o exame de imagem de primeira linha para avaliação de dor pélvica aguda de provável causa ginecológica. Para a pelve, o método de imagem de melhor resolução é a ressonância magnética com gel vaginal. Quando disponível, este exame pode ser usado para esclarecimento de imagens anteriores. Em caso de dor abdominal persistente de causa indeterminada após propedêutica clínica e radiológica ou frente a um diagnóstico de abdome agudo de causa ginecológica de tratamento cirúrgico,

dá-se preferência ao tratamento por laparoscopia, caso a paciente apresente estabilidade hemodinâmica.

ABORDAGEM E CONDUÇÃO CLÍNICA

A Figura 38.1 apresenta o fluxograma da abordagem das condições ginecológicas no setor de emergência.

A seguir são apresentadas as condutas para alguns diagnósticos.

➤ Doença inflamatória pélvica aguda ou abscesso tubo-ovariano. Antibioticoterapia com clindamicina intravenosa (IV) + gentamicina IV ou ampicilina IV + gentamicina IV + metronidazol IV ou cefoxitina IV + doxiciclina IV (70% de sucesso com antibioticoterapia). Caso não haja melhora clínica em 48 h ou se houver abscesso roto: indica-se cirurgia por via laparoscópica, preferencialmente se as condições clínicas forem boas. Pode-se optar por drenagem percutânea guiada por ultrassonografia ou por tomografia computadorizada nos casos iniciais ou em pacientes instáveis.

➤ Torção anexial. Abordagem cirúrgica, preferencialmente por via laparoscópica com destorção do anexo, se não estiver necrótico. Realiza-se a inspeção do abdome para afastar a neoplasia ovariana associada. Em caso de necrose, deve-se realizar exérese.

➤ Cisto ovariano roto. A conduta clínica expectante é possível com repouso e reavaliação com ultrassonografia em 48 h. Se forem evidenciados sangue em volume superior aos limites da pelve ou instabilidade hemodinâmica, deve-se realizar cirurgia, preferencialmente por laparoscopia.

➤ Complicações relacionadas com mioma uterino. Caso a paciente já tenha prole constituída, deve-se realizar histerectomia; do contrário, pode-se optar por miomectomia.

➤ Sangramento vaginal por tumor de colo de útero avançado. Em caso de sangramento abundante, com instabilidade hemodinâmica, pode-se optar por embolização dos vasos ilíacos realizada no setor de hemodinâmica.

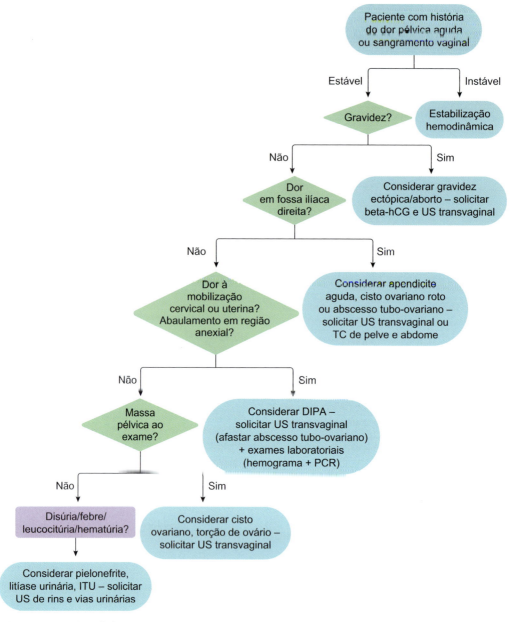

Figura 38.1 Sequência de decisões em caso de emergência ginecológica. US: ultrassonografia; TC: tomografia computadorizada; DIPA: doença inflamatória pélvica aguda; PCR: proteína C reativa; ITU: infecção do trato urinário.

BIBLIOGRAFIA

Anteby SO, Schenker JG, Polishuk WZ. The value of laparoscopy in acute pelvic pain. Ann Surg. 1975; 181:484-6.

Gaitán HG, Reveiz L, Farquhar C et al. Laparoscopy for the management of acute lower abdominal pain in women of childbearing age. Cochrane Database Syst Rev. 2014; (5):CD007683.

Kruszka PS, Kruszka SJ. Evaluation of acute pelvic pain in women. Am Fam Physician. 2010; 82:141-7.

Parte 9

Emergências em Doenças Infecciosas

Capítulo 39 Sepse, 309

Capítulo 40 Infecções Sexualmente Transmissíveis, 313

Sepse

CAPÍTULO 39

João F. F. M. Ferraz e Sérgio Martins Pereira

DEFINIÇÃO E ETIOLOGIA

Sepse é uma disfunção orgânica potencialmente letal causada por uma resposta desregulada do hospedeiro a uma infecção.

QUADRO CLÍNICO | EXAME FÍSICO

O paciente com sepse apresenta quadro clínico variável, especialmente nos extremos de idade. Sintomas característicos incluem febre ou hipotermia, taquicardia, taquipneia, hipotensão, alteração do estado mental e diminuição do débito urinário.

O escore qSOFA (*quick sequential organ failure assessment score*) pode ser empregado em pacientes com quadro sugestivo de infecção e consiste na avaliação dos seguintes sintomas: frequência respiratória maior que 22 ipm, alteração do estado mental e pressão arterial sistólica menor ou igual a 100 mmHg. A identificação de dois ou mais desses sintomas sugere uma possibilidade significativa de mortalidade por sepse.

O exame físico deve ser direcionado para o foco suspeito e incluir avaliação rápida e eficiente de parâmetros hemodinâmicos, como frequência cardíaca, pressão arterial e tempo de enchimento capilar.

EXAMES COMPLEMENTARES

Os exames básicos compreendem: hemograma completo, função renal e eletrólitos, lactato (venoso ou arterial), bilirrubinas e hemoculturas. Exames complementares devem ser solicitados conforme a necessidade e o foco infeccioso suspeito, incluindo: gasometria arterial, radiografia de tórax, análise de urina e urocultura, cultura de secreção respiratória e tomografia de abdome.

CRITÉRIOS DIAGNÓSTICOS

Os critérios diagnósticos para sepse e choque séptico estão definidos na Figura 39.1. Caso o paciente apresente um escore SOFA (Tabela 39.1) maior ou igual a 2, está confirmado o diagnóstico de sepse. Escore negativo não exclui a possibilidade de sepse. Quando o paciente ainda necessita de vasopressores para manter pressão arterial média acima de 65 mmHg e apresenta lactato maior que 2 mmol/ℓ após expansão volêmica adequada de 30 mℓ/kg, deve-se estabelecer o diagnóstico de choque séptico.

DIAGNÓSTICO DIFERENCIAL

Síndrome da resposta inflamatória sistêmica, infarto agudo do miocárdio, pericardite, miocardite, pancreatite aguda, tromboembolismo pulmonar maciço, leucemia, hipertermia maligna, acidente vascular cerebral, febre e coma induzidos por fármacos são os diagnósticos diferenciais mais prováveis.

ABORDAGEM E CONDUÇÃO CLÍNICA

➤ Medidas iniciais. O grupo Surviving Sepsis Campaign (SSC) recomenda implementação de um conjunto de medidas (*bundle*) na primeira hora desde a identificação do diagnóstico de sepse, como apresentado na Figura 39.2.

➤ Ressuscitação volêmica. Após a infusão inicial de cristaloides balanceados, a condição hemodinâmica do paciente deve ser reavaliada antes de se repetir ou continuar a expansão volêmica. O uso do lactato sérico e sua normalização

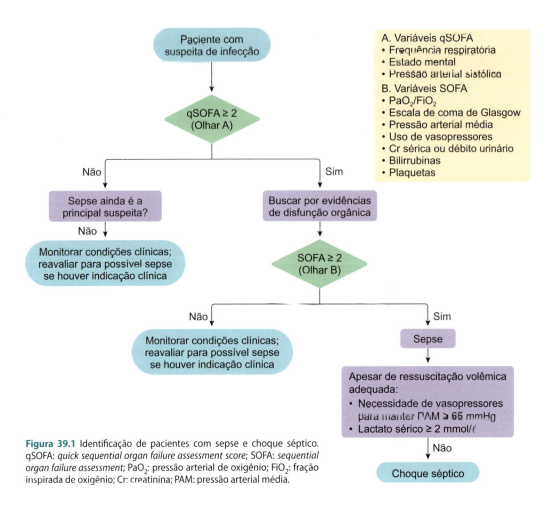

Figura 39.1 Identificação de pacientes com sepse e choque séptico. qSOFA: *quick sequential organ failure assessment score*; SOFA: *sequential organ failure assessment*; PaO$_2$: pressão arterial de oxigênio; FiO$_2$: fração inspirada de oxigênio; Cr: creatinina; PAM: pressão arterial média.

Tabela 39.1 Escore SOFA relacionado com a sepse.

Sistema	0	1	2	3	4
Respiratório					
- Pa$_{O_2}$/Fi$_{O_2}$	≥ 400	< 400	< 300	< 200 (com suporte)	< 100 (com suporte)
Coagulação					
- Plaquetas (× 1.000)	≥ 150	< 150	< 100	< 50	< 20
Fígado					
- Bilirrubina (mg/dℓ)	< 1,2	1,2 a 1,9	2,0 a 5,9	6,0 a 11,9	< 12,0
Cardiovascular	PAM ≥ 70 mmHg	PAM < 70 mmHg	Dopamina < 5 ou Dobutamina	Dopamina 5,1 a 15 ou Epinefrina ≤ 0,1 ou Norepinefrina ≤ 0,1	Dopamina > 15 ou Epinefrina > 0,1 ou Norepinefrina > 0,1
Sistema nervoso central					
- Escala de coma de Glasgow	15	13 a 14	10 a 12	6 a 9	< 6
Renal					
- Creatinina (mg/dℓ)	< 1,2	1,2 a 1,9	2,0 a 3,4	3,5 a 4,9	≥ 5,0
- Débito urinário (mℓ/d)				< 500	< 200

PaO$_2$: pressão arterial de oxigênio; FiO$_2$: fração inspirada de oxigênio; PAM: pressão arterial média.

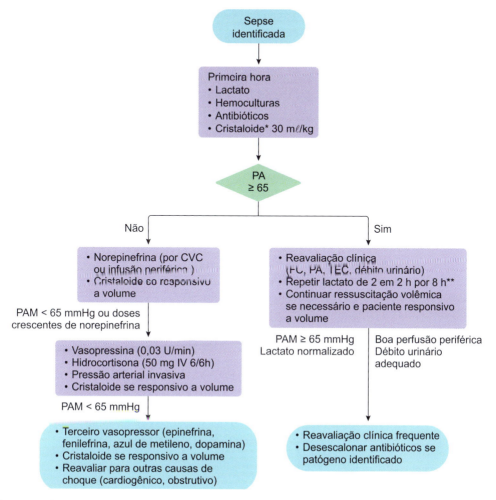

Figura 39.2 Fluxograma de tomada de decisão em caso de sepse. PAM: pressão arterial média; FC: frequência cardíaca; PA: pressão arterial; TEC: tempo de enchimento capilar; CVC: cateter venoso central. *Preferencialmente cristaloides balanceados (lactato de Ringer, Plasma-Lyte). **Evidência fraca, possivelmente substituível por avaliação clínica frequente e intervenções sem atrasos.

como guia para a ressuscitação volêmica são recomendados pelo SSC.

▶ Antibióticos. Devem ser administrados assim que possível e com cobertura adequada para o foco infeccioso suspeito. Para pacientes em choque séptico, é recomendado o uso de terapia combinada (pelo menos dois antibióticos) de modo a cobrir todos os possíveis patógenos para o foco infeccioso.

Caso haja suspeita de focos fechados de infecção, é primordial controlá-los e discutir essa possibilidade com equipes cirúrgicas ou de radiologia intervencionista.

▶ Fármacos vasoativos. Norepinefrina é considerada o vasopressor de primeira linha para choque séptico, podendo-se adicionar vasopressina, se for necessário para manter a pressão arterial média em níveis iguais ou superiores a 65 mmHg ou para evitar doses mais elevadas de norepinefrina. Dopamina deve ser evitada por estar relacionada com maior incidência de arritmias e ausência de benefícios quando comparada com norepinefrina. Dobutamina deve ser indicada em caso de disfunção cardíaca documentada.

No intervalo necessário para inserção de um cateter venoso central ou durante a infusão de volume em paciente hipotenso deve-se considerar iniciar norepinefrina por acesso periférico. A inserção de um cateter permanece como método preferido para administração de fármacos vasoativos, especialmente em pacientes necessitando altas doses ou por tempo prolongado.

▶ Corticosteroides. Recomendados pelo SSC nos casos em que não se consegue atingir estabilidade hemodinâmica apesar de ressuscitação volêmica adequada e uso de vasopressores. Hidrocortisona por via intravenosa 200 mg/dia (divididos em 50 mg a cada 6 h) é a dose preconizada.

▶ Transfusão de produtos sanguíneos

- Hemácias: recomendadas apenas para níveis de hemoglobina < 7,0 g/dℓ
- Plasma: não recomendado para corrigir coagulopatias na ausência de sangramento ou procedimentos invasivos planejados
- Plaquetas: recomendadas apenas para níveis < 10.000/mm^3 ou < 20.000/mm^3 com risco significante de sangramento.

▶ Imunoglobulinas. Não são recomendadas, haja vista ausência de benefício e alto custo.

BIBLIOGRAFIA

Annane D, Renault A, Brun-Buisson C et al. Hydrocortisone plus fludrocortisone for adults with septic shock. N Engl J Med. 2018; 370.809-18.

ARISE Investigators, ANZICS Clinical Trials Group, Peake SL et al. Goal-directed resuscitation for patients with early septic shock. N Engl J Med. 2014; 371: 1496-506.

Cardenas-Garcia J, Schaub KF, Belchikov YG et al. Safety of peripheral intravenous administration of vasoactive medication. J Hosp Med. 2015; 10:581-5.

De Backer D, Biston P, Devriendt J et al. Comparison of dopamine and norepinephrine in the treatment of shock. N Engl J Med. 2010; 362:779-89.

Holst LB, Haase N, Wetterslev J et al. Lower versus higher hemoglobin threshold for transfusion in septic shock. N Engl J Med. 2014; 371:1381-91.

Mouncey PR, Osborn TM, Power GS et al. Trial of early, goal-directed resuscitation for septic shock. N Engl J Med. 2015; 372:1301-11.

ProCESS Investigators, Yealy DM, Kellum JA et al. A randomized trial of protocol-based care for early septic shock. N Engl J Med. 2014; 370:1683-93.

Raghunathan K, Shaw A, Nathanson B et al. Association between the choice of IV crystalloid and in-hospital mortality among critically ill adults with sepsis. Survey Anesthesiol. 2015; 59:66-7.

Rhodes A, Evans LE, Alhazzani W et al. Surviving sepsis campaign. Crit Care Med. 2017; 45: 486-552.

Rochwerg B, Alhazzani W, Sindi A et al. Fluids in sepsis and septic shock group. Fluid resuscitation in sepsis: a systematic review and network meta-analysis. Ann Intern Med. 2014; 161:347-55.

Self WH, Semler MW, Wanderer JP et al. Balanced crystalloids versus saline in noncritically ill adults. N Engl J Med. 2018; 378:819-28.

Semler MW, Self WH, Rice TW. Balanced crystalloids versus saline in critically ill adults. N Engl J Med. 2018; 378:1949-51.

Venkatesh B, Finfer S, Cohen J et al. Adjunctive glucocorticoid therapy in patients with septic shock. N Engl J Med. 2018; 378:797-808.

Werdan K, Pilz G, Bujdoso O et al. Score-based immunoglobulin G therapy of patients with sepsis: the SBITS study. Crit Care Med. 2007; 35:2693-701.

Infecções Sexualmente Transmissíveis

CAPÍTULO 40

Leonardo Weissmann, Isabelle Vera Vichr Nisida e
Aluisio Augusto Cotrim Segurado

DEFINIÇÃO

Essas infecções são transmitidas principalmente por contato sexual (sexo vaginal, anal e oral) e, eventualmente, por meio de sangue e seus derivados. Também podem ser transmitidas de mãe para filho durante a gravidez, o parto e a amamentação.

QUADRO CLÍNICO | EXAME FÍSICO

As infecções sexualmente transmissíveis podem ser assintomáticas. Quando sintomáticas, manifestam-se com diversas síndromes clínicas:

- Corrimento vaginal ou uretral
- Úlceras genitais
- Verrugas anogenitais
- Desconforto ou dor pélvica na mulher.

DIAGNÓSTICO DIFERENCIAL

O diagnóstico diferencial das infecções sexualmente transmissíveis, com base nas síndromes clínicas relacionadas, é apresentado na Tabela 40.1.

Tabela 40.1 Diagnóstico diferencial das síndromes clínicas relacionadas com as infecções sexualmente transmissíveis e seus agentes etiológicos.

Manifestações clínicas	Infecção	Agente etiológico
Corrimento vaginal ou uretral	Gonorreia Infecção por clamídia Tricomoníase Candidíase vulvovaginal Vaginose bacteriana	*Neisseria gonorrhoeae* *Chlamydia trachomatis* *Trichomonas vaginalis* *Candida* spp. Múltiplos agentes
Úlceras genitais	Sífilis Cancro mole ou cancroide Herpes Donovanose Linfogranuloma venéreo	*Treponema pallidum* *Haemophilus ducreyi* Herpes-vírus simples tipo 2 *Klebsiella granulomatis* *Chlamydia trachomatis*
Verrugas anogenitais	Condiloma acuminado	Papilomavírus humano
Desconforto ou dor pélvica (doença inflamatória pélvica)	Endometrite, anexite, salpingite, miometrite, ooforite, parametrite, pelviperitonite, abscesso tubo-ovariano	*Chlamydia trachomatis* *Neisseria gonorrhoeae* Bactérias facultativas anaeróbias (*Gardnerella vaginalis, Haemophilus influenzae, Streptococcus agalactiae*) Outros microrganismos

ABORDAGEM E CONDUÇÃO CLÍNICA

A seguir são apresentadas a abordagem e a condução clínica das principais manifestações relacionadas com as infecções sexualmente transmissíveis:

- Corrimento vaginal (Figura 40.1 e Tabela 40.2)
- Corrimento uretral (Figura 40.2 e Tabela 40.3)
- Úlceras genitais (Figura 40.3 e Tabela 40.4)
- Verrugas anogenitais (Figura 40.4 e Tabela 40.5)
- Dor pélvica (Figura 40.5 e Tabela 40.6).

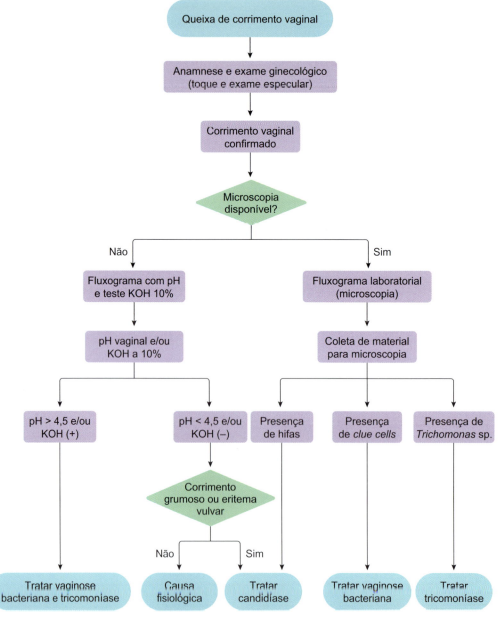

Figura 40.1 Manejo do corrimento vaginal.

Capítulo 40 ❖ Infecções Sexualmente Transmissíveis 315

Tabela 40.2 Tratamento medicamentoso do corrimento vaginal.

Infecção	1ª opção	2ª opção	Gestantes
Candidíase vulvovaginal	Miconazol creme 2% via vaginal, ao deitar, por 7 dias **ou** Nistatina 100.000 UI via vaginal, ao deitar, por 14 dias	Fluconazol 150 mg VO, em dose única **ou** Itraconazol 200 mg VO, 2 vezes em 1 dia	Use apenas tratamento por via vaginal
Vaginose bacteriana	Metronidazol 500 mg VO, 2 vezes/dia, por 7 dias **ou** Metronidazol gel vaginal 100 mg/g, ao deitar, por 5 dias	Clindamicina 300 mg, 2 vezes/dia, por 7 dias	1º trimestre: clindamicina 300 mg, 2 vezes/dia, por 7 dias Após 1º trimestre: metronidazol 25 mg VO, 3 vezes/dia, por 7 dias
Tricomoníase	Metronidazol 2 g VO em dose única **ou** Metronidazol 500 mg VO, 2 vezes/dia, por 7 dias	–	Idem à 1ª opção **ou** Metronidazol 400 mg VO, 2 vezes/dia, por 7 dias **ou** Metronidazol 250 mg VO, 3 vezes/dia, por 7 dias

VO: via oral

Tabela 40.3 Tratamento farmacológico do corrimento uretral.

Infecção	Tratamento de escolha
Uretrite gonocócica e por clamídia não complicada	Ceftriaxona 500 mg IM em dose única **e** Azitromicina 1 g VO em dose única
Uretrite por clamídia	Azitromicina 1 g VO em dose única **ou** Doxiciclina 100 mg VO, 2 vezes/dia, por 7 dias
Uretrite por *Mycoplasma genitalium*	Azitromicina 1 g VO em dose única

IM: via intramuscular; VO: via oral.

Tabela 40.4 Tratamento farmacológico das úlceras genitais.

Infecção	1ª opção	2ª opção
Herpes genital (1º episódio)	Aciclovir 400 mg VO, 3 vezes/dia, por 7 dias **ou** Aciclovir 200 mg VO, 5 vezes/dia, por 7 dias	–
Herpes genital (recidiva)	Aciclovir 400 mg VO, 3 vezes/dia, por 5 dias **ou** Aciclovir 200 mg VO, 5 vezes/dia, por 5 dias	–
Cancroide	Azitromicina 1 g VO em dose única **ou** Ceftriaxona 500 mg IM em dose única	Ciprofloxacino 500 mg VO, 2 vezes/dia, por 3 dias
Linfogranuloma venéreo	Doxiciclina 100 mg VO, 2 vezes/dia, por 21 dias	Azitromicina 1 g, 1 vez/semana, por 21 dias (preferencial em gestantes)

VO: via oral; IM: via intramuscular.

Tabela 40.5 Tratamento das verrugas anogenitais.

Opção terapêutica	Comentários
Podofilina 10 a 25% (solução)	Aplique sobre as lesões 1 vez/semana (até 0,5 mℓ por aplicação); contraindicada durante gestação
Ácido tricloroacético 80 a 90% (solução)	Aplique em pequena quantidade, 1 vez/semana, até 8 a 10 semanas
Eletrocauterização	Segundo avaliação do especialista
Crioterapia	Com nitrogênio líquido ou CO_2; aplique a cada 1 a 2 semanas; indicada para lesões muito queratinizadas
Exérese cirúrgica	Apropriada para tratar poucas lesões quando o exame histopatológico for indicado

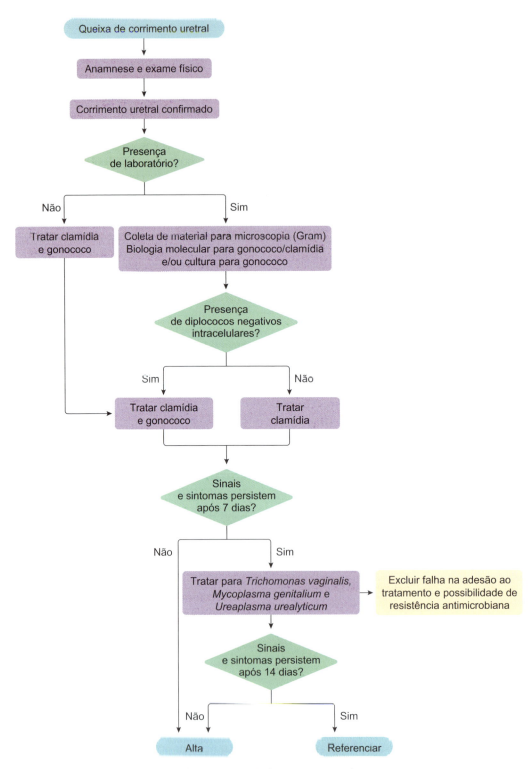

Figura 40.2 Manejo do corrimento uretral.

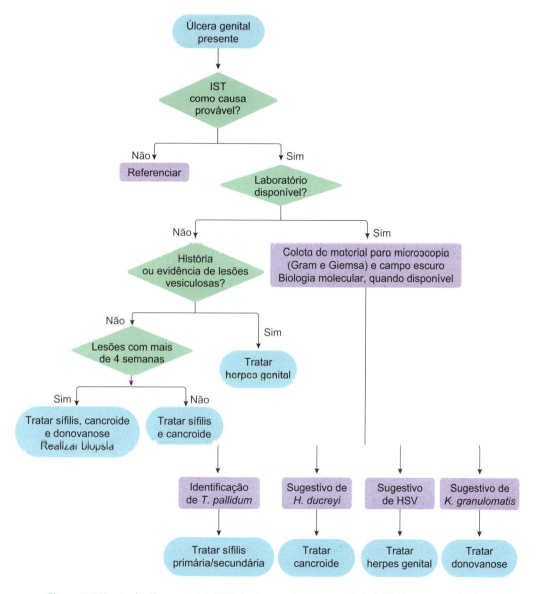

Figura 40.3 Manejo das úlceras genitais. IST: infecção sexualmente transmissível; HSV: herpes-vírus simples.

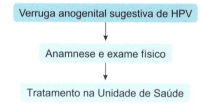

Figura 40.4 Manejo das verrugas anogenitais. HPV: papilomavírus humano.

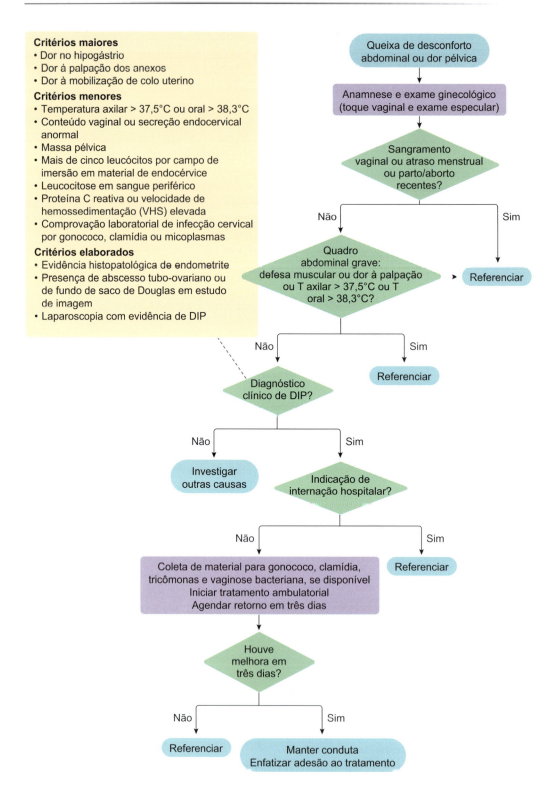

Figura 40.5 Manejo da dor pélvica. DIP: doença inflamatória pélvica.

Tabela 40.6 Tratamento farmacológico da doença inflamatória pélvica.

Tratamento	1ª opção	2ª opção	3ª opção
Ambulatorial	Ceftriaxona 500 mg IM em dose única **e** Doxiciclina 100 mg VO, 2 vezes/dia, por 14 dias **e** Metronidazol 500 mg VO, 2 vezes/dia, por 14 dias	Cefotaxima 500 mg IM em dose única **e** Doxiciclina 100 mg VO, 2 vezes/dia, por 14 dias **e** Metronidazol 500 mg VO, 2 vezes/dia, por 14 dias	–
Hospitalar	Cefoxitina 2 g IV, 4 vezes/dia, por 14 dias **e** Doxiciclina 100 mg VO, 2 vezes/dia, por 14 dias	Clindamicina 900 mg IV, 3 vezes/dia, por 14 dias **e** Gentamicina (IV ou IM): dose de ataque 2 mg/kg; dose de manutenção 3 a 5 mg/kg/dia, por 14 dias	Ampicilina/sulbactam 3 g IV, 4 vezes/dia, por 14 dias **e** Doxiciclina 100 mg VO, 2 vezes/dia, por 14 dias

IM: via intramuscular; VO: via oral; IV: via intravenosa.

Profilaxia pós-exposição sexual ao HIV

Consiste no uso de medicamentos antirretrovirais após a exposição sexual a fim de reduzir o risco de transmissão do HIV quando ocorrer falha no uso do preservativo.

Essa profilaxia deve ser considerada uma urgência médica e, quando indicada, deve ser iniciada nas primeiras 2 h ou no limite de 72 h após a exposição.

É preciso solicitar teste rápido para a pessoa exposta e para a pessoa-fonte, quando possível. A indicação de profilaxia pós-exposição depende do estado sorológico para HIV da pessoa exposta, sendo indicada apenas a indivíduos não sororreagentes. Não se deve atrasar e nem condicionar o atendimento da pessoa exposta à avaliação da pessoa-fonte.

A Figura 40.6 apresenta o fluxograma de tomada de decisão para a profilaxia pós-exposição sexual. O esquema antirretroviral empregado para essa profilaxia deve ser administrado por 28 dias, seguindo-se as recomendações indicadas na Tabela 40.7.

Não há indicação de profilaxia pós-exposição nos casos de contatos sexuais sem penetração, como masturbação mútua e sexo oral sem ejaculação na cavidade oral.

Infecções sexualmente transmissíveis e violência sexual

O tratamento preemptivo é recomendado a todas as vítimas de violência sexual, seguindo os esquemas terapêuticos indicados na Tabela 40.8.

Atenção

- O tenofovir é contraindicado como terapia inicial em pacientes com insuficiência renal. É recomendada precaução no uso em pacientes com osteoporose ou osteopenia, hipertensão arterial sistêmica e diabetes não controlado
- O dolutegravir não está recomendado em pessoas que façam uso de fenitoína, fenobarbital, oxicarbamazepina, carbamazepina, dofetilida e pilsicainida
- O dolutegravir aumenta a concentração plasmática da metformina, cabendo especial atenção a pacientes diabéticos que a usem
- Os critérios para indicação de profilaxia pós-exposição em gestantes são os mesmos aplicados a qualquer outra pessoa que tenha sido exposta ao HIV.

Atenção

- Também deve ser feita anticoncepção de emergência e profilaxia da infecção pelo HIV (esquema terapêutico recomendado para profilaxia pós-exposição)
- O metronidazol não pode ser usado no 1º trimestre da gravidez.

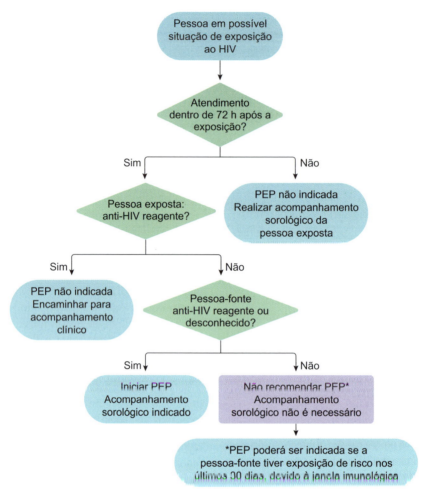

Figura 40.6 Sequência de decisões quanto à indicação de profilaxia pós-exposição (PEP) anti-HIV.

Tabela 40.7 Esquemas antirretrovirais indicados para profilaxia pós-exposição anti-HIV.

Esquemas	Comentários
Esquema preferencial em maiores de 12 anos não gestantes	
Tenofovir (TDF) + lamivudina (3TC) + dolutegravir (DTG)	–
Esquemas alternativos	
TDF + 3TC + atazanavir/ritonavir (ATV/r)	Contraindicação ao DTG
TDF + 3TC + darunavir/ritonavir (DRV/r)	Contraindicação a DTG e ATV/r
Zidovudina (AZT) + 3TC + DTG	Contraindicação ao TDF
Esquema preferencial em gestantes	
Tenofovir (TDF) + lamivudina (3TC) + raltegravir (RAL)	–
Esquemas alternativos em gestantes	
TDF + 3TC + ATV/r	Contraindicação ao RAL
TDF + 3TC + DRV/r	Contraindicação a RAL e ATV/r
AZT + 3TC + DTG	Contraindicação ao TDF
Esquemas em crianças e adolescentes (até 12 anos)	
0 a 14 dias de idade: AZT + 3TC + nevirapina (NVP)	–
14 dias a 2 anos: AZT + 3TC + lopinavir/ritonavir (LPV/r)	Impossibilidade do uso de LPV/r: NVP
2 a 12 anos: AZT + 3TC + RAL	Impossibilidade do uso de RAL: LPV/r

Tabela 40.8 Profilaxia das infecções sexualmente transmissíveis em vítimas de violência sexual.

Infecção	Medicação	Adultos e adolescentes com mais de 45 kg	Crianças e adolescentes com menos de 45 kg
Sífilis	Penicilina G benzatina	2,4 milhões UI IM em dose única	50 mil UI/kg IM em dose única
Infecção por *Neisseria gonorrhoeae* e *Chlamydia trachomatis*	Ceftriaxona + azitromicina	500 mg IM em dose única + 1 g VO em dose única	125 mg IM dose única + 20 mg/kg VO em dose única
Tricomoníase	Metronidazol	2 g VO em dose única	15 mg/kg/dia, 3 vezes/dia, por 7 dias

IM: via intramuscular; VO: via oral.

BIBLIOGRAFIA

Brasil. Ministério da Saúde. Nota Informativa nº 6-SEI/2017-COVIG/CGVP/.DIAHV/SVS/MS. Disponível em. www.aids.gov.br/pt-br/legislacao/nota informativa-no-6-sei2017-covigc-gvpdiahvsvsms. Acesso em junho de 2019.

Brasil. Ministério da Saúde. Secretaria de Vigilância em Saúde. Departamento de DST, AIDS e Hepatites Virais. Protocolo clínico e diretrizes terapêuticas para atenção integral às pessoas com infecções sexualmente transmissíveis. Brasília: Ministério da Saúde; 2015.

Pellegrini E, Azulay MM, Azulay DR. Doenças sexualmente transmissíveis. In: Azulay RD, Azulay DR, Azulay-Abulafia L. Dermatologia, 7. ed. Rio de Janeiro: Guanabara Koogan; 2017. pp. 474-96.

Workowski KA, Bolan GA; Centers for Disease Control and Prevention. Sexually transmitted diseases treatment guidelines, 2015. MMWR Recomm Rep. 2015; 64(No. RR-3):1-137.

World Health Organization. Sexually transmitted infections (STIs). Disponível em: https://www.who.int/news-room/fact-sheets/detail/sexually-transmitted-infections-(stis)

Parte 10

Emergências em Anestesia

Capítulo 41 Hipertermia Maligna, 325

Capítulo 42 Cefaleia Pós-Punção Dural, 330

Capítulo 43 Intoxicação por Anestésico Local, 334

Capítulo 44 Manejo da Via Aérea Difícil, 337

Hipertermia Maligna

CAPÍTULO 41

Matheus Fachini Vane

DEFINIÇÃO

A hipertermia maligna (HM) é uma afecção autossômica dominante que se manifesta como uma síndrome hipermetabólica secundária à exposição aos anestésicos inalatórios halogenados ou ao bloqueador neuromuscular succinilcolina (suxametônio). A síndrome é raramente desencadeada por agentes estressantes, como exercício intenso e calor. Os pacientes suscetíveis à hipertermia maligna, com exceção daqueles com certas doenças neuromusculares, não apresentam alterações fenotípicas, o que torna muito difícil o diagnóstico de suscetibilidade sem exposição aos agentes desencadeantes. A incidência atual de HM é rara, em torno de 1:10.000 a 1:250.000 anestesias.[1-3]

Apesar de a afecção poder ocorrer na primeira exposição aos desencadeantes, a crise de HM se manifesta, em média, na terceira exposição ao agente. As reações ocorrem mais frequentemente em homens (2:1) e jovens (média de 18,3 anos).[4]

ETIOLOGIA

Os desencadeantes da HM são:

- Anestésicos inalatórios halogenados: halotano, sevoflurano, isoflurano, desflurano, enflurano, metoxiflurano
- Bloqueador neuromuscular despolarizante (succinilcolina).

Cabe também destacar quais são os agentes seguros, a saber: propofol, óxido nitroso, cetamina, opioides, etomidato, benzodiazepínicos, bloqueadores musculares não despolarizantes (rocurônio, cisatracúrio, pancurônio), anestésicos locais.

QUADRO CLÍNICO | EXAME FÍSICO

O quadro clínico se divide em três formas mais comuns:[5]

- Clássica, fulminante ou grave: há evidências indiscutíveis de síndrome hipermetabólica com lesão muscular ameaçadora à vida
- Moderada: há evidência clínica de síndrome hipermetabólica com lesão muscular, sendo consistente com HM, mas a reação terminou antes de ser ameaçadora à vida
- Leve: um ou mais sinais metabólicos foram observados, mas sem evidência completa de HM.

A exposição a agentes desencadeantes provoca perda no controle intracelular de cálcio. Uma vez liberado o cálcio para o citosol, este irá se ligar à troponina C e permitir a ligação entre filamentos de actina e miosina, causando contração muscular e rigidez. Para essa ligação ocorrer, deve haver quebra de ATP, o que determina, inicialmente, maior necessidade de ATP. Esta é compensada inicialmente pelo metabolismo aeróbico, que cursa com liberação de CO_2 e com acidose respiratória, decorrente do excesso de CO_2. Esse excesso leva à ativação do sistema nervoso simpático e ao consequente aumento na frequência cardíaca. Com a liberação progressiva e contínua de cálcio, a demanda de oxigênio aumenta a tal ponto que supera a capacidade metabólica, transformando o quadro que antes era uma acidose respiratória em uma acidose metabólica com lactato aumentado. A quebra de ATP sustentada, desencadeada pelo cálcio, também produzirá calor, levando ao quadro de hipertermia. Uma vez sustentada a atividade contrátil,

Parte 10 | Emergências em Anestesia

há perturbação da integridade da membrana sarcoplasmática, o que leva à liberação de íons potássio, creatinoquinase e mioglobina. Em última análise, haverá hiperpotassemia, acidoses metabólica e respiratória, aumento de marcadores de lesão muscular, hipertermia, rigidez muscular, que, somados, poderão levar à coagulação intravascular disseminada e ao óbito.[6] Em geral, o aumento de CO_2 ao final da expiração (ETCO$_2$, um dos primeiros sinais apresentados), a rigidez e os demais sintomas acabam por determinar o diagnóstico antes mesmo de haver hipertermia, que, muitas vezes, é um sinal tardio.

CRITÉRIOS DIAGNÓSTICOS

Os critérios diagnósticos utilizados na suspeição de hipertermia maligna são apresentados na Tabela 41.1.[7]

É importante ressaltar, porém, que o diagnóstico definitivo é realizado pelo teste de contratura de fibras musculares *in vitro* com halotano-cafeína.

DIAGNÓSTICO DIFERENCIAL

Os principais diagnósticos diferenciais em caso de suspeita de hipertermia maligna são:[8]

- Profundidade anestésica inadequada
- Sepse
- Ventilação inadequada ou espontânea
- Defeito no aparelho de anestesia
- Reação anafilática
- Feocromocitoma
- Crise tireotóxica
- Outras doenças neuromusculares
- Absorção de CO_2 externo (p. ex., laparoscopia)
- Intoxicação exógena

Tabela 41.1 Critérios diagnósticos utilizados na suspeição de hipertermia maligna.

Sinal ou sintoma	Indicador	Pontuação
Rigidez	Generalizada (ausência de tremor ou despertar de anestesia)	15
	Espasmo de masseter	15
Lesão muscular	CK > 10.000 após anestesia (ou 20.000 após uso de succinilcolina)	15
	Colúria peroperatória	10
	Mioglobina sérica > 170 µg/ℓ (ou 60 µg/ℓ urinária)	5
	K > 6 mEq/ℓ	3
Acidose respiratória	ETCO$_2$ > 55 mmHg em ventilação mecânica (ou > 60 mmHg em espontânea)	15
	PaCO$_2$ > 50 mmHg em ventilação mecânica (ou > 65 mmHg em espontânea)	15
	Hipercarbia não explicada (pelo anestesista)	15
	Taquipneia não explicada	10
Hipertermia	Tempo de aumento de temperatura inapropriado (julgamento do anestesista)	15
	Temperatura elevada inapropriadamente	10
Cardíaco	Taquicardia inapropriada	3
	Taquicardia ventricular ou fibrilação ventricular	3
Antecedentes familiares	Parente de primeiro grau susceptível	15
	Histórico familiar distante	3
Outros indicadores	BE < –8 mEq/ℓ na gasometria arterial	10
	pH arterial < 7,25	10
	Rápida reversão dos sinais com dantroleno	5
	Possível histórico familiar com outro indicador do paciente, como CK aumentada	10
	Aumento de CK em repouso (com histórico familiar)	10

Pontuação total

0 – Quase nenhuma probabilidade
3 a 9 – Muito pouco provável
10 a 19 – Pouco provável
20 a 34 – Provável
35 a 49 – Muito provável
50 ou mais – Diagnóstico quase definitivo

CK: creatinoquinase; BE: excesso de base.

- Síndrome serotoninérgica
- Síndrome neuroléptica maligna.

Para auxiliar a diferenciação, a Tabela 41.2 apresenta as principais características da hipertermia maligna e de outras síndromes.[9]

ABORDAGEM E CONDUÇÃO CLÍNICA

A Figura 41.1 apresenta o fluxograma de tomada de decisão em caso de suspeita de hipertermia maligna, e a Figura 41.2 apresenta as etapas da investigação diagnóstica.

> **Atenção**
>
> **ABCD**
> - $ETCO_2 > 55$ mmHg não controlável e não explicável
>   - + Acidose metabólica e respiratória
>   - + Rigidez muscular
>   - + Evidência de lesão muscular
>   - + Hiperpotassemia
> - Dantroleno 2,5 mg/kg
> - Baixar potássio
> - Resfriar

Tabela 41.2 Principais características da hipertermia maligna em comparação com outras síndromes consideradas no diagnóstico diferencial.

Condição	Medicamentos	Sinais vitais	Pupilas	Mucosa	Pele	Tônus muscular	Reflexos	Estado mental
Síndrome serotoninérgica	Serotoninérgicos	Hipertensão Taquicardia Taquipneia Hipertermia (> 41,1°C)	Dilatadas	Sialorreia	Sudorese	Aumentado (principalmente nos membros inferiores)	Hiperreflexia, clônus	Agitação, coma
Síndrome anticolinérgica	Anticolinérgicos	Hipertensão (leve) Taquicardia Taquipneia Hipertermia (< 38,8°C)	Dilatadas	Seca	Vermelha, quente, seca	Normal	Normal	Agitação, *delirium*
Síndrome neuroléptica maligna	Antagonistas da dopamina	Hipertensão Taquicardia Taquipneia Hipertermia (> 41,1°C)	Normais	Sialorreia	Sudoreica, pálida	Rigidez sustentada, passível de mudança com resistência	Bradirreflexia	Estupor, coma
Hipertermia maligna	Anestésico inalatório	Hipertensão Taquicardia Taquipneia Hipertermia (> 41,1°C)	Normais	Normal	Sudoreica, livedo	Rigidez tipo *rigor mortis*	Hiporreflexia	Agitação

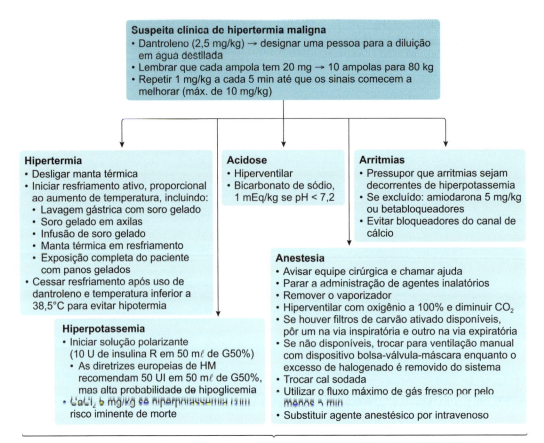

Figura 41.1 Sequência de decisões em caso de suspeita de hipertermia maligna (HM). UTI: unidade de terapia intensiva. (Adaptada de Schneiderbanger et al., 2014.)[8]

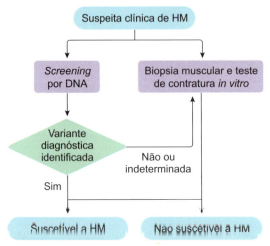

Figura 41.2 Investigação diagnóstica em caso de suspeita de hipertermia maligna (HM). (Adaptada de Hopkins et al., 2015.)[10]

REFERÊNCIAS BIBLIOGRÁFICAS

1. Ording H. Incidence of malignant hyperthermia in Denmark. Anesth Analg. 1985; 64:700-4.
2. Brady JE, Sun LS, Rosenberg H et al. Prevalence of malignant hyperthermia due to anesthesia in New York State, 2001-2005. Anesth Analg. 2009; 109:1162-6.
3. Halliday NJ. Malignant hyperthermia. J Craniofac Surg. 2003; 14:800-2.
4. Rosenberg H, Pollock N, Schiemann A et al. Malignant hyperthermia: a review. Orphanet J Rare Dis. 2015; 10:93.
5. Ellis FR, Halsall PJ, Christian AS. Clinical presentation of suspected malignant hyperthermia during anaesthesia in 402 probands. Anaesthesia. 1990; 45:838-41.
6. Gupta GK, Hopkins PM. Diagnosis and management of malignant hyperthermia. BJA Education. 2017; 17:249-57.
7. Larach MG, Localio AR, Allen GC et al. A clinical grading scale to predict malignant hyperthermia susceptibility. Anesthesiology 1994; 80:771-9.
8. Schneiderbanger D, Johannsen S, Roewer N et al. Management of malignant hyperthermia: diagnosis and treatment. Ther Clin Risk Manag. 2014; 10:355-62.
9. Boyer EW, Shannon M. The serotonin syndrome. N Engl J Med. 2005; 352:1112-20.
10. Hopkins PM, Ruffert H, Snoeck MM et al. European Malignant Hyperthermia Group guidelines for investigation of malignant hyperthermia susceptibility. Br J Anaesth. 2015; 115:531-9.

CAPÍTULO 42

Cefaleia Pós-Punção Dural

Rodrigo Viana Q. Magarão

DEFINIÇÃO

A International Headache Society (IHS) define a cefaleia pós-punção dural (CPPD) como cefaleia autolimitada que ocorre em até 5 dias após punção lombar intencional (sob a forma de raquianestesia, coleta de liquor ou derivação lombar) ou acidental (na tentativa da realização de anestesia peridural).[1]

INCIDÊNCIA

A incidência de CPPD varia de 0,1 a 36%, sendo as punções lombares diagnósticas as responsáveis por elevar essa estatística, em especial quando se utilizam agulhas cortantes com espessura de 20 a 22 *gauge*.[2]

Diversos fatores influenciam a incidência de CPPD, entre eles: sexo (as mulheres apresentam risco 2 a 3 vezes maior que os homens), idade, gestação, história prévia de CPPD, tamanho e tipo da agulha, orientação do bisel em relação às fibras durais, número de tentativas de punção lombar, tipo da solução de anestésico local e experiência do responsável pelo procedimento.[2,3]

As pacientes obstétricas merecem destaque, pois, além de possuírem maior suscetibilidade à CPPD, é nesta população que a anestesia do neuroeixo se revela a técnica de escolha, seja para analgesia do trabalho de parto, seja para a cesariana.

ETIOLOGIA

A fisiopatologia da CPPD é incerta, mas a hipótese mais provável é que a punção dural cause extravasamento de liquor pelo orifício criado, resultando em flacidez das estruturas intracranianas e estiramento dos nervos sensoriais. A flacidez das estruturas pode ser exacerbada pela posição de ortostase, e a hipotensão intracraniana associada pode levar à vasodilatação cerebral e meníngea, o que por si só pode causar ou favorecer a cefaleia.[4,5]

QUADRO CLÍNICO | EXAME FÍSICO

Os pacientes com CPPD tipicamente apresentam cefaleia frontal ou occipital que piora nas posições sentada e de pé. Sintomas associados podem aparecer em mais de 70% dos quadros e incluem: náuseas, rigidez de nuca, lombalgia, vertigem, alterações visuais (diplopia, borramento visual ou fotofobia), tontura e distúrbios auditivos (zumbido ou perda auditiva). Cerca de 5% dos pacientes podem apresentar quadro atípico sem relação postural.[6]

A cefaleia tende a ser pior caso ocorra nas primeiras 24 horas após a punção, e os sintomas associados são mais comuns nas cefaleias graves. Em alguns pacientes, os sintomas se assemelham a uma crise de enxaqueca, com a diferença da piora postural.[6]

Raramente a CPPD pode se associar a morbidade grave e eventualmente resultar em mortalidade causada por hemorragia cerebral ou trombose venosa cerebral. Pacientes que apresentam a CPPD estão sob risco aumentado de desenvolver cefaleia ou lombalgia crônica.[7]

EXAMES COMPLEMENTARES

O diagnóstico de CPPD é clínico, mediante identificação de cefaleia posicional típica após punção dural e exclusão de outras causas potenciais. Exames de neuroimagem, como tomografia computadorizada ou ressonância magnética, não estão indicados a menos que diagnósticos alternativos necessitem ser excluídos. Caso sejam realizados, os achados consistentes com CPPD são análogos àqueles relatados em pacientes com hipotensão intracraniana espontânea.[7]

DIAGNÓSTICO DIFERENCIAL

Diversos diagnósticos diferenciais devem ser considerados, principalmente em caso de mudança da característica da cefaleia ou se as intervenções terapêuticas se mostrarem inefetivas. Cefaleia primária (p. ex., enxaqueca) e cefaleia tensional são comuns, e a incidência pode aumentar com a gestação. Pré-eclâmpsia e doenças hipertensivas da gestação podem se apresentar com cefaleia. Causas vasculares (hemorrágicas ou isquêmicas) devem ser consideradas e excluídas.[7]

Os principais diagnósticos diferenciais de CPPD são:

- Cefaleia primária
- Enxaqueca
- Cefaleia tensional
- Meningite
- Trombose de seio dural
- Hematoma subdural
- Hematoma epidural
- Tumor cerebral
- Cefaleia da lactação.

ABORDAGEM E CONDUÇÃO CLÍNICA

O tratamento da CPPD depende da gravidade da cefaleia e do impacto na funcionalidade do paciente. Nos casos leves, deve-se tentar o tratamento clínico conservador; no entanto, caso a cefaleia torne-se debilitante e o paciente seja incapaz de tolerar o decúbito ou a elevação do dorso, o tratamento de escolha é a realização do tampão sanguíneo.[8,9]

A Figura 42.1 apresenta o fluxograma de tomada de decisão em caso de diagnóstico estabelecido de CPPD.

Tampão sanguíneo epidural

Considerado o tratamento de escolha da CPPD, o tampão sanguíneo epidural promove alívio imediato dos sintomas com taxa de sucesso que varia entre 65 e 98% na primeira tentativa. Essa técnica consiste na injeção de cerca de 20 mℓ do sangue do paciente no espaço epidural. Deve ser realizada de forma estéril, de preferência por dois anestesiologistas: um

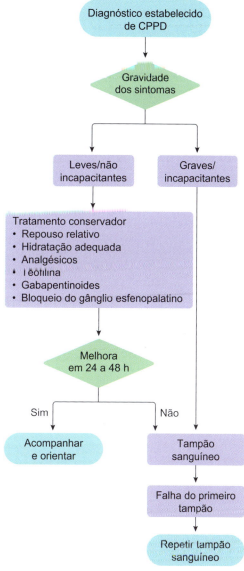

Figura 42.1 Sequência de decisões em caso de diagnóstico estabelecido de cefaleia pós-punção dural (CPPD).

responsável por identificar o espaço peridural e o outro, pela coleta asséptica do sangue. Caso o procedimento não alivie os sintomas, pode ser repetido com taxa de sucesso similar. Esse procedimento é contraindicado nos casos de coagulopatia, recusa do paciente e infecção sistêmica ou no local de punção.[10]

Tratamento conservador

O tratamento conservador pode ser tentado nas primeiras 24 a 48 horas em quadros leves e não incapacitantes ou enquanto se aguarda a realização do tampão sanguíneo.[9]

➤ Repouso no leito. Apesar de aliviar os sintomas, os efeitos são transitórios, e repouso prolongado não é recomendado por aumentar o risco de complicações tromboembólicas.[11]

➤ Hidratação oral e intravenosa. A hidratação normal deve ser mantida, e não existe evidência de benefício de hidratação excessiva no tratamento da CPPD. Em alguns casos, o aumento da ingesta hídrica está associado a aumento da diurese, o que piora o quadro do paciente pela necessidade mais frequente de se dirigir ao banheiro.[11]

➤ Analgésicos comuns. Analgésicos comuns como dipirona, paracetamol, anti-inflamatórios não esteroides (AINEs) e opioide fracos (codeína e tramadol) são frequentemente prescritos para qualquer causa de cefaleia e, apesar da eficácia limitada no tratamento da CPPD, devem fazer parte do tratamento multimodal.[9]

➤ Opioides fortes (morfina e oxicodona). Essas medicações frequentemente são prescritas para o tratamento de CPPD quando a analgesia simples por via oral é inefetiva. Porém, não existem ensaios clínicos randomizados examinando a eficácia dos opioides no tratamento da CPPD obstétrica. Apresentam benefício temporário, mas a terapia de longa duração (> 72 horas) não é recomendada em razão dos efeitos colaterais.[9]

➤ Cafeína. O mecanismo de ação proposto para a cafeína é vasoconstrição cerebral e aumento da produção liquórica. Apesar do uso disseminado, apenas dois ensaios clínicos randomizados investigaram a eficácia da cafeína no tratamento da CPPD, com ambos mostrando melhora discreta e temporária dos sintomas.

A ingestão de grande quantidade de cafeína pode ter uma série de efeitos colaterais, incluindo insônia e agitação. Além disso, a cafeína pode ser transferida pelo leite materno e resultar em efeitos no recém-nascido.

As evidências para sustentar o uso da cafeína na CPPD obstétrica são limitadas. Recomenda-se não ultrapassar 24 horas, de preferência por via oral, não excedendo 300 mg por dose, com limite máximo de 900 mg em 24 horas. Em mulheres amamentando, especialmente quando os recém-nascidos são prematuros ou têm baixo peso, recomenda-se o máximo de 200 mg em 24 horas.[12]

➤ Teofilina. Trata-se de uma metilxantina que apresenta ação vasoconstritora cerebral com alívio da cefaleia. As evidências disponíveis na literatura médica ainda são incipientes.[13]

➤ Corticosteroides. Três ensaios clínicos randomizados investigaram o uso da hidrocortisona na dose de 100 mg de 8/8 horas por 2 dias no tratamento da CPPD, tendo relatado melhora na gravidade da cefaleia. Entretanto, esses trabalhos não incluíram pacientes obstétricas. O uso profilático de dexametasona também não demonstrou reduzir a incidência de CPPD.[14]

➤ Gabapentinoides. Os anticonvulsivantes gabapentina e pregabalina são fármacos que vêm ganhando popularidade no tratamento da dor neuropática, na profilaxia de enxaqueca e na analgesia pós-operatória. O exato mecanismo de ação permanece incerto. Dois trabalhos compararam a dose de 300 mg de 8/8 horas de gabapentina com placebo ou cafeína e ergotamina, demonstrando superioridade da gabapentina. A pregabalina na dose de 100 mg 8/8 horas também foi comparada com gabapentina 300 mg de 8/8 horas e com paracetamol 500 mg de 8/8 horas em uma população não obstétrica com CPPD após anestesia espinal. Após 24 a 72 horas de administração, a pregabalina foi significativamente mais efetiva.[15,16]

Tratamento alternativo | Bloqueio do gânglio esfenopalatino

O bloqueio do gânglio esfenopalatino (BGEP) é um procedimento de fácil execução e emergiu como uma terapêutica promissora para a CPPD. O BGEP bloqueia os nervos simpáticos, parassimpáticos e somáticos sensoriais, tratando a CPPD por meio de múltiplos mecanismos. O BGEP tópico é facilmente realizado, não invasivo, de baixo risco, baixo custo e pode ser realizado tanto no centro de recuperação anestésica como nas unidades de emergência, ou até mesmo no leito do paciente.[17,18]

Apesar de não ser um tratamento definitivo, promove alívio temporário dos sintomas, postergando o tempo para realização do tampão sanguíneo, o que contribui para resolução espontânea do quadro.

Para realização do procedimento, o paciente é posicionado em decúbito dorsal ou semissentado, e um cotonete ou *swab* de cultura é embebido com anestésico local (tipicamente lidocaína 2 a 5%) e inserido em cada narina até que entre em contato com a faringe posterior. O direcionamento dos cotonetes deve ser perpendicular ao plano horizontal, e eles devem permanecer nas narinas por pelo menos 10 minutos. A analgesia dura em média 4 a 6 horas, exigindo a repetição do procedimento caso a dor persista.[17]

REFERÊNCIAS BIBLIOGRÁFICAS

1. International Headache Society. IHS Classification ICHD-3 Beta. Disponível em: www.ichd-3.org. Acesso em: 06/05/19.
2. Khlebtovsky A, Weitzen S, Steiner I et al. Risk factors for post lumbar puncture headache. Clin Neurol Neurosurg. 2015; 131:78.
3. Amorim JA, Gomes de Barros MV, Valença MM. Post-dural (post-lumbar) puncture headache: risk factors and clinical features. Cephalalgia. 2012; 32:916.
4. Pannullo SC, Reich JB, Krol G et al. MRI changes in intracranial hypotension. Neurology. 1993; 43:919.
5. Levine DN, Rapalino O. The pathophysiology of lumbar puncture headache. J Neurol Sci. 2001; 192:1.
6. Vilming ST, Schrader H, Monstad I. The significance of age, sex, and cerebrospinal fluid pressure in post-lumbar-puncture headache. Cephalalgia. 1989; 9:99.
7. Bateman BT, Cole N, Sun-Edelstein C et al. Post dural puncture headache. Disponível em: www.uptodate.com. Acesso em: 06/05/19. Atualizado em 26/04/19.
8. Kwak KH. Postdural puncture headache. Korean J Anesthesiol. 2017; 70(2):136-43.
9. Russell R, Laxton C, Lucas D et al. Treatment of obstetric post-dural puncture headache. Part 1: Conservative and pharmacological management. Int J Obstet Anesth. 2019; 38:93-103.
10. Russell R, Laxton C, Lucas D et al. Treatment of obstetric post-dural puncture headache. Part 2: Epidural blood patch. Int J Obstet Anesth. 2019; 38:104-18.
11. Arevalo-Rodriguez I, Ciapponi A, Roqué i Figuls M et al. Posture and fluids for preventing post-dural puncture headache. Cochrane Database Syst Rev. 2016; 3:CD009199.
12. Yu T, Campbell SC, Stockmann C et al. Pregnancy-induced changes in the pharmacokinetics of caffeine and its metabolites. J Clin Pharmacol. 2016; 56:590-6.
13. Mahoori A, Hassani E, Noroozinia H et al. Theophylline versus acetaminophen in the treatment of post-dural puncture headache. Middle East J Anesthesiol. 2013; 22:289-92.
14. Yang B, Liang D, Dong P et al. Effect of dexamethasone in the incidence of post-dural puncture headache after spinal anesthesia: a randomised, double blind, placebo-controlled trial and meta-analysis. Acta Neurol Belg. 2015; 115:59-67.
15. Wagner Y, Storr F, Cope S. Gabapentin in the treatment of post-dural puncture headache: a case series. Anaesth Intensive Care. 2012; 40:714-8.
16. Mahoori A, Noroozinia H, Hasani E et al. Comparing the effect of pregabalin, gabapentin and acetaminophen on post-dural puncture headache. Saudi J Anaesth. 2014; 8:374-7.
17. Kent S, Mehaffey G. Transnasal sphenopalatine ganglion block for the treatment of postdural puncture headache in the ED. Am J Emerg Med. 2015; 33:1714.
18. Kent S, Mehaffey G. Transnasal sphenopalatine ganglion block for the treatment of postdural puncture headache in obstetric patients. J Clin Anesth. 2016; 34:194-6.

CAPÍTULO 43

Intoxicação por Anestésico Local

Paulo Gabriel Melo Brandão

DEFINIÇÃO

Os anestésicos locais (AL) são uma classe de medicamentos capazes de bloquear reversivelmente a transmissão do potencial de ação do sistema nervoso. Os ALs ligam-se aos receptores de sódio, inativando-os e impedindo a propagação do impulso nervoso. Esses fármacos são uma grande ferramenta de analgesia em procedimentos cirúrgicos, não provocando qualquer alteração do nível de consciência.[1]

A intoxicação por anestésico local (IAL) é uma condição clínica atribuída a elevadas concentrações séricas de anestésico local. Nesse cenário, pode-se encontrar uma série de alterações clínicas menores, mas que, dependendo da massa de anestésico local absorvido, podem evoluir para alterações neurológicas significativas e parada cardíaca.[2-4]

ETIOLOGIA

A IAL pode se manifestar com qualquer anestésico local quando este atinge altos níveis séricos. Isso pode ocorrer durante a administração intravascular inadvertidamente ou em tecidos de rápida absorção, porém já está claro na literatura médica que os ALs com maior potência e lipossolubilidade são os que apresentam maior cardiotoxicidade. A bupivacaína é um anestésico local amplamente utilizado na prática clínica e que detém o maior risco de intoxicação.[2]

A cardiotoxicidade dos ALs deve-se principalmente ao bloqueio dos canais de sódio do sistema de condução cardíaco, mais especificamente no feixe de His. O bloqueio de condução resulta no prolongamento dos segmentos PR, QRS e ST.[1]

Os acidentes relacionados à bupivacaína foram responsáveis pelo desenvolvimento de novas substâncias, como levobupivacaína e ropivacaína, ambas com maior perfil de segurança.

QUADRO CLÍNICO | EXAME FÍSICO

O diagnóstico da IAL se baseia nos sinais e sintomas clínicos que podem aparecer logo após a administração do anestésico. A avaliação desses sinais e sintomas é fundamental para o diagnóstico e o início do tratamento, sendo primordiais o reconhecimento e a monitorização clínica em todos os pacientes submetidos à técnica de anestesia local. As principais manifestações clínicas estão descritas a seguir.[3]

➤ Manifestações neurológicas. As manifestações neurológicas geralmente são os primeiros sinais de alerta para o desenvolvimento da intoxicação dos anestésicos locais. Exemplos: dormência da língua, gosto metálico, agitação, tontura, alterações visuais e auditivas, confusão mental, torpor, convulsão e coma.

➤ Manifestações cardiovasculares. Incluem hipertensão, taquicardia, extrassístoles ventriculares, bradicardia sinusal, choque e parada cardíaca. Em situações em que houver administração de anestésicos locais intravenosos, o colapso cardiovascular pode ocorrer sem sinais neurológicos.

Um detalhe importante relatado na diretriz de manejo da IAL, publicada pela American Society of Regional Anesthesia and Pain Medicine (ASRA) em 2018, é a mudança no padrão temporal do início dos sintomas em relação à anestesia local: atualmente o início dos sintomas ocorre tardiamente à administração do anestésico em até 1 hora, provavelmente devido à redução da injeção intravascular com a utilização de ultrassonografia e neuroestimulação na anestesia regional.[2]

FATORES DE RISCO

Os fatores de risco para IAL são:[2]

- Características clínicas
  - Extremos de idade (< 16 anos e > 60 anos)
  - Baixa massa muscular
  - Sexo feminino
  - Comorbidades
    - Cardiovasculares: arritmias, coronariopatia e insuficiência cardíaca congestiva
    - Doença hepática
    - Doenças neurológicas
    - Doenças metabólicas
  - Baixos níveis de proteína plasmática
- Características do AL
  - Bupivacaína é o fármaco com maior cardiotoxicidade, porém há também relatos com lidocaína e ropivacaína
- Local do evento
  - 20% dos casos de IAL ocorrem fora do centro cirúrgico
  - Médicos não anestesiologistas estão envolvidos em 50% dos casos de IAL.

MONITORIZAÇÃO E EXAMES COMPLEMENTARES

No ambiente de centro cirúrgico e em procedimentos realizados pelo anestesiologista, a monitorização é mandatória de acordo com as recomendações do Conselho Federal de Medicina (CFM) e da Sociedade Brasileira de Anestesiologia (SBA).

Nos procedimentos realizados fora do ambiente de centro cirúrgico e caso o paciente apresente sinais de IAL, a monitorização deve ser feita imediatamente, com pressão arterial não invasiva, eletrocardiograma e saturação arterial de oxigênio. Devem estar disponíveis os materiais necessários para acesso venoso, manejo de via aérea e ressuscitação cardiopulmonar.[3]

Alguns exames complementares são importantes para o manejo clínico e metabólico do paciente com IAL, como gasometria arterial, avaliação do nível sérico do fármaco usado e dosagem do lactato, porém esses exames não podem retardar o início do tratamento clínico.

ABORDAGEM E CONDUÇÃO CLÍNICA

A prevenção é fundamental para reduzir as ocorrências e a gravidade de IAL. Os pilares da prevenção são: atenção meticulosa na injeção de AL para evitar punções inadvertidas com injeção de AL intravascular; redução na massa de anestésico local para os procedimentos anestésicos; uso de métodos como a ultrassonografia para avaliar o local de injeção; e avaliação dos fatores de risco dos pacientes para IAL.[2]

O tratamento atual em parada cardíaca tem como protagonista a manutenção da massagem cardíaca em detrimento do manejo das vias aéreas;[5] contudo, o tratamento da IAL tem como ponto importante o manejo rápido e definitivo das vias aéreas para prevenir hipoxia, hipercapnia e acidose, que podem resultar em piora da IAL, com aumento da fração livre do anestésico local na corrente sanguínea.[2]

As manifestações neurológicas devem ser tratadas inicialmente com benzodiazepínicos para prevenção ou tratamento da crise convulsiva. O propofol deve ser evitado pelo seu perfil cardiodepressor.[2]

O uso da emulsão lipídica é o grande pilar do tratamento da IAL. O mecanismo de ação proposto seria a captação do AL do sistema nervoso central e do tecido miocárdico para o meio com maior lipossolubilidade, permitindo o retorno da despolarização celular. A recomendação atual é a sua administração precoce logo após o manejo das vias aéreas, pois seu efeito apresenta maior eficácia nos momentos iniciais da IAL com maior concentração plasmática do AL. As doses preconizadas estão descritas na Figura 43.1.[2,3]

Algumas recomendações diferem do organograma padrão de parada cardiorrespiratória. A ASRA recomenda evitar o uso de lidocaína para o tratamento de arritmias ventriculares, sendo a amiodarona o medicamento de escolha.[2]

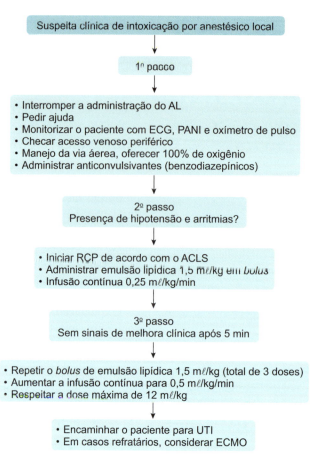

Figura 43.1 Tratamento da intoxicação por anestésico local. AL: anestésico local; ECG: eletrocardiograma; PANI: pressão arterial não invasiva; RCP: ressuscitação cardiopulmonar; ACLS: *Advanced Cardiovascular Life Support*; UTI: unidade de terapia intensiva; ECMO: oxigenação por membrana extracorpórea.

Vale ressaltar que a ressuscitação cardiopulmonar neste cenário é mais prolongada do que em outras situações clínicas. Nos casos de parada cardíaca, a administração da emulsão lipídica deve ser seguida de massagem cardíaca de alta qualidade para que ocorra boa perfusão coronariana e o tecido miocárdico tenha maior exposição ao meio lipofílico.

Em casos refratários ao tratamento com emulsão lipídica e fármacos vasopressores, a nova diretriz recomenda o uso de circulação extracorpórea como último recurso no manejo desses pacientes.[2]

REFERÊNCIAS BIBLIOGRÁFICAS

1. El-Boghdadly K, Pawa A, Chin KJ. Local anesthetic systemic toxicity: current perspectives. Local Reg Anesth. 2018; 11:35-44.
2. Neal JM, Barrington MJ, Fettiplace MR et al. The Third American Society of Regional Anesthesia and Pain Medicine Practice Advisory on Local Anesthetic Systemic Toxicity: Executive Summary 2017. Reg Anesth Pain Med. 2018; 43(2):113-23.
3. Safety Committee of Japanese Society of Anesthesiologists. Practical guide for the management of systemic toxicity caused by local anesthetics. J Anesth. 2019; 33(1):1-8.
4. Oda Y. Local anesthetic systemic toxicity: proposed mechanisms for lipid resuscitation and methods of prevention. J Anesth. 2019. doi: 10.1007/s00540-019-02648-y. [Epub ahead of print]
5. Link MS, Berkow LC, Kudenchuk PJ et al. Part 7: Adult Advanced Cardiovascular Life Support: 2015 American Heart Association Guidelines Update for Cardiopulmonary Resuscitation and Emergency Cardiovascular Care. Circulation. 2015, 132(18 Suppl 2):S444-64.

Manejo da Via Aérea Difícil

CAPÍTULO 44

Elson Fernandes

DEFINIÇÃO

A American Society of Anesthesiologists (ASA) define via aérea difícil (VAD) como uma situação clínica em que um anestesiologista ou médico treinado tenha dificuldade em intubar o paciente, manter a ventilação manual com máscara facial ou ambos. Outros conceitos relacionados à VAD são:

- Laringoscopia difícil: não visualização das pregas vocais utilizando a laringoscopia convencional
- Intubação difícil: intubação traqueal que demora mais de 10 minutos para ser realizada ou requer mais de três tentativas
- Ventilação com máscara difícil: ventilação com máscara facial não suficiente para manter a $SapO_2$ acima de 90% com uma FiO_2 de 100% (e paciente com saturação prévia normal).[1]

A dificuldade no manejo da via aérea, em situações de emergência ou em intubações eletivas, apresenta alto potencial de gravidade, podendo resultar em hipoxia cerebral e morte. O reconhecimento da VAD possibilita que o médico e a equipe de saúde se organizem para minimizar as chances de complicações.

HISTÓRIA CLÍNICA | EXAME FÍSICO

A história clínica e o exame físico permitem identificar uma provável VAD. É importante considerar doenças que alteram a anatomia das vias aéreas ou que reduzam a mobilidade da mandíbula e da coluna cervical, tais como: história de traumatismo maxilofacial, instabilidade cervical, queimaduras, lesões de laringe; alterações endócrinas, como obesidade e síndrome de Cushing; doenças autoimunes, como espondilite anquilosante e artrite reumatoide; tumores de via aérea alta e baixa; abertura reduzida da boca, pescoço curto e musculoso; história de radioterapia ou cirurgia em cabeça e pescoço; história de apneia do sono.

Há necessidade de maior atenção com pacientes diabéticos de longa data, pois a dificuldade de intubação orotraqueal é 10 vezes maior que em indivíduos normais, já que há limitação da mobilidade das articulações por glicosilação de proteínas, afetando principalmente a articulação temporomandibular, a coluna cervical e a laringe. É necessário também questionar o paciente sobre dificuldade de intubação anterior ao procedimento, história de hipotireoidismo (pode haver aumento do tamanho da língua) e presença de próteses ou problemas dentários.[2,3]

EXAMES COMPLEMENTARES

Mesmo após exame físico acurado e obtenção cuidadosa da história clínica, há situações em que a VAD não é prevista, tornando a situação muito complicada. A ultrassonografia pode auxiliar no reconhecimento da via aérea e pode ser aplicada antes da indução da anestesia, permitindo diagnosticar várias condições que afetem a condução do manejo da via aérea, como o tamanho da cartilagem cricoide e a profundidade de vasos, porém seu real valor preditivo ainda não é bem estabelecido.[4]

CRITÉRIOS DE DIFICULDADE

Alguns autores criaram critérios para qualificar a dificuldade de intubação orotraqueal. Samsoon e Young,[5] em 1987, propuseram quatro classes para o teste de Mallampati (Figura 44.1), que relaciona o tamanho da língua ao tamanho da faringe:

- Classe I: palato mole, fauce, úvula e pilares visíveis
- Classe II: palato mole, fauce e úvula visíveis
- Classe III: palato mole e base da úvula visíveis
- Classe IV: palato mole totalmente não visível.

O guia prático da ASA (2013) para manejo da VAD elenca onze parâmetros que podem contribuir para essa complicação (Tabela 44.1), porém é importante lembrar que nenhum desses preditores isolado é suficiente para determinar VAD – quanto mais fatores somados, maiores a chances de haver dificuldade no manejo da via aérea.[6]

Outros autores também identificaram preditores para ventilação difícil. Langeron et al.[7] observaram que as seguinte variáveis podem indicar ventilação com máscara difícil, se presentes mais de duas:

- Barba
- Índice de massa corporal (IMC) > 26 kg/m^2
- Ausência de dentes
- Idade > 55 anos
- História de ronco.

Já Kheterpal et al.[8] realizaram um estudo observacional classificando, por ordem

Tabela 44.1 Avaliação pré-anestésica das vias aéreas e achados não desejáveis.

Parâmetros	Achados não desejados
Comprimento dos incisivos superiores	Relativamente longos
Relação entre incisivos maxilares e mandibulares durante o fechamento normal da mandíbula	Arcada superior protrusa (incisivos maxilares anteriores aos mandibulares)
Relação entre incisivos maxilares e mandibulares durante a protrusão voluntária da mandíbula	O paciente não consegue trazer os incisivos mandibulares adiante (ou à frente) dos incisivos maxilares
Distância interincisivos	< 3 cm
Visibilidade da úvula	Não visível quando a língua é protraída com o paciente em posição sentada (p. ex., Mallampati > II)
Conformação do palato	Altamente arqueado ou muito estreito
Complacência do espaço mandibular	Firme, endurecido, ocupado por massa ou não elástico
Distância tireomentoniana	Menor que a largura de três dedos médios
Comprimento do pescoço	Curto
Largura do pescoço	Grosso
Extensão do movimento de cabeça e pescoço	O paciente não consegue tocar a ponta do queixo no tórax ou não consegue estender o pescoço

Adaptada de ASA, 2013.[6]

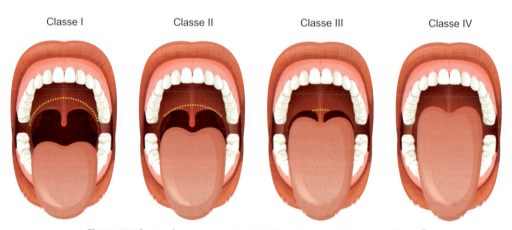

Figura 44.1 Quatro classes para o teste de Mallampati, segundo Samsoon e Young.[5]

decrescente de importância, os preditores para ventilação difícil:

- Alterações do pescoço por radiação
- Sexo masculino
- Apneia do sono
- Mallampati III/IV
- Barba.[8]

ABORDAGEM E CONDUÇÃO CLÍNICA

Preparo para o manejo

Segundo o estudo NAP4,[9] o erro humano foi a principal causa identificada de complicações relacionadas ao manejo da via aérea. Portanto, a abordagem da VAD exige treinamento pautado em uma área de cuidados, como lista de checagem de material, conhecimento do algoritmo adotado pela instituição em que o profissional trabalha, adoção de ferramentas cognitivas para otimização da tomada de decisão e ação. Entre as ferramentas encontradas na literatura médica, destaca-se a abordagem Vortex (Figura 44.2).[10] Trata-se de um gráfico simples projetado para ser facilmente lembrado em situações de estresse, enfatizando a importância de evitar tentativas repetidas com a mesma técnica quando surgem dificuldades.

Essa abordagem permite um máximo de três tentativas de oxigenação por via aérea supraglótica, ventilação com máscara facial ou intubação traqueal, com a opção de uma quarta tentativa com cada dispositivo por um especialista. A falha de todas as tentativas ou deterioração clínica exige a transição para via aérea cirúrgica.[11]

O preparo para o manejo da VAD inclui:

- Checar viabilidade de equipamento adequado
- Informar ao paciente sobre a suspeita de provável via aérea difícil
- Solicitar ajuda
- Realizar pré-oxigenação com máscara facial
- Administrar oxigênio durante todo o manejo da via aérea.

A utilização de algoritmos como os da ASA reduziu significativamente as complicações decorrentes da manipulação das vias aéreas superiores. As diretrizes atualizadas da ASA continuam a fornecer um quadro racional e eficaz para a abordagem da VAD pelo médico anestesista.[6] De maneira geral, quando é prevista a intubação traqueal difícil, o manejo mais seguro e prudente seria assegurar a via aérea com o paciente acordado. Quase todas as técnicas de intubação podem ser realizadas em

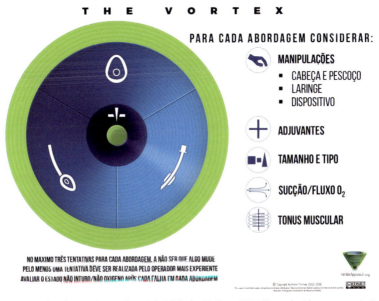

Figura 44.2 Abordagem Vortex. Copyright Nicholas Chrimes 2016. Reproduzida com permissão.[11]

um paciente consciente ou levemente sedado, caso esteja de estômago vazio. Para a maioria dos casos nos quais a VAD é antecipada ou conhecida, o uso de broncoscopia de fibra óptica continua a ser o padrão-ouro.[6]

Manejo

A abordagem da VAD pode considerar vários dispositivos para facilitar a intubação orotraqueal, como:

- Intubação acordado
- Videolaringoscópio
- Estiletes como sonda trocadora ou fio Bougie
- Dispositivo supraglótico para ventilação ou intubação, como máscara laríngea ou tubo laríngeo
- Fibroscópio
- Estiletes luminosos.

A laringoscopia direta (LD) é a primeira opção, na maioria das vezes, para o controle da via aérea. O posicionamento adequado, colocando-se um coxim sob o occipício do paciente de forma a alinhar os eixos oral, laríngeo e faríngeo, otimiza a visualização das cordas vocais e aumenta as chances de sucesso na intubação traqueal (Figura 44.3).

Também podem ser feitas manobras de manipulação externa da laringe, como a BURP (*backward, upward, rightward pressure*), empregando-se uma pressão para trás, para cima e para a direita, de forma a deixar a glote mais visível.[12]

Os graus de visualização da laringe durante a laringoscopia direta foram classificados por Cormack e Lehane e posteriormente modificados por Cook (Figura 44.4).[13]

▶ **Intubação acordado.** Apesar de ser uma técnica mais incômoda para o paciente, inúmeros fatores explicam o porquê de esta técnica ser escolhida em um paciente com VAD. Primeiro, e mais importante, a via aérea natural é mantida pérvia na maioria dos pacientes quando eles estão acordados. Em segundo lugar, o tônus muscular suficiente é mantido para conservar as respectivas estruturas das vias aéreas superiores (base da língua, valécula, epiglote, laringe, esôfago e parede posterior da faringe) separadas umas das outras e muito mais fáceis

de identificar. No paciente anestesiado, a perda de tônus muscular tende a fazer com que essas estruturas entrem em colapso, o que distorce a anatomia.[4,5] Em terceiro lugar, a laringe se move para uma posição mais anterior com a indução da anestesia e paralisia, o que torna mais difícil a intubação convencional.[14]

▶ **Videolaringoscópios.** Estudos mostram que a videolaringoscopia tem a mesma eficácia para a LD fácil que a lâmina convencional. O tempo para a intubação nesses pacientes foi mais prolongado com os videolaringoscópios (VLCs). Em pacientes com LD difícil, os VLCs melhoraram a visão glótica, o que resultou em taxa

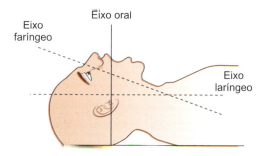

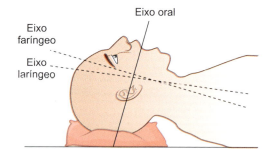

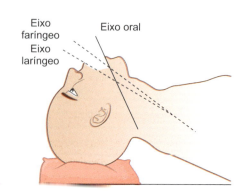

Figura 44.3 Cabeça sobre um coxim com flexão do pescoço e alinhamento dos eixos oral, laríngeo e faríngeo.

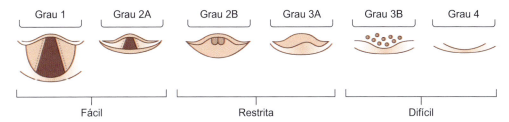

Figura 44.4 Graus de visualização da laringe durante laringoscopia direta (versão modificada por Cook). 1: fenda glótica visível; 2A: porção posterior da glote visível; 2B: apenas as cartilagens aritenoides são visíveis; 3A: epiglote visível e passível de elevação; 3B: epiglote aderida à faringe; 4: nenhuma estrutura laríngea visível.

de sucesso de intubação igual ou superior à do laringoscópio convencional. Alguns estudos concluíram que os VLCs são dispositivos promissores para intubação traqueal e oferecem excelente visualização da laringe, apresentando alta taxa de sucesso de intubação.[15]

▸ **Estiletes de borracha e sondas trocadoras.** Estudos observacionais relataram sucesso de intubação em 78 a 100% dos casos de pacientes com VAD.

A indicação para o uso do Bougie seria LD com Cormack-Lehane 2A ou 3B. Complicações incluem sangramento de mucosa ou perfuração de estruturas como esôfago e traqueia.[16]

▸ **Dispositivos supraglóticos.** Desde a sua criação, os dispositivos supraglóticos evoluíram de forma impressionante. Suas origens são vinculadas à substituição da máscara facial e da cânula de Guedel no controle da VAD, além de serem uma alternativa aos tubos orotraqueais. Esses dispositivos têm adequação anatômica menos invasiva que a intubação traqueal por não ultrapassarem as pregas vocais. Um estudo observacional demonstrou que as máscaras laríngeas (Figura 44.5) foram efetivas em restaurar a ventilação em 94,1% dos pacientes que não eram ventiláveis ou intubáveis.[17] Isso demonstra por que esse dispositivo tem grande destaque nos algoritmos para resgate da ventilação. Eventos adversos com o uso desse dispositivo incluem lesão do nervo laríngeo ou hipoglosso, obstrução respiratória e edema.[2]

▸ **Fibroscópio.** É o dispositivo padrão-ouro para VAD antecipada. As limitações incluem o custo do aparelho e a necessidade de treinamento para o médico executante. Estudos demonstraram sucesso em 87 a 100% dos casos.[18] A intubação com fibra óptica é uma técnica apropriada na lesão da coluna cervical, porque o movimento na coluna será mínimo em comparação à LD.[19] Essa técnica é de grande aplicação no contexto de emergência, pois o fibroscópio pode ser utilizado para intubação nasal ou oral e em pacientes de qualquer idade e em qualquer posição (Figura 44.6).

▸ **Cricotireoidostomia.** Esse procedimento cirúrgico é a opção final na situação "não ventilo e não intubo". Está presente em todo algoritmo de manejo de VAD. Pode ser empregada por via cirúrgica ou punção com utilização de uma cânula intravenosa ou através de um *kit* apropriado. Vários trabalhos demonstram efetividade semelhante entre ambas as técnicas.[20] O acesso deve ser estabelecido entre a cartilagem tireoide e a cricoide (Figura 44.7).

▸ **Traqueostomia.** Acesso transcutâneo abaixo do nível da cartilagem cricoide. Pode ser necessária principalmente em situações de emergência em VAD em crianças com menos de 10 anos de idade ou em pacientes cujo espaço cricoide pode ser considerado muito

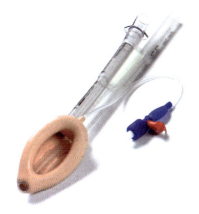

Figura 44.5 Máscara laríngea.

pequeno para canulação, ou ainda em pacientes cuja anatomia esteja distorcida por traumatismo, infecção ou invasão tumoral. Pode ser obtida cirurgicamente ou por punção. Como a situação de "não ventilo e não intubo" é rara, o aprendizado dessa técnica não é dominado pela maioria dos anestesistas e emergencistas.[3]

Os algoritmos das Figuras 44.8 e 44.9 para manejo da VAD foram adaptados das diretrizes da ASA (2013) e incluem as seguintes etapas:

- Avalie a probabilidade e o impacto de complicações relacionadas ao manejo
  - Dificuldade com a cooperação ou consentimento do paciente
  - Ventilação de máscara difícil
  - Colocação de via aérea supraglótica difícil
  - Laringoscopia difícil
  - Intubação difícil

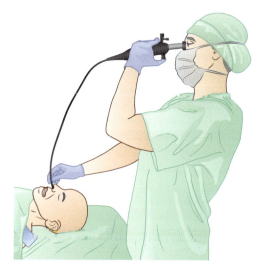

Figura 44.6 Paciente na posição supina: o operador fica atrás da cabeça do paciente para realizar a intubação endoscópica nasal.

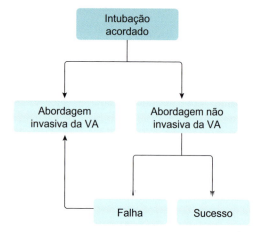

Figura 44.8 Sequência de decisões para intubação de paciente acordado. VA: via aérea.

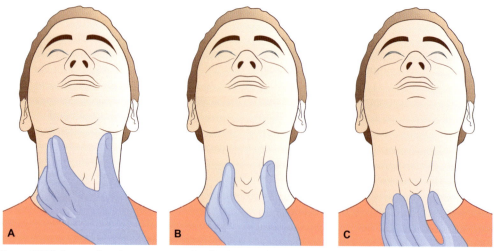

Figura 44.7 A. Com a mão palpa-se o pescoço. O indicador e o polegar seguram a parte superior da laringe (o corno maior do osso hioide) e a movem de lado a lado. **B.** Os dedos e o polegar deslizam sobre as lâminas da tireoide. **C.** Dedo médio e apoio para o polegar na cartilagem cricoide, com o dedo indicador palpando a membrana cricotireóidea. (Adaptada de Higgs et al., 2018.)[3]

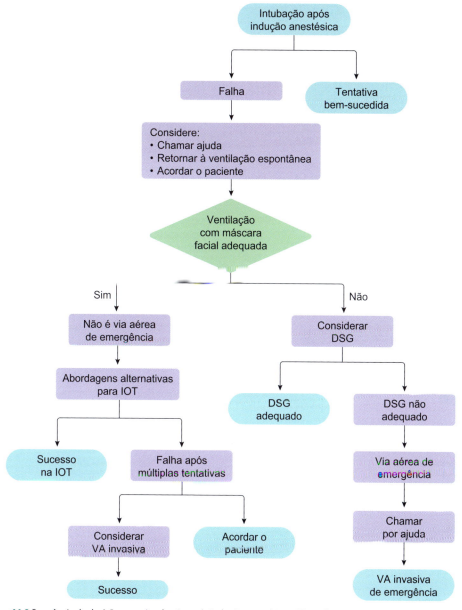

Figura 44.9 Sequência de decisões para intubação após indução anestésica. IOT: intubação orotraqueal; VA: via aérea; DSG: dispositivo supraglótico.

- Acesso cirúrgico das vias aéreas difícil
- Procure ativamente oportunidades para fornecer oxigênio suplementar durante todo o processo de manejo de via aérea difícil
- Considere os métodos e sua aplicabilidade
  - Intubação acordada *versus* intubação após indução da anestesia geral
- Técnica não invasiva *versus* técnicas invasivas para a abordagem inicial da intubação
- Laringoscopia assistida por vídeo como uma abordagem inicial à intubação
- Preservação *versus* abolição da ventilação espontânea.

REFERÊNCIAS BIBLIOGRÁFICAS

1. Caplan RA, Posner KL, Ward RJ et al. Adverse respiratory events in anesthesia: a closed claims analysis. Anesthesiology. 1990; 72(5):828-33.
2. Apfelbaum JL, Hagberg CA, Caplan RA et al. Practice guidelines for management of the difficult airway. Anesthesiology. 2013; 118:251-70.
3. Higgs A, McGrath BA, Goddard C et al. Guidelines for the management of tracheal intubation in critically ill adults. Royal College of Anaesthetists. Br J Anaesth. 2018; 120(2):323-52.
4. Kristensen MS. Ultrasonography in the management of the airway. Acta Anaesthesiol Scand. 2011; 55(10):1155-73.
5. Samsoon GLT, Young JRB. Difficult tracheal intubation: a retrospective study. Anaesthesia. 1987; 42(5):487-90.
6. Apfelbaum JL, Hagberg CA, Caplan RA et al.; American Society of Anesthesiologists Task Force on Management of the Difficult Airway. Practice guidelines for management of the difficult airway: an updated report by the American Society of Anesthesiologists Task Force on Management of the Difficult Airway. Anesthesiology. 2013; 118(2):251-70.
7. Langeron O, Masso E, Huraux C et al. Prediction of difficult mask ventilation. Anesthesiology. 2000; 92(5):1229-36.
8. Kheterpal S, Martin L, Shanks AM et al. Prediction and outcomes of impossible mask ventilation. Anesthesiology. 2009; 110(4):891-7.
9. Cook TM, Woodall N, Harper J, Benger J et al.; Fourth National Audit Project. Major complications of airway management in the UK: results of the Fourth National Audit Project of the Royal College of Anaesthetists and the Difficult Airway Society. Part 2: intensive care and emergency departments. Br J Anaesth. 2011; 106(5):632-42.
10. Chrimes N, Fritz P. The vortex approach: Management of the unanticipated difficult airway. Disponível em: http://www.vortexapproach.com.
11. Chrimes N. The Vortex: a universal 'high acuity implementation tool' for emergency airway management. Br J Anaesth. 2016; 117S1: i20-i27.
12. Knill RL. Difficult laryngoscopy made easy with a "BURP". Can J Anaesth. 1993; 40(3):279-82.
13. Cook TM. A new practical classification of laryngeal view. Anaesthesia. 2000; 55(3):274-9.
14. Kopman AF, Wollman SB, Ross K et al. Awake endotracheal intubation: a review of 267 cases. Anesth Analg. 1975; 54(3):323-7.
15. Niforopoulou P, Pantazopoulos I, Demestiha T et al. Video-laryngoscopes in the adult airway management: a topical review of the literature. Acta Anaesthesiol Scand. 2010; 54(9):1050-61.
16. Rao TL, Mathru M, Gorski DW et al. Experience with a new intubation guide for difficult tracheal intubation. Crit Care Med. 1982; 10:882-3.
17. Parmet JL, Colonna-Romano P, Horrow JC et al. The laryngeal mask airway reliably provides rescue ventilation in cases of unanticipated difficult tracheal intubation along with difficult mask ventilation. Anesth Analg. 1998; 87:661-5.
18. Blanco G, Melman E, Cuairan V et al. Fibreoptic nasal intubation in children with anticipated and unanticipated difficult intubation. Paediatr Anaesth. 2001; 11:49-53.
19. Sahin A, Salman MA, Erden IA et al. Upper cervical vertebrae movement during intubating laryngeal mask, fibreoptic and direct laryngoscopy: a video-fluoroscopic study. Eur J Anaesthesiol. 2004; 21(10):819-23.
20. Asai T. Emergency cricothyrotomy: toward a safer and more reliable rescue method in "can not intubate, cannot oxygenate" situation. Anesthesiology. 2015; 123:995-6.

Parte 11

Outras Emergências

Capítulo 45 Acidentes com Animais Peçonhentos, 347

Capítulo 46 Emergencias em Otorrinolaringologia, 362

Capítulo 47 Emergências Oftalmológicas, 379

Capítulo 48 Emergências Odontológicas, 391

Capítulo 49 Emergências Dermatológicas, 407

Capítulo 50 Emergências Psiquiátricas, 415

Capítulo 51 Emergências Pediátricas, 418

Acidentes com Animais Peçonhentos

CAPÍTULO 45

Ceila Maria Sant'Ana Malaque e Fan Hui Wen

DEFINIÇÃO

Animais peçonhentos apresentam glândula produtora de secreção e aparelho inoculador, constituído por dente (serpente), ferrão (abelha, escorpião), quelícera (aranha) ou cerda (lagarta).

São de importância médica aqueles cujas toxinas causam efeitos fisiopatológicos locais e/ou sistêmicos, podendo levar a significativa morbimortalidade. No Brasil, os animais peçonhentos de importância médica por poderem determinar diferentes tipos de envenenamento são:

- Serpentes
- Artrópodes
  - Escorpiões
  - Aranhas
  - Lagartas (taturana)
  - Insetos (abelhas)
- Animais aquáticos (peixes, água-viva).

A maioria dos acidentes com artrópodes peçonhentos requer apenas tratamento sintomático, sendo a terapia antiveneno reservada a quadros com manifestação sistêmica.

Neste capítulo serão abordados os acidentes causados por serpentes e artrópodes.

Seção 1
Acidentes Ofídicos

ETIOLOGIA

As serpentes que causam acidentes e para as quais existem antivenenos pertencem aos gêneros *Bothrops* (jararaca, jararacuçu, urutu, cruzeira, comboia), *Lachesis* (surucucu, pico-de-jaca), *Crotalus* (cascavel) e *Micrurus* (coral-verdadeira), que apresentam presa inoculadora de veneno na região anterior da boca.

Os acidentes causados por serpentes do gênero *Bothrops* são os mais frequentemente registrados no Brasil, representando cerca de 90% das notificações de ofidismo.

QUADRO CLÍNICO | EXAME FÍSICO

As manifestações clínicas decorrentes do envenenamento estão descritas na Tabela 45.1.

EXAMES COMPLEMENTARES

As alterações laboratoriais encontradas podem ser decorrentes do envenenamento ou secundárias às complicações (Tabela 45.2).

Tabela 45.1 Manifestações dos acidentes ofídicos de acordo com o gênero da serpente.

	Tipo de acidente			
	Botrópico (por *Bothrops*)	**Laquético** (por *Lachesis*)	**Crotálico** (por *Crotalus*)	**Elapídico** (por *Micrurus*)
Quadro clínico				
Local	Edema, dor, equimose (Figura 45.1), bolha*	Edema, dor, equimose, bolha	Edema e dor discretos	Eritema, parestesia, dor
Sistêmico				
Manifestações hemorrágicas	Equimose, gengivorragia, hematúria, epistaxe, hemorragia digestiva e no SNC	Equimose, gengivorragia, hematúria, epistaxe, hemorragia digestiva, pulmonar e no SNC	Equimose, gengivorragia (pouco frequentes)	Ausentes
Manifestações neurológicas	Ausentes	Ausentes	Borramento visual, diplopia, ptose palpebral, anisocoria, diminuição da força muscular, insuficiência respiratória	Borramento visual, diplopia, ptose palpebral, anisocoria, diminuição da força muscular, insuficiência respiratória
Rabdomiólise	Ausente	Ausente	Mialgia, urina escura	Ausente
Outras	Hipotensão, choque (decorrente de sangramento, sequestro de líquido ou liberação de mediadores inflamatórios)	Manifestações "vagomiméticas", como dor abdominal, vômito, bradicardia, hipotensão	–	–
Complicações				
Locais	Infecção (Figura 45.2), necrose, síndrome compartimental (pouco frequente)	Infecção, necrose, síndrome compartimental	Infecção (muito rara)	Não descritas
Sistêmicas	Insuficiência renal aguda	Insuficiência renal aguda	Insuficiência renal aguda	–

*Acidentes causados por filhote de serpente podem evoluir com quadro local muito discreto ou mesmo ausente (Figura 45.3), porém com evidente alteração de coagulação. SNC: sistema nervoso central.

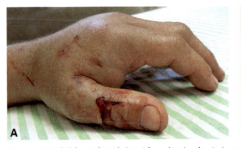
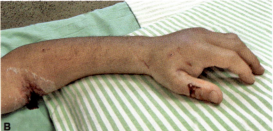

Figura 45.1 Acidente botrópico 4 h após picada. **A.** Local da picada. **B.** Edema atingindo até um terço distal de braço, com equimose e sangramento.

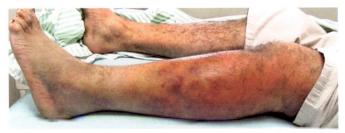

Figura 45.2 Acidente botrópico que evoluiu com infecção secundária; apresenta extensa área de eritema, além de edema e equimose.

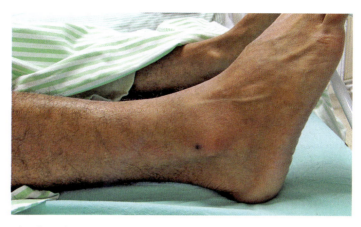

Figura 45.3 Acidente botrópico. Paciente apresenta apenas ponto esquemático, sem edema, mas com teste de coagulação alterado. Quadro observado em acidentes causados por filhote de serpente *Bothrops*.

Tabela 45.2 Possíveis alterações laboratoriais, segundo o tipo de acidente ofídico.

Exame laboratorial	Botrópico (por *Bothrops*)	Laquético (por *Lachesis*)	Crotálico (por *Crotalus*)	Elapídico (por *Micrurus*)
Hemograma	Leucócitos normais ou leucocitose; neutrofilia relativa ou absoluta. Plaquetopenia pode ocorrer	Leucocitose com neutrofilia. Plaquetopenia pode ocorrer	Leucócitos normais ou leucocitose; neutrofilia relativa ou absoluta. Plaquetopenia é rara	Leucocitose
Bioquímico	↑ Ureia e creatinina ↑ CK devido ao efeito miotóxico local do veneno de algumas espécies ↑ DHL e BI decorrentes da hemólise intravascular	Registros escassos, perfil bioquímico provavelmente semelhante ao do acidente botrópico	↑ CK (pode estar muito elevada; proporcional à gravidade), TGO, DHL ↑ Ureia, creatinina, potássio, fósforo e ácido úrico em caso de LRA ↓ Cálcio na fase inicial da LRA	CK pode estar um pouco aumentada, devido ao efeito miotóxico local do veneno de algumas espécies
Coagulação	Normal ou alargamento de TP, TTPA; TC alterado ↓ Fibrinogênio; ↑ PDF e dímero-D			Normal
Urina 1	Hematúria, proteinúria, cilindros granulosos, hialinos	Hematúria	Mioglobinúria	Não descrito

CK: creatinoquinase; DHL: desidrogenase láctica; BI: bilirrubina indireta; TGO: transaminase glutâmico-oxalacética; LRA: lesão renal aguda; TP: tempo de protrombina; TTPA: tempo de tromboplastina parcial ativada; TC: tempo de coagulação; PDF: produto da degradação da fibrina.

Para diagnóstico de acidente ofídico no Brasil, os testes de coagulação são os principais exames laboratoriais, sendo também fundamentais para se acompanhar o tratamento. Coagulação alterada não se correlaciona com a classificação de gravidade; entretanto, é um importante parâmetro para avaliação da eficácia da soroterapia. Nos acidentes botrópicos, crotálicos e laquéticos, os testes de coagulação devem ser solicitados na admissão do paciente, 12 e 24 h após o término da soroterapia.

CRITÉRIOS DIAGNÓSTICOS

O diagnóstico do envenenamento ofídico é eminentemente clínico, com base em sinais e sintomas na região da picada e manifestações sistêmicas características dos efeitos provocados pelas toxinas de cada gênero de serpente.

Além disso, as circunstâncias epidemiológicas do acidente muitas vezes auxiliam a definir o provável animal causador.

Diagnóstico diferencial

O diagnóstico diferencial entre acidente botrópico e laquético nem sempre é possível em certas regiões da Amazônia e na faixa de Mata Atlântica no Nordeste, onde ambos os gêneros de serpente coabitam e causam manifestações semelhantes.

ABORDAGEM E CONDUÇÃO CLÍNICA

Abordagem inicial

- ABCDE*
- Verifique o nível de consciência, a pressão arterial, as frequências cardíaca e respiratória e a saturação de O_2
- Obtenha um bom acesso venoso periférico (nesse momento, colete amostra de sangue para exames laboratoriais).

Avaliação inicial

Na avaliação inicial, é preciso ter em mente os seguintes tópicos:

- Em geral, a serpente não é capturada e, mesmo quando o é, nem sempre é possível a correta identificação. Por isso, o antiveneno deve ser administrado somente a pacientes com manifestações do envenenamento. A avaliação clínico-laboratorial criteriosa é de extrema importância para a indicação da terapia antiveneno
- No caso de a serpente ser capturada, deve-se ter certeza de ser esta a causadora do acidente. Se as manifestações clínico-laboratoriais de envenenamento não forem compatíveis com a serpente identificada, as informações sobre a captura do animal devem ser verificadas, e o tratamento deve basear-se nas manifestações clínico-laboratoriais presentes

_____

*ABCDE: vias aéreas (*airways*), respiração (*breathing*), circulação (*circulation*), disfunção (*disability*), exposição (*exposure*).

- Para o correto diagnóstico, são necessários a história clínica detalhada, o exame físico criterioso e os exames laboratoriais adequados para casos de envenenamento.

Anamnese

Na anamnese, é preciso atentar para o seguinte:

- Há quanto tempo ocorreu o acidente (data e hora)
- O que o paciente fazia ao ser picado. Em geral, os acidentes acontecem na mata, no roçado, em quintais de chácaras e sítios e terrenos baldios de periferias
- Se possível, deve-se obter a descrição das características do animal, como tamanho e coloração
- As primeiras alterações no local da picada, como sangramento, edema, dor, parestesia e equimose
- Manifestações sistêmicas após a picada, caso tenham ocorrido
- Evolução das manifestações locais e sistêmicas desde a hora do acidente até o momento da anamnese
- Medidas prévias ao atendimento hospitalar. Torniquete, sucção, incisão, produtos colocados no local são medidas associadas a complicações, enquanto bebidas alcoólicas ingeridas podem causar intoxicação
- Se houve acidente prévio com animal peçonhento com exposição a imunoglobulinas heterólogas
- História prévia de hipersensibilidade
- Comorbidade e uso de medicações prévias
- História de drogadição (álcool, tabaco e drogas ilícitas).

Manifestações inespecíficas como cefaleia, náuseas, vômito e dor abdominal podem ser causadas por ansiedade, mas também podem fazer parte do quadro de envenenamento. Na evolução, podem estar associadas a complicações como lesão renal aguda e sangramento no sistema nervoso central, especialmente quando persistentes e intensas.

Exame físico

No exame físico, é preciso verificar:

- Alterações na região da picada, como sinal de inoculação das presas (nem sempre visí-

vel), edema, equimose, eritema, intensidade da dor e parestesia
- Manifestações sistêmicas, como sangramentos em locais diversos, fenômenos neuroparalíticos como ptose, oftalmoplegia, disfagia, diminuição da força muscular e mialgia generalizada, dentre as mais frequentes.

Tratamento

Pacientes com manifestações clínicas e/ou laboratoriais compatíveis com envenenamento ofídico devem receber o antiveneno específico contra as toxinas do veneno do gênero do animal que causou o acidente. A quantidade de antiveneno a ser administrada depende da classificação de gravidade realizada na admissão do paciente (Tabela 45.3). É importante lembrar que alguns acidentes podem evoluir sem manifestação de envenenamento (picada seca) e, nesses casos, não há necessidade de administrar o antiveneno.

Na Tabela 45.4 estão descritas as condutas gerais a serem observadas no atendimento do paciente com diagnóstico de acidente ofídico.

Testes de coagulação devem ser realizados para controle do tratamento 12 e 24 h após o término da soroterapia nos acidentes que evoluam com coagulopatia de consumo (*Bothrops*, *Lachesis* e *Crotalus*).

Alta hospitalar

- Pacientes admitidos com suspeita de acidente ofídico que, ao exame físico inicial, não apresentem nenhuma manifestação local ou sistêmica, e cujo teste de coagulação não evidencie alteração, devem ser mantidos para avaliação clínico-laboratorial, com repetição dos testes de coagulação após 6 a 12 h da picada. No acidente crotálico, em especial, deve-se atentar para as manifestações neuroparalíticas mais tardias

Tabela 45.3 Tratamento específico para os acidentes ofídicos segundo a gravidade.

Acidente	Soro	Gravidade	Nº de ampolas
Botrópico (por *Bothrops*)	Antibotrópico (SAB)*	Leve: edema local de até 2 segmentos;** sangramento em pele ou mucosas; pode haver apenas distúrbio de coagulação	4
		Moderado: edema que atinge 3 a 4 segmentos;** sangramento sem comprometimento do estado geral; teste de coagulação normal ou alterado	8
		Grave: edema que atinge 5 segmentos;** hemorragia grave; hipotensão/choque; teste de coagulação normal ou alterado	12
Laquético (por *Lachesis*)	Antibotrópico-laquético (SABL)	Quadro local presente; pode haver sangramento; sem manifestações vagais	10
		Quadro local intenso; pode haver sangramento; com manifestações vagais	20
Crotálico (por *Crotalus*)	Anticrotálico (SAC)*	Leve: fácies miastênica pouco evidente; sem mialgia ou urina escura; teste de coagulação normal ou alterado	5
		Moderado: fácies miastênica evidente; mialgia, urina escura discreta; teste de coagulação normal ou alterado	10
		Grave: fácies miastênica evidente; intensa mialgia, urina escura; pode haver insuficiência respiratória; teste de coagulação normal ou alterado	20
Elapídico (por *Micrurus*)	Antielapídico (SAE)	Considerar todos os casos potencialmente graves	10

*Eventualmente pode ser utilizado o soro antibotrópico-crotálico quando não houver o antiveneno específico para o tratamento do acidente botrópico ou crotálico.
**O membro picado é dividido em 5 segmentos. Por exemplo, em relação ao membro superior: (1) mão, (2) metade distal do antebraço; (3) metade proximal do antebraço; (4) metade distal do braço; (5) metade proximal do braço. Do mesmo modo, divide-se o membro inferior em 5 segmentos.
SAB, SAC, SABL e SAEL: 1 frasco-ampola = 10 mℓ.

Tabela 45.4 Condutas gerais a serem adotadas nos acidentes ofídicos. O X marca o tipo de acidente que corresponde à conduta apresentada.

Conduta	Descrição	Tipo de acidente			
		Botrópico (por *Bothrops*)	Laqué-tico (por *Lachesis*)	Crotálico (por *Chrotalus*)	Elapídico (por *Micrurus*)
Jejum	Inicialmente o paciente deve permanecer em jejum, pois durante a infusão da soroterapia há risco de náuseas e vômito como manifestações de anafilaxia. Terminada a infusão do antiveneno, avalie as condições clínicas para liberação da dieta	X	X	X	X
Drenagem postural	Em caso de edema, mantenha o membro atingido elevado; conduta deve ser reavaliada em caso de síndrome compartimental	X	X		
Venóclise	Obtenha bom acesso venoso periférico para administração do antiveneno; não instale venóclise no membro atingido pela picada, especialmente nos acidentes que evoluem com edema. Em pacientes com coagulopatia, evite o acesso em veia jugular periférica, pelo risco de perda do acesso e formação de hematoma que pode causar compressão de vias aéreas	X	X	X	X
Medicação parenteral	Não faça infiltração anestésica nem injete medicação no local da picada	X	X	X	X
	Evite injeções IM, devido à coagulopatia decorrente do envenenamento	X	X	X	
Hidratação	Mantenha hidratação adequada com cristaloide, precocemente, para prevenir LRA	X	X	X	
Analgesia	Especialmente nos acidentes botrópico e laqué-tico; em geral, há boa resposta com analgésico do tipo dipirona; eventualmente, administre opioides; evite AINH	X	X	X	X
Diurético	Em caso de oligúria, com o paciente já adequadamente hidratado, estimule a diurese com o uso de diurético de alça do tipo furosemida	X	X	X	
Antimicrobiano	Quando houver sinais/sintomas de infecção secundária, administre antimicrobianos com atividade sobre bacilos gram-negativos (especialmente *Morganella*), cocos G+ e anaeróbios (p. ex., cloranfenicol; ciprofloxacino + clindamicina; ceftriaxona + clindamicina)	X	X		
Procedimento cirúrgico	Drene o abscesso no momento apropriado; debride áreas com necrose após sua delimitação. Na suspeita de síndrome compartimental, avalie criteriosamente a indicação de fasciotomia	X	X		
Hemoderivados	Plasma fresco, crioprecipitado ou plaquetas não são indicados para correção dos distúrbios de hemostasia, na ausência do antiveneno. Os sangramentos espontâneos cessam poucas horas após o início do antiveneno. Em situações em que, após a administração do antiveneno, seja preciso procedimento invasivo/cirúrgico antes da reversão da coagulopatia, pode ser necessária a reposição desses fatores	X	X	X	
Diálise	Em caso de LRA, solicite avaliação da nefrologia	X	X	X	
Ventilação mecânica	Para os pacientes com comprometimento da mecânica respiratória			X	X
Profilaxia antitetânica	Avalie a necessidade de atualização da profilaxia antitetânica. Quando necessária, realize-a após normalização da coagulopatia para evitar formação de hematomas	X	X	X	

IM: via intramuscular; LRA: lesão renal aguda; AINH: anti-inflamatórios não hormonais.

Capítulo 45 ❖ Acidentes com Animais Peçonhentos

- Pacientes que receberem o antiveneno devem permanecer internados por, no mínimo, 24 h após a administração do antiveneno, objetivando avaliar a resposta ao fármaco, detectar manifestações de reação precoce e eventuais complicações.

Seção 2
Acidente Causado por Escorpião

ETIOLOGIA

O escorpião injeta o veneno por um aguilhão (ferrão) localizado na extremidade distal de sua cauda. No Brasil, os escorpiões de importância médica pertencem ao gênero *Tityus*, e as espécies mais associadas a acidentes são: *T. serrulatus* e *T. bahiensis* (região Sudeste); *T. stigmurus* (região Nordeste); *T. obscurus* e *T. silvestris* (região Norte).

QUADRO CLÍNICO | EXAME FÍSICO

Na maioria dos acidentes, observam-se apenas alterações no local/região da picada, e a dor pode ser muito intensa (Tabela 45.5). Envenenamentos com manifestações sistêmicas ocorrem com menor frequência, especialmente em crianças. Os sinais e sintomas sistêmicos aparecem precocemente, sendo já observados na primeira hora após a picada.

Na região Norte do Brasil, são descritos acidentes causados por *T. obscurus* que evoluem com sensação de choque elétrico pelo corpo, mioclonia, dismetria, disartria e ataxia da marcha.

EXAMES COMPLEMENTARES

Pacientes que apresentam apenas quadro local não necessitam de exames laboratoriais. Já em pacientes com manifestações sistêmicas (quadros moderados e graves), são indicados os exames listados a seguir.

- Hemograma: leucocitose com neutrofilia
- Bioquímica: hiperglicemia, hipcramilasemia, hipopotassemia e hiponatremia; em casos graves, creatinoquinase, CKMb e troponina I podem estar aumentadas
- Eletrocardiograma: arritmias como taquicardia ou bradicardia sinusal, extrassístoles ventriculares, alterações similares às encontradas no infarto agudo do miocárdio, bloqueio de condução atrioventricular ou intraventricular
- Radiografia de tórax: aumento da área cardíaca, congestão pulmonar
- Ecocardiograma: nas formas graves há hipocinesia transitória do septo interventricular e da parede posterior do ventrículo esquerdo.

ABORDAGEM E CONDUÇÃO CLÍNICA

Na abordagem inicial é importante avaliar se há manifestação sistêmica, especialmente em crianças, pois a precocidade do tratamento específico modifica o prognóstico do paciente.

Tabela 45.5 Manifestações clínicas do acidente causado por escorpião e classificação de gravidade.

Tipo	Classificação	Manifestações
Locais	Leves	Dor, eritema, sudorese, piloereção e parestesia na região da picada
Locais e sistêmicas	Moderadas	Quadro local e uma ou mais manifestações como: náuseas, vômito, sudorese, sialorreia discreta, agitação, taquipneia e taquicardia
	Graves	Manifestações como as já descritas, além de: vômito profuso e incoercível, sudorese profusa, sialorreia intensa, prostração, convulsão, coma, bradicardia, insuficiência cardíaca, edema agudo de pulmão e choque

As manifestações sistêmicas, quando presentes, ocorrem precocemente na primeira hora após a picada.

O antiveneno deve ser reservado aos pacientes com sinais/sintomas sistêmicos. As doses variam de acordo com a gravidade do envenenamento, determinada de acordo com as manifestações clínicas observadas na admissão do paciente. Em adultos, quando há náuseas, vômito e sudorese associados a dor intensa, deve-se inicialmente tratar a dor, de preferência com infiltração/bloqueio anestésico com lidocaína sem vasoconstritor, e avaliar a resposta antes de indicar o antiveneno (Figura 45.4).

Nos casos com manifestações graves, deve-se atentar para os seguintes tópicos:

- É muito importante o controle rigoroso na administração de líquidos pelo risco de edema pulmonar. O antiveneno deve ser feito com diluição mínima ou mesmo sem diluição
- Vômito: metoclopramida
- Insuficiência cardíaca/edema agudo de pulmão: diurético de alça, oxigênio (se necessário), dobutamina, e ventilação não invasiva ou ventilação mecânica
- Bradicardia grave, com instabilidade hemodinâmica: atropina intravenosa
- Hipotensão ou choque: dobutamina, associando norepinefrina conforme necessário.

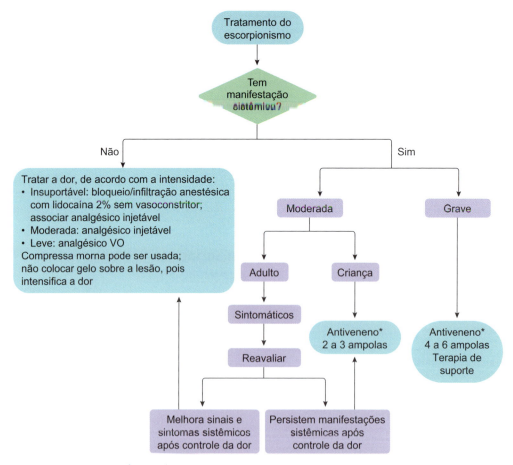

Figura 45.4 Tratamento do escorpionismo. *Soro antiescorpiônico (SAE) ou soro antiaracnídico (SAA). VO: via oral

Seção 3
Acidente Causado por Aranha

ETIOLOGIA

As aranhas consideradas de importância médica encontradas no Brasil pertencem a três gêneros: *Loxosceles* (aranha-marrom), *Phoneutria* (aranha-armadeira) e *Latrodectus* (viúva-negra). Algumas de suas características são descritas na Tabela 45.6.

LOXOSCELES

Quadro clínico | Exame físico

Há duas formas clínicas: cutânea e cutâneo-hemolítica.

➤ Cutânea. É a mais frequente. A dor de intensidade variável, por ocasião da picada, evolui após 2 a 8 h com edema e eritema. Nas primeiras 24 h pode surgir mácula marmórea (áreas de eritema violáceo mesclado com equimose, e palidez), com halo eritematoso ao redor (Figura 45.5). Pode progredir com necrose e escara seca; nem toda lesão evolui com necrose cutânea. Possíveis complicações incluem infecção da lesão cutânea causada por bactérias da microbiota da pele (mas é pouco frequente e tende a ocorrer na fase de estado) e bacteremia.

➤ Cutâneo-hemolítica. Associada à lesão cutânea, há hemólise intravascular (anemia aguda, icterícia, hemoglobinúria). No caso de hemólise maciça, podem ocorrer lesão renal aguda e, mais raramente, coagulação intravascular disseminada. Em ambas as formas, nas primeiras 24 a 72 h, são observados febre, náuseas, vômito, tontura, cefaleia e exantema macular ou maculopapular pelo corpo, frequentemente pruriginoso.

Exames complementares

Na forma cutânea há leucocitose com neutrofilia.

Na forma cutâneo-hemolítica:

- Leucocitose com neutrofilia, queda de hemoglobina proporcional à intensidade da hemólise, aumento de reticulócitos e, mais raramente, plaquetopenia
- Elevação dos níveis de DHL e de bilirrubina total, com predomínio de bilirrubinas indireta e livre
- Diminuição de haptoglobina em caso de hemólise mais intensa

---

Tabela 45.6 Características das aranhas de importância médica no Brasil.

Gênero	Nome popular	Tamanho e cor	Características gerais
Loxosceles	Aranha-marrom	Tem tamanho pequeno (3 a 4 cm) e coloração marrom	Não é agressiva. Encontrada sob telhas, tijolos, madeiras; no interior de domicílios, vive escondida em porões, atrás de móveis e em cantos escuros. O acidente ocorre quando a aranha é comprimida contra o corpo, principalmente ao vestir uma roupa ou dormindo
Phoneutria	Aranha-armadeira	Alcança até 15 cm de envergadura e tem coloração marrom-acinzentada	Como postura de defesa, eleva as patas dianteiras, apoiando-se sobre as traseiras. É encontrada em cachos de banana, palmeiras, debaixo de troncos caídos, pilhas de madeira e entulhos. Esconde-se dentro dos calçados
Latrodectus	Viúva-negra ou flamenguinha	A fêmea adulta alcança 3 cm de envergadura, tem coloração marrom, ou preta e vermelha, e apresenta no ventre um desenho em forma de ampulheta	Provoca dor em caráter de queimação no local da picada, além de cólicas abdominais associada a náuseas

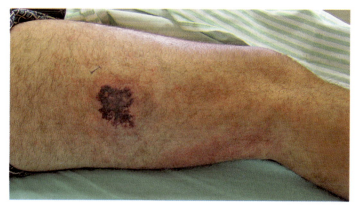

Figura 45.5 Lesão cutânea decorrente de picada de aranha *Loxosceles*, 26 h após a picada. Observa-se macula marmórea (equimose e palidez).

- Hemoglobinúria
- Em caso de lesão renal: elevação de ureia e creatinina, alterações hidreletrolíticas, distúrbios do equilíbrio acidobásico.

Diagnóstico diferencial

Dependendo da fase da lesão cutânea:

- Picada de inseto
- Dermatite alérgica
- Infecção (celulite, abscesso, fasciite necrosante, leishmaniose cutânea, infecção fúngica)
- Pioderma gangrenoso
- Papulose linfomatoide
- Queimadura química
- Vasculite focal
- Alteração vascular isquêmica
- Úlcera factícia
- Lesão traumática.

Abordagem e condução clínica

O antiveneno está indicado para ambas as formas do loxoscelismo, e o número de ampolas varia de acordo com a forma clínica. Na cutânea, recomenda-se o antiveneno na fase inicial, nas primeiras 48 h após o acidente. Na cutâneo-hemolítica, a soroterapia específica é indicada quando há evidência de hemólise ativa, independentemente do tempo decorrido após a picada. Além do antiveneno, está indicado corticosteroide, como descrito a seguir (Tabela 45.7).

- Forma cutânea até 48 a 60 h após a picada: antiveneno e corticosteroide
- Forma cutânea após cerca de 48 a 60 h após a picada: corticosteroide
- Forma cutâneo-hemolítica: antiveneno e corticosteroide.

Tabela 45.7 Medidas terapêuticas indicadas para o loxoscelismo.

	Forma cutânea	Forma cutâneo-hemolítica
Medidas específicas	Prednisona 40 mg/dia (adulto) ou 1 mg/kg/dia (criança) durante 5 a 7 dias	Prednisona 1 mg/kg/dia durante 5 a 7 dias
	SALox ou SAA: 5 ampolas	SALox ou SAA: 10 ampolas
	–	Correção de alterações hidreletrolíticas e de distúrbios do equilíbrio acidobásico Diálise Concentrado de hemácias
Medidas gerais	Analgesia de acordo com a intensidade da dor Anti-histamínico: para os casos com exantema pruriginoso Antibiótico: se houver infecção secundária (com espectro para microrganismos usuais da microbiota da pele, como cefalexina) Desbridamento cirúrgico, quando houver delimitação da necrose Cirurgia plástica reparadora, se necessário	

Soro antiloxoscélico (SALox) ou soro antiaracnídico (SAA): 1 ampola = 5 mℓ.

PHONEUTRIA

Quadro clínico | Exame físico

O envenenamento é semelhante ao observado no acidente causado por escorpião. Na Tabela 45.8 estão descritas as manifestações clínicas.

Exames complementares

Em casos graves são descritos leucocitose com neutrofilia, hiperglicemia e acidose metabólica.

Abordagem e condução clínica

Semelhante ao indicado para acidente causado por escorpião (Figura 45.6).

Tabela 45.8 Sinais e sintomas observados nos acidentes causados por *Phoneutria* e classificação de gravidade.

Tipo	Classificação	Manifestações
Locais	Leves	Dor, edema, eritema, sudorese e parestesia na região da picada
Locais e sistêmicas	Moderadas	Quadro local associado a sudorese, vômito ocasional, agitação e hipertensão arterial
	Graves	Sudorese profusa, priapismo, vômito frequente, arritmia, choque e edema agudo de pulmão

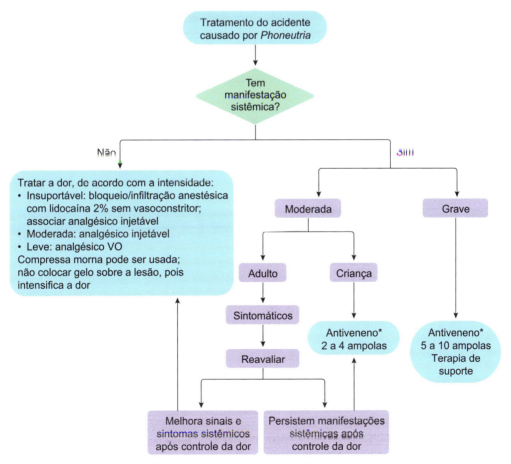

Figura 45.6 Tratamento do acidente causado por *Phoneutria*. *Soro antiaracnídico (SAA). VO: via oral.

LATRODECTUS

Quadro clínico | Exame físico

Dor local, que pode persistir por até 48 h, pápula eritematosa, edema e sudorese. A dor pode se generalizar e evoluir com manifestações sistêmicas, como tremores, agitação, contraturas musculares, dor abdominal, blefaroconjuntivite, sudorese, hipertensão arterial, taquicardia (que pode evoluir para bradicardia), retenção urinária, priapismo e choque.

Exames complementares

Não há descrição de exames laboratoriais nos acidentes que ocorrem no Brasil.

Abordagem e condução clínica

Não há antiveneno específico disponível no Brasil. O tratamento é sintomático: analgésico, ansiolítico, relaxante muscular.

Seção 4
Acidente Causado por Lagarta-de-Fogo

ETIOLOGIA

As lagartas, também conhecidas popularmente como taturanas, orugas ou tapurus, causam acidentes quando entram em contato com a pele, liberando seu veneno através das cerdas. A maioria dos acidentes é causada por lagartas da família Megalopygidae (Figura 45.7 A), que têm cerdas como pelos, e da família Saturniidae (Figura 45.7 B), que apresentam cerdas como espinhos, árvore de natal ou galho de alecrim. Apenas acidentes causados por *Lonomia* (Figura 45.7 C), que pertence à família Saturniidae, podem evoluir com alterações hemorrágicas.

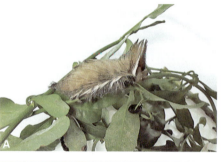
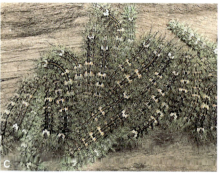
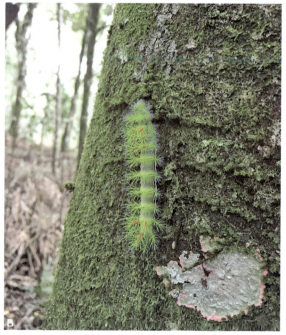

Figura 45.7 A. Exemplar de lagarta-de-fogo da família Megalopygidae (*Podalia* sp). **B.** Exemplar de lagarta-de-fogo da família Saturniidae (*Automeris* sp). **C.** Exemplar de *Lonomia*, pertencente à família Saturniidae.

QUADRO CLÍNICO | EXAME FÍSICO

Por ocasião do contato, há dor em queimação no local e na região próxima bem como irradiação para árca de drenagem linfática, além de edema e eritema.

Nos acidentes causados por *Lonomia*, além do quadro local, alguns pacientes podem evoluir horas após o contato com uma síndrome hemorrágica, apresentando equimoses e hematomas de aparecimento espontâneo ou provocados por traumatismo/venopunção, gengivorragia, hematúria, epistaxe, hematêmese, hemoptise e hemorragia intracraniana. A complicação observada é lesão renal aguda e, mais raramente, insuficiência renal crônica. Manifestações inespecíficas como cefaleia, mal-estar, náuseas e dor abdominal podem ocorrer, muitas vezes associados ou antecedendo o aparecimento de sangramentos.

EXAMES COMPLEMENTARES

- Nos acidentes causados por *Lonomia*, testes de coagulação devem ser solicitados para definir a classificação de gravidade e a indicação do antiveneno
- Coagulograma: cerca de 50% dos pacientes acidentados por *Lonomia* apresentam alargamento de TP e TTPA, consumo de fibrinogênio
- Hemograma: em casos de sangramento podem ocorrer anemia e plaquetopenia
- Bioquímica: ureia e creatinina devem ser avaliadas nos quadros com síndrome hemorrágica para detecção de LRA; bilirrubina total e indireta e DHL indicam se há hemólise
- Urina: pode ocorrer hematúria micro- ou macroscópica.

Apenas acidentes causados pela *Lonomia* podem evoluir com alteração hemorrágica. Os megalopigídeos (taturanas com cerdas semelhantes a pelos) e os outros saturnídeos causam alterações locais, mas não envenenamento sistêmico.

ABORDAGEM E CONDUÇÃO CLÍNICA

Tratamento para o quadro local dos acidentes com lagartas:

- Compressa fria ou gelada; lavagem do local em água corrente
- Analgésicos conforme a intensidade da dor: dipirona, paracetamol, opioide.

Tratamento da síndrome hemorrágica causada por *Lonomia*:

- Antiveneno específico: soro antilonômico conforme a gravidade (Tabela 45.9)
- Injeção intramuscular deve ser evitada, pelo risco de formação de hematoma
- Hidratação intravenosa com cristaloide; se o paciente evoluir com lesão renal aguda, oligúria, o aporte hídrico deve ser reavaliado
- Em caso de lesão renal aguda, devem ser corrigidos os distúrbios eletrolíticos e os de alterações do equilíbrio acidobásico, e devem ser avaliados os critérios para indicação de diálise
- Correção da anemia com concentrado de hemácias quando necessário
- Não há indicação para administração de plasma, fatores de coagulação na ausência de antiveneno, pois seu uso nessas situações está associado a piora ou demora na recuperação da síndrome hemorrágica.

Tabela 45.9 Classificação quanto à gravidade dos acidentes causados por *Lonomia*.

Classificação	Manifestação clínica	Teste de coagulação	Tratamento específico (SALon)
Leve	Quadro local apenas	Normal	–
Moderado	Quadro local presente ou não Sangramento pode ou não ocorrer; quando presente: em pele e/ou mucosas	Alterado	5 ampolas
Grave	Independentemente do quadro local, há sangramento em vísceras ou complicações com risco à vida	Alterado	10 ampolas

SALon: soro antilonômico. Fonte: Brasil, 1998.

Seção 5
Acidente Causado por Abelhas | Múltiplas Picadas

ETIOLOGIA

As abelhas apresentam um aguilhão ("ferrão") na porção distal do abdome, através do qual injetam o conteúdo da glândula de veneno. Acidentes por abelhas são bastante comuns e, em geral, têm evolução benigna. Entretanto, esses insetos podem provocar quadros graves no caso de poucas picadas, ao causar quadro alérgico em pessoa previamente sensibilizada; também podem provocar um quadro tóxico ou envenenamento, decorrente de ataque por múltiplas abelhas.

QUADRO CLÍNICO | EXAME FÍSICO

As manifestações após a(s) picada(s) podem ser de natureza alérgica ou por envenenamento.

➤ Alergia (hipersensibilidade). Se o paciente não tem sensibilização prévia ao veneno, o quadro é apenas local, apresentando geralmente discreto eritema, edema, prurido e dor que podem durar várias horas. Alguns pacientes apresentam sinais inflamatórios mais intensos, que podem persistir por alguns dias. Mais raramente, reações de hipersensibilidade imediata sistêmica são observadas, como urticária, exantema, angioedema, broncospasmo, edema de glote, náuseas, vômitos, cólicas abdominais, diarreia, arritmia cardíaca, hipotensão e/ou choque. A anafilaxia é a reação de hipersensibilidade grave, caracterizada por sintoma respiratório grave ou comprometimento circulatório, geralmente associado a manifestações cutâneas. O comprometimento cutâneo ou mucoso isoladamente não é critério para reação anafilática.

➤ Envenenamento. É decorrente de múltiplas picadas, geralmente mais de 100. Nesses casos, há liberação maciça de mediadores, como histamina, mediadores adrenérgicos e lesão celular (decorrente da ação da melitina e das fosfolipases presentes no veneno). O quadro inicia-se com sensação de dor, prurido, rubor e calor generalizados, podendo surgir pápulas e placas urticariformes disseminadas, taquicardia, cefaleia, náuseas e/ou vômitos, cólicas abdominais e broncospasmo, sudorese, hipotensão, hipertermia, rabdomiólise e hemólise. Complicações como insuficiência renal aguda, coagulação intravascular disseminada, síndrome da angústia respiratória aguda e hemólise podem ocorrer.

EXAMES COMPLEMENTARES

Alterações observadas em pacientes com múltiplas picadas por ação do veneno e as complicações são elencadas a seguir.

* Hemograma: anemia, leucocitose com neutrofilia, plaquetopenia, reticulocitose
* Bioquímica: ureia e creatinina devem ser solicitadas para se avaliar a função renal, bem como eletrólitos como sódio e potássio e gasometria. Elevação de CPK, TGO, ALT, DHL, bilirrubina total com predomínio de bilirrubina indireta e hemoglobina livre, e diminuição dos níveis séricos de haptoglobina livre.

ABORDAGEM E CONDUÇÃO CLÍNICA

* ABCD
* Avalie o número de picadas e se há manifestações de hipersensibilidade e/ou anafilaxia.

Reação de hipersensibilidade

Quadro local: compressa fria ou gelada, analgésicos, anti-histamínico oral, corticosteroide tópico, se necessário, corticosteroide enteral.

Anafilaxia:

* Epinefrina: 0,01 mg/kg em solução de 1:1.000 (1 mg/mℓ) [dose máxima de 0,5 mg (0,5 mℓ) para adulto e 0,3 mg (0,3 mℓ) para criança] aplicada na face anterolateral do terço médio da coxa. Em caso de sintomas refratários ou recorrentes, repita em intervalos de 5 a 15 min
* O_2 e inalação com beta-2 agonista para broncospasmo
* Expansão volêmica com solução fisiológica salina rapidamente, em dose de 5 a 10 mℓ/kg em adultos e 10 mℓ/kg em criança, no caso de hipotensão

- Posteriormente, anti-histamínicos (bloqueador H1), por via enteral ou parenteral e corticosteroides.

Após a resolução dos sintomas, o paciente deve ser observado por pelo menos 2 h, devido à possibilidade de recorrência. Pacientes com reação de hipersensibilidade sistêmica devem ser encaminhados ao alergista.

Múltiplas picadas (dezenas ou centenas)

- Retirada do ferrão imediatamente após o acidente e de maneira cuidadosa, para não comprimir a glândula presente no aguilhão
- Anti-histamínico e corticosteroides de administração parenteral
- Expansão com cristaloide, para os casos de hipotensão, bem como para facilitar a excreção de mio- e hemoglobina
- Dependendo das complicações, avalie a necessidade de terapia de substituição renal e ventilação mecânica.

Atenção

Orientações para administração de antivenenos

- As doses do antiveneno dependem da classificação de gravidade, que varia de acordo com as manifestações clínicas observadas na admissão do paciente
- O antiveneno deve ser administrado em sua quantidade total, por via intravenenosa, assim que realizado o diagnóstico
- As doses são as mesmas para adultos e crianças. O número de ampolas varia de acordo com a gravidade
- O antiveneno pode ser diluído em salina ou glicose a 5%; é usual a preparação da solução de 1:5 a 1:10 e sua administração deve ser realizada em cerca de 30 min a 1 h, podendo ser iniciada mais lentamente, aumentando-se gradualmente o gotejamento da solução. No acidente causado por escorpião ou por *Phoneutria*, pelo risco de edema pulmonar, o antiveneno deve ser administrado de modo mais concentrado (p. ex., 1:2, 1:1)
- Durante a infusão do antiveneno, deve-se estar atento a reações adversas e estar preparado para o tratamento de possível anafilaxia. Em caso de reação de hipersensibilidade ao antiveneno, diminua a velocidade da infusão da solução ou suspenda-a temporariamente e trate de acordo com a gravidade da reação.

BIBLIOGRAFIA

Brasil. Ministério da Saúde. Centro Nacional de Epidemiologia. Fundação Nacional de Saúde. Manual de diagnóstico e tratamento de acidentes por animais peçonhentos. Brasília: Ministério da Saúde; 1998.

Bucaretchi F, Capitani EM, Vieira RJ et al. Coral snake bites (Micrurus spp.) in Brazil: a review of literature reports. Clin Toxicol (Phila). 2016; 54:222-34.

Cardoso JLC, França FOS, Fan HW et al. Animais peçonhentos no Brasil: biologia, clínica e terapêutica dos acidentes. São Paulo: Savier/Fapesp; 2009.

Carrijo-Carvalho LC, Chudzinski-Tavassi AM. The venom of the Lonomia caterpillar: an overview. Toxicon. 2007; 49:741-57.

Casale TB, Burks AW. Hymenoptera-sting hypersensitivity. N Engl J Med. 2014; 370:1432-9.

Cupo P. Clinical update on scorpion envenoming. Rev Soc Bras Med Trop. 2015; 48:642-9.

França FO, Benvenuti LA, Fan HW et al. Severe and fatal mass attacks by 'killer' bees (Africanized honey bees – Apis mellifera scutellata) in Brazil: clinicopathological studies with measurement of serum venom concentrations. Q J Med. 1994; 87:269-82.

Gamborgi GP, Metcalf EB, Barros EJ. Acute renal failure provoked by toxin from caterpillars of the species Lonomia obliqua. Toxicon. 2006; 47:68-74.

Malaque CM, Santoro ML, Cardoso JL et al. Clinical picture and laboratorial evaluation in human loxoscelism. Toxicon. 2011; 58:664-71.

Muraro A, Roberts G, Worm M et al. EAACI Food Allergy and Anaphylaxis Guidelines Group. Anaphylaxis: guidelines from the European Academy of Allergy and Clinical Immunology. Allergy. 2014; 69:1026-45.

Pardal PP, Ishikawa EA, Vieira JL et al. Clinical aspects of envenomation caused by Tityus obscurus (Gervais, 1843) in two distinct regions of Pará state, Brazilian Amazon basin: a prospective case series. J Venom Anim Toxins Incl Trop Dis. 2014. 20:3.

Pinho FM, Yu L, Burdmann EA. Snakebite-induced acute kidney injury in Latin America. Semin Nephrol. 2008; 28:354-62.

Pinho FM, Zanetta DM, Burdmann EA. Acute renal failure after Crotalus durissus snakebite: a prospective survey on 100 patients. Kidney Int. 2005; 67:659-67.

Sano-Martins IS, Tomy SC, Campolina D et al. Coagulopathy following lethal and non-lethal envenoming of humans by the South American rattlesnake (Crotalus durissus) in Brazil. QJM. 2001; 94:551-9.

Santoro ML, Sano-Martins IS, Fan HW et al. Butantan Institute Antivenom Study Group. Haematological evaluation of patients bitten by the jararaca, Bothrops jararaca, in Brazil. Toxicon. 2008; 51:1440-8.

CAPÍTULO 46

Emergências em Otorrinolaringologia

Alberto Starzewski Junior, Beatriz Santos Bosaipo e Rozan El-Mafarjeh

INTRODUÇÃO

As urgências e emergências otorrinolaringológicas são comuns em atendimentos de pronto-socorro, com alta predominância de quadros inflamatórios e infecciosos.[1] Apesar de apresentarem baixos índices de morbimortalidade, essas urgências não devem ser subestimadas, dada sua alta incidência na população adulta e pediátrica. Neste capítulo serão descritas as principais afecções da orelha, do nariz, da faringe e da laringe em um pronto-socorro geral.

Seção 1
Orelha

Entre os dez atendimentos mais frequentes da otorrinolaringologia, sete estão relacionados com a otologia.[1]

CORPO ESTRANHO E CERUME

Definição

Os corpos estranhos respondem por grande parte dos casos de emergências em otorrinolaringologia. A distribuição por faixa etária é heterogênea, com predomínio entre 1 e 4 anos.[2] Apesar de o cerume não ser um corpo estranho, ele se comporta como tal quando forma tampão ou rolha.

Etiologia

- Inertes: feijão, sementes, algodão, papel, borracha, bateria, espuma, brincos, pequenos artefatos de plástico, entre outros
- Vivos: barata, miíase, mosquito, mosca, entre outros.

Quadro clínico | Exame físico

O quadro causado por corpos estranhos pode ter início com hipoacusia, otorragia, otorreia, otalgia ou zumbido. Já no caso do cerume, a otalgia é rara, mas pode ocorrer. Para o diagnóstico de ambos, deve-se realizar otoscopia.[3]

Abordagem e condução clínica

A remoção do corpo estranho ou cerume deve ser efetuada apenas por especialista, uma vez que o número de complicações ocasionadas por tentativas de remoção por profissionais não habilitados é maior.[2,4] Diversas são as técnicas para remoção dos corpos estranhos, tais como lavagem, aspiração e remoção instrumental. Para grãos e baterias, a lavagem deve ser evitada.[5] Corpos estranhos vivos devem ser tornados inertes com uso de veículos oleosos.

OTO-HEMATOMA

Definição

Oto-hematoma é a coleção sero-hemática entre o pericôndrio e a cartilagem do pavilhão auricular da orelha. Não apresenta infecção.[6]

Etiologia

Associado a traumatismo local, mais comumente, ou espontâneo (discrasias sanguíneas).

Quadro clínico | Exame físico

Abaulamento local, coloração vinho-acastanhada, ponto de flutuação e dor à palpação.

Abordagem e condução clínica

Para fins de tratamento, devem-se realizar drenagem local, curativo compressivo e antibioticoterapia profilática.[6]

PERICONDRITE

Definição

A pericondrite é uma infecção bacteriana da cartilagem e do pericôndrio do pavilhão auditivo externo, com acúmulo de pus entre ambos. É associada a perfurações, lacerações e cortes, ou secundária à otite externa.[7]

Etiologia

Os principais agentes são bactérias gram-negativas, com destaque para *Pseudomonas aeruginosa*.[8]

Quadro clínico | Exame físico

Hiperemia, dor intensa, sensibilidade ao toque, relevo irregular ("orelha em couve-flor") e edema de pavilhão com rápida evolução.[7]

Exames complementares

O diagnóstico é clínico, porém devem ser realizados cultura e antibiograma.[7]

Abordagem e condução clínica

O tratamento curativo exige medidas sistêmicas, tais como antibioticoterapia e corticoterapia oral e local, drenagem e curativo compressivo (em caso de abscesso), com o objetivo de reduzir e confinar a infecção à menor área possível para evitar complicações, como deformidades e necrose de pavilhão.[7]

OTITES

As otites constituem a principal apresentação otológica em pronto-socorro, principalmente a otite externa aguda e a otite média aguda.

Otite externa aguda

Definição

Consiste em infecção aguda e difusa do revestimento cutâneo e dos tecidos subcutâneos do pavilhão e do conduto auditivo externo. É uma doença bastante comum, especialmente no verão. Tem como principais fatores predisponentes banhos de mar ou piscina, uso de objetos contundentes para manipulação da orelha ou hastes flexíveis, eczemas e traumatismos. Não há comprometimento sistêmico.[9]

Etiologia

As bactérias mais frequentemente envolvidas são *P. aeruginosa*, *Staphylococcus aureus* e *Proteus* sp.[8]

Quadro clínico | Exame físico

- O quadro clínico caracteriza-se por otalgia, hipoacusia, prurido, plenitude auricular e, em alguns casos, otorreia mucopurulenta em pequena quantidade
- Realiza-se otoscopia para identificar edema e hiperemia de conduto auditivo externo. Adenomegalias retro e pré-auricular dolorosas também podem ser encontradas.[9]

Diagnóstico diferencial

O diagnóstico diferencial é feito, predominantemente, com otite externa maligna.

Abordagem e condução clínica

O tratamento é realizado com antibióticos tópicos (gotas otológicas) associados a calor local, medicamentos sintomáticos e anti-inflamatórios não esteroides (AINEs). A limpeza adequada dos *debris* epiteliais e das secreções pelo otorrinolaringologista e a proteção auricular contra umidade são fundamentais. A antibioticoterapia sistêmica deve ser reservada aos casos graves. Deve ocorrer nova avaliação clínica em 48 a 72 horas.[9]

Otite externa micótica

Definição

Consiste em infecção do conduto auditivo externo por fungos, comumente relacionada com excesso de umidade local.

Etiologia

Os agentes mais frequentemente envolvidos são *Candida* sp. e *Aspergillus* sp.[8]

Quadro clínico | Exame físico

- O quadro clínico se caracteriza por sintomatologia pobre, por vezes descrita apenas por prurido isolado
- A otoscopia identifica filamentos fúngicos.[9]

Abordagem e condução clínica

O tratamento compreende antifúngicos tópicos e limpeza auricular adequada realizada por otorrinolaringologista.

Otite externa maligna

Definição

Trata-se de uma forma agressiva, invasiva, necrosante e potencialmente fatal da otite externa, que se inicia no meato acústico externo e pode estender-se ao tecido mole subjacente, à cartilagem, aos vasos sanguíneos e aos ossos (região mastoide, orelha média e base do crânio). Acomete principalmente idosos, diabéticos descompensados e imunodeprimidos. Há comprometimento sistêmico.[10]

Etiologia

O principal agente etiológico é *P. aeruginosa*.[8]

Quadro clínico | Exame físico

As manifestações clínicas iniciam-se como na otite externa aguda, com piora do quadro e

otalgia lancinante (mais intensa à noite), otorreia fétida, edema local, cefaleia (temporal ou occipital), dor em região de articulação temporomandibular e periauricular, edema e queda do estado geral. Pode, ainda, haver complicações como paralisia facial periférica e abscessos intratemporais ou intracranianos.

Ao exame físico, identificam-se intenso edema e hiperemia em pavilhão auricular e adenopatia cervical.

A otoscopia identifica otorreia purulenta, edema, ulcerações e hiperemia.[11]

Exames complementares

- Laboratoriais: hemograma, prova de função inflamatória (proteína C reativa e velocidade de hemossedimentação) e glicemia; hemocultura e cultura da secreção da orelha
- Radiológicos: tomografia computadorizada para verificar erosão óssea, e ressonância magnética de osso temporal para verificar extensão à base do crânio, na suspeita de complicações. Também podem ser realizados mapeamentos ósseos com tecnécio-99, indicado para diagnóstico de osteíte, e gálio-67, indicador de resposta terapêutica.[10]

Diagnóstico diferencial

O diagnóstico diferencial é feito com otite externa aguda, neoplasia maligna do meato acústico externo e colesteatoma.[11]

Abordagem e condução clínica

O manejo compreende compensação das patologias associadas, antibioticoterapia parenteral (ciprofloxacino é o mais indicado), desbridamento local e cirurgia em casos refratários.[11]

Otite média aguda

Definição

A otite média é a infecção infantil mais comum, podendo ser de etiologia viral ou bacteriana. Há dois picos de incidência, dos 6 aos 24 meses e entre os 4 e 7 anos.[12,13]

Etiologia

- Bacteriana: *Streptococcus pneumoniae, Haemophilus influenzae* e *Moraxella catarrhalis*

e, até as 6 semanas de vida, *S. aureus*, *Escherichia coli*, *Klebsiella* e *Enterobacter*
- Viral: adenovírus e vírus sincicial respiratório.[14]

Quadro clínico | Exame físico

- As manifestações mais comuns são otalgia, plenitude auricular, febre e otorreia, em caso de supuração
- A otoscopia identifica membrana timpânica hiperemiada e abaulada.

Diagnóstico diferencial

O diagnóstico diferencial é feito com otite média com efusão.[12,13]

Abordagem e condução clínica

Lavagem nasal com soro fisiológico, AINEs e analgésicos em todos os casos, independentemente da etiologia.[13] Antibioticoterapia sistêmica nas de etiologia bacteriana, sendo a amoxicilina a primeira escolha. Miringotomia deve ser realizada apenas em casos refratários ao tratamento ou com complicações associadas. O tratamento deve ser precoce a fim de evitar possíveis complicações intracranianas (meningite, abscesso extradural e subdural, trombose de seio sigmoide e hidrocefalia) ou intratemporais (mastoidite aguda, labirintite, fístula perilinfática, paralisia facial periférica e petrosite).[12]

PARALISIA FACIAL PERIFÉRICA

Definição

A paralisia facial periférica pode ser uma complicação intratemporal da otite média aguda e caracteriza-se pelo acometimento do nervo facial (VII nervo craniano) em seu segmento periférico, com diminuição ou perda, temporária ou permanente, da função deste segmento, alterando a movimentação facial. Difere da paralisia central por acometer o terço superior da face, poupado na primeira.[15]

Etiologia

A etiologia pode ser traumática, infecciosa (viral e bacteriana), neoplásica, congênita, vascular, metabólica, iatrogênica ou idiopática (a paralisia de Bell é a mais comum).[16]

Quadro clínico | Exame físico

- Entre as manifestações clínicas, destacam-se alteração da mímica, sensibilidade facial, secreção salivar e lacrimal ou gustação dos dois terços anteriores da língua, a depender do nível de acometimento
- O exame físico identifica assimetria facial, desvio da rima bucal para o lado normal, apagamento do sulco nasogeniano, rugas na fronte, sinal de Bell (desvio ocular para cima) e piscar de olhos alentecido. Podem ocorrer, ainda, escapes de ar e líquidos no lado afetado.[17]

Exames complementares

- Exames topodiagnósticos: teste do lacrimejamento (Schirmer), medida do fluxo salivar, gustometria, pesquisa do reflexo estapediano, ressonância magnética de mastoide (com contraste gadolínio)
- Exames prognósticos: eletroneuromiografia, eletromiografia e testes de estimulação máxima e mínima.[15]

Diagnóstico diferencial

O diagnóstico diferencial é feito com paralisia facial de origem central.

Abordagem e condução clínica

A paralisia facial periférica tem diversas etiologias e, consequentemente, tratamentos distintos para cada uma delas; porém, algumas medidas podem ser tomadas independentemente da causa:

- Cuidados oculares, com o intuito de prevenir ceratoconjuntivite e úlcera de córnea com uso de colírio lubrificante a cada hora e de pomada oftálmica com oclusão do olho com fita médica adesiva durante o sono
- Fisioterapia
- Fonoterapia
- Orientação psicológica.

O tratamento deve ser realizado o mais precocemente possível a fim de minimizar os danos físicos e emocionais do paciente.[17] A abordagem costuma ser feita com corticosteroide oral e antivirais.[18]

SURDEZ SÚBITA

Definição

É definida como perda auditiva de 30 decibéis (dB) em pelo menos três frequências contínuas na audiometria, de instalação súbita ou, no máximo, até 72 horas.[19] O comprometimento auditivo varia de acordo com a intensidade e a frequência acometida e, em geral, é unilateral.[20]

Etiologia

A etiologia da surdez súbita ainda é controversa e discutida, mas é consenso que se trata de uma patologia multifatorial. Dentre as causas mais comuns estão distúrbios vasculares, ruptura de membranas da orelha interna (fístula perilinfática), doenças autoimunes, afecções virais e idiopáticas. As hipóteses vascular e viral são as mais plausíveis, citadas e aceitas.[19,21]

Quadro clínico | Exame físico

O paciente pode apresentar zumbido e vertigem, além de hipoacusia, plenitude auricular e cefaleia. O exame otoscópico é normal.[19,20]

Exames complementares

É imprescindível a realização de audiometria para comprovação da perda neurossensorial. A ressonância magnética com contraste de gadolínio tem ganhado importância na avaliação do paciente com surdez súbita.[21]

Diagnóstico diferencial

- Doenças infecciosas (p. ex., AIDS e doença de Lyme)
- Doenças hematológicas (p. ex., leucemia mieloide crônica)
- Doenças neurológicas e neurovasculares (p. ex., esclerose múltipla)
- Schwannoma vestibular.[20]

Abordagem e condução clínica

Assim como a etiologia, o tratamento ainda é bastante discutido. Corticosteroides,

vasodilatadores periféricos e antivirais representam algumas das opções terapêuticas. O início precoce da terapia é fator prognóstico favorável.[21]

SÍNDROME VESTIBULAR AGUDA

Definição

A vertigem é provocada por disfunção do aparelho vestibular e se manifesta como uma ilusão de movimento, geralmente do tipo rotatório. Pode ser classificada, a partir da causa, em periférica ou central, sendo a primeira mais frequente, e a segunda, mais grave.[22]

Etiologia

- Causas periféricas: vertigem posicional paroxística benigna, cinetose, doença de Ménière, neurite vestibular, fístula perilinfática, ototoxicoses, labirintite infecciosa
- Causas centrais: acidente vascular cerebral (circulação posterior), doenças desmielinizantes e enxaqueca basilar.[22]

Quadro clínico | Exame físico

A vertigem periférica pode estar associada a zumbido e hipoacusia. O corpo costuma pender para o lado da lesão vestibular durante a queda, podendo ocorrer vertigem intensa, prostração, sudorese e palidez. O nistagmo (Tabela 46.1) é esgotável, horizontal, rotatório ou misto e desaparece ao fixar o olhar. A vertigem central caracteriza-se pela latência e tolerabilidade da vertigem. Pode associar-se a

Tabela 46.1 Características do nistagmo nas vestibulopatias periféricas e centrais.

Característica	Vestibulopatia periférica	Vestibulopatia central
Direção	Horizontal	Múltiplas direções
Nistagmo rotatório	Ausente	Pode ocorrer
Com a fixação ocular	Diminui ou desaparece	Não se altera
Latência após estímulo	Presente	Ausente
Esgotamento após estímulo	Presente	Ausente

Fonte: Starzewski Jr et al., 2016.[18]

Capítulo 46 ❖ Emergências em Otorrinolaringologia **367**

ataxia, disartria, diplopia, e alterações sensitivas, motoras ou de pares cranianos. O nistagmo é inesgotável, de direção diferente em cada olho e abalos em qualquer direção, e não se altera com a fixação ocular.[23]

Exames complementares

Os exames complementares são de pouca valia, exceto nos casos de vertigem central e doença de Ménière.[23]

Abordagem e condução clínica

A abordagem está embasada em tratamento etiológico, reabilitação vestibular e tratamento sintomático com antivertiginosos, antiemético, hidratação e repouso. A crise deve ser abordada com medicação antivertiginosa (depressores labirínticos e/ou benzodiazepínicos) e antiemética, por via parenteral. Na ausência de vômito, podem ser administradas medicações orais. Na suspeita de causas centrais, deve-se contar com a avaliação de um neurologista para elucidação com exames de imagem e correta abordagem.

TRAUMATISMOS

Diversos tipos de traumatismo podem acometer o segmento da orelha. Neste capítulo serão abordados os mais relevantes para o não especialista em um pronto-socorro.

Traumatismo do conduto auditivo externo

Definição

Lesão do conduto auditivo externo decorrente de manipulação.

Etiologia

Objetos pontiagudos, corpos estranhos e hastes flexíveis.[2]

Quadro clínico | Exame físico

- As manifestações mais comuns são otalgia e otorragia, em alguns casos
- A otoscopia identifica laceração e hiperemia do conduto.

Abordagem e condução clínica

O manejo inclui proteção auricular contra umidade, analgésico e antibiótico tópico, dependendo da extensão da laceração.

Perfuração da membrana timpânica

Definição

A perfuração da membrana timpânica pode ser causada por mudanças de pressão (barotrauma) ou manipulação.

Etiologia

Traumas, esportes aquáticos, fogos de artifício, hastes flexíveis, grampos, agulhas de tricô ou crochê.[24]

Quadro clínico | Exame físico

- As manifestações mais comuns são otalgia, otorragia e hipoacusia
- A otoscopia identifica perfurações traumáticas, que podem ser múltiplas ou únicas, têm bordas irregulares e costumam ter formato triangular.[25]

Abordagem e condução clínica

O tratamento é expectante, visto que as perfurações evoluem com fechamento espontâneo. O paciente deve ser instruído a não deixar entrar água na orelha.[24] Devem-se prescrever analgesia e antibiótico por via oral em caso de infecção secundária.[25]

Traumatismo acústico

Definição

É o traumatismo provocado pela exposição sonora das vias auditivas a níveis elevados, desde a membrana timpânica até regiões do sistema nervoso central. As perdas auditivas podem ser temporárias ou permanentes.[26,27]

Etiologia

Eventos musicais, tiros, corridas de carros, explosões e fogos de artifício.[28]

Quadro clínico | Exame físico

Para o diagnóstico do traumatismo acústico, é importante questionar história, hábitos, antecedentes pessoais e fatores hereditários. As principais queixas do paciente são zumbido intenso, hipoacusia e sensação de plenitude auricular.[26]

Exames complementares
Audiometria tonal.

Abordagem e condução clínica
Na abordagem terapêutica, é necessário instruir quanto ao repouso acústico, realizar corticoterapia e administrar vasodilatadores periféricos. Também é recomendado o acompanhamento audiométrico.[26,27]

Seção 2
Nariz

As urgências nasais devem ser sempre abordadas com rapidez e cautela. Se não tratadas adequadamente, urgências como corpo estranho nasal ou epistaxe (que pode ser maciça) podem tornar-se quadros extremamente graves.

CORPO ESTRANHO NASAL
Definição
Corpos estranhos nasais são uma das mais frequentes urgências otorrinolaringológicas, especialmente na pediatria (pico na faixa etária de 1 a 4 anos), sendo raros em adultos.[2,25]

Etiologia
Os corpos estranhos na cavidade nasal podem ser divididos entre animados, como pequenos artrópodes (baratas, besouros etc.), larvas de insetos (miíase) (Figura 46.1), e inanimados, sendo os principais: fragmentos de papel e espuma, pequenos artefatos de plástico, sementes em geral e grãos de feijão (Figura 46.2).[25,29]

Quadro clínico | Exame físico
A obstrução nasal associada a rinorreia unilateral fétida e mucopurulenta é compatível com a presença de corpo estranho.[30] O diagnóstico é feito mediante rinoscopia anterior, que possibilita a visualização do corpo estranho.[23]

Abordagem e condução clínica
Para a resolução do quadro, deve ser feita a retirada do corpo estranho por especialista. Para

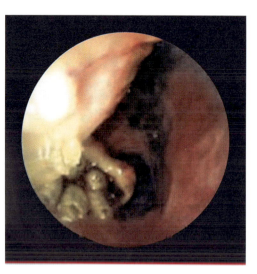
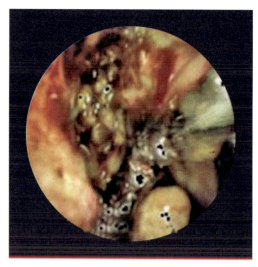

Figura 46.1 Miíase de fossas nasais. (Adaptada de Figueiredo et al., 2006.)[29]

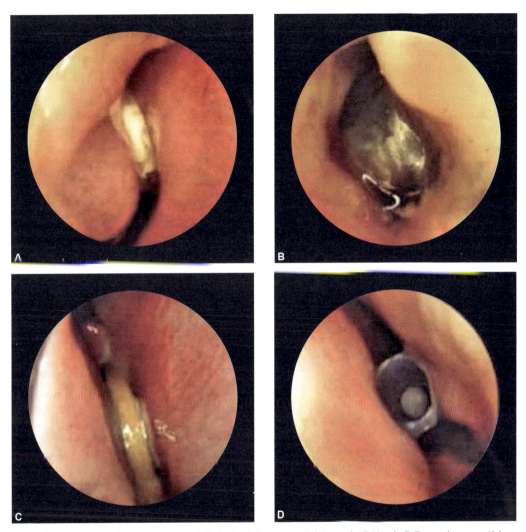

Figura 46.2 Corpos estranhos nas fossas nasais. **A.** Botão. **B.** Fragmento de brinquedo. **C.** Moeda. **D.** Tampa de caneta. (Adaptada de Figueiredo et al., 2006.)[30]

tal, são usados instrumentos como ganchos rombos, sondas de Itard, pinças tipo baioneta e pinças tipo Hartmann, sendo os dois primeiros mais usados em objetos de consistência endurecida, e os dois últimos, em objetos de consistência amolecida.[25]

Alguns fatores podem ser decisivos para o desenvolvimento de complicações, como permanência prolongada do corpo estranho, tentativas de remoção por indivíduos não habilitados, médicos inexperientes no manejo e falta de infraestrutura hospitalar.[2] Entre as principais complicações estão sangramentos, fetidez, sinusite, miíase, broncoaspiração e progressão do corpo estranho para o esôfago. Além disso, quando permanecem por muito tempo nas fossas nasais, pode haver depósito de minerais (p. ex., cálcio e magnésio), formando os rinólitos.[2,30]

EPISTAXE

Definição

Define-se como epistaxe a alteração da hemostasia do nariz que ocorre devido a um comprometimento da integridade da mucosa nasal.[31]

É a principal emergência otorrinolaringológica, por ser muito frequente, ter impacto social e representar possível risco à vida.[31,32] Aproximadamente 60% dos adultos apresentam algum episódio de epistaxe, sendo necessária intervenção em cerca de 6 a 10% dos casos.[32,34]

Etiologia

A epistaxe pode ser causada por fatores locais e sistêmicos:[31,34]

- Principais fatores locais
  - Traumatismo
  - Corpos estranhos
  - Tumores nasais
  - Agentes irritantes (p. ex., fumaça de cigarro, tóxicos)
  - Desvio/perfuração septal
  - Processos inflamatórios e/ou infecciosos (rinite, rinossinusite)
  - Deformidades anatômicas
- Principais fatores sistêmicos
  - Hipertensão arterial
  - Discrasias sanguíneas
  - Neoplasias hematológicas
  - Hepatopatias
  - Malformações vasculares
  - Medicamentos (p. ex., ácido acetilsalicílico)
  - Desnutrição.

Quadro clínico | Exame físico

A classificação da epistaxe é feita em dois grupos, com base na origem topográfica do sangramento: anterior e posterior. O anterior é o mais frequente e tem como sua principal origem o plexo de Kiesselbach ou a área de Little; já o posterior, com maior potencial de gravidade, tem origem no plexo de Woodruff.[31,32,34]

A abordagem ao paciente com epistaxe deve ser realizada com anamnese direcionada aos dados clínicos e hemodinâmicos, a fim de identificar o diagnóstico etiológico e sua gravidade. É importante questionar sobre medicações em uso, doenças prévias, antecedentes familiares e há quanto tempo ocorreu o sangramento, assim como seu volume.[31,33]

No exame físico, o médico deve estar devidamente paramentado (avental, óculos, máscara e luvas) e realizar a avaliação geral do quadro do paciente, com medidas de pulso e pressão arterial. Durante o exame das fossas nasais, tentam-se identificar a provável origem do sangramento e o seu volume, o que determina a conduta a ser adotada.[31,35]

Abordagem e condução clínica

A maioria das epistaxes anteriores soluciona-se com digitopressão acima das cartilagens alares. Caso não sejam solucionadas, realizam-se outros métodos de controle da hemorragia à medida que haja falha nos anteriores, como indicado na Figura 46.3.

Por meio de rinoscopia anterior, a origem do sangramento pode ser identificada, sendo a primeira escolha de tratamento a cauterização do vaso, que pode ser química, elétrica ou a *laser*, após anestesia tópica associada a vasoconstritor. Caso o sangramento persista ou o ponto de sangramento não seja localizado, o tamponamento nasal anterior é indicado, exercendo do efeito compressivo sobre a mucosa. Entre os tampões nasais, os mais usados são os de *rayon* (Figura 46.4) ou gaze (vaselinada, com nitrofurazona ou com lubrificante com antibiótico). Alternativas possíveis são os tampões feitos com dedo de luva preenchido com gaze, esponja revestida por preservativo ou tampão Merocel®.[2,35]

Caso ainda não haja resolução do sangramento, pode-se estar diante de uma epistaxe posterior. Neste contexto, é preciso realizar um tamponamento nasal posterior com sonda vesical de Foley 12, 16 ou 18 (Figura 46.5). A sonda é lubrificada com anestésico e introduzida pelo soalho da fossa nasal até a nasofaringe, quando é insuflada com água e tracionada na direção da cóana.[32,35]

O tratamento cirúrgico das epistaxes está indicado caso haja falha no controle da hemorragia com os métodos anteriores. Entre os procedimentos mais comuns, estão a arteriografia com embolização e a ligadura das artérias maxilar interna ou etmoidais.[33,35]

Paralelamente, as doenças associadas ao sangramento (coagulopatias, hipertensão etc.) devem ser tratadas.[33]

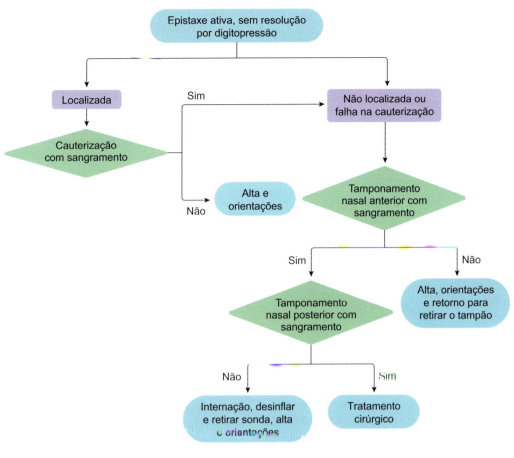

Figura 46.3 Sequência de decisões em caso de epistaxe.

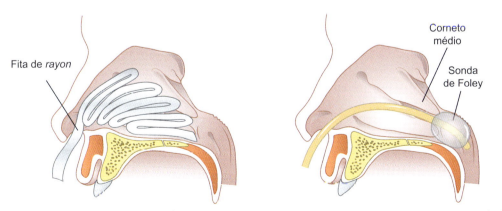

Figura 46.4 Tamponamento nasal anterior com rayon ou gaze. (Adaptada de Balbani et al., 1999.)[33]

Figura 46.5 Tamponamento nasal posterior com sonda de Foley. (Adaptada de Balbani et al., 1999.)[33]

RINOSSINUSITE AGUDA

Definição

A rinossinusite é o processo inflamatório da mucosa que reveste a cavidade nasal e os seios paranasais por até 4 semanas, com total resolução do quadro após o tratamento.[36] Os fatores predisponentes para a rinossinusite aguda são divididos em ambientais (vírus, bactérias, fungos, poluição), gerais do hospedeiro (fatores genéticos, estresse, tabagismo) e locais do hospedeiro (fatores anatômicos, inflamação crônica da mucosa nasal).[25]

Etiologia

Pode ser infecciosa ou não infecciosa. Os quadros infecciosos costumam ser virais ou bacterianos. A viral é a mais prevalente, e seus principais agentes são o vírus *influenza* e adenovírus, enquanto na bacteriana são *S. pneumoniae, H. influenzae, M. catarrhalis* e *S. aureus*.[25,36]

Quadro clínico | Exame físico

Os principais sintomas e sinais gerais da rinossinusite aguda são obstrução nasal e congestão facial, rinorreia, dor ou pressão facial, hiposmia ou anosmia, tosse e febre. A viral geralmente é autolimitada, com duração de até 10 dias. Caso esses sintomas permaneçam por mais de 10 dias ou haja piora por volta do 5º dia, deve-se suspeitar de rinossinusite bacteriana.[36,37]

Exames complementares

O diagnóstico é basicamente clínico, mas em caso de dúvidas pode-se recorrer a métodos complementares. A endoscopia nasal avalia a anatomia sinusal e demonstra secreções purulentas nos meatos. A tomografia computadorizada é importante na suspeita de complicações.[36,37] Já a radiografia simples de seios da face tem valor controverso para casos agudos.[38]

Abordagem e condução clínica

Para a rinossinusite viral, são recomendadas medidas de suporte clínico, como hidratação, umidificação das vias aéreas superiores, e sintomáticos. Para a rinossinusite bacteriana, além desses, deve ser realizada antibioticoterapia, sendo a amoxicilina de 10 a 14 dias a primeira escolha. Caso não ocorra melhora, associa-se a amoxicilina ao clavulanato, a cefalosporinas de 2ª ou 3ª geração ou a quinolonas.[37,38] O tratamento adjuvante para ambas é constituído por medidas como lavagem nasal e administração de soluções salinas, corticosteroides orais e tópicos, AINEs, analgésicos e vasoconstritores.

As complicações podem ser orbitárias (celulite periorbital, celulite orbital, abscesso subperiosteal, abscesso orbital e trombose do seio cavernoso), intracranianas (meningite, abscesso extradural, abscesso subdural, abscesso cerebral) e osteomielite do osso frontal.[37] O tratamento destas exige internação hospitalar e consiste em antibioticoterapia intravenosa, drenagem cirúrgica dos seios da face, abordagem cirúrgica das complicações intracranianas ou desbridamento cirúrgico na osteomielite.

TRAUMATISMO NASAL

Definição

Uma das urgências mais atendidas pelos otorrinolaringologistas em pronto-socorro é a fratura dos ossos nasais, que costuma ocorrer com mais frequência entre os 20 e 30 anos de idade, acometendo mais o sexo masculino.[39] As fraturas nasais são importantes porque podem causar alterações funcionais, como obstrução nasal e deformidades estéticas, provocadas por seu tratamento inadequado.[40,41]

Etiologia

Quando há suspeita de fratura nasal, deve-se avaliar o mecanismo da lesão, questionar sobre história de epistaxe, obstrução nasal, dor e mudança da aparência nasal. As principais causas são agressão física, acidentes na prática de esportes, quedas, acidentes de carro ou motocicleta, impacto não relacionado com queda, acidente de trabalho e etiologia inespecífica.[39,40]

Quadro clínico | Exame físico

O diagnóstico de fraturas nasais é clínico e radiológico. É necessário obter história, fazer inspeção (busca por edema, deformidades, equimose, hemorragia subconjuntival, hematoma, entre outras), palpação (anormalidades anatômicas) e rinoscopia. A rinoscopia evidencia se há obstrução, integridade das estruturas internas e hematoma de septo (emergência com indicação absoluta de drenagem, pois leva a necrose da cartilagem).

Exames complementares

As radiografias simples da face, de ossos próprios do nariz e mento-naso auxiliam no diagnóstico.[41]

Abordagem e condução clínica

Quando as fraturas são estáveis e sem desvio, prescrevem-se lavagem nasal com soro fisiológico, analgésicos, AINEs e antibioticoterapia. Caso as fraturas sejam instáveis, a conduta inicial é aguardar até que haja diminuição do edema local para se avaliar o paciente e planejar o tratamento adequado. Só então está indicado o tratamento cirúrgico para redução das fraturas nasais. O tratamento mais empregado para fraturas nasais na fase aguda tem sido a redução fechada com anestesia local, sendo o resultado considerado satisfatório tanto pelo médico quanto pelo paciente.[40,41]

A Figura 46.6 apresenta o fluxograma com a sequência de condutas sumarizada.

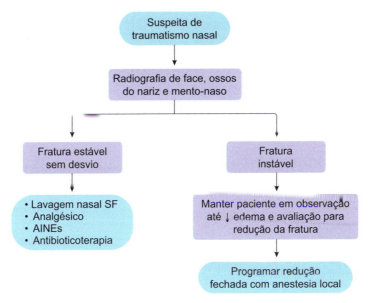

Figura 46.6 Sequência de conduta em caso de suspeita de traumatismo nasal. AINEs: anti-inflamatórios não esteroides; SF: soro fisiológico.

Seção 3
Faringe e Laringe

As urgências relacionadas com o segmento da faringe e da laringe, principalmente os quadros inflamatórios e/ou infecciosos, constituem uma das principais queixas em pronto-socorro adulto e pediátrico.

CORPO ESTRANHO

Definição

Corpos estranhos são uma das urgências otorrinolaringológicas mais comuns. Na faringe, são mais frequentes em adultos, o que facilita o diagnóstico, pois o paciente pode colaborar com informações e indicar a localização.[2,25]

Etiologia

A causa mais comum são os acidentes alimentares, com a ingestão de espinhas de peixe e fragmentos osteocartilaginosos de aves, o que reflete pouco cuidado com o preparo e a ingestão do alimento.[2,25]

Quadro clínico | Exame físico

Por ser uma área ativa, com constante movimento, os pacientes raramente são assintomáticos, sendo comum a queixa de corpo estranho e odinofagia com sensação de algo espetando.[5] Entre as complicações estão sangramentos, tonsilite aguda, broncoaspiração, progressão do corpo estranho para o esôfago e abscessos peritonsilares.[2,25]

Exames complementares

O diagnóstico se dá por investigação completa de cavidade oral, orofaringe e hipofaringe, além de laringoscopia indireta. Em caso de dúvida ou suspeita de progressão do corpo estranho para o esôfago, podem-se realizar exames complementares, como radiografia cervical simples.[25]

Abordagem e condução clínica

Corpos estranhos de garganta são mais facilmente eliminados por mecanismos fisiológicos, como tosse e reflexos nauseosos. O corpo estranho deve ser removido com pinças e materiais adequados com anestesia local. Mesmo sob visualização direta, a remoção deve ser realizada apenas por profissional habilitado.[25]

FARINGOTONSILITES AGUDAS

Definição

As faringotonsilites são caracterizadas por um processo inflamatório em toda a faringe ou restrito às tonsilas palatinas, linguais, faríngea ou folículos da parede posterior da faringe.[42]

Etiologia

Pode ser de etiologia viral ou bacteriana. A viral é a mais frequente, sendo seus principais agentes rinovírus, herpes simples, *influenza, parainfluenza* e Coxsackie. A bacteriana pode ter maior comprometimento sistêmico, e seus principais agentes são *Streptococcus pyogenes* (estreptococo beta-hemolítico do grupo A), *Staphylococcus, S. pneumoniae* e *H. influenzae.*[42,43]

Quadro clínico | Exame físico

Nas faringotonsilites virais, o quadro clínico costuma ser de dor de garganta, disfagia, mialgia, tosse, coriza hialina, espirros e febre baixa a moderada. Ao exame físico se observam hiperemia e edema da mucosa faríngea e das amígdalas com possível exsudato.[43] Os quadros bacterianos geralmente se apresentam de maneira mais súbita, com febre alta e dor intensa de garganta, disfagia, odinofagia e otalgia reflexa, que podem ser acompanhados de queda do estado geral. Na oroscopia, além da hiperemia, há aumento das tonsilas com exsudato purulento.[43]

Exames complementares

O diagnóstico é feito a partir da clínica do paciente e do exame físico com realização da oroscopia, porém podem ser também realizados exames laboratoriais para confirmar a etiologia do quadro.[42]

Abordagem e condução clínica

Nas faringotonsilites virais, o tratamento deve ser feito com medidas de suporte, anti-inflamatórios e analgésicos.[43] Já na bacteriana, além de anti-inflamatórios e analgésicos, devem-se administrar antibioticoterapia e corticosteroides, se necessário. Como primeira escolha, são usadas penicilinas, principalmente a amoxicilina.[42,43]

As faringotonsilites podem evoluir com complicações, que podem ser não supurativas, como escarlatina, febre reumática, glomerulonefrite e síndrome do choque tóxico estreptocócico, ou supurativas, como abscesso periamigdaliano, parafaríngeo ou retrofaríngeo (abscessos cervicais profundos).[43]

ABSCESSOS CERVICAIS PROFUNDOS

Definição

As infecções dos espaços cervicais profundos, ainda que raras, constituem quadros graves que exigem tratamento adequado a fim de evitar grande morbimortalidade.[44,45] A formação dos espaços cervicais é determinada pelas fáscias cervicais e suas subdivisões.[44] Existem duas fáscias cervicais, uma superficial e outra profunda, que envolvem em camadas estruturas anatômicas do pescoço, como faringe, laringe, esôfago, traqueia, glândulas salivares, tireoide, bem como artérias, veias, linfonodos e vasos linfáticos.[44] Devido a essa anatomia, as infecções nos espaços cervicais profundos disseminam-se pelas fáscias cervicais, dando origem a abscessos.

Etiologia

Entre as principais causas para o aparecimento de abscessos cervicais profundos estão as infecções com focos sépticos dentários (mais comuns em adultos) e as infecções faríngeas e amigdalianas (mais comuns em crianças). Entre outras causas, podem-se citar corpo estranho, submandibulite, cisto de fenda branquial infectado, necrose tumoral e infecção de pele.[44]

Quadro clínico | Exame físico

As manifestações clínicas locais são dor, massa ou edema em região cervical, espasmos musculares, obstrução do trato aerodigestivo e dor de garganta. Também podem ocorrer sintomas sistêmicos como febre e letargia.[45] Deve-se investigar a história do paciente, com perguntas sobre o uso recente de substâncias intravenosas no pescoço e infecções recentes de vias aéreas superiores. Ao exame físico, devem-se analisar as condições dentárias e buscar infecções que alterem a permeabilidade da via aérea.[44]

Exames complementares

Os exames de imagem, como a tomografia computadorizada, são fundamentais para observar a localização e a extensão da afecção para o planejamento terapêutico.[44] Exames laboratoriais como hemograma, proteína C reativa, velocidade de hemossedimentação, eletrólitos, coagulograma e, se possível, cultura do local da infecção também são úteis para o diagnóstico.

Abordagem e condução clínica

Deve-se internar o paciente e realizar antibioticoterapia de amplo espectro o mais rapidamente possível.[44] Avaliação de um otorrinolaringologista ou de um cirurgião de cabeça e pescoço deve ser solicitada para se estabelecer o tratamento cirúrgico,[45] que consiste em drenagem e traqueostomia, quando necessário. O material drenado é encaminhado para estudo bacteriológico para adequar a antibioticoterapia no pós-operatório.

LARINGITE AGUDA

Definição

Laringite aguda é um processo inflamatório agudo da mucosa laríngea.

Etiologia

Dentre as laringites infecciosas podem-se citar a supraglotite (epiglotite), causada por *H. influenzae* tipo B, *Haemophilus parainfluenzae* ou *S. pneumoniae*, e a laringotraqueíte aguda (crupe viral), causada por *H. parainfluenzae*, adenovírus, vírus sincicial respiratório, *influenzae* e outros. As não infecciosas costumam ser causadas por alergia, inalação de irritantes, traumatismo vocal, refluxo laringofaríngeo e doenças granulomatosas.[18]

Quadro clínico | Exame físico

O quadro clínico tem início com sintomas típicos de infecções das vias aéreas superiores, como febre baixa, tosse seca e congestão nasal e coriza, evoluindo com disfonia, tosse rouca, dor e odinofagia.[42,46] A laringoscopia pode mostrar hiperemia e edema das estruturas laríngeas.

Exames complementares

O diagnóstico é feito a partir da clínica do paciente e da laringoscopia, porém podem ser realizados exames laboratoriais para confirmar a etiologia do quadro.

Abordagem e condução clínica

Umidificação do ar, hidratação da via oral, repouso vocal e manutenção em ambiente calmo são úteis para a regressão dos sintomas.[42,46] O tratamento é sintomático.[42] O uso de antibiótico é indicado para suspeita de etiologia bacteriana.

TRAUMATISMO LARÍNGEO

Definição

Como a laringe dispõe de diversas estruturas protetoras, o traumatismo nesta região é incomum. Pode ser dividido em dois grupos, o traumatismo interno e o externo, sendo este último subdividido em fechado e aberto.[47-49]

Etiologia

O traumatismo laríngeo interno geralmente é causado por intubação laringotraqueal, sonda nasogástrica, ingestão e aspiração de agentes corrosivos (soda cáustica), cirurgias endoscópicas e queimaduras decorrentes de calor da fumaça, vapores aquecidos e produtos vaporizados de incêndios.[47] O traumatismo laríngeo externo fechado se dá por ação de instrumentos contundentes, mantendo a integridade da pele, em acidentes automobilísticos e atos de violência. Já o traumatismo laríngeo externo aberto é decorrente de instrumentos cortantes ou perfurantes, com solução de contiguidade entre a pele e a laringe. Pode ser simples (inciso, perfurante/penetrante, lacerante, avulsivo) ou composto (lacerocontuso, perfurocontuso, cortocontuso).[47]

Quadro clínico | Exame físico

Os sintomas gerais são disfonia, hemoptise, enfisema subcutâneo, estridor, dispneia, dor e odinofagia, podendo cursar com obstrução respiratória em casos mais graves.[47,48]

Exames complementares

A tomografia computadorizada e a laringoscopia auxiliam a determinar a lesão e a conduta a ser tomada. Outros exames complementares devem ser solicitados de acordo com o quadro clínico e o local da lesão, como arteriografia, broncoscopia e endoscopia digestiva alta.

Abordagem e condução clínica

O manejo inicial dos traumatismos laríngeos deve se basear no protocolo de assistência ao trauma conforme sequência do atendimento ABCDE.[49]

A prioridade inicial da abordem terapêutica é desobstrução respiratória, acompanhada de controle da hemorragia, combate ao choque e estabilização da coluna cervical.[47,48] A antibioticoterapia de amplo espectro deve ser administrada em todas as vítimas de traumatismo, assim como se deve realizar a profilaxia antitetânica.[48]

> **Atenção**
>
> **ABCDE**
> - A (*airway*): via aérea
> - B (*breathing*): respiração
> - C (*circulation*): circulação
> - D (*disability*): disfunção
> - E (*exposure*): exposição

REFERÊNCIAS BIBLIOGRÁFICAS

1. Andrade JS, Albuquerque AM, Matos RC et al. Profile of otorhinolaryngology emergency unit care in a high complexity public hospital. Braz J Otorhinolaryngol. 2013; 79(3):312-6.
2. Figueiredo RR, Azevedo AA, Kós AO et al. Complicações de corpos estranhos em otorrinolaringologia: um estudo retrospectivo. Braz J Otorhinolaryngol. 2008; 74(1):7-15.
3. Tiago RSL, Salgado DC, Corrêa JP et al. Corpo estranho de orelha, nariz e orofaringe: experiência de um hospital terciário. Rev Bras Otorrinolaringol. 2006; 72(2):177-81
4. McMaster WC. Removal of foreign body from the nose. JAMA. 1970; 213(11):1905.
5. Marques MPC, Sayuri MC, Nogueira MD et al. Tratamento dos corpos estranhos otorrinolaringológicos: um estudo prospectivo. Rev Bras Otorrinolaringol. 1998; 64(1):42-7.
6. Savage R, Bevivino J, Mustafa E. Treatment of acute otohematoma with compression sutures. Ann Emerg Med. 1981; 10(12):641-2.
7. Nassif Filho ACN, Nassif ACN, Lunedo S et al. Pericondrite de pavilhão auricular: relato de caso. Int Arch Otorhinolaryngol. 2001; 5(3).

8. Guatimosim MHE. Doenças da orelha externa. In: Campos CAH, Costa HOO. Tratado de otorrinolaringologia. São Paulo: Roca; 2002. pp. 3-20.

9. Figueiredo RR, Fabri ML, Machado WS. Otite externa difusa aguda: um estudo prospectivo no verão do Rio de Janeiro. Rev Bras Otorrinolaringol. 2004; 70(2):226-31.

10. Gattaz G, Sperotto LS, Rebouças LM. Otite externa maligna. Braz J Otorhinolaryngol. 2007; 1(1):140.

11. Leggett JM, Prendergast K. Malignant external otitis: the use of oral ciprofloxacin. J Laryngol Otol. 1988; 102(1):53-4.

12. Costa SS, D'Ávila C, Cruz OLM. Otite média aguda. In: Otologia clínica e cirúrgica. Rio de Janeiro: Revinter; 2000. pp. 171-9.

13. Costa SS et al. Como diagnosticar e tratar otite média aguda. Rev Bras Med. 2011; 68(9):253-63.

14. Ilha LCN, Testa JRG. Otite média aguda. In: Ganan ça FF, Ponte P (Eds.). Manual de otorrinolaringologia e cirurgia de cabeça e pescoço. Barueri: Manole; 2011; 1:265-79.

15. Dib GC, Kosugi EM, Antunes ML. Paralisia facial periférica. Rev Bras Med. 2004; 61(3):110-7.

16. Testa JRG, Lima BT, Hirose FT. Paralisia facial periférica. In: Ganan ça FF, Ponte P (Eds.). Manual de otorrinolaringologia e cirurgia de cabeça e pescoço. Barueri: Manole; 2011; 1:465-84.

17. Antunes ML. Paralisia facial periférica. In: Guias de medicina ambulatorial e hospitalar. São Paulo: Manole; 2002. pp. 131-42.

18. Starzewski Junior A, Assis Neto NF, Anauate F et al. Manual de medicina de emergência. São Paulo: Atheneu; 2016.

19. Lazarini PR, Ack C. Surdez súbita idiopática: aspectos etiológicos e fisiopatogênicos. Braz J Otorhinolaryngol. 2006; 72(4):554-61.

20. Penido NO, Ramos HVL, Barros FA et al. Fatores clínicos, etiológicos e evolutivos da audição na surdez súbita. Rev Bras Otorrinolaringol. 2005; 71(5):633-8.

21. Maia RA, Cahali S. Surdez súbita. Rev Bras Otorrinolaringol. 2004; 70(2):238-48.

22. Bertol E, Rodríguez CA. Da tontura a vertigem: uma proposta para o manejo do paciente vertiginoso na atenção primária. Revista de APS. 2008; 11:62-73.

23. Felipe L, Mancini PC, Gonçalves DU. Preponderância direcional em paciente com síndrome vestibular deficitária: relato de caso. Arq Int Otorinolaringol. 2007; 11(3):341-4.

24. Bogar P, Sennes LU, Busch GHC et al. Perfurações traumáticas de membrana timpânica. Rev Bras Otorrinolaringol. 1993; 59:276-8.

25. Figueiredo R. Urgências e emergências em otorrinolaringologia. Rio de Janeiro: Revinter; 2006.

26. Rapoport PB, Almeida IRA. Trauma acústico. In: Campos CAH, Costa HOO (Eds.). Tratado de otorrinolaringologia. São Paulo: Roca; 2002; (2):131-39.

27. Araújo SA. Perda auditiva induzida pelo ruído em trabalhadores de metalúrgica. Rev Bras Otorrinolaringol. 2002; 68(1):47-52.

28. Bogaz EA, Inoue DP, Onishi ET. Perda auditiva induzida por ruído e trauma acústico. In: Ganan ça FF, Pontes P (Orgs.). Manual de otorrinolaringologia e cirurgia de cabeça e pescoço. Barueri: Manole; 2011. pp. 342-54.

29. Figueiredo RR, Azevedo AA, Kós AOA et al. Corpos estranhos de fossas nasais: descrição de tipos e complicações em 420 casos. Rev Bras Otorrinolaringol. 2006; 72(1):18-23.

30. Dolci JEL, Silva L. Trauma nasal. In: Solé D, Prado E, Weckx LLM. Tratado de clínica médica. São Paulo: Roca; 2006; 3:5140-42.

31. Andrade NA, Neto AF. Epistaxe grave. In: Campos CAH, Costa HOO. Tratado de otorrinolaringologia. São Paulo: Roca; 2002. pp. 209-2015.

32. Parajuli R. Evaluation of etiology and treatment methods for epistaxis: a review at a tertiary care hospital in Central Nepal. Int J Otolaryngol. 2015; 2015:283-54.

33. Balbani APS, Formigoni GGS, Butugan O. Tratamento da epistaxe. Rev Assoc Med Bras. 1999; 45(2):189-93.

34. Varshney S, Saxena RK. Epistaxis: a retrospective clinical study. Indian J Otolaryngol Head Neck Surg. 2005; 57(2):125-9.

35. Sobrinho FPG, Lessa MM, Lessa HA. Urgências e emergências em otorrinolaringologia. Rio de Janeiro: Revinter; 2006.

36. Diretrizes Brasileiras de Rinossinusites. Rev Bras Otorrinolaringol. 2008; 74(2):6-59.

37. Anselmo-Lima WT, Sakano E. Rinossinusites: evidências e experiências. Braz J Otorhinolaryngol. 2015; 81(1 Suppl 1):1-49.

38. Sahano E, Navarro PL. Rinossinusite aguda. In: Campos CAH, Costa HOO. Tratado de otorrinolaringologia. São Paulo: Roca. 2002; 3:35-43.

39. Fornazieri MA, Yamaguti HY, Moreira JH et al. Fratura de ossos nasais: uma análise epidemiológica. Arq Int Otorinolaringol. 2008; 12(4):498-501.

40. Borghese B, Calderoni DR, Passeri LA. Estudo retrospectivo da abordagem das fraturas nasais no Hospital de Clínicas da Unicamp. Rev Bras Cir Plást. 2011; 26(4):608-12.

41. Hazan ASB, Júnior GD, Faria RT. Urgências e emergências em otorrinolaringologia. Rio de Janeiro: Revinter; 2006.

42. Barros F, Figueiredo R. Urgências e emergências em otorrinolaringologia. Rio de Janeiro: Revinter; 2006.

43. Associação Brasileira de Otorrinolaringologia e Cirurgia Cérvico-Facial. Amigdalites agudas.

In: Guideline IVAS: infecções das vias aéreas superiores. São Paulo: Wolters Kluwer; s/d. pp 18-25.

44. Durazzo MD, Pinto FR, Loures MSR et al. Os espaços cervicais profundos e seu interesse nas infecções da região. Rev Assoc Med Bras. 1997; 43(2):119-26.

45. Sennes LU, Imamura R, Angélico Júnior FV et al. Infecções dos espaços cervicais: estudo prospectivo de 57 casos. Rev Bras Otorrinolaringol. 2002; 68(3):388-93.

46. Pitrez PMC, Pitrez JLB. Infecções agudas das vias aéreas superiores: diagnóstico e tratamento ambulatorial. J Pediatr (Rio J). 2003; 79(Suppl 1):S77-86.

47. Thomé R, Thomé DC. Traumatismo da laringe. In: Campos CAH, Costa HOO. Tratado de otorrinolaringologia. 2. ed. São Paulo: Roca. 2002; 1:494-508.

48. Fraga GP, Mantovani M, Hirano ES et al. Trauma de laringe. Rev Col Bras Cir. 2004; 31(6):380-5.

49. Ferreira E, Agostinho S, Carvalho T et al. Abordagem de fraturas da laringe: casuística de 10 anos do Centro Hospitalar Lisboa Norte. Rev Port Otorrinolaringol Cirurg Cérvico-Facial. 2015; 53:177-82.

Emergências Oftalmológicas

CAPÍTULO 47

Licia Matieli, Eduardo Maidana e
Elisabeth Nogueira Martins

Seção 1
Olho Vermelho

DEFINIÇÃO

Condição clínica caracterizada por hiperemia conjuntival, que, dependendo da etiologia, pode estar associada a edema de pálpebra, secreção, redução da acuidade visual, restrição da motilidade ocular extrínseca ou opacidade branco-acinzentada da córnea.

ETIOLOGIA

As causas de emergências oftalmológicas relacionadas com olho vermelho podem ser: celulites pré- e pós-septais; conjuntivites hiperagudas, agudas e crônicas; glaucoma agudo; úlcera de córnea; uveítes e esclerites.

ABORDAGEM E CONDUÇÃO CLÍNICA

A Figura 47.1 apresenta o fluxograma de tomada de decisão em caso de olho vermelho. As características específicas de cada condição clínica relacionada são apresentadas a seguir.

CELULITES ORBITÁRIAS

Definição

As celulites orbitárias podem ser subdivididas em pré- e pós-septal, de acordo com o local da infecção em relação ao septo orbitário. A celulite pré-septal está localizada anteriormente ao septo orbitário, e a pós-septal, posteriormente a ele.

Etiologia

As celulites podem ser causadas por sinusites, picadas de insetos, hordéolos, abrasão cutânea local ou dacriocistites.

Quadro clínico | Exame físico

Os principais sintomas da celulite pré-septal são dor, edema de pálpebras, eritema e calor palpebral (Figura 47.2). Nesses casos não se observam proptose, redução da acuidade visual, alteração da motilidade ocular extrínseca ou alteração pupilar, sinais presentes nas celulites pós-septais. Pacientes com celulite pós-septal comumente apresentam queda do estado geral, cefaleia e febre (Figura 47.3).

Diagnóstico diferencial

Os diagnósticos diferenciais a serem considerados são hordéolo (Figura 47.4), calázio e quadros alérgicos.

Abordagem e condução clínica

O tratamento da celulite pré-septal é realizado com antibioticoterapia oral, com cobertura para Gram (+) por 7 dias, para pacientes com mais de 5 anos de idade. Aqueles com menos de

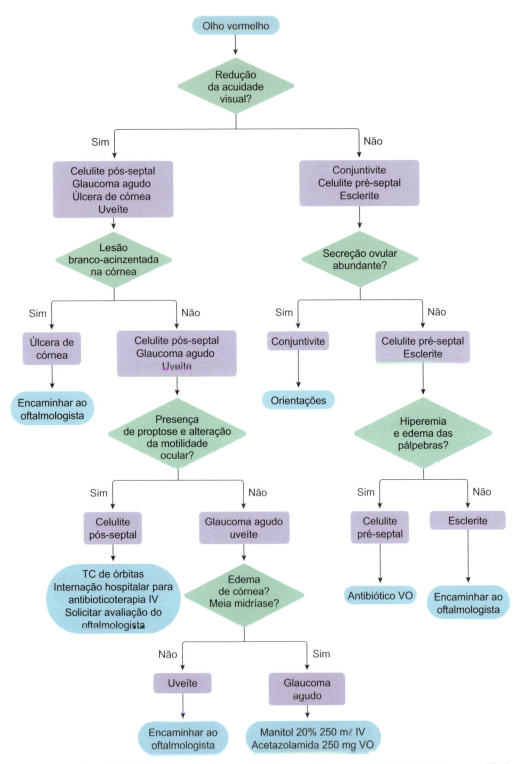

Figura 47.1 Sequência de decisões em caso de olho vermelho. TC: tomografia computadorizada; IV: via intravenosa; VO: via oral.

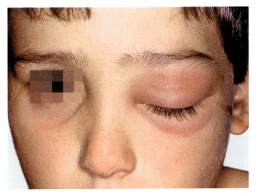

Figura 47.2 Celulite pré-septal: eritema e edema das pálpebras superior e inferior esquerdas. (Cortesia do Prof. Dr. Paulo Góis Manso.)

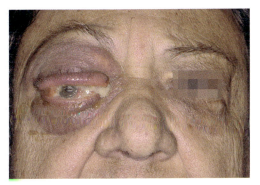

Figura 47.3 Celulite pós-septal com proptose, edema das pálpebras, hiperemia e secreção conjuntival. (Cortesia do Prof. Dr. Paulo Góis Manso.)

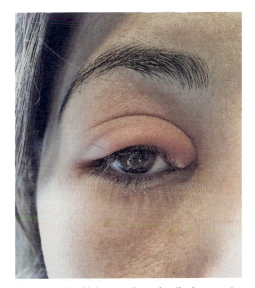

Figura 47.4 Hordéolo com edema de pálpebra superior.

5 anos devem ser internados para antibioticoterapia intravenosa. Já o tratamento da celulite pós-septal é estabelecido após a confirmação do diagnóstico por tomografia computadorizada de órbitas, mediante internação hospitalar e antibioticoterapia intravenosa com cobertura para agentes etiológicos Gram (+), Gram (–) e anaeróbios por 10 dias.

CONJUNTIVITES

Definição

A principal característica das conjuntivites é a dilatação vascular da mucosa conjuntival (hiperemia). Podem ser classificadas em hiperagudas, agudas ou crônicas, dependendo do tempo de aparecimento e da duração dos sinais e sintomas.

Etiologia

Conjuntivites hiperagudas

Aparecimento em 12 a 24 h, sendo causadas por *Neisseria gonorrhoeae* ou *Neisseria meningitidis*. Este tipo de conjuntivite pode progredir para ulceração e perfuração corneana em menos de 24 h.

Conjuntivites agudas

Duração de até 4 semanas. Podem ser de etiologia viral, bacteriana ou alérgica.

As conjuntivites virais são as mais frequentes. É um processo autolimitado cujo agente mais comum é o adenovírus (Figura 47.5). O período de contaminação é de aproximadamente 7 dias após o início dos sintomas.

As conjuntivites bacterianas são pouco frequentes, e os agentes etiológicos mais comuns são *Staphylococcus* sp., *Streptococcus pneumoniae*, *Haemophilus influenzae* em crianças, *Moraxella* sp., *Corynebacterium diphtheriae* e bactérias entéricas gram-negativas.

As conjuntivites alérgicas são uma resposta inflamatória iniciada por reações de hipersensibilidade do tipo I e/ou IV.

Conjuntivites crônicas

Duração além de 4 semanas. Agentes etiológicos mais comuns: *Staphylococcus* sp.,

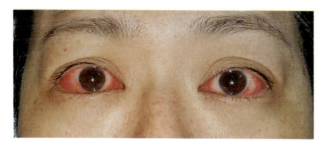

Figura 47.5 Conjuntivite adenoviral bilateral.

Streptococcus viridans e *pneumoniae*, *Proteus* sp., *Klebsiella* sp. e *Serratia* sp. As principais conjuntivites crônicas são: a de inclusão e o tracoma, causados por *Chlamydia trachomatis*; e o molusco contagioso, causado por um poxvírus.

Conjuntivites neonatais

Aparecem até o 28º dia após o parto. Neste grupo estão a conjuntivite química causada pelo nitrato de prata usado na profilaxia da oftalmia neonatal e as conjuntivites infecciosas causadas por *C. trachomatis* (73%), mais comuns a partir do 7º dia de vida, e por *Neisseria gonorhoeae* (15%) até o 3º dia de vida.

Quadro clínico | Exame físico

Em todas as conjuntivites podem-se observar hiperemia conjuntival, secreção, quemose (edema da conjuntiva), edema palpebral, sensação de corpo estranho e fotofobia.

Nas conjuntivites alérgicas, o sintoma mais característico é o prurido. Nas hiperagudas e na viral, linfadenomegalia pré-auricular pode estar presente.

Abordagem e condução clínica

O tratamento das conjuntivites virais, as mais comuns, baseia-se em uso de sintomáticos como compressas frias de soro fisiológico e colírios lubrificantes. Deve-se orientar o paciente sobre a forma de contágio, pela lágrima contaminada e não pelo ar, e sobre os cuidados de higiene, como lavar sempre as mãos e não compartilhar toalhas e fronhas.

As conjuntivites neonatais, as hiperagudas, as crônicas e as alérgicas devem ser encaminhadas ao oftalmologista para coleta de secreção, confirmação diagnóstica por exame de biomicroscopia anterior (lâmpada de fenda) e instituição de tratamento específico.

GLAUCOMA AGUDO

Definição

O glaucoma agudo de ângulo fechado ou por bloqueio pupilar é uma emergência oftalmológica que ameaça irreversivelmente a visão. A suspeita diagnóstica e o tratamento precoce são de suma importância para o prognóstico visual.

Etiologia

O glaucoma agudo de ângulo fechado ou por bloqueio pupilar é causado pelo fechamento do ângulo da câmara anterior, por onde ocorre escoamento de humor aquoso.

Quadro clínico | Exame físico

Os principais sinais e sintomas apresentados pelos pacientes com glaucoma agudo são: dor ocular, visão borrada, visão de halos coloridos ao redor de luzes, cefaleia, náuseas e vômitos.

Ao exame podem-se observar edema das pálpebras, olho quente com hiperemia conjuntival, midríase média paralítica (não reagente à luz direta), redução da acuidade visual e pressão intraocular aumentada (Figura 47.6). A pressão intraocular deve ser aferida pelo oftalmologista.

Diagnóstico diferencial

O glaucoma agudo deve ser diferenciado de outros glaucomas, uveítes e conjuntivites. O

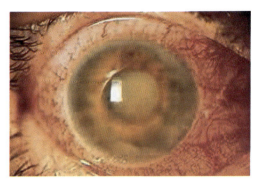

Figura 47.6 Glaucoma agudo: hiperemia conjuntival, opacidade corneana e meia midríase.

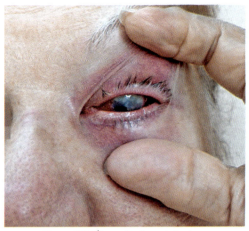

Figura 47.7 Úlcera de córnea infecciosa.

diagnóstico diferencial é feito pelo oftalmologista, com exame oftalmológico completo.

Abordagem e condução clínica

O médico não especialista deve investigar hiperemia conjuntival e córnea opaca comparando um olho com o outro, e dor à palpação do globo ocular. Com o uso de uma lanterna, deve observar pupila em meia midríase, paralítica e não reagente no olho acometido.

O tratamento clínico no pronto atendimento geral deve ser a prescrição de manitol 20% 250 mℓ intravenoso, correndo em 40 min; acetazolamida 250 mg, 2 comprimidos por via oral. Analgésicos e antieméticos também podem e devem ser prescritos. Após melhora da dor e redução da pressão intraocular, o oftalmologista deve realizar o tratamento definitivo do fechamento angular.

ÚLCERA DE CÓRNEA

Definição

As úlceras infecciosas constituem uma emergência oftalmológica, sendo extremamente importantes o diagnóstico e o tratamento precoces, sob pena de perda irreversível da acuidade visual (Figura 47.7).

Etiologia

O trauma ocular e o uso de lentes de contato são as principais causas de úlceras infecciosas. Pacientes com dificuldade em manter a oclusão adequada das pálpebras (p. ex., pacientes neurológicos) estão em risco para desenvolver úlceras corneanas de exposição com infecção secundária (Figura 47.8).

A maioria dos casos de úlceras de córnea é causada por bactérias e fungos.

Quadro clínico | Exame físico

O sintoma principal é a dor comumente associada a redução da acuidade visual e sensação de corpo estranho. O sinal mais importante é uma opacidade corneana branco-acinzentada (ver Figuras 47.7 e 47.8), que pode estar associada a edema palpebral, secreção e hiperemia conjuntival.

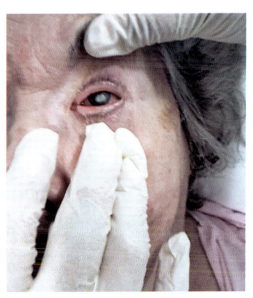

Figura 47.8 Úlcera de córnea infecciosa em olho esquerdo após úlcera de exposição.

Abordagem e condução clínica

Na suspeita de úlcera de córnea, o paciente deve ser imediatamente encaminhado para avaliação do oftalmologista, estando contraindicado o uso empírico de colírios ou pomadas com associação de antibióticos e corticosteroides, assim como o uso de curativo oclusivo.

UVEÍTE

Definição

As uveítes são inflamações intraoculares classificadas em anterior, intermediária e posterior, de acordo com o comprometimento anatômico.

Etiologia

A uveíte pode ter diversas etiologias: idiopática, infecciosa, inflamatória, imunológica, induzida por fármacos e pós-trauma, entre outras.

Quadro clínico | Exame físico

As uveítes anteriores apresentam-se com olho vermelho e, por isso, são consideradas no diagnóstico diferencial das conjuntivites. As principais diferenças nos casos das uveítes são redução da acuidade visual e ausência da secreção ocular comumente observada nas conjuntivites. Pacientes com olho vermelho, redução da acuidade visual e ausência de secreção devem ser encaminhados ao oftalmologista.

Abordagem e condução clínica

Na avaliação oftalmológica, podem ser observados achados típicos, como precipitados ceráticos, células na câmara anterior e sinequias posteriores. Investigação clínica deve ser instituída e o tratamento baseia-se em colírios midriáticos e corticosteroides.

ESCLERITE

Definição

Condição ocular inflamatória causada por uma vasculite imunomediada (tipicamente imunocomplexo) que pode levar a destruição da esclera. Acomete mais comumente indivíduos entre 30 e 50 anos de idade, com predileção pelo sexo feminino. Em 52% dos casos é bilateral.

Etiologia

Está frequentemente associada a doenças sistêmicas, como artrite reumatoide, lúpus eritematoso sistêmico, espondilite anquilosante, granulomatose de Wegener, poliarterite nodosa ou arterite de células gigantes; além de doenças infecciosas, como sífilis, tuberculose, hanseníase e herpes-zóster.

Quadro clínico | Exame físico

O quadro clínico caracteriza-se por dor ocular intensa, hiperemia conjuntival e coloração violácea da esclera bem observada à luz natural.

Abordagem e condução clínica

A esclerite pode ser o primeiro sintoma das doenças sistêmicas citadas anteriormente. Como algumas delas podem ameaçar a vida do paciente, quadros clínicos sugestivos de esclerite devem ser encaminhados ao oftalmologista para diagnóstico e investigação.

Seção 2
Trauma Ocular

DEFINIÇÃO

O trauma ocular é uma das principais causas de cegueira unilateral. É mais prevalente em adultos jovens e após os 70 anos de idade, com predomínio do sexo masculino. O paciente vítima de trauma ocular geralmente procura atendimento inicial em unidade de pronto-socorro geral, onde é atendido por médico não especialista. Nesta primeira avaliação, o examinador deve certificar-se de que o trauma não colocou o paciente em risco à vida e não haja situações que exijam conduta emergencial, como queimaduras químicas, por exemplo.

ETIOLOGIA

O trauma ocular pode ser mecânico, químico, elétrico ou térmico.

QUADRO CLÍNICO | EXAME FÍSICO

Ceratite fotelétrica

A ceratite fotelétrica é uma lesão dos tecidos superficiais do globo ocular (córnea e conjuntiva) decorrente da exposição à radiação ultravioleta, comum em usuários de solda elétrica que não usam equipamento adequado de proteção ocular. Os sintomas geralmente se apresentam 6 h após o uso da solda elétrica, com muita dor, fotofobia e grande dificuldade para abrir os olhos.

Queimaduras químicas

O prognóstico visual da vítima de queimadura química é determinado pelo tipo e pela quantidade do produto que atingiu os olhos e pelo tempo até ser instituída a lavagem copiosa dos olhos e das pálpebras. A demora no início do tratamento pode ser determinante no prognóstico visual.

Produtos alcalinos, como amônia, cal e soda cáustica, tendem a causar queimaduras mais graves, pois penetram mais facilmente no globo ocular, enquanto os produtos ácidos costumam causar danos mais superficiais.

Ao exame, os sinais mais frequentes são olho vermelho, lacrimejamento e blefarospasmo (Figura 47.9).

Trauma ocular mecânico

É preciso aferir a acuidade visual e pesquisar a presença de defeito pupilar aferente relativo, pois estes são os principais indicadores prognósticos nos casos de trauma ocular com comprometimento da espessura total da parede ocular (trauma aberto). O exame ocular deve ser realizado de maneira cuidadosa, e tão logo o examinador suspeite de trauma ocular aberto, é indicado realizar a oclusão do olho com

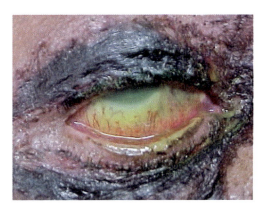

Figura 47.9 Queimadura química com álcali: necrose das pálpebras, desepitelização conjuntival e opacidade corneana. (Cortesia da Profa. Dra. Luciene Barbosa de Sousa.)

uso de concha acrílica ou copo plástico, orientar jejum, e solicitar exames laboratoriais e exame com oftalmologista (Figuras 47.10 e 47.11).

A administração de colírios ou pomadas em casos de trauma ocular não é recomendada, e a limpeza local deve ser feita com cautela para evitar tração sobre qualquer estrutura ocular exposta.

A fim de uniformizar a descrição das lesões oculares relacionadas com os trauma mecânicos, foi desenvolvido um sistema de classificação internacional dos traumas oculares, conhecido pela sigla BETT (*Birmingham Eye Trauma*

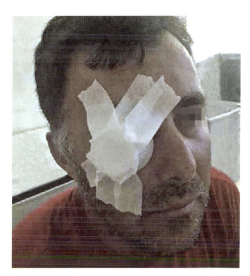

Figura 47.10 Olho direito ocluído com copo plástico e Micropore^{MR} na vigência de trauma ocular aberto a fim de evitar a manipulação do globo até o momento da cirurgia.

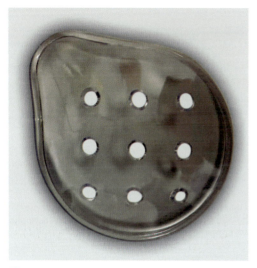

Figura 47.11 Oclusor de acrílico para proteção do globo ocular em caso de trauma aberto.

Terminology). De acordo com essa classificação, os traumas oculares dividem-se em traumas abertos e fechados, conforme apresentem ou não comprometimento da espessura total da parece ocular (Figura 47.12).

São exemplos de trauma ocular fechado as contusões, as lacerações lamelares e os corpos estranhos superficiais. As contusões são traumas resultantes do impacto de objetos rombos, e as lesões resultantes podem ou não ocorrer no local do impacto (Figura 47.13). Já as lacerações lamelares são decorrentes de trauma da parede do globo ocular (esclera ou córnea) ou da conjuntiva bulbar, causados por um objeto cortante, sem penetração intraocular.

No trauma ocular aberto, têm-se as lacerações e as rupturas. As lacerações são lesões que envolvem toda a espessura da parede ocular

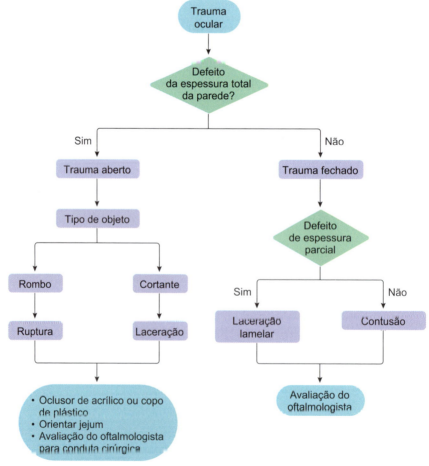

Figura 47.12 Fluxograma para avaliação e descrição do trauma ocular.

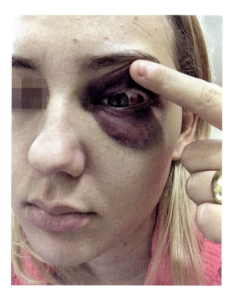

Figura 47.13 Trauma ocular contuso com hematoma e edema das pálpebras superior e inferior esquerdas e hemorragia subconjuntival temporal.

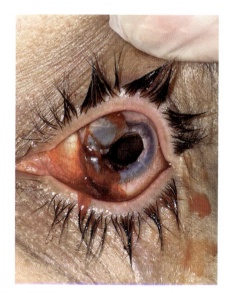

Figura 47.14 Trauma ocular aberto em paciente com antecedente ocular de transplante de córnea.

causadas por um objeto cortante no local do impacto. As rupturas também envolvem o comprometimento da parede ocular, porém são causadas por objeto rombo (Figuras 47.14 e 47.15).

EXAMES COMPLEMENTARES

Em casos de suspeita de corpo estranho intraocular, devem ser solicitados o exame de ecografia ocular e/ou a tomografia computadorizada de órbitas a fim de comprovar a suspeita.

Exames laboratoriais pré-anestésicos são solicitados em casos cirúrgicos de trauma ocular.

ABORDAGEM E CONDUÇÃO CLÍNICA

Ceratite fotelétrica

Como conduta inicial, deve-se realizar curativo oclusivo com pomada de antibiótico, e o paciente deve ser encaminhado para avaliação oftalmológica a fim de garantir que não haja corpo estranho impactado na córnea (Figura 47.15).

Queimaduras químicas

O tratamento deve ser imediato, com lavagem copiosa com solução salina balanceada ou água

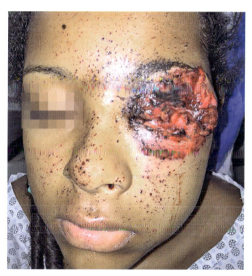

Figura 47.15 Explosão do globo ocular esquerdo após acidente com arma de chumbinho.

corrente. A irrigação deve ser realizada com as pálpebras abertas, com o paciente olhando para cima e para baixo, tentando retirar qualquer resquício do agente químico da córnea e da conjuntiva a fim de diminuir a formação de aderências. Após a realização da lavagem, o paciente deve ser encaminhado ao oftalmologista para avaliação e início da terapêutica específica, dependendo do grau de comprometimento (antibioticoterapia tópica, hipotensores tópicos, corticosteroides tópicos). Em casos mais graves, procedimentos cirúrgicos tais como recobrimento conjuntival, transplante de limbo e/ou córnea e reconstrução palpebral podem ser necessários (Figura 47.16).

Trauma ocular mecânico

Pacientes vítimas de trauma ocular devem ser encaminhados para avaliação com oftalmologista. Nos casos de suspeita de trauma ocular aberto, deve-se colocar concha acrílica ou copo plástico sobre o olho acometido a fim de evitar manipulação.

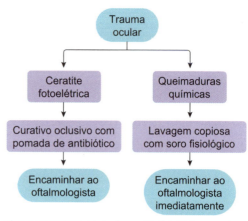

Figura 47.16 Tratamento de ceratite fotelétrica e queimaduras químicas.

Seção 3
Edema de Disco

DEFINIÇÃO

Edema de disco é o borramento das bordas da cabeça do nervo óptico. Esse termo costuma ser usado na descrição do exame, enquanto o termo papiledema é usado em referência aos casos consequentes à hipertensão intracraniana.

ETIOLOGIA

O edema de disco pode ser causado por processos diretos ou indiretos (secundário a uma causa intracraniana).

QUADRO CLÍNICO | EXAME FÍSICO

Na avaliação desses pacientes é fundamental investigar se a visão está ou não comprometida. Em caso afirmativo, costuma tratar-se de um processo ativo afetando o nervo, e não um edema passivo. O padrão de alteração observado no teste de campo visual e a lateralidade são importantes para esclarecer o processo envolvido.

EXAMES COMPLEMENTARES

- Acuidade visual
- Reflexo pupilar
- Mapeamento de retina
- Campo visual
- Neuroimagem
- Punção lombar.

DIAGNÓSTICO DIFERENCIAL

- Causas oculares
  - Uveíte
  - Oclusão de veia central da retina
  - Neurite óptica
  - Retinopatia diabética
- Hipertensão intracraniana
- Pseudotumor cerebral
- Meningite
- Neoplasia
- Síndrome de Guillain-Barré
- Síndrome de Vogt-Koyanagi-Harada
- Sarcoidose.

ABORDAGEM E CONDUÇÃO CLÍNICA

A Figura 47.17 apresenta o fluxograma de tomada de decisão em caso de edema de disco.

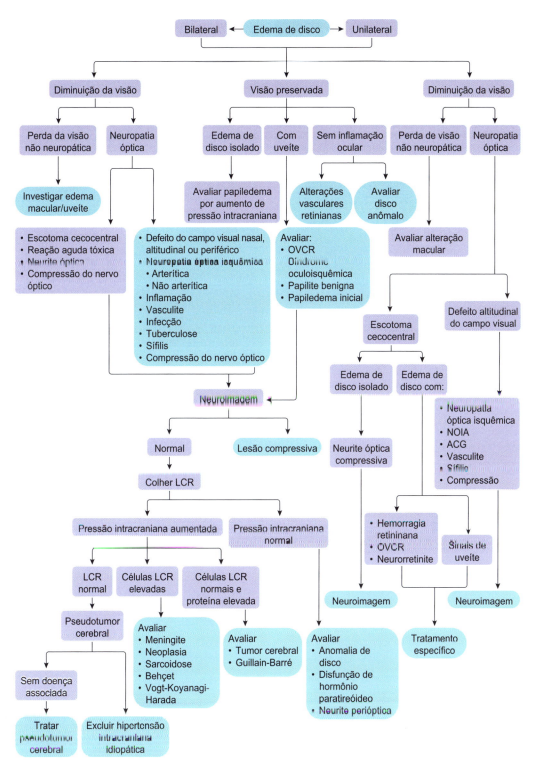

Figura 47.17 Sequência de decisões em caso de edema de disco. OVCR: oclusão de veia central da retina; LCR: líquido cefalorraquidiano; NOIA: neuropatia óptica isquêmica anterior; ACG: arterite de células gigantes.

> **Atenção**
>
> Qualquer paciente com edema de disco bilateral deve ter como primeira hipótese diagnóstica aumento de pressão intracraniana, a menos que apresente sinais de uveíte ao exame inicial.
>
> Paciente com edema de disco bilateral e comprometimento da visão deve ter como hipótese considerada alteração de nervo ou de retina. Se observados defeito pupilar aferente, alteração da visão de cores e alteração característica de campo visual (defeito altitudinal, arqueado, cecocentral ou constritivo), deve-se considerar a hipótese de neuropatia óptica.

BIBLIOGRAFIA

Academia Americana de Oftalmologia. Doença externa ocular e córnea: 2010-2011. São Paulo: Santos; 2013.

Bagheri N, Mehta S. Acute vision loss. Prim Care. 2015; 42:347-61.

Chan JW. Current concepts and strategies in the diagnosis and management of idiopathic intracranial hypertension in adults. J Neurol. 2017; 264:1622-33.

Dannenberg AL, Parver LM, Brechner RJ et al. Penetration eye injuries in the workplace. The National Eye Trauma System Registry. Arch Ophthalmol. 1992; 110:843-8.

Ehlers JP, Shah CP. Manual de doenças oculares do Wills Eye Hospital. Porto Alegre: Artmed; 2009.

Friedman DI. The pseudotumor cerebri syndrome. Neurol Clin. 2014; 32:363-96.

Hartley KL, Mason BL, Banta JT. Ocular trauma. Philadelphia: Elsevier; 2007.

Hofling Lima AL, Nishiwaki-Dantas MC, Ruiz M. Doenças externas oculares e córnea. Série Oftalmologia Brasileira. Rio de Janeiro: Cultura Médica; 2011.

Hofling-Lima AL, Moeller CTA, Freitas D et al. Manual de condutas em oftalmologia. São Paulo: Atheneu; 2008.

Ikeda N, Hayasaka Y, Watanabe K. Alkali burns of the eye: effect of immediate copious irrigation with tap water on their severity. Ophthalmologica. 2006; 220:225-8.

Kuhn F, Maisiak R, Mann L et al. The Ocular Trauma Score (OTS). Ophthalmol Clin North Am. 2002; 15:163-5.

Moreica CA Jr, Debert-Ribeiro M, Belfort R Jr. Epidemiological study of eye injuries in Brazilian children. Arch Ophthalmol. 1988; 106:781-4.

Pula JH, Kwan K, Yuen CA et al. Update on the evaluation of transient vision loss. Clin Ophthalmol. 2016; 10:297-303.

Rigi M, Almarzougi SJ, Morgan ML et al. Papilledema: epidemiology, etiology and clinical management. Eye Brain. 2015, 7.47-57.

Wray SH. Acute visual loss. Semin Neurol. 2016; 36:425-32.

Emergências Odontológicas

CAPÍTULO 48

Lilia Timerman, Ana Carolina de Andrade Buhatem Medeiros, Gabriella Avezum Mariano da Costa de Angelis e Frederico Buhatem Medeiros

INTRODUÇÃO

Médicos e enfermeiros da emergência hospitalar são, muitas vezes, os primeiros prestadores de cuidados de saúde qualificados, e sua ação imediata costuma ser o fator decisivo para a conduta clínica inicial.

O reconhecimento, o diagnóstico e o tratamento inicial de situações emergenciais odontológicas devem fazer parte do conhecimento técnico do médico, pois, durante uma situação clínica no pronto-socorro, é ele quem tomará as primeiras decisões para sanar e estabilizar as situações iniciais e depois encaminhará o paciente para os setores de atendimento especializados.

As urgências e emergências odontológicas normalmente envolvem quadros graves de dor que geram desconforto físico e emocional nos pacientes. História clínica detalhada, avaliação física e exames laboratoriais demonstram o estado geral de saúde dos pacientes, permitindo a previsão de intercorrências.

O diagnóstico executado de maneira criteriosa é fundamental para escolha da conduta clínica e resolução do quadro até que o tratamento definitivo seja realizado.

Este capítulo busca resumir as emergências odontológicas mais relevantes, com enfoque no reconhecimento e no diagnóstico, até que o paciente possa receber cuidados médicos e odontológicos especializados.

Seção 1
Hemorragia Dentária

DEFINIÇÃO

É caracterizada por um extravasamento anormal de sangue dos vasos sanguíneos da região bucal.[1-3]

ETIOLOGIA

Os principais fatores etiológicos para hemorragia são:[1-3]

- Fatores locais (ruptura ou laceração de vasos sanguíneos)

- Enfermidades sistêmicas (trombocitopenia, anemia, hemofilia, doenças hemorrágicas genéticas e neoplásicas; doença renal e hepática, doença de Von Willebrand etc.).

Identificar o fator etiológico e as características do sangramento é de suma importância para definir a abordagem terapêutica. Um sangramento derivado de anormalidades plaquetárias geralmente produz petéquias na mucosa bucal; já sangramento oriundo da cascata de coagulação pode produzir hematomas muito significativos, como sinais patognomônicos (Tabela 48.1).[1-3]

QUADRO CLÍNICO | EXAME FÍSICO

Alguns medicamentos usados na prevenção primária ou secundária de trombose venosa profunda, embolia pulmonar, fenômenos tromboembólicos em portadores de próteses metálicas de valvas cardíacas e fibrilação atrial, embolismo pulmonar, infarto agudo do miocárdio e acidente vascular cerebral interferem de forma acentuada na hemostasia local e podem ter seus mecanismos de ação envolvidos no processo de coagulação primária ou secundária. Por essa razão, deve-se realizar uma anamnese detalhada, principalmente porque alguns pacientes podem fazer uso diário e indevido de ácido acetilsalicílico (AAS), o que ocasiona uma alteração plaquetária que persiste durante todo o tempo de vida das plaquetas (7 a 10 dias).[4,5]

A terapia com antiagregantes e/ou anticoagulantes (Tabela 48.2) implica risco substancial de sangramento. Essas complicações hemorrágicas são dependentes, principalmente, do nível de anticoagulação, mas outros fatores podem influenciar, como necessidade de grandes cirurgias, neoplasias, características individuais e uso de medicamentos que interferem na hemostasia, tempo de terapia e não adesão do paciente ao tratamento e ao tipo de anticoagulante utilizado.[6-9]

Dessa maneira, é de suma importância a interação multiprofissional entre médico e cirurgião-dentista para que se obtenha um planejamento mais criterioso do procedimento cirúrgico, levando em consideração a amplitude do traumatismo a ser gerado, as medidas hemostáticas a serem usadas no trans e pós-operatório, os exames laboratoriais recentes e as possíveis interações medicamentosas, mimetizando resultados inesperados (Figuras 48.1 a 48.3).

EXAMES LABORATORIAIS

Ao submeter um paciente em terapia antiplaquetária e/ou anticoagulante a um procedimento cirúrgico invasivo, o ideal é realizar exames laboratoriais pré-operatórios para avaliar o risco de hemorragia transoperatória e recomendar, se necessário, o tratamento em nível hospitalar ou ambulatorial.

Nesta situação, não há necessidade de alterar o regime do anticoagulante oral nos pacientes anticoagulados estáveis (índice internacional normalizado [INR] 2 a 4).

A Tabela 48.3 apresenta as vantagens e desvantagens dos exames bioquímicos.

ABORDAGEM E CONDUÇÃO CLÍNICA

Manobras locais de hemostasia são suficientes, necessárias e obrigatórias para conter a hemorragia (Tabela 48.4).[6-8,12,13]

Tabela 48.1 Características de distúrbios plaquetários e de fatores de coagulação.

Manifestações	Distúrbios plaquetários	Fatores de coagulação
Petéquias	Típicas	Raras
Equimoses	Pequenas e múltiplas	Grandes e isoladas
Easy bruising	Típico e persistente	Raro e mínimo
Sangramento tardio	Raro	Comum
Hematomas	Raros	Típicos
Hemartroses	Raras	Típicas
Recidiva	Rara	Comum

Tabela 48.2 Características farmacológicas dos anticoagulantes orais.

	Varfarina	Dabigatrana	Rivaroxabana	Edoxabana
Ação	Inibição de fatores dependentes de vitamina K	Inibidor direto da trombina	Inibidor direto do fator Xa	Inibidor direto do fator Xa
Pico de ação	4 a 5 dias	1 a 3 h	2 a 4 h	1 a 2 h
Meia-vida	36 a 42 h	14 a 17 h	9 a 15 h	6 a 11 h
Eliminação	Múltipla	80% renal	35% renal	35% renal

Nas complicações hemorrágicas, após identificar a etiologia e as características do sangramento, deve-se atentar aos seguintes passos clínico-cirúrgicos (Figura 48.4A-D):

- Compressão local
- Anestesia local
- Limpeza do coágulo
- Remoção da sutura, se necessário
- Curetagem/remoção do coágulo mal formado
- Remoção de fragmentos ósseos ou tecidos de granulação
- Alveoloplastia

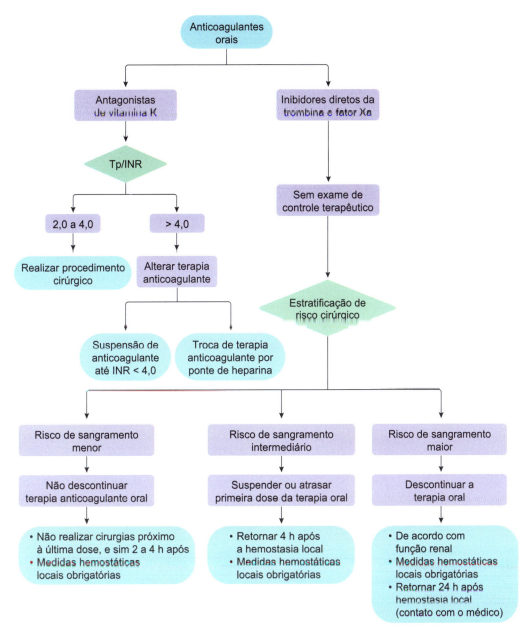

Figura 48.1 Anticoagulantes orais. INR: índice internacional normalizado; Tp: tempo de protrombina.

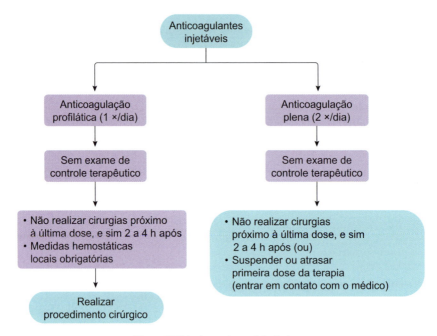

Figura 48.2 Anticoagulantes injetáveis.

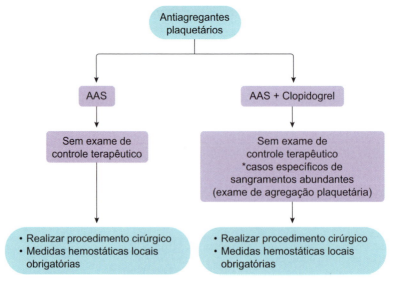

Figura 48.3 Anticoagulantes plaquetários. AAS: ácido acetilsalicílico.

Capítulo 48 ❖ Emergências Odontológicas

Tabela 48.3 Vantagens e desvantagens dos exames bioquímicos.

Exames de sangue	Vantagens	Desvantagens
Tempo de sangramento de Ivy	Simples Baixo custo Não precisa de laboratório especializado	Pouco reprodutível Invasivo Falso-positivo
Agregometria por transmissão de luz	Padrão-ouro Possibilita o estudo de vias de ativação plaquetária	Demanda tempo Preparação da amostra Conhecimento especializado para interpretação Pouco padronizado
Agregometria do sangue total por impedância	Amostras pequenas Análise no sangue total Rápido processamento Possibilita o estudo de vias de ativação plaquetária	Exige conhecimentos técnicos Alto custo Exige a adição de uma solução salina
VerifyNow	Totalmente automatizado Resultados imediatos Não necessita de laboratório especializado Não necessita de transporte da amostra para um laboratório Possibilita o estudo de vias de ativação plaquetária	Alto custo
Contagem de plaquetas	Facilidade de utilização dos exames Disponíveis em vários laboratórios clínicos Não é necessário preparação da amostra	Desconhecida
Citometria de fluxo	Independe do número da contagem de plaquetas Amostras pequenas Não demanda preparação da amostra	Alto custo Exige conhecimentos técnicos específicos Pouco reprodutível
Análise de função plaquetária	Técnica simples Rápido Amostras pequenas	Depende do número de contagem de plaquetas e fator de von Willebrand É sensível a defeitos plaquetários leves
Tromboelastografia	Rápida execução Perfil completo da coagulação	Variação de resultados entre laboratórios Pouco reprodutível Não recomendado para medir função plaquetária
Tempo de protrombina	Facilidade de utilização dos exames Disponíveis em vários laboratórios clínicos Avalia níveis de fator VII (hepatopatias) e dos fatores comuns às vias intrínsecas e extrínsecas (V, X, protrombina e fibrinogênio)	Não recomendado para medir função plaquetária Variação de resultados entre laboratórios
Índice internacional normalizado (INR)	Altamente reprodutível Rápida execução Não sofre variação de resultados entre laboratórios	Não recomendado para medir função plaquetária
Tempo de tromboplastina parcial	Avalia a eficiência da via intrínseca na mediação da formação do coágulo de fibrina e deficiências de fatores X, XI, XII e via comum Técnica simples	Não recomendado para medir função plaquetária

Fonte: Pakala e Waksman, 2011;[9] Harrison e Lordkipanidzé, 2013;[10] Janssen e ten Berg, 2013.[11]

- Irrigação com SF0,9% ou com antifibrinolítico
- Manipulação dos tecidos moles
- Coaptação de bordos cirúrgicos, sempre por primeira intenção
- Nova sutura, se necessário

- Colocação de hemostáticos locais/uso de antifibrinolítico local
- Checar hábitos e traumatismos
- Reforçar cuidados pós-operatórios
- Medicação pós-operatória, se necessário.

Tabela 48.4 Métodos de hemostasia local.

Agente	Composição	Mecanismo de ação
Vasoconstritor	Epinefrina ou levonordefrina (corbadrina)	Vasoconstrição arterial
Cera para osso	Cera de abelha e ácido salicílico	Bloqueio mecânico do sangramento ósseo
Sutura	Vários materiais	Compressão tissular
Gelfoam®	Gelatina animal	Formação do coágulo de plaquetas
Surgicel®	Celulose oxidada	Estabilização do coágulo de plaquetas
Colágeno	Colágeno bovino	Ativação plaquetária
Fibrinolíticos	Plasma rico em plaquetas e trombina	Formação do coágulo de fibrina
Eletrocautério	Corrente elétrica	Coagulação tissular
Laser	Corrente unipolar ionizada	Coagulação tissular

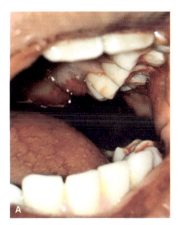
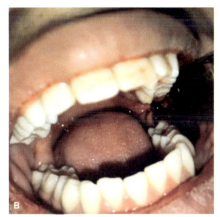
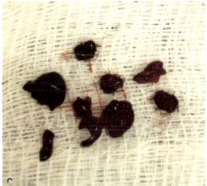
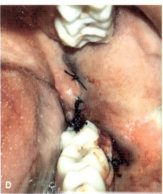

Figura 48.4 Passos clínico-cirúrgicos nas complicações hemorrágicas.

Seção 2
Luxação de Articulação Temporomandibular

DEFINIÇÃO

A articulação temporomandibular (ATM) é a articulação que liga a mandíbula, por meio do côndilo, à fossa mandibular do osso temporal do crânio. É constituída por duas articulações (direita e esquerda) que executam movimentos de rotação e translação. Como consequência, participa do desenvolvimento das funções mandibulares que envolvem mastigação, fala e deglutição.[1]

A luxação da ATM ocorre quando há um movimento excessivo do côndilo mandibular, com deslocamento além da eminência articular, impossibilitando seu retorno à posição inicial. A luxação de ATM pode ser unilateral ou bilateral. Normalmente é bilateral[1] e ocorre isoladamente ou em episódios repetitivos; nesses casos, é denominada luxação espontânea ou recorrente.[2]

ETIOLOGIA

Alguns fatores predispõem à hiperextensão mandibular, abertura de boca excessiva, bocejo ou riso, procedimentos odontológicos prolongados e intubação orofaríngea.

A luxação de ATM tem etiologia multifatorial que inclui características anatômicas, hábitos parafuncionais, espasmos musculares, alterações ligamentares e hipermobilidade articular generalizada. Por esse motivo, seu tratamento é multidisciplinar.[2]

QUADRO CLÍNICO | EXAME FÍSICO

Os sinais e sintomas mais frequentes na luxação da ATM são:

- Dificuldade de fechar a boca
- Depressão pré-auricular
- Salivação excessiva
- Tensão dos músculos da mastigação
- Dor intensa na região da articulação.

ABORDAGEM E CONDUÇÃO CLÍNICA

O tratamento da luxação da ATM divide-se em transitório, constituído por autorredução e manobras de redução da luxação, e tratamento definitivo, que está dividido em tratamento conservador ou cirúrgico.[3]

As luxações devem ser reduzidas o mais rapidamente possível e, na grande maioria das ocorrências, exigem tratamento simples e eficaz. Existem diversas técnicas para resolução da luxação de ATM, sendo a redução manual imediata a mais preconizada. No entanto, existem alguns fatores que podem complicar a realização da redução manual, como o tempo decorrido entre a luxação e o atendimento, o tipo de deslocamento e a contratura muscular existente. À medida que o tempo entre o início do deslocamento e o reposicionamento aumenta, o prognóstico é menos favorável. Em algumas ocasiões, pode ser necessário anestesiar o nervo auriculotemporal e os músculos da mastigação e/ou sedar o paciente para reduzir a ansiedade e produzir relaxamento muscular.[4]

A redução manual é realizada da seguinte maneira (Figura 48.5A e B):[4]

- Profissional posicionado em frente ao paciente
- Paciente sentado em um ponto fixo com a cabeça apoiada
- Polegares bilateralmente sobre as superfícies oclusais dos dentes inferiores e posteriores
- Pressão no sentido inferior e posterior
- Proteção dos dedos, devido ao risco de mordida pelo fechamento involuntário da boca do paciente, após o sucesso na redução da luxação.

Após a redução manual, deve se realizar imobilização com bandagem por 24 a 48 horas; orientar o paciente a realizar dieta mole durante 2 a 3 dias e evitar movimentos de grande abertura bucal; prescrever terapia de suporte para

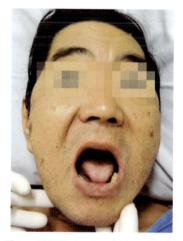
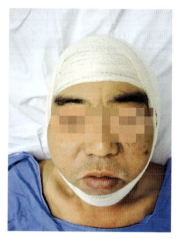

Figura 48.5 Técnica de redução manual de luxação de articulação temporomandibular.

analgesia; e fornecer ao paciente explicações sobre os possíveis fatores predisponentes.[4,5]

A luxação de ATM é complexa e imprevisível, com etiologia multifatorial e dinâmica própria. Por isso, é fundamental avaliar cada situação clínica específica e selecionar o tratamento ideal, com base na experiência do médico, que deverá avaliar os riscos e benefícios adjacentes a cada abordagem terapêutica.

A Tabela 48.5 apresenta a classificação, as características e a conduta em casos de luxação e avulsão dentária.

Tabela 48.5 Classificação, características e condutas para luxação e avulsão dentária.

Tipos de luxação	Características	Conduta
Concussão	Lesão de tecidos de suporte sem perda ou deslocamento do elemento dentário. O dente não apresenta mobilidade e é sensível a pressão e percussão. Achados radiográficos sem alteração	Observação, indicação de dieta líquida ou pastosa por 24 h e, se necessário, analgésicos[3,4]
Subluxação	Lesão de tecidos de suporte com presença de hemorragia gengival. A subluxação ocorre quando o dente apresenta mobilidade e sensibilidade, mas não apresenta deslocamento. Pode ocorrer sangramento na margem gengival	Alimentos macios, aliviar qualquer interferência oclusal e contenção semirrígida nos casos em que a subluxação ocorre em mais de dois dentes, no máximo por 2 semanas[3*]
Luxação extrusiva	O elemento dentário se desloca parcialmente no sentido axial do alvéolo dental. O ligamento periodontal normalmente apresenta-se deformado. Presença de sangramento e aparência de dente alongado	Reposicionamento do dente extruído e contenção semirrígida por 2 semanas. A contenção rígida é indicada quando ocorrer simultaneamente fratura radicular ou do processo alveolar, devendo ser mantida por 2 a 3 meses**
Luxação lateral	Deslocamento irregular do elemento dentário no alvéolo. O ligamento periodontal é rompido e ocorre contusão ou fratura do tecido ósseo alveolar de suporte. O dente é deslocado lateralmente, geralmente com a coroa na direção palatina ou lingual	Reposicionamento do elemento dental e necessidade de contenção semirrígida por 4 semanas. Pode ser necessária a realização de tratamento endodôntico se houver necrose ou reabsorção da raiz***
Luxação intrusiva	Deslocamento apical do dente para o interior do osso alveolar comprimindo o ligamento periodontal; normalmente causa fratura do alvéolo. Clinicamente, a coroa apresenta-se encurtada e existe sangramento gengival	Pode ocorrer a reerupção dental ou então a necessidade de tração ortodôntica do elemento dentário****

(continua)

Tabela 48.5 Classificação, características e condutas para luxação e avulsão dentária. (*continuação*)

Tipos de luxação	Características	Conduta
Avulsão	Perda total do elemento dentário. O ligamento periodontal é rompido e pode ocorrer fratura do alvéolo. O prognóstico depende de estágio do desenvolvimento radicular, tempo, forma e meio de armazenamento do dente, correta manipulação e contenção	O elemento dental deve ser armazenado imediatamente em leite gelado para melhor conservação dos ligamentos. Pode ser usado soro fisiológico ou saliva. Deve-se reimplantar o mais rapidamente possível para um prognóstico favorável. Indica-se a contenção rígida ou semirrígida por 7 a 14 dias. Iniciar o tratamento endodôntico no período de 7 a 14 dias após o reimplante[3]*****

*Dentição decídua: avaliar o surgimento de alguma patologia. Se o dente apresentar mobilidade, contenção semirrígida por 15 a 20 dias.[3]
** Nos dentes decíduos, havendo interferência oclusal, a extração está indicada. Controle radiográfico e da vitalidade pulpar devem ser feitos após 2 a 3 semanas.[2,3]
***Dentição decídua: reposicionar o elemento e imobilizar por 7 a 14 dias.[3]
****Dentição decídua: permitir a reerupção espontânea exceto quando deslocado para a posição do germe do permanente; neste caso, realizar a extração. O dente deve reerupcionar em um período de 2 a 6 meses. Após essa espera, se o dente não estiver em posição, a exodontia é indicada.[3] Dentição permanente: reposicionar o dente em sua correta posição para que ocorra a cicatrização do ligamento periodontal. Nos dentes com rizogênese incompleta, deve-se permitir a erupção espontânea. Em dentes maduros, deve-se reposicionar o elemento com extrusão ortodôntica ou cirúrgica e iniciar tratamento endodôntico dentro das primeiras 3 semanas da ocorrência do traumatismo.[3]
*****Dentes decíduos avulsionados não devem ser reimplantados em função de um possível dano aos germes do dente permanente em desenvolvimento.[2] Medicação: deve-se fazer a administração de antibiótico sistêmico por 10 dias, bochecho com clorexidina a 0,12% por 15 dias e verificar a necessidade de vacina antitetânica.

Seção 3
Angina de Ludwig

DEFINIÇÃO

A angina de Ludwig consiste em uma celulite aguda que acomete os espaços submandibulares, sublinguais e submentonianos bilateralmente. Embora seja de ocorrência incomum, a angina de Ludwig pode evoluir para obstrução das vias aéreas superiores, configurando um quadro clínico crítico, o que torna fundamentais o diagnóstico precoce e o tratamento imediato.

Geralmente, os pacientes com angina de Ludwig apresentam história de extração dentária recente e/ou higiene dental precária e têm condições predisponentes à imunodeficiência, como diabetes melito, neutropenia, anemia aplásica e glomerulonefrite.

ETIOLOGIA

Na grande maioria dos casos, a etiologia da angina de Ludwig está associada a infecção dentária, principalmente dos molares inferiores. Isso ocorre devido à íntima relação anatômica dos molares com os espaços faciais.[1] Os agentes etiológicos mais frequentes são bactérias da flora da cavidade oral; destas, as mais frequentes são *Streptococcus viridans*, estafilococos e bacteroides.[2,3]

Embora as infecções odontogênicas sejam a etiologia mais frequente, outros focos infecciosos podem ter papel relevante na origem da angina de Ludwig,[4] como: infecção de amígdalas palatinas, sialoadenites, epiglotite e cisto tireoglosso infectado, além de infecção resultante de traumatismos da mandíbula, broncoscopia, intubação orotraqueal ou ferimento perfurante do assoalho da boca.

A maioria das infecções de origem odontogênica origina-se a partir de necrose pulpar, levando à formação de abscesso.[5] Em situações nas quais a coleção purulenta não é capaz de drenar através de superfície cutânea ou mucosa bucal, o abscesso pode se estender através dos planos faciais dos tecidos moles, patologia denominada celulite, ou através dos espaços submandibulares, sublinguais e submentonianos bilateralmente, originando a angina de Ludwig.

O quadro, nos dois cenários, é de infecção do tecido subcutâneo, geralmente de origem odontogênica. Quando a infecção se origina na arcada superior, pode evoluir para celulite facial; quando se origina na arcada inferior, pode evoluir para angina de Ludwig. Ambos são quadros graves e podem levar a óbito se não forem diagnosticados e tratados precocemente.[4]

Pode haver complicações graves, decorrentes dos quadros de celulite facial, se o tratamento instituído não for adequado, podendo evoluir para trombose do seio cavernoso, abscesso cerebral, mediastinite ou mesmo óbito.

O tratamento de escolha da celulite facial deve ser a drenagem rápida e agressiva da coleção purulenta em associação com antimicrobianos de amplo espectro e com características bactericidas, essencialmente a mesma abordagem dada à angina de Ludwig.[4]

QUADRO CLÍNICO | EXAME FÍSICO

Os sintomas da angina de Ludwig são compatíveis com celulite em outras partes do corpo, tais como febre, dor, mal-estar, tremores e taquicardia.

Sintomas específicos incluem dor cervical, disfagia, inchaço submandibular, elevação do assoalho da boca, protrusão da língua, trismo, limitação dos movimentos da mandíbula e edema das partes moles das regiões submandibular e cervical.[6]

A manutenção das vias aéreas é a principal preocupação na angina de Ludwig. Dispneia, taquipneia, estridor inspiratório e cianose são sinais de obstrução progressiva da via aérea, configurando emergência médica. Além do comprometimento das vias aéreas, por acometer uma região relativamente irrestrita em termos de barreiras anatômicas, a infecção pode se disseminar rapidamente a outros tecidos do pescoço ou ao mediastino e ao espaço subfrênico. Nesses casos, a angina de Ludwig evoluirá a quadros bastante graves e de alta morbimortalidade, como mediastinite, infecção da bainha da artéria carótida e possível ruptura e tromboflebite da veia jugular interna, além de abscesso subfrênico e osteomielite da mandíbula.[6,7]

EXAMES COMPLEMENTARES

Embora a clínica seja soberana, os exames de imagem, tais como radiografia cervical e torácica,[1] ultrassonografia cervical,[8] tomografia computadorizada cervical e ressonância magnética cervical,[5] podem auxiliar no diagnóstico da angina de Ludwig e de suas complicações.[1]

ABORDAGEM E CONDUÇÃO CLÍNICA

➤ Manter a permeabilidade das vias aéreas. A possibilidade de obstrução das vias aéreas e o risco à vida tornam fundamental o diagnóstico precoce e o uso de dispositivos subglóticos, como a traqueostomia. A intubação endotraqueal é difícil, e a laringoscopia direta pode precipitar um colapso agudo de vias aéreas.

➤ Drenagem da coleção e inserção de drenos. O tratamento inicial pode ser clínico a partir do uso de antimicrobianos. Contudo, quando há coleções, faz-se necessária a abordagem cirúrgica, bem como a inserção de drenos. Constituem indicações absolutas para a abordagem cirúrgica: flutuação, crepitação, infiltração de ar nos tecidos e presença de pus na aspiração por agulha.

➤ Terapia antimicrobiana. A terapia antimicrobiana deve ser direcionada aos microrganismos da flora oral que estão mais comumente envolvidos na etiologia da angina, ou seja, estreptococos, estafilococos e bacteroides. Dessa forma, sugere-se clindamicina ou penicilina G associada a metronidazol.[3,5]

A drenagem cirúrgica é indicada na região da infecção supurada. Múltiplas incisões podem ser necessárias; a localização e o tamanho da incisão inicial dependerão da extensão do processo infeccioso. Drenos devem ser inseridos nos compartimentos faciais para prevenir a reacumulação de debris necróticos e pus. O objetivo da drenagem cirúrgica é a evacuação do pus e a descompressão de todos os espaços faciais do pescoço. Se houver dente infectado, ele deverá ser extraído para garantir a completa drenagem.[3]

O sucesso do tratamento é baseado no seu reconhecimento precoce, no uso de antibióticos adequados, na manutenção da via aérea e na drenagem da infecção.[1]

Seção 4
Pericoronarite

DEFINIÇÃO
Pericoronarite é a inflamação dos tecidos moles que circundam a coroa de um dente parcialmente erupcionado (semi-incluso), e quase sempre está associada ao terceiro molar inferior; manifesta-se principalmente na adolescência e em adultos jovens.[1]

ETIOLOGIA
- Acúmulo de restos alimentares
- Retenção de placa bacteriana entre o opérculo (tecido gengival que frequentemente reveste a superfície oclusal do dente afetado) e o dente parcialmente incluso
- Dificuldade de higienização
- Pequenos traumatismos dos tecidos moles ocasionados pelo terceiro molar superior sobre a mucosa superficial inferior.

QUADRO CLÍNICO | EXAME FÍSICO
As principais manifestações clínicas são:[2]

- Dor na área inflamada
- Edema local (Figura 48.6)
- Secreção purulenta na região afetada
- Sangramento gengival (Figura 48.7)
- Gosto ruim e/ou halitose.

Em casos mais graves, podem ocorrer também:

- Dor intensa irradiando para ouvido, garganta e cabeça
- Dificuldade de deglutição
- Linfadenopatia cervical
- Edema em ângulo mandibular
- Aumento do volume da face
- Febre acompanhada de mal-estar
- Trismo muscular com limitação de abertura bucal.

ABORDAGEM E CONDUÇÃO CLÍNICA
O tratamento da pericoronarite inclui:[2]

- Anestesia local
- Limpeza e desbridamento para remoção da placa bacteriana
- Irrigação local com digluconato de clorexidina 0,12% (algumas substâncias alternativas para irrigação: soro fisiológico ou água oxigenada a 10 volumes)

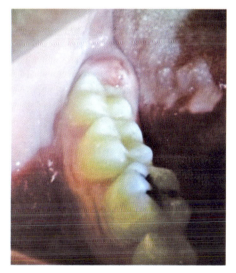

Figura 48.6 Edema local na pericoronarite.

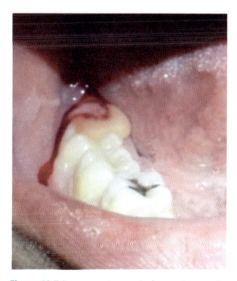

Figura 48.7 Sangramento gengival na pericoronarite.

- Orientações e reforço da importância da higiene bucal
- Medicação analgésica e anti-inflamatório não esteroide
- Reavaliação em 48 horas e acompanhamento da evolução do quadro
- Antibioticoterapia de escolha – amoxicilina associada a metronidazol, se houver sinais de disseminação local ou manifestação sistêmica do processo infeccioso

- Recomenda-se a remoção cirúrgica do capuz gengival e/ou extração dentária em casos mais graves ou recorrentes.

> **Atenção**
>
> Quando corretamente tratado, o processo dura normalmente apenas alguns dias; porém, quando negligenciado, há risco potencial de disseminação da infecção para outras estruturas adjacentes, demandando hospitalização.[3]

Seção 5
Alveolite

DEFINIÇÃO

É uma inflamação e/ou infecção do alvéolo dentário,[1] devido à desintegração parcial ou total do coágulo alveolar. Trata-se de uma das complicações pós-operatórias mais frequentes associadas a exodontias.[2]

ETIOLOGIA

A alveolite apresenta etiologia multifatorial e pode estar relacionada com altos índices de atividade fibrinolítica no alvéolo, decorrentes de infecções subclínicas ou de inflamação do espaço medular, o que provoca lise do coágulo sanguíneo e posterior exposição óssea.[2]

Os principais fatores etiológicos são:

- Suprimento sanguíneo insuficiente do alvéolo
- Pouca irrigação durante o procedimento
- Traumatismo cirúrgico
- Fratura durante o ato operatório
- Infecção prévia a exodontias
- Retenção de corpos estranhos nos alvéolos dentários
- Restos radiculares
- Osso esclerótico, cistos e granulomas
- Falta de orientações pós-operatórias
- Higiene bucal insatisfatória
- Falha na cadeia asséptica
- Sutura inadequada

- Doenças sistêmicas
- Tabagismo.

QUADRO CLÍNICO | EXAME FÍSICO

O alvéolo pode estar preenchido com restos alimentares, com ou sem exposição do tecido ósseo, ou mesmo recoberto por um coágulo sanguíneo em fase avançada de desorganização, ou completamente vazio.

As principais manifestações clínicas de alveolite incluem:

- Dor incessante de caráter pulsátil que não cessa à administração de analgésicos; manifesta-se nos primeiros dias (entre o terceiro e o quarto dia) após exodontias[3]
- Dor irradiada para ouvido e pescoço
- Edema extraoral e/ou febre[4]
- Odor fétido
- Edema e hiperemia da mucosa gengival
- Linfadenopatia regional.[3]

CLASSIFICAÇÃO

➤ Alveolite seca. Caracteriza-se pela presença de um alvéolo vazio, com coágulo sanguíneo parcial ou completamente solto; as paredes ósseas encontram se expostas, e os bordos gengivais encontram-se separados, podendo o alvéolo estar preenchido com restos alimentares.[5,6] A dor relatada que acompanha todo o quadro clínico é intensa, pois as terminações nervosas do alvéolo ficam expostas e sem recobrimento epitelial; é uma dor resistente à medicação analgésica, que persiste por vários dias e aumenta com a mastigação e a sucção.[2]

> Alveolite purulenta. Caracteriza-se por dores intensas e difusas, ocasionadas por infecção do alvéolo dentário, que quase sempre acontece após a alveolite seca. Pode acompanhar sangramento intenso associado a abundante secreção purulenta.[7-9]

ABORDAGEM E CONDUÇÃO CLÍNICA[2]

- Anestesia local
- Remoção de sutura, se necessário
- Limpeza e curetagem cirúrgica do alvéolo
- Irrigação local com soro fisiológico 0,9%
- Nova sutura
- Orientações e reforço da importância da higiene bucal
- Prescrição analgésica, anti-inflamatório e, quando necessário, antibióticos.

Seção 6
Osteomielite

DEFINIÇÃO

Osteomielite é uma doença comum, de difícil diagnóstico e tratamento. É definida como um processo inflamatório/infeccioso ósseo com envolvimento das camadas cortical e medular, normalmente causada por invasão da flora bacteriana local, podendo estender-se para periósteo e tecidos moles, com envolvimento de regiões situadas longe do local inicial.[1]

ETIOLOGIA

A maioria das osteomielites inicia-se por meio de invasão bacteriana do agente infeccioso ou antígeno para o osso medular e geralmente ocorre por meio de:

- Dentes destruídos (necrose pulpar)
- Periodonto ou região peri-implantar
- Alvéolos
- Traumatismos
- Dentes parcialmente irrompidos (pericoronarites).

Outros fatores de ordem sistêmica, menos comuns, podem ser infecções hematogênicas e doses de radiação X usadas em radioterapia.

Na área maxilofacial, a osteomielite costuma envolver a mandíbula mais comumente do que a maxila.[2]

QUADRO CLÍNICO | EXAME FÍSICO

As principais manifestações clínicas são:

- Febre
- Calafrios
- Irritabilidade ou letargia (principalmente em crianças pequenas)
- Dor e edema na área da infecção.

A osteomielite também pode não causar sintomas ou manifestar sinais difíceis de distinguir, por apresentar similaridade com outras doenças.[3]

ABORDAGEM E CONDUÇÃO

A terapia antimicrobiana e o desbridamento cirúrgico são as principais modalidades do tratamento da osteomielite, embora frequentemente estejam associadas a um curso prolongado, exigindo grande compromisso entre paciente e médico. Apesar dos avanços cirúrgicos e quimioterapêuticos, a osteomielite continua a ser de difícil tratamento, não existindo ainda nenhum protocolo universalmente aceito.[4]

Seção 7
Fratura Dentoalveolar

DEFINIÇÃO

Fraturas dentoalveolares são lesões traumáticas dentárias que vão desde uma simples fratura em esmalte até a perda definitiva do elemento dentário. Envolvem três estruturas no traumatismo dentoalveolar: dentes, porção alveolar e tecidos moles adjacentes.[1]

O prognóstico depende do grau de envolvimento das estruturas atingidas, do seu estágio de desenvolvimento e do tempo transcorrido entre o acidente e o atendimento.

QUADRO CLÍNICO E CONDUÇÃO CLÍNICA

A Tabela 48.6 apresenta os tipos de fraturas, suas manifestações clínicas e suas respectivas abordagens terapêuticas.

Tabela 48.6 Classificação, características e condutas em fraturas dentárias e do osso alveolar.

Tipos de fraturas	Características	Conduta
Fratura em esmalte e dentina	Perda parcial de esmalte e dentina, sem envolvimento pulpar	Armazenar o elemento fraturado em soro fisiológico para colagem (técnica de baixo custo e de resultados estéticos satisfatórios). Pode ser realizada restauração convencional[3]
Fratura coronária	Fratura dentária envolvendo esmalte, dentina e polpa	Achados clínicos e/ou radiográficos revelam perda de estrutura dentária com exposição pulpar. Manter a vitalidade pulpar e restabelecer função e estética. O atendimento da urgência deve ocorrer até 3 h após o traumatismo, com intervenções menos invasivas e melhor prognóstico[3*]
Fratura de coroa e raiz	Fratura de esmalte, dentina, cemento e polpa; pode ocorrer tanto no sentido axial como no horizontal com presença de mobilidade	Fratura no sentido horizontal – manter o elemento radicular por meio de técnicas de reposicionamento dentário. Necessário o tratamento endodôntico devido ao risco de necrose pulpar. O rápido atendimento após o traumatismo oferece melhor prognóstico
Fratura vertical	Trinca com orientação longitudinal, que se estende do interior do canal até o periodonto, podendo estar localizada em qualquer porção da raiz	Extração do elemento dentário[3]
Fratura radicular	Fratura envolvendo dentina, cemento e polpa; presença de mobilidade dentária	Reposicionamento dentário e contenção rígida. Pode haver necessidade da realização do tratamento endodôntico em alguns casos[3,4]
Fratura da parede do processo alveolar	Fratura da parede óssea do alvéolo envolvendo ou não o elemento dentário	Reposicionamento do fragmento e contenção rígida ou semirrígida por 4 semanas. Necessidade de acompanhamento odontológico após 4 ou 8 semanas a 1 ano[3,4]

*Em dentição decídua, as decisões serão baseadas na expectativa de vida do dente traumatizado e na vitalidade do tecido pulpar. As alternativas de tratamento são: tratamento direto, pulpotomia, pulpectomia e extração. Em crianças menores de 18 meses, quando a raiz não estiver inteiramente formada, deve-se realizar pulpotomia. No caso de ápice fechado, realizar pulpectomia. Dentição permanente alternativas de tratamento pulpar são capeamento pulpar direto, pulpotomia parcial e pulpectomia.[2,3,4]

REFERÊNCIAS BIBLIOGRÁFICAS

Hemorragia dentária

1. Lillis T, Didagelos M, Lillis L et al. Impact of post-exodontia bleeding in cardiovascular patients: a new classification proposal. Open Cardiovasc Med J. 2017; 11:102-10.
2. Goodeve A. Diagnosing von Willebrand disease: genetic analysis. Hematology Am Soc Hematol Educ Program. 2016; 2016(1):678-82.
3. John TD, Angelito AB. Hemodialysis effect on platelet count and function and hemodialysis-associated thrombocytopenia. Kidney International. 2012; 82:147-57.
4. Medeiros FB, Anderson LA. Odontologia hospitalar na cardiologia. Revista da SOCESP em Destaque de Cardiologia do Estado de São Paulo. 2011 set/out; ano VI, v. 5; 2011.
5. Krishnan B, Shenoy NA, Alexander M. Exodontia and antiplatelet therapy. J Oral Maxillofac Surg. 2008; 66(10):2063-6.
6. Lanau N, Mareque J, Giner L et al. Direct oral anticoagulants and its implications in dentistry. A review of literature. J Clin Exp Dent. 2017; 9(11):e1346-54.
7. Healey JS, Eikelboom J, Douketis J et al.; RE-LY Investigators. Periprocedural bleeding and thromboe- mbolic events with dabigatran compared with warfarin: results from the Randomized Evaluation of Long Term Anticoagulation Therapy (RE-LY) randomized trial. Circulation. 2012; 126:343-8.
8. van Diermen DE, van der Waal I, Hoogstraten J. Management recommendations for invasive dental treatment in patients using oral antithrombotic medication, including novel oral anticoagulants. Oral Surg Oral Med Oral Pathol Oral Radiol. 2013; 116(6):709-16.
9. Pakala R, Waksman R. Currently available methods for platelet function analysis: advantages and disadvantages. Cardiovasc Revasc Med. 2011; 12(5):312-22.
10. Harrison P, Lordkipanidzé M. Testing platelet function. Hematol Oncol Clin North Am. 2013; 27(3):411-41.
11. Janssen PW, ten Berg JM. Platelet function testing and tailored antiplatelet therapy. J Cardiovasc Transl Res. 2013; 6(3):316-28.
12. Pinto VV, Medeiros FB, Anderson L et al. Exodontia de dentes inclusos em paciente com fibrilação atrial e miocardiopatia dilatada em uso de anticoagulante oral. São Paulo. Revista da Pós-Graduação, Faculdade de Odontologia da USP. 2012; 19.
13. Medeiros FB, Rezende NPM, Franco JB et al. Quantification of bleeding during dental extraction in patients on dual antiplatelet therapy. Int J Oral Maxillofac Surg. 2017; 46:1151-7.

Luxação de articulação temporomandibular

1. Patel J, Nilesh K, Parkar MI et al. Clinical and radiological outcome of arthrocentesis followed by autologous blood injection for treatment of chronic recurrent temporomandibular joint dislocation. J Clin Exp Dent. 2017; 9(8):e962-9.
2. Freitas R. Tratado de cirurgia bucomaxilofacial. São Paulo: Santos; 2006. pp. 571-606.
3. Almeida VL, Vitorino NS, Nascimento ALO et al. Stability of treatments for recurrent temporomandibular joint luxation: a systematic review. Int J Oral Maxillofac Surg. 2016; 45:304-7.
4. Peterson LJ, Ellis E, Hupp JR et al. Princípios do tratamento de dentes impactados. In: Cirurgia oral e maxilofacial. 4. ed. Rio de Janeiro: Elsevier; 2005. pp. 199-201.
5. Candirli C, Yuce S, Cavus U et al. Autologous blood injection to the temporomandibular joint: magnetic resonance imaging findings. Imaging Science in Dentistry. 2012; 42(1):13-1.

Angina de Ludwig

1. Zanini FD, Stefani E, Santos JC et al. Angina de Ludwing: relato de caso e revisão do manejo terapêutico. Arquivos Catarinenses de Medicina. 2003; 32(4):21-3.
2. Gilio AE et. al. Urgências e emergências em pediatria geral. São Paulo: Atheneu, 2015.
3. Anthony WC, Stephen BC, Allyson B. Submandibular space infections (Ludwig's angina). UpToDate; 2015. Disponível em: www.uptodate.com/contents/submandibular-space-infections-ludwigs-angina.
4. Azenha MR, Lacerda SA, Bim AL et al. Celulite facial de origem odontogênica. Apresentação de 5 casos. Rev Cir Traumatol Buço-Maxilo-Fac. 2012; 12(3):41-8.
5. Barakate MS, Hemli JM, Jensen MJ et al. Ludwig's angina: report of a case and review of management issues. Ann Otol Rhinol Laryngol. 2001; 110(5 Pt 1):453-6.
6. Melo TAF, Rücker T, Carmo MPD et al. Ludwig's angina: diagnosis and treatment. RSBO. 2013; 10(2):172-5.
7. Candamourty R. et. al. Ludwig's angina – an emergency: a case report with literature review. J Nat Sci Biol Med. 2012; 3(2):206-8.
8. Busch RF, Shah D. Ludwing's angina: improved treatment. Otolaryngol Head Neck Surg. 1997; 117:S172-5.

Pericoronarite

1. Dataineh AB, Al QM. The predisposing factors of pericoronitis of mandibular third molars in a Jordanian population. Quintessence Int. 2003; 34(3):227-31.

2. Andrade ED, Rizzatti-Barbosa CM, Del Fiol FS et al. Terapêutica medicamentosa em odontologia. In: Andrade ED, Passeri LA, Moraes M (Eds.). Protocolos farmacológicos em cirurgia bucal. 2. ed. São Paulo: Artes Médicas; 2006. pp. 159-68.
3. Peterson LJ, Ellis E, Hupp JR et al. Princípios do tratamento de dentes impactados. In: Cirurgia oral e maxilofacial. 4. ed. Rio de Janeiro: Elsevier; 2005. pp. 199-201.

Alveolite

1. Reyes OM, Alvarez LM, Izquierdo MMZ. Alveolitis. Revisión de la literatura y actualización. Archivo Médico de Camagüey. 2003; 7(2).
2. Peterson LJ, Ellis E, Hupp JR et al. Prevenção e tratamento das complicações cirúrgicas. In: Cirurgia oral e maxilofacial. 4. ed. Rio de Janeiro: Elsevier; 2005.
3. Oliveira LB, Schmidt DB, Assis AF et al. Avaliação dos acidentes e complicações associados à exodontia dos terceiros molares. Rev Cir Traumatol Buco-Maxilo-Fac. 2006; 6(2):51-6.
4. Meyer ACA, Sá-Lima JR, Nascimento RD et al. Prevalência de alveolite após a exodontia de terceiros molares impactados. RPG Rev Pós Grad. 2011; 18(1):28-32.
5. Lagares DT, Figallo MA, Ruíz MM et al. Alveolitis seca. Actualización de conceptos. Med Oral Patol Oral Cir Bucal. 2005; 10:77-85.
6. Noroozi AR, Philbert R. Modern concepts in understanding and management of the "dry socket" syndrome: comprehensive review of the literature. Oral Surg Oral Med Oral Pathol Oral Radiol Endod. 2009; 107:30-5.
7. Adeyemo W. Etiology of dry socket: additional factors. J Oral Maxillofac Surg. 2004; 62(1):519-20.

8. Marzola C. Fundamentos de cirurgia e traumatologia bucomaxilofacial. São Paulo: BigForms; 2008.
9. Pereira ARH. Complicações infecciosas pós-extração dentária. [Dissertação]. Porto. Faculdade de Medicina Dentária da Universidade do Porto; 2010.

Osteomielite

1. Lew DP, Waldvogel FA. Osteomyelitis. Lancet. 2004; 364(9431):369-79.
2. Chattopadhyay PK, Nagori SA, Menon RP et al. Osteomyelitis of the mandibular condyle: a report of 2 cases with review of literature. J Oral Maxillofac Surg. 2017; 75(2):322-35.
3. Silva BSF, Bueno MR, Yamamoto-Silva FP et al. Differential diagnosis and clinical management of periapical radiopaque/hyperdense jawlesions. Braz Oral Res. 2017; 3:31-52.
4. Dym H, Zeidan J. Microbiology of acute and chronic osteomyelitis and antibiotic treatment. Dent Clin North Am. 2017; 61(2):271-82.

Fratura dentoalveolar

1. Brown CJ. The management of traumatically intruded permanent incisors in children. Dent Update. 2002; 29(1):38-44.
2. Mariane ES, Cavalcante LB, Coldebella CR et al. Urgências em traumatismos dentários: classificação, características e procedimentos. Rev Paul Pediatr. 2009; 27(4):447-51.
3. Percinoto C, Côrtes MIS, Bastos JV et al. Abordagem do traumatismo dentário – Capítulo 21. Manual de Referência Abo-Odontopediatria. 2009; 344-56.
4. Assunção LRS, Cunha RF, Ferelle A. Análise dos traumatismos e suas sequelas na dentição decídua. Pesquisa Brasileira de Odontopediatria e Clínica Integrada. 2007; 7(2):173-9.

Emergências Dermatológicas

CAPÍTULO 49

Carolina Reis Sgarbi Martins e Thaís Juliano Garcia Tosta

INTRODUÇÃO

Dentre as condições dermatológicas de maior gravidade, encontram-se alguns quadros de farmacodermia, que serão abordados neste capítulo. As farmacodermias são reações desencadeadas na pele, nos anexos cutâneos e/ou nas mucosas como consequência direta ou indireta do uso de medicamentos.

As reações medicamentosas adversas, em geral, são evitáveis e dose-dependentes, podendo ser subclassificadas em dois tipos:

- Tipo A: cerca de 80% dos casos considerados previsíveis e dose-dependentes

- Tipo B: imprevisíveis, não dose-dependentes e compreendem as reações de hipersensibilidade e as idiossincrásicas não imunes.

As reações medicamentosas adversas consideradas urgências dermatológicas são reunidas por meio do acrônimo SCAR (do inglês, *severe cutaneous adverse reactions*), sendo incluídas nesse grupo a síndrome de Stevens-Johnson (SSJ), a necrólise epidérmica tóxica (NET) e a síndrome de hipersensibilidade a fármacos (DRESS, *drug rash with eosinophylia and systemic symptoms*).

Seção 1
Síndrome de Stevens-Johnson e Necrólise Epidérmica Tóxica

DEFINIÇÃO E ETIOLOGIA

Atualmente, a SSJ e a NET são consideradas espectros de gravidade da mesma doença, ambas de etiologia medicamentosa. A diferenciação entre elas se dá principalmente pela porcentagem da superfície corporal envolvida (Figura 49.1). Outras características estão apresentadas na Tabela 49.1.

QUADRO CLÍNICO | EXAME FÍSICO

Febre, ardência ocular e/ou odinofagia podem preceder as manifestações cutâneas da NET e da SSJ em 1 a 3 dias.

Inicialmente as lesões surgem no tronco, evoluindo para pescoço, face e parte proximal dos membros superiores. Porções distais dos braços e das pernas tendem a ser relativamente poupadas; no entanto, a região palmoplantar pode ser precocemente envolvida.

Cerca de 90% dos pacientes apresentam eritema e erosões das mucosas bucal, ocular e genital. Fotofobia e disúria são queixas comuns.

O epitélio do sistema respiratório está envolvido em 25% dos pacientes com NET, e podem ocorrer lesões gastrintestinais (p. ex., esofagite, diarreia).

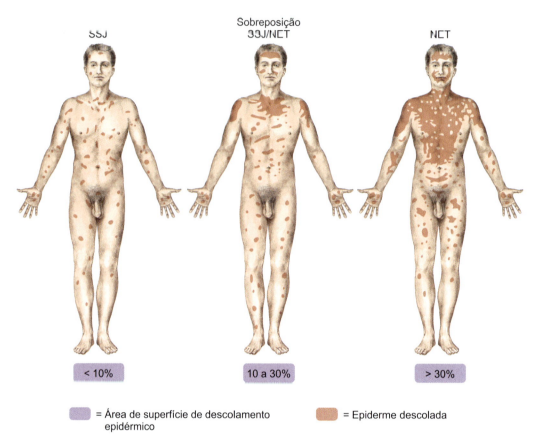

Figura 49.1 Espectro da doença com base no descolamento da área de superfície corporal. SSJ: síndrome de Stevens-Johnson; NET: necrólise epidérmica tóxica.

Tabela 49.1 Distinção entre aspectos clínicos da síndrome de Stevens-Johnson (SSJ) e da necrólise epidérmica tóxica (NET).

Entidade clínica	SSJ	SSJ/NET (sobreposição)	NET
Lesões principais	Lesões acinzentadas e/ou eritematosas acinzentadas Lesões em alvo achatadas típicas	Lesões acinzentadas e/ou eritematosas acinzentadas Lesões em alvo achatadas típicas	Lesões eritematosas acinzentadas Lesões em alvo achatadas típicas Placas eritematosas mal delimitadas Desprendimento epidérmico espontâneo ou por fricção
Sintomas sistêmicos	Usualmente	Sempre	Sempre
Distribuição de lesões	Confluência em face (+) e tronco	Confluência em face (++) e tronco	Confluência em face (+++), tronco e vários outros locais
	Isoladas	Isoladas	Raramente isoladas
Superfície corporal envolvida	Até 10%	10 a 30%	> 30%
Envolvimento mucoso	Sim	Sim	Sim
Principais medicações envolvidas	Alopurinol, aminopenicilinas, amitiozona (tioacetazona), barbitúricos, carbamazepina, antiepiléticos à base de fenitoína, clormezanona, antirretrovirais, lamotrigina, fenilbutazona, piroxicam, sulfadiazina, sulfadoxina, sulfassalazina, sulfametoxazol-trimetoprima		

As lesões de pele costumam ser sensíveis, e as erosões de mucosas são muito dolorosas. Manifestações sistêmicas adicionais incluem febre, linfadenopatia, hepatite e citopenia.

MORFOLOGIA DAS LESÕES

As lesões apresentam-se, inicialmente, como máculas eritematosas acinzentadas ou purpúricas de tamanho e formato irregulares, com tendência a coalescer. Nesse estágio, e caso haja envolvimento de mucosas, o risco de uma rápida progressão para SSJ ou NET deve ser fortemente suspeitado.

Na ausência de desprendimento epidérmico espontâneo, o sinal de Nikolsky deve ser realizado exercendo-se pressão mecânica tangencial com um dedo sobre várias zonas eritematosas. Esse sinal é considerado positivo se a separação dermoepidérmica for induzida.

À medida que o envolvimento epidérmico progride em direção à necrose de espessura completa, as lesões adquirem uma tonalidade acinzentada característica. Esse processo pode levar horas ou vários dias.

A epiderme necrótica, em seguida, descola-se da derme subjacente, e um fluido preenche o espaço entre a derme e a epiderme, dando origem a bolhas.

A bolha da SSJ e da NET é flácida, de fácil rompimento e pode se estender para os lados com uma leve pressão do polegar, por meio do deslocamento da epiderme necrótica lateralmente (sinal de Asboe-Hansen). Bolhas tensas são vistas apenas nas superfícies palmoplantares, onde a epiderme é mais espessa e, consequentemente, mais resistente a um trauma leve.

A pele é comparada ao papel de cigarro molhado, como se tivesse sido puxada, frequentemente revelando grandes áreas de derme desnuda e em sangramento, a qual é referida como se tivesse escaldada (Figura 49.2). Esses pacientes, portanto, devem ser manipulados com extremo cuidado.

O principal fator prognóstico é a extensão da necrólise, por isso o paciente deve ser cuidadosamente e corretamente avaliado após sua admissão. As medições das áreas acometidas devem incluir a epiderme descolada e

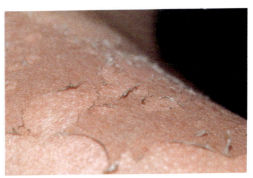

Figura 49.2 Morfologia das lesões na SSJ e NET.

destacável (Nikolsky positivo), e não áreas puramente eritematosas.

PROGNÓSTICO

A SSJ e a NET apresentam mortalidade que varia de 1 a 5% e 25 a 30%, respectivamente. Septicemia e falência de múltiplos órgãos são as principais causas de morte.

O prognóstico pode ser estimado por meio do escore SCORTEN (*Severity Illness Score for Toxic Epidermal Necrolysis*), utilizado para avaliar a gravidade da NET. A partir dele, o risco de vida é estimado com base em fatores de risco independentes. A cada parâmetro identificado atribui-se um ponto. A mortalidade pode ser estimada mediante a soma dos pontos, conforme mostrado na Tabela 49.2.

Tabela 49.2 SCORTEN | Escore de avaliação da gravidade da necrólise epidérmica tóxica.

Fatores prognósticos	Parâmetros	Soma dos pontos e mortalidade estimada
Idade	≥ 40 anos	–
Frequência cardíaca	≥ 120 bpm	0 a 1 ponto = 3,2%
Malignidade	Sim = 1 ponto; não = 0 ponto	2 pontos = 12,2%
Superfície corporal acometida	> 10%	3 pontos = 35,5%
Ureia nitrogenada sérica	> 28 mg/dℓ ou > 10 mmol/ℓ	4 pontos = 58,3%
Bicarbonato sérico	< 20 mEq/ℓ	≥ 5 = 90,0%
Glicemia	> 14 mmol/ℓ ou > 252 mg/dℓ	–

ABORDAGEM E CONDUÇÃO CLÍNICA

O paciente com SSJ ou NET deve ser admitido em unidade de queimados ou unidade de terapia intensiva, e a abordagem é sempre multidisciplinar. A Figura 49.3 mostra de maneira sistemática como deve ser a abordagem e a condução clínica do paciente com SSJ e NET.

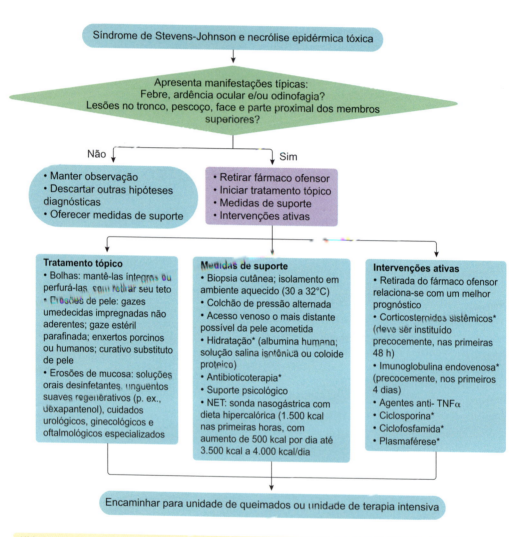

Figura 49.3 Abordagem e a condução clínica do paciente com SSJ e NET.

Seção 2
Síndrome de Hipersensibilidade a Fármacos (DRESS)

DEFINIÇÃO

Rara reação medicamentosa adversa, grave e potencialmente fatal, que acomete pele, mucosas e órgãos internos.

ETIOLOGIA

A patogênese não é completamente conhecida. A seguir, são descritas teorias que, provavelmente, interagem entre si:

- Teoria metabólica: mutação em genes que codificam enzimas envolvidas no processo de destoxificação dos fármacos. Consequentemente, o acúmulo da substância e de seus metabólitos interage com proteínas do hospedeiro, desencadeando respostas imunológicas anormais (autoimunidade, reativação de vírus latente)
- Teoria genética: antígenos humanos leucocitários (HLA) que podem interagir com certas substâncias, formando verdadeiros haptenos, os quais são apresentados ao sistema imunológico
- Teorias imunológicas:
  - Reação de hipersensibilidade tardia
  - Diminuição de células B e de imunoglobulinas séricas: imunossupressão e reativação viral
  - Células T de memória que reagem de forma cruzada com vírus e outras substâncias
- Teoria viral:
  - Células T ativadas por mecanismo de hipersensibilidade induzem reativação de vírus latente
  - Reativação viral estimula células T, que reagem de forma cruzada com a substância.

Frequentemente, na síndrome DRESS, ocorre reativação de vírus da família herpes, como herpes-vírus humano (HHV)-6, HHV-7, vírus Epstein-Barr (EBV), citomegalovírus (CMV). Essa reativação está relacionada com a persistência e, eventualmente, com o agravamento do quadro, mesmo após retirada da substância suspeita.

Os principais fármacos relacionados são:

- Anticonvulsivantes: carbamazepina, lamotrigina, fenobarbital, fenitoína, ácido valproico, zonisamida, levetiracetam
- Antimicrobianos: ampicilina, amicacina, cefotaxima, dapsona, etambutol, isoniazida, linezolida, metronidazol, minociclina, pirazinamida, quinina, rifampicina, sulfassalazina, estreptomicina, sulfametoxazol-trimetoprima, vancomicina
- Antivirais: abacavir, nevirapina, zalcitabina, tenofovir, raltegravir, telaprevir
- Antidepressivos: bupropiona, fluoxetina
- Anti-hipertensivos: anlodipino, captopril
- Agentes biológicos: efalizumabe, imatinibe, vemurafenibe
- Anti-inflamatórios não esteroides: celecoxibe, ibuprofeno, hidroxicloroquina
- Outros: alopurinol, alfaepoetina, mexiletina, ranitidina, ácido acetilsalicílico, atorvastatina.

QUADRO CLÍNICO | EXAME FÍSICO

A síndrome instala-se, geralmente, após 2 meses do início da administração da substância, sendo mais comum entre 2 e 6 semanas. Os pacientes podem apresentar pródromos inespecíficos, e os primeiros achados são febre e *rash* cutâneo. As principais manifestações clínicas estão descritas a seguir.

➤ Febre. Alta, de 38 a 40°C. Acomete 90 a 100% dos pacientes.

➤ Erupção cutânea. Morbiliforme, na maioria das vezes. Inicialmente na face, na parte superior do tronco e nas extremidades superiores, com posterior progressão para os membros inferiores. Pode evoluir para eritrodermia. Edema facial, com acentuação periorbitária e mediofacial. Podem ser intenso, quando deve ser diferenciado de angioedema. Podem ocorrer mucosite e queilite. A erupção pode ser, com menor frequência, escarlatiniforme, vesicobolhosa, pustulosa, com lesões em alvo. Com a progressão do quadro, o *rash* torna-se infiltrado, com acentuação folicular, e purpúrico. Durante a resolução, ocorre descamação.

> Linfadenopatia. Ocorre em 75% dos casos, geralmente generalizada, dolorosa, com comprometimento das cadeias cervicais, axilares e inguinais. Ao exame histopatológico, pode ter aspecto benigno ou simular linfoma maligno.

> Alterações hematológicas. Leucocitose, eosinofilia (30% dos casos) e linfócitos atípicos similares à mononucleose infecciosa. Leucopenia e linfopenia podem preceder o quadro clínico. Síndrome hemofagocítica é rara. Ocorrem leucopenia, plaquetopenia e aumento de desidrogenase láctica. A biopsia de medula óssea revela grande número de macrófagos e figuras hemofagocíticas.

> Hepatite. De gravidade variável, desde hepatomegalia, alteração assintomática das transaminases hepáticas até necrose e falência hepática. É o principal acometimento de órgão interno e a principal causa de morte. Ocorre em 50 a 60% dos pacientes.

> Envolvimento de múltiplos órgãos. A eosinofilia intensa pode causar infiltração de órgãos internos, com prejuízo funcional e potencialmente fatal. Infiltrados pulmonares, miocardite, pericardite, nefrite intersticial, meningite, encefalite, tireoidite e colite.

EXAMES COMPLEMENTARES

A avaliação laboratorial preconizada ocorre nas situações descritas a seguir:

> Na admissão. Hemograma completo; transaminase glutâmica oxalacética e transaminase glutâmica pirúvica; bilirrubina total e frações; gamaglutamil transpeptidase; fosfatase alcalina; sódio; potássio; creatinina; proteinúria de 24 h e pesquisa de eosinófilos na urina; creatinofosfoquinase; desidrogenase láctica; ferritina; triglicerídeos; cálcio; paratormônio; glicemia; tempo de protrombina; tempo de tromboplastina parcial ativado; lipase; eletroforese de proteínas; exame de proteína C reativa quantitativo para HHV-6, EBV, CMV; fator antinuclear; hemoculturas.

> Seguimento (2 vezes/semana). Hemograma completo, transaminase glutâmica oxalacética e transaminase glutâmica pirúvica; creatinina; desidrogenase láctica. Demais exames de acordo com os exames iniciais, procedendo a investigação e monitoração.

> Seguimento evolutivo. Exame de proteína C reativa quantitativo para HHV-6, EBV, CMV; hemograma completo; transaminase glutâmica oxalacética e transaminase glutâmica pirúvica; fosfatase alcalina; creatinina; desidrogenase láctica; ferritina; triglicerídeos.

CRITÉRIOS DIAGNÓSTICOS

A síndrome DRESS costuma instalar-se de maneira incompleta, o que dificulta a diagnose. Por isso, o diagnóstico precoce e a imediata retirada da substância suspeita são determinantes para o prognóstico do paciente.

O diagnóstico da síndrome DRESS baseia-se em alguns critérios. Os critérios determinados pelo Grupo de Consenso Japonês são:

- Erupção maculopapular após 3 semanas da introdução de um grupo conhecido de substâncias
- Persistência dos achados clínicos após retirada da substância
- Febre acima de 38°C
- Alterações hepáticas (transaminase glutâmica pirúvica > 100 U/ℓ ou outro envolvimento de órgão interno, como rim)
- Alterações dos leucócitos (uma ou mais):
  - Leucocitose > 11.000 mm^3
  - Linfocitose atípica (> 5%)
  - Eosinofilia > 1.500/mm^3
- Linfadenopatia
- Reativação de HHV-6 (elevação dos títulos de imunoglobulina G anti-HHV-6).

O diagnóstico é definido como.

- DRESS típica quando os 7 critérios são identificados
- DRESS atípica quando 5 dos 7 critérios são identificados.

DIAGNÓSTICO DIFERENCIAL

Os principais diagnósticos diferenciais são:

- Exantemas infecciosos
- Outras causas de eritrodermia
- Eritema polimorfo extenso, quando há lesões em alvo

- Lúpus eritematoso sistêmico
- Síndrome da pele escaldada estafilocócica
- Linfadenopatia angioimunoblástica
- Outras farmacodermias, como SSJ e NET
- Pustulose exantemática aguda generalizada, em caso de pústulas
- Síndrome de Churg-Strauss, granulomatose de Wegener e poliarterite nodosa
- Doença de Kawasaki
- Infecções: soroconversão do HIV, hepatite A, hepatite B, EBV, CMV, HHV-6, *influenza*
- Linfoma, pseudolinfoma, síndrome hipereosinofílica idiopática

ABORDAGEM E CONDUÇÃO CLÍNICA

O paciente deve receber tratamento de suporte e monitorização adequados, e a substância suspeita deve ser prontamente suspensa.

O tratamento baseia-se em corticoterapia precoce, com prednisona 1 mg/kg/dia ou equivalente. Após melhora clínica e laboratorial, a dose deve ser paulatinamente reduzida durante o período de 3 a 6 meses.

Em caso de ausência de melhora, progressão do quadro ou acometimento visceral, está indicada metilprednisolona intravenosa, 30 mg/kg por 3 dias.

Nos casos não responsivos aos corticosteroides ou nos que há necessidade de poupá-los, imunoglobulina intravenosa pode ser usada como adjuvante, na dose de 1 g/dia por 2 dias.

Nos casos graves e com confirmação de reativação viral, associa-se o ganciclovir (2 g/kg fracionado em 2 dias) ao tratamento descrito anteriormente.

A abordagem e a condução clínica estão sistematizadas na Figura 49.4 e a terapêutica encontra-se resumida na Tabela 49.4.

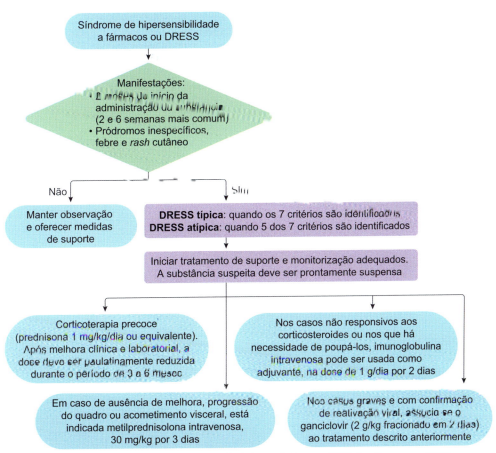

Figura 49.4 Abordagem e condução clínica da síndrome de hipersensibilidade a fármacos ou DRESS.

Tabela 49.4 Abordagem e condução clínica da síndrome de hipersensibilidade a fármacos ou DRESS.

Gravidade	Abordagem
Ausência de sinais de gravidade	Corticosteroides tópicos de alta potência, emolientes, anti-histamínicos H1
Sinais de gravidade (transaminases > 5 ×, insuficiência renal, pneumopatia, hemofagocitose, cardiopatia etc.)	Prednisona 1 mg/kg/dia ou equivalente Avaliação multidisciplinar
Risco de vida (hemofagocitose com insuficiência medular, encefalite, hepatite grave, insuficiência respiratória)	Corticosteroide geralmente associado a imunoglobulina IV 2 g/kg fracionada em 5 dias Avaliação multidisciplinar
Sinais de gravidade + confirmação de reativação viral relevante	Corticoterapia associada a antiviral (ganciclovir) e/ou imunoglobulina IV

IV: via intravenosa.

BIBLIOGRAFIA

Comparin C, Hans-Filho G, Takita LC et al. Treatment of toxic epidermal necrolysis with intravenous immunoglobulin: a series of three cases. An Bras Dermatol. 2012; 87:477-81.

Criado PR, Criado RFJ. Reações adversas às drogas: o espectro dermatológico na prática clínica. Barueri: Manole; 2014.

Criado RFJ, Criado PR, Vasconcelos C. Severe cutaneous adverse drug reactions: definition, alert signs and treatment. Rev Bras Alerg Imunopatol. 2003; 26:110-10.

Kardaun SH, Sidorof FA, Valeyrie-Allanore L et al. Variability in the clinical pattern of cutaneous side-effects of drugs with systemic symptoms: does a DRESS syndrome really exist? Br J Dermatol. 2007; 156:575-612.

Kumar R, Das A, Das S. Management of Stevens-Johnson syndrome-toxic epidermal necrolysis: Looking beyond guidelines! Indian J Dermatol. 2018; 63:117-24.

Ocampo-Garza J, Ocampo-Garza SS, Martínez-Villarreal JD et al. Reacción por drogas con eosinofilia y síntomas sistémicos (síndrome de DRESS). Estudio retrospectivo de nueve casos. Rev Méd Chile. 2015; 143:577-83.

Peyrière H, Dereure O, Breton H et al. Variability in the clinical pattern of cutaneous side-effects of drugs with systemic symptoms: does a DRESS syndrome really exist? Br J Dermatol. 2006; 155:422-8.

Shiohara T, Iijima M, Ikezawa Z et al. The diagnosis of a DRESS syndrome has been sufficiently established on the basis of typical clinical features and viral reactivations. Br J Dermatol. 2007; 156:1083-4.

Emergências Psiquiátricas

CAPÍTULO 50

Luis Felipe de Oliveira Costa

DEFINIÇÃO

Emergências psiquiátricas são alterações agudas de pensamento, afetivas, comportamentais ou interpessoais que demandam intervenção médica imediata. De modo geral, há risco de desorganização psíquica, agressividade (auto ou heterodirigida) e perda de autonomia e crítica.

ETIOLOGIA

- Intoxicação ou abstinência de álcool etílico, cocaína, benzodiazepínicos e outras substâncias
- Depressão unipolar grave, com ideação suicida
- Mania psicótica ou quadro de episódio misto grave (transtorno afetivo bipolar [TAB] tipo I)
- Síndromes fóbico-ansiosas
- Transtornos de personalidade (*borderline*, histriônico etc.)
- Psicoses primárias (esquizofrenia paranoide)
- Oligofrenias
- Síndromes catatônicas.

QUADRO CLÍNICO | EXAME FÍSICO

A anamnese deve ser dirigida e rápida (incluindo sinais vitais) a fim de estabelecer um diagnóstico preliminar e a respectiva terapêutica e, desse modo, controlar o quadro clínico que levou o paciente a buscar atendimento. Isso evita riscos desnecessários.

Agressividade, desorganização e agitação estão entre os sintomas mais comuns que levam à procura por atendimento e devem ser considerados para o início imediato da terapêutica.

EXAMES COMPLEMENTARES

Hemograma completo, urina tipo I (elementos anormais do sedimento), glicemia de jejum, sódio, cálcio e potássio, ureia e creatinina, transaminase glutâmico-oxalacética e transaminase glutâmico-pirúvica (TGO/TGP) tempo de

Atenção

- Cautela com os diagnósticos diferenciais: organicidade é um aspecto a ser descartado obrigatoriamente antes de se considerar doença mental primária
- De cada 100 pacientes com depressão, cerca de 15 cometem suicídio. Sempre questione o indivíduo a respeito de ideias de morte ou ideação suicida
- A avaliação inicial deve preparar os pacientes psiquiátricos para adequado seguimento longitudinal, em local apropriado
- É preciso manter sempre uma atitude de respeito e acolhimento no trato verbal com o indivíduo. Apenas um membro da equipe deve liderar a ação
- O objetivo das intervenções e contenções químicas é a remissão do quadro original. Evitar sedação excessiva e outros efeitos adversos ao seguir os protocolos corretos. Orientar os acompanhantes sobre os procedimentos
- O médico deve estar presente durante todos os procedimentos, especialmente aqueles que envolvem contenção física
- A contenção é sempre o último recurso. É importante identificar o que acalma o paciente
- Mínimo de cinco pessoas da equipe para realização de contenções mecânicas: uma para cada membro e cabeça. Usar máscara e óculos de proteção
- Evitar contenções mecânicas prolongadas: isso aumenta riscos de trombose venosa profunda, lesões de plexo braquial, trauma emocional do paciente etc.

protrombina e tempo de tromboplastina parcial ativado (TP e TTPA), hormônio tireoestimulante (TSH), fator antinuclear, sorologia para HIV, VDRL. Quando há início súbito ou rebaixamento de consciência, deve ser realizada tomografia computadorizada ou ressonância magnética de cabeça. Punção lombar com exame do líquido cerebrospinal, se necessário.

DIAGNÓSTICO DIFERENCIAL

- Doenças infecciosas: infecção por HIV, neurossífilis, neurocisticercose, toxoplasmose, encefalites
- Doenças autoimunes: encefalite, lúpus eritematoso sistêmico, síndromes paraneoplásicas
- Doenças endócrino-metabólicas: hiper e hipotireoidismo, síndrome de Cushing, insulinoma, feocromocitoma, porfiria, doença de Tay-Sachs, doença de Niemann-Pick
- Intoxicação exógena: solventes, medicamentos, inseticidas
- Doenças neurológicas: traumatismo cranioencefálico, epilepsia, doenças desmielinizantes, tumores cerebrais, demência
- *Delirium*.

ABORDAGEM E CONDUÇÃO CLÍNICA

A Figura 50.1 apresenta o fluxograma de tomada de decisão em caso de emergência psiquiátrica.

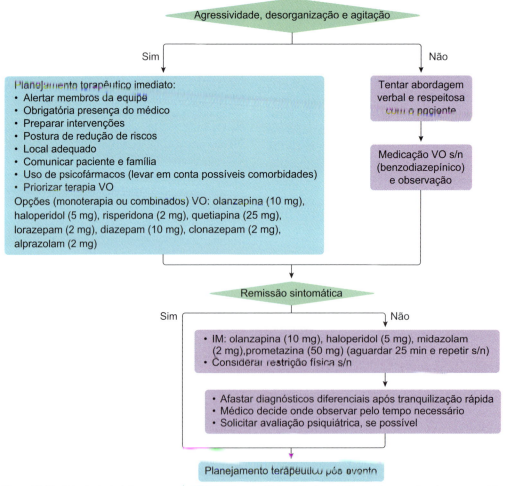

Figura 50.1 Sequência de decisões em caso de emergência psiquiátrica. VO: via oral; IM: via intramuscular; s/n: se necessário.

BIBLIOGRAFIA

Barros REM, Tung TC, Mari JJ. Serviços de emergência psiquiátrica e suas relações com a rede de saúde mental Brasileira. Rev Bras Psiquiatr. 2010; 32:S71-7.

Del-Ben CM, Sponholz-Junior A, Mantovani C et al. Emergências psiquiátricas: manejo de agitação psicomotora e avaliação de risco suicida. Medicina (Ribeirão Preto). 2017; 50(Suppl 1):98-112.

Gouvea ES, Noto C, Bonadia B et al. Primeiro episódio psicótico: atendimento de emergência. Rev Debates Psiquiatr. 2014; 16-23.

Kaplan HL, Sadock BJ. Medicina psiquiátrica de emergência. Porto Alegre; Artes Médicas; 1995.

Mochcovitch MD, Baczynski TP, Chagas MHC et al. Associação Brasileira de Psiquiatria. Primeiro episódio psicótico (PEP): diagnóstico e diagnóstico diferencial. Projeto Diretrizes; 2012.

Scivoletto S, Boarati MA, Turkiewitz G. Emergências psiquiátricas na infância e adolescência. Rev Bras Psiquiatr. 2010; 32(Suppl 2):S112-20.

CAPÍTULO 51

Emergências Pediátricas

Patricia Miranda do Lago e Gabriela Fontanella Biondo

INTRODUÇÃO

Na população pediátrica, reconhecer sinais e sintomas que evidenciam gravidade é de suma importância no manejo e no prognóstico. O atendimento precoce pode evitar a evolução da enfermidade para parada cardiorrespiratória, choque, insuficiência de órgãos, danos neurológicos ou piora das doenças de base. Para isso, o médico da emergência deve estar capacitado para atender emergências pediátricas tanto em hospitais infantis como em unidades básicas de saúde, ou mesmo em hospitais de atendimento adulto, uma vez que as emergências pediátricas são imprevisíveis.[1,2]

Em Medicina de Emergência pediátrica, a estabilização do paciente precede o diagnóstico, adotando-se uma abordagem de resolução de problemas. Portanto, é essencial dispor de uma ferramenta que possibilite uma rápida avaliação inicial e a identificação do problema a ser resolvido. No entanto, a avaliação inicial de uma criança gravemente doente ou ferida costuma ser difícil até mesmo para médicos experientes.[2]

Durante a avaliação inicial do paciente pediátrico no setor de emergência, deve-se obter a história com os responsáveis, o que constitui um dos desafios no atendimento pediátrico. Como muitas vezes o paciente ainda não fala, fatos importantes da história podem ter ocorrido enquanto a criança estava longe de seus cuidadores e esses detalhes acabam não sendo informados, por desconhecimento do ocorrido.[2]

Tome-se como exemplo uma criança que chega ao setor de emergência com dispneia súbita. Os pais relatam que ela estava na escola até 30 minutos atrás e que, quando a pegaram, notaram que a respiração estava diferente, mas a professora não comentou nada. Poderia ser uma crise asmática? Ingestão de corpo estranho? Anafilaxia? Para elucidar o caso, seria importante saber, por exemplo, se a criança estava brincando com um carrinho e foi percebida a falta de uma roda ou se no horário da alimentação as crianças compartilharam o lanche e este paciente comeu algo ao qual é alérgico.[2]

PACIENTES ENCAMINHADOS À EMERGÊNCIA

Algumas situações são potencialmente graves nos pacientes pediátricos e demandam avaliação médica imediata. As principais são:[1]

- Recusa alimentar (criança que não consegue beber ou mamar)
- Vômito significativo
- Convulsão ou apneia
- Frequência cardíaca alta ou baixa
- Letargia ou inconsciência
- Respiração rápida (acima de 60 movimentos respiratórios por minuto)
- Febre ou hipotermia (temperatura axilar maior que 37,8°C ou menor que 35,5°C)
- Uso de musculatura acessória para respirar ou batimentos de asas do nariz
- Cianose generalizada ou palidez significativa
- Gemidos
- Fontanela abaulada

Nestes casos, os médicos devem avaliar o mais rapidamente possível a gravidade e definir a terapêutica a ser instituída.

AVALIAÇÃO INICIAL

É importante que todos os médicos sejam capacitados para atender pacientes pediátricos. Em 2010, o Centers for Disease Control and Prevention (CDC) divulgou dados mostrando que nos EUA foram realizados 129 milhões de atendimentos em emergência, sendo 25 milhões deles pacientes pediátricos. Por isso, vale reiterar que não só os pediatras precisam estar preparados. Os principais desafios nesse atendimento são, ao mesmo tempo, obter a história, realizar exame físico e determinar se alguma intervenção deve ser iniciada imediatamente.[a]

A avaliação começa com investigação do estado de consciência. Uma criança alienada ao ambiente, sem observá-lo e previamente hígida é um sinal de alerta. Também é preocupante quando o paciente está sonolento, letárgico ou exageradamente agitado.[3]

A função respiratória deve ser avaliada assim que a criança chega à emergência. Frequência respiratória aumentada, grau de esforço, coloração pálida ou arroxeada da pele e saturação baixa identificam um paciente de risco. Estridor ou sibilos sugerem obstrução de vias aéreas.

A temperatura também deve ser avaliada logo de início. Febre elevada pode sinalizar sepse grave. Como bebês muito pequenos e recém-nascidos têm imunidade ainda precária, qualquer alteração da temperatura corporal nesses casos pode identificar gravidade.

HISTÓRIA

A história descrita pelos cuidadores direciona o médico em relação à urgência do atendimento. É importante identificar o que ocasionou a preocupação da família e originou a consulta. O passado da criança também deve ser valorizado.

Perguntas sobre doenças anteriores, internações prévias, alergias e calendário vacinal são fundamentais. Também é importante saber se outros membros da família apresentam sintomas semelhantes ou doenças graves. Quando os pais não são confiáveis ou não convivem com a criança, outros familiares devem ser contatados.

A revisão prévia do prontuário também é importante, o que é facilitado em instituições que dispõem de prontuários digitalizados. O médico de emergência deve comparar a história atual com os diagnósticos médicos no prontuário e esclarecer algumas dúvidas.

EXAME FÍSICO PRIMÁRIO

O exame físico da criança é diferente do adulto porque dificilmente segue uma ordem. Muitas vezes é necessário examinar a criança no colo da mãe, indo direto ao local da queixa ou deixando por último os locais mais dolorosos, como ouvidos, por exemplo. Algumas vezes é melhor realizar ausculta ou palpação abdominal quando a criança ainda está sonolenta.

Crianças pequenas são mais difíceis de examinar, necessitando de uma relação de confiança com o médico. Alterações na ausculta pulmonar e cardíaca são fundamentais para se identificarem os casos potencialmente graves. Testes neurológicos simples podem identificar sinais de localização, meningismo e alterações de sensório. Em situações de suspeita de abuso, o exame geniturinário é importante para completar a avaliação.

Em resumo, o exame físico da criança demanda conhecimento, habilidade e paciência. Cada condição clínica necessita de uma abordagem específica, que repercute na definição do tratamento e na evolução desse paciente.

EXAME FÍSICO SECUNDÁRIO

O exame secundário só deve ser iniciado após o término do exame primário e o tratamento das lesões, para que haja condições para uma análise mais pormenorizada. Dessa investigação detalhada podem ser solicitados exames subsidiários para a identificação de lesões que possam vir a ser suspeitas.[3]

É importante salientar que o exame secundário não deve retardar o tratamento específico, uma vez diagnosticada uma eventual lesão. O exame secundário deve ser completado assim que a abordagem terapêutica possibilitar.

SISTEMATIZAÇÃO DO ATENDIMENTO PEDIÁTRICO

No atendimento de emergência, o médico deve simultaneamente obter uma história sucinta, avaliar se o paciente precisa de intervenção imediata ou se o tratamento pode esperar.[3-5]

A fim de sistematizar o atendimento, pode-se fazer uso das seguintes abordagens:

- Avaliação inicial (ou triângulo de avaliação pediátrica)
- Avaliação primária (ou ABCDE, descrita adiante).

Triângulo de avaliação pediátrica

Em 2000, a American Academy of Pediatrics (AAP) publicou o primeiro programa educacional pediátrico para prestadores de serviços médicos pré-hospitalares nos EUA, elaborando uma ferramenta de avaliação rápida, chamada de triângulo de avaliação pediátrica. Essa ferramenta de diagnóstico busca ajudar o prestador de serviços médicos a articular formalmente uma impressão geral da criança, a estabelecer a gravidade da apresentação e a categoria da fisiopatologia, e determinar o tipo e a urgência da intervenção. O triângulo de avaliação pediátrica resume, de algum modo, os achados instintivos e promove a comunicação consistente entre os profissionais de saúde sobre o estado fisiológico da criança.

Essa ferramenta foi desenvolvida para identificar os casos de risco à vida e priorizar a necessidade de cuidados com base na condição do paciente. Trata-se de uma avaliação rápida que não requer o contato físico com o paciente e que categoriza esse paciente com base em sua gravidade a partir do reconhecimento de padrões. Os três componentes que integram o triângulo de avaliação pediátrica são: aparência, esforço respiratório e circulação.

➤ Aparência. A avaliação da aparência é fundamental em pacientes pediátricos, devendo-se avaliar de modo ágil o estado do sistema nervoso e a interação do paciente com seu ambiente. O foco da avaliação depende da idade e das habilidades já adquiridas pelo paciente (Tabela 51.1).

Tabela 51.1 Avaliação da aparência de pacientes pediátricos.

Tônus
Tônus normal, flacidez, ausência de movimentos, resistência à avaliação, postura, consegue sentar-se

Interação com o ambiente
Quão alerta é o paciente? Ele tenta segurar ou brincar com objetos quando está sendo examinado? Como ele reage a estímulos ambientais? Não reage ao exame físico?

Consolabilidade
Quanto ele se consola com o cuidador? Ele permanece irritado apesar do cuidado do cuidador?

Olhar
Ele consegue fixar o olhar? O paciente olha para seu interlocutor quando este fala com ele? Seu olhar é vago?

Choro/fala
O choro do paciente é desproporcional à situação? É forte, fraco ou ele apenas geme? Seu discurso é ininteligível?

➤ Esforço respiratório. O esforço respiratório reflete a tentativa da criança de compensar as deficiências na oxigenação e na ventilação. Na avaliação, observam-se os movimentos e ouvem-se os sons que acompanham a respiração. É preciso atentar a respiração ruidosa, estridor, respiração ofegante e sibilos. Deve-se observar se o paciente escolhe livremente a posição em que quer ficar (posição do tripé, posição olfatória ou rejeição da posição supina), e se apresenta batimento de asa nasal, retrações furculares e intercostais.

➤ Circulação. A circulação anormal costuma sugerir um problema hemodinâmico. É preciso observar se a pele tem coloração normal, palidez, cianose.

O triângulo de avaliação pediátrica foi incorporado como instrumento essencial na avaliação de crianças doentes, em diferentes cursos de apoio de vida, apesar de ainda haver poucos registros sobre a sua eficácia. No entanto, já foi demonstrada sua utilidade na avaliação de pacientes pediátricos no atendimento pré-hospitalar e na tomada de decisões de transporte.

No departamento de emergência, essa ferramenta é de auxílio na identificação e na triagem das crianças que necessitam de tratamento mais urgente. Estudos recentes avaliaram e comprovaram sua eficácia também na identificação de pacientes com doenças de saúde mais graves e que são eventualmente internados no hospital.

Há poucos registros na literatura sobre o desempenho do triângulo de avaliação pediátrica feitos por pediatras ou médicos de emergência na avaliação inicial no departamento de emergência. De todo modo, essa ferramenta está se difundindo rapidamente em todo o mundo, e sua aplicabilidade clínica é muito promissora.

ABCDE

Nesta etapa da avaliação, o médico examinador toca o paciente e faz uso de procedimentos instrumentais auxiliares, tais como: oximetria de pulso, ausculta pulmonar e cardíaca, e medição da pressão arterial. A prioridade é a sistematização para tentar resolver o problema, e, embora uma equipe possa abordar várias seções de uma só vez, os problemas encontrados devem sempre ser resolvidos na ordem estabelecida para a avaliação.[6,7]

A | Vias aéreas

A prioridade é verificar a permeabilidade das vias aéreas e se elas podem ou não ser mantidas. Para uma avaliação rápida da permeabilidade das vias aéreas, é preciso observar se há movimento do tórax ou abdome, e se há ruídos como estridor, roncos ou estertores.

As manobras realizadas podem variar de acordo com o posicionamento da cabeça pela própria criança a fim de encontrar uma posição confortável para criação cirúrgica de uma via aérea, em caso do bloqueio total. Se houver obstrução das vias aéreas, pode-se elevar o queixo e inclinar a cabeça desde que não haja suspeita de lesão em coluna cervical. Os lactentes demandam atenção especial, pois têm a cabeça desproporcionalmente maior que o corpo e, por isso, devem-se colocar coxins na região escapular a fim de manter uma posição neutra.

B | Respiração

É necessário garantir que a ventilação do paciente seja eficaz e adequada. Um sistema prático para avaliar e agir em caso de instabilidade da ventilação é considerar o seguinte:

- O paciente está respirando? Quantos movimentos respiratórios por minuto ele tem (Tabela 51.2)?
- Ele respira com dificuldade? Como é a ausculta pulmonar? Quão eficaz é a respiração dele?

A oximetria de pulso é uma ferramenta útil, capaz de indicar, indiretamente, se há hipoxemia com base na porcentagem de saturação de oxi-hemoglobina.

Lesões ameaçadoras da vida, como pneumotórax, podem ser identificadas nessa etapa no momento em que se ausculta o paciente e são identificados murmúrios abolidos unilateralmente (desvio de traqueia), sendo necessário instalar um dreno no segundo espaço intercostal até o tratamento definitivo.

C | Circulação

Depois de avaliar a ventilação e corrigi-la, pode-se avaliar a circulação, se for necessário. A detecção de bradicardia ou arritmias potencialmente fatais requer as seguintes ações: ventilação assistida, reanimação cardiopulmonar e terapia elétrica. Palpam-se os pulsos (periféricos e central); avalia-se o tempo de enchimento capilar (deve estar menor do que 2 segundos); avaliam-se a pele e a temperatura (pele fria, quente, moteada) e a pressão arterial. Diferentemente do que ocorre com a população adulta, na qual a pressão arterial baixa é sinal tardio de choque, em crianças o sinal mais precoce de perfusão insuficiente é a taquicardia.

D | Deficiência neurológica e dextrose

O estado neurológico do paciente pode ser avaliado rapidamente por meio da escala. É preciso avaliar a possibilidade de hipoglicemia,

Tabela 51.2 Movimentos respiratórios por minuto de acordo com a idade do paciente.

Idade (anos)	Movimentos respiratórios por minuto
< 1	30 a 60
1 a 3	24 a 40
4 a 5	22 a 34
6 a 12	18 a 30
13 a 18	12 a 16

que pode ser a causa de uma alteração no estado de alerta. Caso seja identificada, a hipoglicemia deve ser corrigida com SG10% 2 mℓ/kg.

Em casos de hiperglicemia, deve-se afastar cetoacidose diabética, que define o diagnóstico de diabetes melito em muitos pacientes.

E | Exposição

O último passo envolve a exposição completa do paciente para verificar lesões, sangramento ou sinais de doenças, como petéquias, equimoses ou vermelhidão da pele.

Após avaliação inicial e considerando-se que o paciente não corre nenhum risco de vida, é prudente reavaliá-lo, examinando-o dos pés à cabeça. Muitas vezes esse exame pode ser feito no colo dos pais, o que deixa a criança mais tranquila.

A Figura 51.1 mostra de maneira sistemática quais as abordagens que se deve fazer ao atender um paciente pediátrico no setor de emergência.

CONSIDERAÇÕES FINAIS

A abordagem inicial do paciente pediátrico é única, pois as crianças têm características específicas da faixa etária, o que pode tornar a avaliação mais difícil de ser interpretada. Muitas vezes a demanda para o atendimento é grande, e pequenos detalhes podem passar despercebidos. Por isso, todos os profissionais que lidam com crianças devem se capacitar para identificar rapidamente sinais e sintomas de gravidade de maneira ampla e sistemática.

A segurança para tomar a decisão certa diante de um paciente grave é obtida com a experiência profissional, e a discussão de casos clínicos simulados ou que já ocorreram nas equipes ou centros de saúde pode contribuir para o crescimento profissional.[2,7]

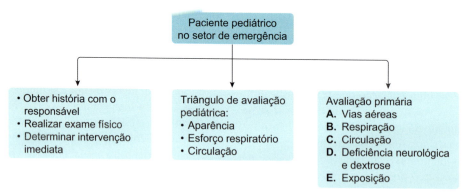

Figura 51.1 Abordagens do paciente pediátrico, o setor de emergência.

REFERÊNCIAS BIBLIOGRÁFICAS

1. Dieckmann RA. Pediatric assessment. In: American Academy of Pediatrics. APLS: the pediatric emergency medicine resource. 5. ed. Burlington, MA: Jones and Barlett Learning; 2011. pp. 2-33.
2. Jones T. Abordagem ao paciente no serviço de emergência pediátrica. In: Current diagnóstico e tratamento. Porto Alegre: AMGH; 2016. pp. 1-3.
3. Dieckmann AR, Brownstein D, Gausche-Hill M. The pediatric assessment triangle: a novel approach for the rapid evaluation of children. Ped Emerg Care. 2010; 26:312-5.
4. Fernandez A, Benito J. Is this child sick? J Pediatr (Rio J). 2017; 93:60-7.
5. Kleinman ME, Chameides L, Schexnayder SM et al. Part 14: Pediatric Advanced Life Support: 2010 American Heart Association Guidelines. Circulation. 2010; 122:S876-908.
6. Ramirez EC. Initial pediatric assessment in the emergency room. Acta Pediatr Mex. 2014; 35:75-9.
7. Soto F. Critical procedures in pediatric emergency medicine. Emerg Med Clin North Am. 2013; 31:335-76.

Índice Alfabético

A

ABCDE, 22
- do desastre, 62
- - pediátrico, 421
Abdome agudo, 270
Abordagem hospitalar, 124
Abscesso(s)
- cerebral, 157
- cervicais profundos, 375
- tubo-ovariano, 305
Acidente(s)
- causado por abelhas, 360
- causado por aranha, 355
- causado por escorpião, 353
- causado por lagarta de fogo, 358
- com animais peçonhentos, 347
- ofídicos, 347
- vascular cerebral, 144
- - isquêmico, 157
Ácido zoledrônico, 238
Acidose, 110, 258
- metabólica, 244, 258
- respiratória, 259
- - aguda, 259
- - crônica, 259
Adaptação cerebral, 215
Aeronave de transporte médico, 32
Afogamento, 120
- fatal, 120
- não fatal, 120
- primário, 120
- secundário, 120
Agonistas beta-adrenérgicos, 246
Alcalinização, 246
Alcalose, 260
- metabólica, 260
- respiratória, 261
Alergia (hipersensibilidade) por abelhas, 360
Alterações
- da geodinâmica terrestre

externa, 62
- - interna, 62
- hematológicas, 412
Alveolite, 402
Ambulância, 32, 38
- de resgate, 32
- de suporte
- - avançado de vida, 32
- - básico de vida, 32
- de transporte, 32
Analgesia, 195
Analgésicos, 332
Anestésicos locais, 334
Angina de Ludwig, 399
Angioplastia de resgate, 80
Angiorressonância de aorta torácica e abdominal, 148
Angiotomografia de aorta torácica e abdominal, 147
Animais peçonhentos, 347
Antagonista serotoninérgico, 283
Anteriorização/subluxação da mandíbula, 23
Anti-histamínicos, 283
Antibióticos, 311
Antidepressivos tricíclicos, 111
Antídotos, 136
Antipsicótico, 283
Antropogênicos, 62
Aprendizagem baseada em problemas, 15
Aranhas, 355
Arritmias, identificação de, 50
Arteriografia pulmonar, 91
Articulação temporomandibular, 397
Asma, 177, 178
Assistolia, 108, 110
Atendimento
- aos desastres, 62
- hospitalar, 124
- pré-hospitalar, 44
- - fixo, 30
- - móvel, 30
Atividade elétrica sem pulso, 108, 110
Avaliação

424 Índice Alfabético

- de ventilação e oxigenação, 117
- e terapia neuroprotetora, 118
- hemodinâmica, 117
- neurológica, 209
- pediátrica, 420
- primária, 22
- rápida do desastre, 62
Avulsão, 399

B

Base curricular, 34
Benchmarking, 39, 40
Benzodiazepínicos, 283
Betabloqueadores, 144
Bifosfonatos, 238
Bloqueadores de canais de cálcio, 145
Bloqueio
- atrioventricular
- - de 1º grau, 55
- - de 2º grau, 55
- - - tipo Mobitz I, 56
- - - tipo Mobitz II, 56
- - de 3º grau, 55
- - total, 56
- de ramo esquerdo, 57
- do gânglio esfenopalatino, 332
Bronquite aguda, 177, 182

C

Cadáver por afogamento, 120
Cadeia de sobrevivência, 105
Cafeína, 332
Calcitonina, 239
Candidíase vulvovaginal, 315
Capnografia quantitativa em forma de onda, 111
Carvão ativado, 135
Catástrofe, 60
Cefaleia, 160
- em salvas, 161
- pós-punção dural, 330
- tensional, 161
Celulites orbitárias, 379
Central de regulação, 38
Ceratite fotelétrica, 385, 387
Cerume, 362
Cetoacidose diabética, 230
Choque, 69
- cardiogênico, 71
- citopático, 71
- compensado, 70
- descompensado, 70
- distributivo, 71
- hipovolêmico, 70
- irreversível ou refratário, 70
- obstrutivo, 71
- por anemia e/ou hipoxia, 71

por hipofluxo, 70
Cintigrafia pulmonar (ventilação-perfusão), 90
Circulação, 24, 25, 208, 420, 421
- com controle da hemorragia, 192
Cirurgia bariátrica, 272
Cisto ovariano roto, 305
Classificação
- de Debakey, 147
- de Stanford, 147
Colecistite aguda, 286
- acalculosa, 286
- calculosa, 286
Cólica renal, 296
Colite ulcerativa, 275
Coluna vertebral, 199
Coma, 151
Comando integrado de cena (CIC), 65
Compressões abdominais, 24
Concussão, 398
Conjuntivites, 381
- agudas, 381
- crônicas, 381
- hiperagudas, 381
- neonatais, 382
Constipação intestinal, 244, 284
Corpo estranho, 281, 362, 370
- nasal, 368
Corrimento vaginal ou uretral, 313
Corticosteroides, 283, 312, 332
Cricotireoidostomia, 341
Crise
- adrenal, 251
- tireotóxica, 248
Cuidados pós-ressuscitação cardiopulmonar, 116

D

D-dímero, 88
Dano, 61
Débito cardíaco
- baixo, 70
- elevado, 70
Deficiência
- de insulina, hiperglicemia e hiperosmolaridade, 244
- hormonal, 225
- neurológica, 421
Delirium, 165
Denosumabe, 240
Desastres, 60
- ambientais, 60
- de evolução crônica ou gradual, 61
- de grande porte, 61
- de médio porte, 61
- de muito grande porte, 61
- intensidade dos, 61
- por somação de efeitos parciais, 61
- súbitos ou de evolução aguda, 61
Desconforto pélvico, 313

Índice Alfabético 425

Desequilíbrios na biocenose, 62
Desfibrilação, 109
Desintoxicação do monóxido de carbono, 132
Dextrose, 421
Diabetes melito, 224
Diálise, 246
- peritoneal, 241
Diarreia aguda, 275
Disfagia, 278
Disfunção, 24, 25
- neurológica, 194
Dispositivos supraglóticos, 341
Dissecção aguda de aorta, 144, 146, 147
Distúrbios
- do equilíbrio acidobásico, 258
- potencialmente fatais, 24
Diurese osmótica forçada, 135
Diuréticos, 145, 246
Dobutamina, 74
Doença(s)
- com comprometimento do neurônio motor inferior, 164
- da junção neuromuscular, 163
- de Crohn, 275
- do refluxo gastresofágico, 280
- inflamatória
- - intestinal, 275
- - pélvica, 313
- - aguda, 305
Dolutegravir, 319
Dopamina, 73, 311
Dor
- abdominal, 270
- pélvica, 313
- torácica de origem esofágica, 280
DPOC, 177, 179
Duplex-scan venoso, 89

E

Eclâmpsia, 144
Ecocardiograma, 90
- transesofágico, 147
- transtorácico, 147
Edema
- agudo pulmonar, 81
- - hipertensivo, 144
- cerebral, 231
- de disco, 388
Educação, 34
- em medicina de emergência, 13
Efeitos cardiotóxicos, 245
Eletrocardiograma, 89, 147
- de 12 derivações, 50
- interpretação rápida de, 50
Embolectomia percutânea e cirúrgica, 97
Emergência(s)
- dermatológicas, 407
- em otorrinolaringologia, 362

- gastrintestinais, 267
- ginecológicas, 304
- hipertensiva, 141
- neurológicas, 150
- odontológicas, 391
- oftalmológicas, 379
- pediátricas, 418
- pré-hospitalar, 29
- - condutor, 36
- - diagnósticos, 36
- psiquiátricas, 415
- urológicas, 291
Êmese, 133
Emulsão lipídica intravenosa, 111
Encefalopatia
- de Wernicke, 157
- hipertensiva, 144, 157
Envenenamento por abelhas, 360
Enxaqueca, 160
- com aura, 157
Epiderme necrótica, 409
Epilepsia, 157
Epinefrina, 73
Epistaxe, 369
Erupção cutânea, 411
Escala de Frankel, 203
Esclerite, 384
Escroto agudo, 301
Esforço respiratório, 120
Esmolol, 160
Esofagite, 280
Estado
- de mal epiléptico, 154
- hiperglicêmico hiperosmolar, 230
Estiletes de borracha, 341
Exacerbações
- agudas de asma, 177
- de DPOC, 182

F

Faringe, 373
Faringotonsilites agudas, 374
Fármacos vasoativos, 311
Fase
- de estabilização pós-transferência, 46
- de transferência, 45
- preparatória, 45
Febre, 411
Fenilefrina, 73
Fibrilação
- atrial, 52, 53
- ventricular, 54, 108, 109
Fibrinólise, 58, 80
Fibroscópio, 341
Filtro de veia cava inferior, 97
Fluidos, 73

426 Índice Alfabético

Flumazenil, 137
Flutter atrial, 52
- com condução atrioventricular variável, 52
Flutuação, 121
Fratura
- coronária, 404
- da parede do processo alveolar, 404
- de coroa e raiz, 404
- dentoalveolar, 404
- em esmalte e dentina, 404
- peniana, 300
- radicular, 404
- vertical, 404

G

Gabapentinoides, 332
Gasometria arterial, 88
Gastrite, 285
Gestão pré-hospitalar, 37
Glaucoma agudo, 382
Glicina, 216
Glicocorticoide, 241

H

Hematoma intramural, 146
Hemodiálise, 135
- sem adição de cálcio no fluido, 241
Hemoperfusão, 135
Hemorragia
- dentária, 391
- digestiva, 277
- - alta, 277
- - baixa, 278
Hemotórax maciço, 191
Heparina
- de baixo peso molecular, 93
- não fracionada, 93
Heparinização plena, 93
Hepatite, 412
Hérnia encarcerada, 302
Hidratação oral e intravenosa, 332
Hipercalcemia, 237
- aguda, 238
- crônica, 238
- dependente de PTh, 237
- independente de PTh, 237
Hiperglicemia, 215, 230
Hipernatremia, 221
Hiperpotassemia, 110, 244
Hipertensão
- acelerada-maligna, 144
- arterial, 141, 157
- grave não controlada, 141
Hipertermia maligna, 325, 327
Hipoaldosteronismo, 244
Hipocalcemia, 234
- grave/sintomática, 236

- leve/assintomática, 236
Hipoglicemia, 157, 224, 231
- autoimune, 225
- factícia, 225
- pós-cirurgia gástrica, 225
Hiponatremia, 215
- hipertônica/isotônica, 215
- hipotônica, 216
- verdadeira, 215
Hipopotassemia, 110, 242
Hipotensão permissiva, 188
Hipotermia, 111
Hipovolemia, 110
Hipoxia, 110, 189
História da medicina de emergência, 3
- no mundo, 4

I

Iatrogenia medicamentosa em idosos, 130
Ibandronato, 239
ICS (*incident command system*), 65
Imunoglobulinas, 312
Infarto agudo do miocárdio com
   supradesnivelamento do segmento ST, 56
Infecções sexualmente transmissíveis, 313, 319
Inibidores
- adrenérgicos, 145
- de fosfodiesterase, 74
Insuficiência
- adrenal
- - aguda, 251
- - primária, 251
- - secundária, 251
- hepática, 267
- - aguda, 267
- - crônica, 267
- renal
- - aguda, 244
- - crônica, 244
- respiratória
- - aguda, 173
- - hipoxêmica tipo I, 173
- - ventilatória tipo II, 173
Insulinoma, 225
Internação, 124
Intoxicação, 127, 128
- por anestésico local, 334
- por monóxido de carbono, 132
Intubação
- acordado, 340
- orotraqueal, 189
Irrigação gastrintestinal, 135

L

Lagartas, 358
Laringe, 373
Laringite aguda, 375

Laringoscopia direta, 340
Latrodectus, 355, 358
Lavagem gástrica, 133
Lesões
- musculoesqueléticas e vertebrais, 199
- renal aguda, 254
- traqueobrônquicas, 191
Levosimendana, 74
Linfadenopatia, 412
Líquido ascítico, análise do, 267
Litíase renal, 299
Loxosceles, 355
Luxação
- de articulação temporomandibular, 397
- extrusiva, 398
- intrusiva, 398
- lateral, 398

M

Maltose, 216
Manitol, 216
Manobra de inclinação da cabeça + elevação do queixo, 23
Manutenção das vias aéreas com proteção da coluna cervical, 189
Marcadores
- de disfunção de ventrículo direito, 89
- de necrose miocárdica, 89
Medicamentos
- inotrópicos, 74
- vasoativos, 73
Medicina de emergência
- avaliando o conhecimento, 14
- desenvolvimento dela no Brasil, 11
- história, 3
- - no mundo, 4
- na graduação, 13
Médico regulador, 34
Medula espinal, 199, 201
Metoclopramida, 283
Metoprolol, 160
Metronidazol, 319
Migrânea, 160
- com aura, 160
- sem aura, 160
Milrinona, 74
Mioma uterino, 305
Miopatias, 164
Modalidades de socorro, 32
Modelo(s)
- de gestão, 37
- para o ensino de habilidades em medicina de emergência, 16
Morfina, 332
Motocicletas, 32
Múltiplas picadas, 360

N

Nariz, 368
Náuseas, 281
Necrólise epidérmica tóxica, 407
Nervos espinais, 200
Nesidioblastose, 225
Neuropatias, 163
Nitroglicerina, 144
Nitroprussiato de sódio, 144, 160
Norepinefrina, 73, 311
Novos anticoagulantes orais, 93

O

Olho vermelho, 379
Opioides, 111, 332
Orelha, 362
Orquiepididimite, 302
Osmolaridade plasmática, 215
Osteomielite, 403
Otite, 363
- externa
- - aguda, 363
- - maligna, 364
- - micótica, 364
- média aguda, 364
Oto-hematoma, 363
Overdose, 127, 128
Oxicodona, 332

P

Pamidronato, 239
Pancreatite, 287
Paracetamol, 127
Parada cardiorrespiratória (PCR), 105, 108
Paralisia(s)
- facial periférica, 365
- flácidas agudas, 161
Perfuração
- da membrana timpânica, 367
- esofágica, 280
Pericondrite, 363
Pericoronarite, 401
Phoneutria, 355, 357
Pneumonias, 125
Pneumotórax
- aberto, 191
- hipertensivo, 111, 191
Polirradiculoneuropatias, 163
Potássio
- aumento da excreção, 246
- aumento da liberação de, pelas células, 244
- aumento do aporte, 245
Profilaxia pós-exposição sexual ao HIV, 319
Prometazina, 283
Protocolo(s)
- ATLS (*advanced trauma life support*), 187
- técnicos, 35
Pseudo-hiperpotassemia, 245

428 Índice Alfabético

Pseudo-hipoaldosteronismo, 244
Pseudo-hiponatremia, 215
Pseudocrise hipertensiva, 141

Q

Queimadura(s), 208
- de espessura total ou 3º grau, 208
- epidérmica ou de 1º grau, 208
- profunda de espessura parcial ou 2º grau profundo, 208
- químicas, 385, 387
- superficial de espessura parcial ou 2º grau superficial, 208

R

Radiografia de tórax, 89, 147
Raízes nervosas, 199, 201
Recursos humanos, 38
RED (*rapid evaluation of disaster*), 62
Região toracoabdominal, 190
Reidratação, 238
Repouso no leito, 332
Resgate, 120
Resinas de troca, 246
Respiração, 24, 25, 190, 421
Ressuscitação cardiopulmonar, 105, 107
- presença de familiares durante a, 112
Ressuscitação volêmica, 309
Retenção
- de potássio, 244
- urinária, 299
Retocolite ulcerativa, 275
Rinossinusite aguda, 372
Risco, 60
Ritmo sinusal, 51

S

Sacarose, 216
Salina hipertônica, 217
Sangramento vaginal por tumor de colo de útero avançado, 305
Sedação, 195
Segurança, 61
Sepse, 309
Sequência CABD, 105
Serpentes, 347
Serviço, 30
- pré-hospitalar móvel, 46
Simulação realística, 15
Sinal de Nikolsky, 409
Síndrome(s)
- anticolinérgica, 327
- aórticas, 146
- coronariana aguda, 56, 76, 144
    com supradesnivelamento do segmento ST, 77
    sem supradesnivelamento do segmento ST, 76
- de desmielinização osmótica, 217
- de hipersensibilidade a fármacos, 111

- de hipoglicemia pancreatogênica não insulinoma, 225
- de Stevens-Johnson, 407
- neuroléptica maligna, 327
- pós-parada cardiorrespiratória, 116
- serotoninérgica, 327
- toxicológicas, 132
- vestibular aguda, 366
Sistema de comando de incidente (SCI), 65
Solução polarizante, 246
Sondas trocadoras, 341
Sorbitol, 216
Subluxação, 398
Submersão, 121
Suporte
- avançado de vida, 32, 109, 122, 208
- básico de vida, 33, 105
- hemodinâmico, 92, 124
- intermediário de vida, 33
    neurointensivo, 125
- respiratório, 92
- ventilatório, 124
Surdez súbita, 366

T

Tampão sanguíneo epidural, 331
Tamponamento cardíaco, 111, 191
Taquicardia
- atrial multifocal, 52
- de complexo QRS largo, 52
- supraventricular regular, 51
- ventricular
- - monomórfica, 51
- - não sustentada, 53
- - polimórfica tipo *torsade de pointes*, 54
- - sem pulso, 108, 109
Tempo-resposta ideal, 40
Tenofovir, 319
Teofilina, 332
Terapia de reperfusão, 80
Terlipressina, 74
Tomografia computadorizada, 91
Tórax
- instável, 190
- tensão no, 111
Torção
- anexial, 305
- de apêndice testicular, 302
- de testículo, 302
Toxicossíndromes, 132
Transfusão de produtos sanguíneos, 312
Translocação de potássio para dentro da célula, 246
Transporte
- de paciente em estado crítico, 44
- extra-hospitalar, 46
    intra-hospitalar, 44, 45
- médico, 52
Transtorno conversivo, 157
Traqueostomia, 341

Índice Alfabético

Trauma
- de bexiga, 293
- de rim, 291
- de testículo, 294
- de ureter, 292
- de uretra, 293
- ocular, 384
- - mecânico, 385, 388
- testicular, 302
- urológico, 291
Traumatismo, 187, 367
- acústico, 367
- cranioencefálico, 150
- do conduto auditivo externo, 367
- laríngeo, 376
- nasal, 372
- raquimedular, 199
- torácico, 190
Tricomoníase, 315
Tromboembolismo pulmonar, 84, 111
Trombolíticos, 95
Trombose coronariana, 111
Tumor, 302
- de células não ilhotas, 225
- do sistema nervoso central, 157

U

Úlcera(s)
- de córnea, 383
- genitais, 313
- penetrante de aorta, 146
Ultrassonografia durante a parada cardiorrespiratória, 112
Ureterojejunostomia, 244
Urgência hipertensiva, 141
Uveíte, 384

V

Vaginose bacteriana, 315
Vasodilatador direto, 145
Vasopressina, 73
Veículo de intervenção rápida, 32
Ventilação, 190, 208
- não invasiva, 175
Verrugas urogenitais, 313
Vias aéreas, 22, 24, 25, 421
Videolaringoscópios, 340
Violência sexual, 319
Vômito, 281
Vulnerabilidade, 61

Pré-impressão, impressão e acabamento

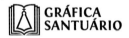

grafica@editorasantuario.com.br
www.graficasantuario.com.br
Aparecida-SP